MEDICINA LEGAL E PERÍCIAS MÉDICAS

GERSON ODILON PEREIRA
MARCOS ROBERTO CAMPOS JÚNIOR

Medicina Legal e Perícias Médicas
Gerson Odilon Pereira
Marcos Roberto Campos Júnior

Revisão
Maria Ofélia da Costa

Capa
Ana Carolina Vidal Xavier

Fotolitos/Impressão/Acabamento
Editora e Gráfica Santuário Aparecida
Fone: (12) 3104-2000

Direitos Reservados
Nenhuma parte pode ser duplicada ou reproduzida sem expressa autorização do Editor.

sarvier
Sarvier Editora de Livros Médicos Ltda.
Rua dos Chanés 320 – Indianópolis
04087-031 – São Paulo – Brasil
Telefone (11) 5093-6966
sarvier@sarvier.com.br
www.sarvier.com.br

Dados Internacionais de Catalogação na Publicação (CIP)
(Câmara Brasileira do Livro, SP, Brasil)

Pereira, Gerson Odilon
  Medicina legal e perícias médicas / Gerson Odilon Pereira, Marcos Roberto Campos Júnior. -- São Paulo : SARVIER, 2020.

  Vários colaboradores.
  Bibliografia.
  ISBN 978-65-5686-000-8

  1. Medicina legal 2. Perícia médica I. Campos Júnior, Marcos Roberto. II. Título.

20-35293   CDU-340.6

Índices para catálogo sistemático:
    1. Medicina legal   340.6

Cibele Maria Dias – Bibliotecária – CRB-8/9427

Sarvier, 1ª edição, 2020

MEDICINA LEGAL E PERÍCIAS MÉDICAS

GERSON ODILON PEREIRA

Graduado em Medicina pela Universidade Federal de Alagoas. Advogado. Professor de Medicina Legal e Deontologia Médica dos Cursos de Direito e Medicina da Universidade Federal de Alagoas (UFAL). Médico Legista do Instituto Médico Legal Estácio de Lima de Maceió. Médico do Trabalho e Perito Médico do Trabalho. Professor dos Cursos de Medicina e Direito da Universidade Tiradentes (UNIT), Maceió – AL. Conselheiro do Conselho Regional de Medicina de Alagoas (CREMAL). Membro da Câmara Técnica de Medicina Legal e Pericia Médica do Conselho Federal de Medicina.

MARCOS ROBERTO CAMPOS JÚNIOR

Acadêmico do Curso de Medicina pela Universidade Federal de Alagoas (FAMED/UFAL) (2015-atual). Professor de Medicina Legal para Concursos Públicos. Atuou na qualidade de pesquisador bolsista do Programa de Iniciação Científica – PIBIC/CNPq (2016-2018). Ex-Monitor das Disciplinas de Farmacologia (ICBS-UFAL). Ex-Monitor na Disciplina de Neurologia (FAMED-UFAL) e Psiquiatria (PREARPE Nise da Silveira). Ex-Presidente da Liga Acadêmica de Medicina Legal e Perícias Médicas (LAMELP-UFAL).

sarvier

COLABORADORES

ADRIANA CHIARANTANO LAVORATO – Bacharela em Direito pela Universidade Federal de Alagoas (UFAL), Maceió – AL.

AÍDA MARIA FERRARIO DE CARVALHO ROCHA LOBO – Bacharela em direito pelo Centro Universitário CESMAC. Assessora judiciária do Tribunal de Justiça do Estado de Alagoas. Acadêmica do 4º período da Graduação do Curso de Medicina do Centro Universitário Tiradentes (UNIT), Maceió – AL.

AIRES GABRIEL FERRO CAVALCANTE – Acadêmico do 6º período da Graduação do Curso de Medicina da Universidade Federal de Alagoas (UFAL), Maceió – AL.

ALANA GABRIELLE DE SOUZA CAXICO – Acadêmica do 10º período da Graduação do Curso de Medicina do Centro Universitário Tiradentes (UNIT), Maceió – AL.

ALBA LETÍCIA PEIXOTO MEDEIROS – Acadêmica do 6º período da Graduação do Curso de Medicina do Centro Universitário Tiradentes (UNIT), Maceió – AL.

ALICE DOS SANTOS MATTOS – Acadêmica do 6º período da Graduação do Curso de Medicina da Universidade Federal de Alagoas (UFAL), Maceió – AL.

ALLYSSON JOSÉ ALVES DE LIMA – Acadêmico do 3º período da Graduação do Curso de Medicina da Universidade Federal de Alagoas (UFAL), Maceió – AL.

ÁLVARO GEYDSON FEITOSA SILVA – Acadêmico do 7º período da Graduação do Curso de Medicina da Universidade Federal de Alagoas (UFAL), Maceió – AL.

ALYNE FARIAS DE OLIVEIRA – Acadêmica da Graduação do Curso de Direito da Universidade Federal de Alagoas (UFAL), Maceió – AL.

ALYNE SUELLEN SILVA PEDROSA – Acadêmica do 9º período da Graduação do Curso de Medicina do Centro Universitário Tiradentes (UNIT), Maceió – AL.

ALYSSON YURI DOS SANTOS ALVES – Acadêmico do 7º período da Graduação do Curso de Medicina da Universidade Federal de Alagoas (UFAL), Maceió – AL.

AMANDA NOGUEIRA CALFA – Acadêmica do 3º período da Graduação do Curso de Medicina da Universidade Federal de Alagoas (UFAL), Maceió – AL.

AMAURI CLEMENTE DA ROCHA – Graduado em Medicina pela Universidade Federal de Alagoas (UFAL). Mestre em Medicina (Gastroenterologia Cirúrgica) pela Universidade Federal de São Paulo (UNIFESP). Professor Assistente de Anatomia Humana na Universidade Estadual de Ciências da Saúde de Alagoas (UNCISAL) e Universidade Federal de Alagoas (UFAL). Cirurgião do setor de Emergência e Trauma do Hospital Geral do Estado em Maceió. Staff do Programa de Residência Médica em Cirurgia Geral e do Aparelho Digestivo da Santa Casa de Maceió. Atua em Cirurgia Geral com experiência em Cirurgia do Aparelho Digestivo e Trauma. Instrutor dos programas de ATLS e PHTLS.

ANA BÁRBARA DOS SANTOS CALAZANS – Acadêmica do 10º período da Graduação do Curso de Medicina do Centro Universitário Tiradentes (UNIT), Maceió – AL.

ANA CAROLINA PEREIRA DA SILVA – Acadêmica do 8º período da Graduação do Curso de Medicina do Centro Universitário Tiradentes (UNIT), Maceió – AL.

ANA KAREN MINEIRO DE SOUZA – Acadêmica do 6º período da Graduação do Curso de Medicina da Universidade Federal de Alagoas (UFAL), Maceió – AL.

ANA MIELE PEREIRA MELO – Acadêmica do 10º período da Graduação do Curso de Medicina do Centro Universitário Tiradentes (UNIT), Maceió – AL.

ANA PAULA DE SOUZA E PINTO – Médica pela Universidade Federal de Alagoas. Mestre em Patologia pela Universidade Federal de Pernambuco. Doutoranda em Genética e Patologia Molecular pela Universidade do Porto – Portugal.

ANDERSON MOURA DUARTE – Acadêmico do 12º período da Graduação do curso de Medicina da Universidade Estadual de Ciências da Saúde de Alagoas (UNCISAL), Maceió – AL.

ANDRÉ ALBINO DA SILVA FILHO – Acadêmico do 7º período da Graduação do Curso de Medicina da Universidade Federal de Alagoas (UFAL), Maceió – AL.

ANDRIELE ARAÚJO PEREIRA – Acadêmica do 3º período da Graduação do Curso de Medicina da Universidade Federal de Alagoas (UFAL), Maceió – AL.

ANNA CAROLINE GUIMARÃES GOMES – Acadêmica do 5º período da Graduação do Curso de Medicina do Centro Universitário Tiradentes (UNIT), Maceió – AL.

ARLINDO LOPES DE ALMEIDA NETO – Acadêmico do 8º período da Graduação do Curso de Medicina da Universidade Federal de Alagoas (UFAL), Maceió – AL.

ARTHUR DE LIMA CHAGAS – Acadêmico do 8º período da Graduação do Curso de Medicina da Universidade Federal de Alagoas (UFAL), Maceió – AL.

ARTHUR MOURA SARMENTO – Acadêmico do 7º período da Graduação do Curso de Medicina da Universidade Federal de Alagoas (UFAL), Maceió – AL.

ARTHUR PORTO CRUZEIRO – Acadêmico do 2º período da Graduação do Curso de Medicina do Centro Universitário Cesmac (CESMAC), Maceió – AL.

ARTUR BELO AZEVEDO – Acadêmico do 10º período da Graduação do Curso de Medicina do Centro Universitário Tiradentes (UNIT), Maceió – AL.

ARTUR CANDIDO DE OLIVEIRA NETO – Acadêmico do 5º período da Graduação do Curso de Medicina da Universidade Estadual de Ciências da Saúde de Alagoas (UNCISAL), Maceió – AL.

ARTUR VALDEZ DOS SANTOS – Acadêmico do 7º período da Graduação do Curso de Medicina da Universidade Federal de Alagoas (UFAL), Maceió – AL.

ARTUR VALDEZ DOS SANTOS – Acadêmico do 7º período da Graduação do Curso de Medicina da Universidade Federal de Alagoas (UFAL), Maceió – AL.

AYMÉE THIARÉE ALMEIDA TORRES – Acadêmica do 3º período da Graduação do Curso de Medicina da Universidade Federal de Alagoas (UFAL), Maceió – AL.

BEATRIZ ARRUDA COUTINHO – Acadêmica do 3º período da Graduação do Curso de Medicina da Universidade Federal de Alagoas (UFAL), Maceió – AL.

BEATRIZ EVANGELISTA LEAL MEDINA DA PAZ – Acadêmica da Graduação do Curso de Medicina da Universidade Federal de Alagoas (UFAL), Maceió – AL.

BEATRIZ PEIXOTO BARROS VENANCIO – Bacharela em Direito pela Universidade Federal de Alagoas (UFAL), Maceió – AL. Graduada em Serviço Social pela Universidade Federal de Alagoas (UFAL). Especialista em Política Pública e Planejamento Governamental pelo Centro Universitário Tiradentes (UNIT), Maceió – AL.

BEATRIZ PEREIRA BRAGA – Acadêmica do 2º período da Graduação do Curso de Medicina da Universidade Federal de Alagoas (UFAL), Maceió – AL.

BIANCA RAPHAELLY PEREIRA ALVES – Acadêmica do 7º período da Graduação do Curso de Medicina da Universidade Federal de Alagoas (UFAL), Maceió – AL.

BIANKA FARIA LIMA – Acadêmica do 3º período da Graduação do Curso de Medicina da Universidade Federal de Alagoas (UFAL), Maceió – AL.

BRENDA AGUIAR MELO – Acadêmica do 10º período da Graduação do Curso de Medicina do Centro Universitário Tiradentes (UNIT), Maceió – AL.

BRENO CAMELO CALADO – Advogado, formado pela Universidade Maurício de Nassau, Maceió – AL.

BRUNO RAMOS DE ARAÚJO – Acadêmico do 7º período da Graduação do Curso de Medicina da Universidade Federal de Alagoas (UFAL), Maceió – AL.

CAMILA RADELLEY AZEVEDO COSTA DA SILVA – Acadêmica do 8º período da Graduação do Curso de Medicina da Universidade Federal de Alagoas (UFAL), Maceió – AL.

CAMILLA MONIELYCK MENDONÇA GUIMARÃES – Acadêmica do 3º período da Graduação do Curso de Medicina do Centro Universitário Cesmac, Maceió – AL.

CARINE VILARINS DE SOUZA – Acadêmica do 10º período da Graduação do Curso de Medicina do Centro Universitário Tiradentes (UNIT), Maceió – AL.

CARLA MARIANA XAVIER FERREIRA – Acadêmica do 10º período da Graduação do Curso de Medicina do Centro Universitário Tiradentes (UNIT), Maceió – AL.

CLÁUDIO GABRIEL PINTO – Acadêmico do 5º período da Graduação do Curso de Medicina do Centro Universitário Tiradentes (UNIT), Maceió – AL.

DANIELA SOUZA CARVALHO – Acadêmica do 7º período da Graduação do Curso de Medicina do Centro Universitário Tiradentes (UNIT), Maceió – AL.

DANIELLE KARLA ALVES FEITOSA – Acadêmica do 9º período da Graduação do Curso de Medicina do Centro Universitário Tiradentes (UNIT), Maceió – AL.

DANIELLE LEÃO DINIZ – Acadêmica do 3º período da Graduação do Curso de Medicina da Universidade Federal de Alagoas (UFAL), Maceió – AL.

DAVI FONSECA FERREIRA SILVA – Acadêmico do 7º período da Graduação do Curso de Medicina da Universidade Estadual de Ciências da Saúde de Alagoas (UNCISAL), Maceió – AL.

DÉBORA CRISTINA DA SILVA BATISTA – Acadêmico do 9º período da Graduação do Curso de Medicina da Universidade Federal de Alagoas (UFAL), Maceió – AL.

DEBORAH LEOPOLDO RODRIGUES – Acadêmica do 6º período da Graduação do Curso de Medicina da Universidade Federal de Alagoas (UFAL), Maceió – AL.

DIEGO GABRIEL CASTANHA DE OLIVEIRA – Acadêmico do 8º período da Graduação do Curso de Medicina da Universidade Federal de Alagoas (UFAL), Maceió – AL.

DIEGO SAMPAIO NASCIMENTO – Acadêmico do 10º período da Graduação do Curso de Medicina do Centro Universitário Tiradentes (UNIT), Maceió – AL. Graduado em Farmácia pela Universidade Estadual de Feira de Santana (UEFS), Feira de Santana – BA. Mestrado em Biotecnologia pela Universidade Estadual de Feira de Santana (UEFS), Feira de Santana – BA.

EDUARDO DE ALMEIDA BORBA – Acadêmico do 10º período da Graduação do Curso de Direito da Universidade Federal de Alagoas (UFAL), Maceió – AL.

ELIANE RODRIGUES VIANA – Acadêmica do 10º período do Graduação do Curso de Direito da Universidade Federal de Alagoas (UFAL), Maceió – AL.

ELISA ESTEVES ROSSINI – Acadêmica do 6º período da Graduação do Curso de Medicina da Universidade Federal de Alagoas (UFAL), Maceió – AL.

ELISANGELA FRANCISCA SILVA DE MELO – Graduada no Curso Superior Tecnológico em Radiologia pela Universidade Estadual de Ciências da Saúde de Alagoas (UNCISAL). Graduada em Ciências Biológicas Licenciatura no Instituto Federal de Alagoas (IFAL). Pós-Graduação em Docência do Ensino Superior no Centro Universitário (CESMAC). Pós-Graduando em Radioterapia com Ênfase em Dosimetria (FINACI). Aluna especial do Curso de Mestrado PPGE/CEDU/UFAL, Disciplinas: Interação na Docência Online; Metodologia do Ensino Superior com TIC. Professora na Universidade Estadual de Ciências da Saúde de Alagoas (UNCISAL), área Diagnóstico por Imagem e Procedimentos Radioterapêuticos. Professora de Química Orgânica no Curso Superior Tecnológico em Alimentos.

ELVYS DOS SANTOS PEREIRA – Acadêmico do 9º período da Graduação do Curso de Medicina da Universidade Federal de Alagoas (UFAL), Maceió – AL.

ENANDA MIRELLY BATISTA FREIRE DE SÁ – Acadêmica do 12º período da Graduação do Curso de Medicina do Centro Universitário Tiradentes (UNIT), Maceió – AL

ÊNIO SALDANHA SANTOS PRADO – Acadêmico do 10º período da Graduação do Curso de Medicina do Centro Universitário Tiradentes (UNIT). Maceió – AL.

ESLIJANAY MONTEIRO DE OLIVEIRA – Acadêmica do 10º período da Graduação do Curso de Direito da Universidade Federal de Alagoas (UFAL), Maceió – AL.

EVELINE BORGES – Acadêmica do 3º período da Graduação do Curso de Medicina da Universidade Federal de Alagoas (UFAL), Maceió – AL.

FELIPE JOSÉ DE SOUZA MAFRA – Acadêmico do 6º período da Graduação do Curso de Medicina da Universidade Federal de Alagoas (UFAL), Maceió – AL.

FERNANDO GUILHERME GUIMARÃES FLUHR – Acadêmico do 10º período da Graduação do Curso de Medicina do Centro Universitário Tiradentes (UNIT), Maceió – AL.

FLAVIA EMANUELLY ALVES FRANÇA GOMES – Acadêmica do 5º período da Graduação do Curso de Medicina do Centro Universitário Tiradentes (UNIT), Maceió – AL.

GABRIELA LOSS BASTO COSTA – Acadêmica do 1º período da Graduação do Curso de Medicina do Centro Universitário Cesmac (CESMAC), Maceió – AL.

GARDÊNIA MARIA MARQUES BULHÕES – Acadêmica do 2º período da Graduação do Curso de Medicina da Universidade Federal de Alagoas (UFAL), Maceió – AL.

GERSON ODILON PEREIRA – Graduado em Medicina pela Universidade Federal de Alagoas. Advogado. Professor de Medicina Legal e Deontologia Médica dos Cursos de Direito e Medicina da Universidade Federal de Alagoas (UFAL). Médico Legista do Instituto Médico Legal Estácio de Lima de Maceió. Médico do Trabalho e Perito Médico do Trabalho. Professor dos Cursos de Medicina e Direito da Universidade Tiradentes (UNIT), Maceió – AL. Conselheiro do Conselho Regional de Medicina de Alagoas (CREMAL). Membro da Câmara Técnica de Medicina Legal e Pericia Médica do Conselho Federal de Medicina.

GIOVANA BONFIM ALMEIDA – Acadêmica do 7º período da Graduação do Curso de Medicina da Universidade Federal de Alagoas (UFAL), Maceió – AL.

GIOVANNI NOGUEIRA CALFA – Acadêmico do 7º período da Graduação do Curso de Medicina da Universidade Federal de Alagoas (UFAL), Maceió – AL.

GUSTAVO PARANHOS DE CASTRO NETTO – Acadêmico do 4º período da Graduação do Curso de Medicina da Universidade Federal de Alagoas (UFAL), Maceió – AL.

HELENA CAROLINE LIRA ARAGÃO – Acadêmica do 7º período da Graduação do Curso de Medicina do Centro Universitário Tiradentes (UNIT), Maceió – AL.

HIRLEY RAYANE DA SILVA BALBINO DE MELO – Acadêmica do 8º período da Graduação do Curso de Medicina do Centro Universitário Tiradentes (UNIT), Maceió – AL.

IBIRAJARA BARREL NETO – Acadêmico do 4º período da Graduação do Curso de Odontologia da Universidade Federal de Alagoas (UFAL), Maceió – AL.

IGO GUERRA BARRETO NASCIMENTO – Acadêmico do 6º período da Graduação do Curso de Medicina da Universidade Federal de Alagoas (UFAL), Maceió – AL.

IGOR ANDRADE SANTIAGO DA SILVA – Acadêmico do 7º período da Graduação do Curso de Medicina da Universidade Federal de Alagoas (UFAL), Maceió – AL.

INGRID NOGUEIRA CALFA – Acadêmica do 3º período da Graduação do Curso de Medicina da Universidade Federal de Alagoas (UFAL), Maceió – AL.

ISABELA ARAÚJO TEIXEIRA – Acadêmica do 8º período da Graduação do Curso de Medicina do Centro Universitário Tiradentes (UNIT), Maceió – AL.

ISABELLA DE MELO LINHARES – Acadêmica do 10º período da Graduação do Curso de Medicina do Centro Universitário Tiradentes (UNIT), Maceió – AL.

ISABELA KAWAO BREDARIOL – Acadêmica do 3º período da Graduação do Curso de Medicina da Universidade Federal de Alagoas (UFAL), Maceió – AL.

ISABELLA CARVALHO DE PAULA – Acadêmica do 3º período da Graduação do Curso de Medicina da Universidade Federal de Alagoas (UFAL), Maceió – AL.

ÍTALO DANTAS RODRIGUES – Acadêmico do 10º período da Graduação do Curso de Medicina do Centro Universitário Tiradentes (UNIT), Maceió – AL.

IVA MARIANA PEREIRA CAVALCANTI – Acadêmica do 6º período da Graduação do Curso de Medicina da Universidade Federal de Alagoas (UFAL), Maceió – AL.

JÉSSICA APARECIDA RISSI – Acadêmica do 10º período da Graduação do Curso de Medicina do Centro Universitário Tiradentes (UNIT), Maceió – AL.

JESSICA GOMES FRANCO – Acadêmica do 7º período da Graduação do Curso de Medicina do Centro Universitário Tiradentes (UNIT), Maceió – AL.

JOANNA DHÁLIA ANDRADE MACEDO GOMES – Acadêmica da Graduação do Curso de Direito da Universidade Federal de Alagoas (UFAL), Maceió – AL.

JOÃO VICTOR ALVES AMARAL – Acadêmico do 3º período da Graduação do Curso de Medicina da Universidade Federal de Alagoas (UFAL), Maceió – AL.

JOHNAS CONSTANTINO LEITE ASSIS – Acadêmico do 8º período da Graduação do Curso de Direito do Centro Universitário Cesmac, Maceió – AL.

JONATAS DOS SANTOS VITALINO – Acadêmico do 5º período da Graduação do Curso de Medicina da Universidade Federal de Alagoas (UFAL), Maceió – AL.

JOSÉ FRANCISCO MANHÃES PINTO NETO – Acadêmico da Graduação do Curso de Medicina da Universidade Federal de Alagoas (UFAL), Maceió – AL.

JOSÉ RICARDO SILVESTRE TELES FILHO – Acadêmico do 6º período da Graduação do Curso de Medicina da Universidade Federal de Alagoas (UFAL), Maceió – AL.

JOSÉ ROBSON CASÉ DA ROCHA – Acadêmico do 6º período da Graduação do Curso de Medicina da Universidade Federal de Alagoas (UFAL), Maceió – AL.

JOSÉ WILTON DA SILVA – Acadêmico do 10º período da Graduação do Curso de Medicina do Centro Universitário Tiradentes (UNIT), Maceió – AL.

JOZEF CÉSAR VRIJDAGS DACAL – Acadêmico do 6º período da Graduação do Curso de Medicina da Universidade Federal de Alagoas (UFAL), Maceió – AL. Auxiliar de Necropsias do Serviço de Verificação de Óbitos de Alagoas.

JÚLIA INOUE WATANABE – Acadêmica do 6º período da Graduação do Curso de Medicina da Universidade Federal de Alagoas (UFAL), Maceió – AL.

JÚLIA LOPES DE CASTRO – Acadêmica do 12º período da Graduação do curso de Medicina da Universidade Estadual de Ciências da Saúde de Alagoas (UNCISAL), Maceió – AL.

JÚLIA TENÓRIO COSTA VIEIRA – Acadêmica do 8º período da Graduação do Curso de Medicina da Universidade Federal de Alagoas (UFAL), Maceió – AL.

JULIANA ALVES DA SILVA – Acadêmica do 10º período da Graduação do Curso de Medicina do Centro Universitário Tiradentes (UNIT), Maceió – AL.

JUNYELLE DE ANDRADE CARDOSO FRAGOSO – Acadêmica do 10º período da Graduação do Curso de Medicina do Centro Universitário Tiradentes (UNIT), Maceió – AL.

KANANDRA HAWANA SCARTEZINI NERES – Acadêmica do 6º período da Graduação do Curso de Medicina da Universidade Federal de Alagoas (UFAL), Maceió – AL.

KARINE NASCIMENTO CHAVES – Acadêmica do 10º período do Curso de Medicina do Centro Universitário Tiradentes (UNIT), Maceió – AL.

KATHYANNE MARINHO RODRIGUES NICÁCIO – Acadêmica do 8º período da Graduação do Curso de Medicina do Centro Universitário Tiradentes (UNIT), Maceió – AL.

LAÍS RYTHOLZ CASTRO – Acadêmica do 5º período da Graduação do Curso de Medicina do Centro Universitário Tiradentes (UNIT), Maceió – AL.

LAÍS ZÁU SERPA DE ARAÚJO – Doutora em Ciências, área temática Bioética, pela Fundação Oswaldo Cruz – FIOCRUZ. Professora Adjunta de Bioética da Universidade Estadual de Ciências da Saúde de Alagoas – UNCISAL.

LARISSA THAYANE PEREIRA FERRO – Cirurgiã-Dentista, pela Universidade Federal de Alagoas (UFAL), Maceió – AL.

LEINISSON FÁBIO DA SILVA PORTO – Formação em Ciências Contábeis pela UFAL. Servidor Público Estadual – Cabo da Polícia Militar. Bacharel em Direito pela Universidade Federal de Alagoas (UFAL), Maceió – AL.

LEONARDO GOMES ROCHA – Acadêmico do 6º período da Graduação do Curso de Medicina da Universidade Federal de Alagoas (UFAL), Maceió – AL.

LEONARDO MENDES CARDOSO – Graduado em Medicina pela Universidade Federal de Goiás, com atuação na Área de Medicina Legal.

LETÍCIA HOLANDA PESSOA DE ALMEIDA CORREIA – Acadêmica do 10º período da Graduação do Curso de Medicina do Centro Universitário Tiradentes (UNIT), Maceió – AL.

LÍVIA GOMES RIBEIRO – Acadêmica do 7º período da Graduação do Curso de Medicina do Centro Universitário Tiradentes (UNIT), Maceió – AL.

LÍVIA TEODOSIO COSTA – Acadêmica do 3º período da Graduação do Curso de Medicina da Universidade Federal de Alagoas (UFAL), Maceió – AL.

LORENA DOS SANTOS SÁ – Acadêmica do 10º período da Graduação do Curso de Medicina do Centro Universitário Tiradentes (UNIT), Maceió – AL.

LORENA GUERRA GONÇALVES – Acadêmica do 4º período da Graduação do Curso de Medicina da Universidade Federal de Alagoas (UFAL), Maceió – AL.

LORRAINE REZENDE DE SOUSA – Acadêmica do 8º período do Curso de Medicina da Universidade Federal de Alagoas (UFAL), Maceió – AL.

LUANNA COSTA MOURA DA PAZ – Acadêmica do 6º período da Graduação do Curso de Medicina da Universidade Federal de Alagoas (UFAL), Maceió – AL.

LUCAS AMARAL CUNHA – Acadêmico do 3º período da Graduação do Curso de Medicina da Universidade Federal de Alagoas (UFAL), Maceió – AL.

LUCAS GAZZANEO GOMES CAMELO – Acadêmico do 7º período da Graduação do Curso de Medicina do Centro Universitário Cesmac, Maceió – AL.

LUIZ PAULO DE SOUZA PRAZERES – Acadêmico do 5º período da Graduação do Curso de Medicina da Universidade Federal de Alagoas (UFAL), Maceió – AL.

LUMA BORGES OLIVEIRA – Acadêmica do 12º período da Graduação do Curso de Medicina do Centro Universitário Tiradentes (UNIT), Maceió – AL.

MARCOS FALCÃO FARIAS MONTE – Acadêmico do 11º período da Graduação do Curso de Medicina da Universidade Federal de Alagoas (UFAL), Maceió – AL.

MARCOS ROBERTO CAMPOS JÚNIOR – Acadêmico do 11º período da Graduação do Curso de Medicina pela Universidade Federal de Alagoas (UFAL), Maceió – AL.

MARIA CECÍLIA TENÓRIO PAZ – Acadêmica do 3º período da Graduação do Curso de Medicina da Universidade Federal de Alagoas (UFAL), Maceió – AL.

MARIA CLARA DE ARAÚJO CAVALCANTE – Acadêmica do 9º período da Graduação do Curso de Medicina da Universidade Federal de Alagoas (UFAL), Maceió – AL.

MARIA EDUARDA CAMELO CALADO – Acadêmica do 10º período da Graduação do Curso de Medicina do Centro Universitário Tiradentes (UNIT), Maceió – AL.

MARIA LOPES LEPOLD – Acadêmica do 3º período da Graduação do Curso de Medicina da Universidade Federal de Alagoas (UFAL), Maceió – AL.

MARIA PAULA SOARES MAGALHÃES – Acadêmica da Graduação do Curso de Direito da Universidade Federal de Alagoas (UFAL), Maceió – AL.

MARIANA ENACLES FORTES DE ABREU – Acadêmica do 2º período da Graduação do Curso de Química da Universidade Federal de Alagoas (UFAL), Maceió – AL.

MARÍLIA AMBRÓSIO CAVALCANTE LEITÃO – Acadêmica do 10º período da Graduação do Curso de Medicina do Centro Universitário Tiradentes (UNIT), Maceió – AL.

MARINA COÊLHO MALTA – Acadêmica do 6º período da Graduação do Curso de Medicina do Centro Universitário Cesmac, Maceió – AL.

MARINA TENORIO FIGO – Bacharela em Direito pela Universidade Federal de Alagoas (UFAL), Maceió – AL.

MARTHA ALVES DE MENDONÇA – Acadêmica do 9º período da Graduação do Curso de Medicina da Universidade Federal de Alagoas (UFAL), Maceió – AL.

MARYANNE FRANÇA DE OLIVEIRA FERRO – Acadêmica do 3º ano da Graduação do Curso de Medicina da Universidade Estadual de Ciências da Saúde de Alagoas (UNCISAL), Maceió – AL.

MATEUS LIMA DA SILVA – Acadêmico do 3º período da Graduação do Curso de Medicina da Universidade Federal de Alagoas (UFAL), Maceió – AL.

MATEUS OLIVEIRA SANTANA – Acadêmico do 7º período da Graduação do Curso de Medicina da Universidade Federal de Alagoas (UFAL), Maceió – AL.

MATHEUS CUSTÓDIO DA SILVA – Acadêmico do 9º período da Graduação do Curso de Medicina da Universidade Estadual de Ciências da Saúde de Alagoas (UNCISAL), Maceió – AL. Auxiliar de Necropsias do Serviço de Verificação de Óbitos de Alagoas.

MATHEUS GOMES MARTINS – Acadêmico do 8º período da Graduação do Curso de Medicina da Universidade Federal de Alagoas (UFAL), Maceió – AL.

MATHEUS TABOSA BORBA – Acadêmico do 8º período da Graduação do Curso de Medicina da Universidade Federal de Alagoas (UFAL), Maceió – AL.

MAYARA EMILLY ALBINO SILVA – Acadêmica do 6º período da Graduação do Curso de Medicina da Universidade Federal de Alagoas (UFAL), Maceió – AL.

MAYLLA BIANCA BARBOSA TAVARES – Acadêmica do 5º período da Graduação do Curso de Medicina do Centro Universitário Tiradentes (UNIT), Maceió – AL.

MYRELLA JUREMA DA ROCHA DI PACE – Acadêmica do 10º período da Graduação do Curso de Medicina do Centro Universitário Tiradentes (UNIT), Maceió – AL.

NAIARA REBOUÇAS TERRA NOVA – Acadêmica do 10º período da Graduação do Curso de Medicina do Centro Universitário Tiradentes (UNIT), Maceió – AL.

NATÁLIA DA HORA RODRIGUES – Acadêmica do 3º período da Graduação do Curso de Medicina da Universidade Federal de Alagoas (UFAL), Maceió – AL.

NATÁLIA DE OLIVEIRA LIMA – Acadêmica do 5º período da Graduação do Curso de Medicina da Universidade Federal de Alagoas (UFAL), Maceió – AL.

NAYARA COSTA ALCÂNTARA DE OLIVEIRA – Acadêmica do 6º período da Graduação do Curso de Medicina do Centro Universitário CESMAC, Maceió – AL.

NÍCOLAS HONORATO DOS SANTOS ALMEIDA – Acadêmico do 6º período da Graduação do Curso de Medicina da Universidade Federal de Alagoas (UFAL), Maceió – AL.

OZARLAN MICHEL PEREIRA DE OLIVEIRA – Cirurgião-Dentista CRO/AL 4383. Especialista em Odontologia Legal pela Faculdade São Leopoldo Mandic de Campinas. Auxiliar de Necropsia no Serviço de Verificação de Óbito (SVO) no Estado de Alagoas. Assessor do Pró-Reitor de Extensão da Universidade de Ciências da Saúde de Alagoas – UNCISAL. Graduação em Gestão Hospitalar pela Universidade de Ciências da Saúde de Alagoas – UNCISAL (em andamento). Mestrando em odontologia legal pela faculdade São Leopoldo Mandic – Campinas.

PABLO MICHEL RIBEIRO XAVIER – Acadêmico do 3º período da Graduação do Curso de Medicina da Universidade Federal de Alagoas (UFAL), Maceió – AL.

PAULA ESTEVAM PEDROSA TOLEDO – Acadêmica do 9º período da Graduação do Curso de Medicina da Universidade Federal de Alagoas (UFAL), Maceió – AL.

PAULA GALVÃO DUARTE – Acadêmica do 3º período da Graduação do Curso de Medicina da Universidade Federal de Alagoas (UFAL), Maceió – AL.

PAULO BRENO ALVES – Acadêmico do 9º período da Graduação do Curso de Medicina da Universidade Federal de Alagoas (UFAL), Maceió – AL.

PAULO VITOR RAMOS DE ANDRADE – Acadêmico do 10º período da Graduação do Curso de Direito da Universidade Federal de Alagoas (UFAL), Maceió – AL.

PÉRICLES FERNANDES SOUZA DA GAMA ATAIDE – Acadêmico do 7º período da Graduação do Curso de Medicina da Universidade Estadual de Ciências da Saúde de Alagoas (UNCISAL), Maceió – AL.

PLÚVIA CRISTALINA DE GÓIS E MELO – Graduada em Medicina pela Universidade Federal da Paraíba e Residência Médica em Psiquiatria pela Universidade Estadual de Ciências da Saúde de Alagoas. Formação em Psiquiatria Forense pelo Instituto de Psiquiatria do Hospital das Clínicas da FMUSP – SP. Título de especialista em Psiquiatria pela Associação Brasileira de Psiquiatria. Perita Médico-Legal concursada pelo Instituto Médico Legal de Alagoas (pertencente à Perícia Oficial do Estado de Alagoas). Psiquiatra efetiva na Universidade Federal de Alagoas. Professora do Curso de Medicina do Cesmac na Disciplina de Psiquiatria. Mestrado Profissional de Pesquisa em Saúde com ênfase no uso de Psicofármacos em estudantes de Medicina e Odontologia.

RAFAEL ALVES DE MENDONÇA – Acadêmico do 3º período da Graduação do Curso de Medicina da Universidade Federal de Alagoas (UFAL), Maceió – AL.

RAFAEL MOURA TORRES – Acadêmico do 9º período da Graduação do Curso de Medicina da Universidade Federal de Alagoas (UFAL), Maceió – AL.

RAFAEL SANTOS SILVEIRA DE VASCONCELOS – Acadêmico do 8º período da Graduação do Curso de Medicina do Centro Universitário Cesmac (CESMAC), Maceió – AL.

RAFAEL VRIJDAGS CALADO – Acadêmico da Graduação do Curso de Odontologia da Universidade Federal de Alagoas (UFAL), Maceió – AL.

RAFAELA DE ALMEIDA LARA – Acadêmica do 3º período da Graduação do Curso de Medicina da Universidade Federal de Alagoas (UFAL), Maceió – AL.

RAFAELA VOLPINI MEDEIROS – Acadêmica do 7º período da Graduação do Curso de Medicina da Universidade Federal de Alagoas (UFAL), Maceió – AL.

RAYANNE NAYARA VITOR – Acadêmica do 10º período da Graduação do Curso de Direito da Universidade Federal de Alagoas (UFAL), Maceió – AL.

REBECCA DE CASTRO E CASTRO – Acadêmica do 8º período da Graduação do Curso de Medicina do Centro Universitário Tiradentes (UNIT), Maceió – AL.

RENATA CRISTINA CAETANO BARBOSA – Acadêmica do 8º período da Graduação do Curso de Medicina do Centro Universitário Tiradentes (UNIT), Maceió – AL.

RENATO EVANDO MOREIRA FILHO – Professor Doutor pela Universidade Federal do Ceará. Graduado em Medicina e Direito pela Universidade Federal do Ceará – UFC/Fortaleza. Mestre e Doutor pelo Departamento de Patologia e Medicina Legal – Faculdade de Medicina/UFC. Especialista em Medicina Legal e Perícias Médicas pela Associação Brasileira de Medicina Legal e Perícias Médicas. Especialista em Direito Médico, Direito Administrativo e Direito Processual Civil e Penal (UNIARA/SP). Médico Perito Legista – Classe Especial – SSPDS/CE. Presidente da Associação Brasileira de Medicina Legal e Perícias Médicas – Regional Ceará (ABML-PM/CE). Conselheiro Corregedor de Sindicâncias – Conselho Regional de Medicina do Estado do Ceará (CREMEC). Membro da Câmara Técnica de Medicina Legal e Perícias Médicas do Conselho Federal de Medicina.

ROBERTO ROCHA LESSA BOMFIM MARQUES – Acadêmico do 6º período da Graduação do Curso de Medicina da Universidade Federal de Alagoas (UFAL), Maceió – AL.

RODRIGO EVARISTO DE OLIVEIRA E SILVA – Engenheiro Eletricista. Especialização em Engenharia de Segurança do Trabalho. Analista Judiciário Especializado do Tribunal de Justiça de Alagoas – Área Engenharia. Bacharel em Direito pela Universidade Federal de Alagoas (UFAL), Maceió – AL.

RODRIGO LIMA CAVALCANTI – Acadêmico do 6º período da Graduação do Curso de Medicina da Universidade Federal de Alagoas (UFAL), Maceió – AL.

RODRIGO MARTINS DE HOLANDA – Acadêmico do 10º período da Graduação do Curso de Medicina do Centro Universitário Tiradentes (UNIT), Maceió – AL.

RODRIGO PARANHOS DE MELO – Acadêmico do 6º período da Graduação do Curso de Medicina da Universidade Federal de Alagoas (UFAL), Maceió – AL.

RÓGENES IGOR VAZ DA COSTA CAPISTRANO – Acadêmico do 6º período da Graduação do Curso de Medicina da Universidade Federal de Alagoas (UFAL), Maceió – AL.

ROMEL JEFFERSON HILGEMBERG JUNIOR – Acadêmico do 8º período da Graduação do Curso de Medicina da Universidade Federal de Alagoas (UFAL), Maceió – AL.

ROSANA DUARTE LUZ – Acadêmica do 12º período da Graduação do Curso de Medicina do Centro Universitário Tiradentes (UNIT), Maceió – AL.

SARAH DE PÁDUA CALISTO – Acadêmica do 3º período da Graduação do Curso de Medicina da Universidade Federal de Alagoas (UFAL), Maceió – AL.

SOPHIA BRANDÃO GONÇALVES – Acadêmica do 8º período da Graduação do Curso de Medicina do Centro Universitário Tiradentes (UNIT), Maceió – AL.

TÁCIO TENÓRIO DA SILVA – Acadêmico do 8º período da Graduação do Curso de Medicina da Universidade Federal de Alagoas (UFAL), Maceió – AL.

TAIME VICTOR LIMA DE ARAUJO – Acadêmico do 6º período do Curso de Medicina da Universidade Federal de Alagoas (UFAL), Maceió – AL.

TAYZA RIBEIRO OLIVEIRA PEIXOTO – Acadêmica do 8º período da Graduação do Curso de Medicina do Centro Universitário Tiradentes (UNIT), Maceió – AL.

THALLYTA DOS SANTOS – Acadêmica do 7º período da Graduação do Curso de Medicina da Universidade Federal de Alagoas (UFAL), Maceió – AL.

THAMIRES DE FÁTIMA SILVA ARAÚJO – Acadêmica do 5º período da Graduação do Curso de Medicina da Universidade Federal de Alagoas (UFAL), Maceió – AL.

THATIANE OLIVEIRA PITA DOS SANTOS – Acadêmica do 10º período da Graduação do Curso de Direito da Universidade Federal de Alagoas (UFAL), Maceió – AL.

THAYS CAROLINE ÁVILA GONÇALVES DE VASCONCELOS – Acadêmica do 8º período do Curso de Medicina da Universidade Federal de Alagoas (UFAL).

THIAGO ALEXSANDRO MADEIRO DE QUEIROZ – Acadêmico do 8º período do Curso de Medicina da Universidade Federal de Alagoas (UFAL) e Eletrotécnico pelo Instituto Federal de Alagoas (IF-AL).

TIBÉRIO CESAR ARAUJO DOS SANTOS – Acadêmico do 10º período da Graduação do Curso de Direito da Universidade Federal de Alagoas (UFAL), Maceió – AL.

TÚLIO AMARAL CUNHA – Acadêmico do 3º período da Graduação do Curso de Medicina da Universidade Federal de Alagoas (UFAL), Maceió – AL.

TULLAZY CAVALCANTE TORRES – Acadêmica do 6º período da Graduação do Curso de Medicina da Universidade Federal de Alagoas (UFAL), Maceió – AL.

VANESSA VENTURA DOS SANTOS – Graduação em Enfermagem pela Universidade Federal de Alagoas (UFAL). Residência em Enfermagem em Saúde Mental pela Universidade Estadual de Ciências da Saúde (UNCISAL). Acadêmica do 5º período da Graduação do Curso de Medicina da Universidade Federal de Alagoas (UFAL), Maceió – AL.

VERA LAURA ANDRADE BITTENCOURT – Acadêmica do 5º período da Graduação do Curso de Medicina do Centro Universitário Tiradentes (UNIT), Maceió – AL.

VICTOR MENESES OLIVEIRA – Acadêmico do 5º período da Graduação do Curso de Medicina do Centro Universitário Tiradentes (UNIT), Maceió – AL.

VICTORIA BARCELOS VIEGAS – Acadêmica do 7º período da Graduação do Curso de Direito da Universidade PUC Minas, Contagem – MG.

VINÍCIUS MOREIRA PACHECO DE SOUZA – Acadêmico do 3º período da Graduação do Curso de Medicina da Universidade Federal de Alagoas (UFAL), Maceió – AL.

VITOR GUSTAVO LEÃO SOUTO – Acadêmico do 8º período da Graduação do Curso de Medicina da Universidade Federal de Alagoas (UFAL), Maceió – AL.

WELLISSON RODRIGUES SILVA – Acadêmico do 7º período da Graduação do Curso de Medicina da Universidade Federal de Alagoas (UFAL), Maceió – AL.

WESLEY BRUNO FERREIRA SANTOS – Acadêmico do 7º período da Graduação do Curso de Direito da Universidade Maurício de Nassau (Uninassau), Maceió – AL.

WILL ERICSSON MARINHO DA SILVA – Acadêmico do 6º período da Graduação do Curso de Medicina da Universidade Federal de Alagoas (UFAL), Maceió – AL.

WILLIAMINA OLIVEIRA DIAS PINTO – Acadêmico do 10º período do Curso de Medicina do Centro Universitário Tiradentes (UNIT), Maceió – AL.

WILLYAM BARROS SARAIVA – Acadêmico do 8º período da Graduação do Curso de Medicina da Universidade Federal de Alagoas (UFAL), Maceió – AL.

WILSON DANTAS NAZÁRIO JUNIOR – Acadêmico do 10º período da Graduação do Curso de Medicina do Centro Universitário Tiradentes (UNIT), Maceió – AL. Graduado em Fisioterapia pela Universidade Paulista (UNIP), São Paulo – SP. Especialista em Fisioterapia Musculoesquelética pela Irmandade da Santa Casa de Misericórdia de São Paulo – SP.

YANA CINTHIA AZEVEDO SILVA – Acadêmica do 10º período da Graduação do Curso de Medicina do Centro Universitário Tiradentes (UNIT), Maceió – AL.

AGRADECIMENTOS

01
Trago os agradecimentos
Nos simples repentes meus
Aos participantes atentos
E principalmente a Deus
À família e ao abrigo
Ao Marcos Campos, um amigo
Que na vida construí
E nesta grande parceria
Divido toda alegria
Que estou vivendo aqui

02
Gostaria ainda mais
Na luz da mesma esperança
Agradecer aos meus pais
Que estão vivos na lembrança
Com carinho e gratidão
Fizeram-me um cidadão
Com a melhor disciplina
E lá do céu estão vendo
O seu filho recebendo
As honras da Medicina

03
À minha esposa Celina
Rainha do casamento
Mulher que me ilumina
Com seu humilde talento
Pelas partilhas do lar
A forma de me tratar
Num horizonte de brilhos
Dando-me constantemente
Apoio espiritualmente
E a ternura dos meus filhos

04
Nos meus simples estribilhos
Com acordes de união
Eu muito agradeço aos filhos
Por nossa linda junção
Anderson um jovem de fé
A Mariana o André
Donos de muitos carinhos
E fontes inspiradoras
Bússolas orientadoras
Indicando os meus caminhos

05
A bondade e os afetos
Que são doces como o mel
Dos meus carinhosos netos
Marina de Deus fiel,
Gabriel na profecia
O que anunciou à Maria
A vinda do Salvador
Por ser um divino anjo
E Rafael o Arcanjo
Cheio de Luz e Amor

06
Quero agradecer agora
Na rima que me inspiro
A Marileide e a Dora
Margarida e Valdomiro
Os meus queridos irmãos
Pelo caminhar nos chãos
O amor e muito mais
Que nesta vida colhemos
E felizes aprendemos
Com nossos saudosos pais

07
Agradeço especialmente
A todos que contribuíram
De uma forma ou de outra
Este livro construíram
Com artigos e sugestões
E imbuídos de emoções,
Responsabilidades e éticas
Um ardil muito especial
O livro Medicina Legal
E Perícias Médicas

08
Também quero agradecer
Aos que adquirirem esta obra
Que por certo irão aprender
Já que nela tem de sobra
Conhecimentos especiais
Nas ciências legispericiais
Um epítome. Uma guarida.
Destarte, amigos meus:
Meu muito obrigado a Deus
Por tudo de bom na vida

DEDICATÓRIA

Creio que um livro, assim como tudo na vida, deve ser dedicado a quem o construiu e teve seu trabalho investido nele. Destarte, acho que a grande dedicatória a ser feita é para os colaboradores deste livro, bem como à Ofélia Costa, revisora, que muito nos auxiliou a conduzir a criação desta bela obra.

Voltaire, filósofo do iluminismo francês, nos afirmava: "Um livro aberto é um cérebro que fala". Então creio que é fundamental dedicarmos, também, este livro àqueles que ajudaram na construção desses cérebros, dessas mentes que, aqui, têm sua expressão. Pode soar como certa pretensão, mas creio que falo em nome de todos ao dedicar este livro aos nossos pais.

No meu caso agradeço imensamente aos meus pais, Marcos Roberto Campos e Beatriz Vilela Lemos Campos, pelo apoio incondicional e o quanto sempre investiram na minha formação tanto como pessoa como profissional, a despeito do medo, de privações e de diversos sofrimentos.

Muitos parentes ajudaram em nossa caminhada, mudaram nossa visão de vida e, de alguma forma, também estão presentes na construção de nós e deste livro. Nesse âmbito, agradeço muito a meus tios, Maria Umbelina Vilela, Luiz Campos, Francisco Lemos e Jandira Campos.

E por último, inegavelmente, devemos olhar para trás e agradecer a todos os professores que passaram por nossas vidas e que conduziram, seja a um maior seja a um menor amor por aquele conhecimento, por aquela especialidade e por aquela visão de vida. Em especial – e creio que posso falar por todos – agradecimento especial ao Professor Gerson Odilon que tanto nos ajudou, especialmente a mim, que desde o início do curso médico tive a oportunidade de tê-lo como professor, compartilhando sua sabedoria, e como amigo.

Marcos Campos

IN MEMORIAN

Quando será o último olhar?

Os olhos fitam o céu!
O prazer das belas estrelas,
Fugaz, desaparecendo ao amanhecer

O rio corre e se mistura no mar,
Como nós todos no Universo.
Uma constante mudança,
Mudanças que podem destruir e criar.

O que fazer nesse mundo de mudanças?
Muitas vezes grandiosas e belas,
Outras vezes tão trágicas:
Sua morte Rodolfo foi inacreditável!
Por que tão cedo?
Você sempre foi expansivo, alegre e inteligente
Sempre guardarei essa visão especial.

Não sei que caminho quis seguir,
Não sei que sentimentos te apossavam.
Mas realmente não importa!
Nada desmerece sua brilhante e fugaz trajetória.

Na crença que for, sei que encontrará a paz.
Sei que continuará iluminando a todos,
E também trazendo alegria como sempre fazia.

MARCOS CAMPOS (01/04/20)

PREFÁCIO

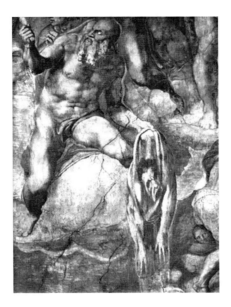

SALVE *ARS MEDICA*, SALVE *MEDICINAE IUDICIALIS*...

A atuação do médico, sempre prenhe de preocupações voltadas para o diagnóstico e intervenções terapêuticas, carece de análise quanto a sua relevância, sob o prisma jurídico e normativo. De fato, não é corriqueira, à sociedade, a percepção do atuar da Medicina junto a lides judiciais. O comum do povo tende a perceber a prática dos esculápios como algo dissonante e perfeitamente alheio às atividades jurídicas.

Não merece descaso a percepção que os médicos assumem posição com contribuições irrecusáveis no esclarecimento e, principalmente, na produção da prova junto às diversas modalidades processuais constantes no ordenamento jurídico pátrio. Na indefectível presença do crime no seio social, desde a gênese da humanidade acompanha-se a necessidade de demonstrar e detalhar o modo e as circunstâncias do que foi cometido. Tem-se o entendimento de ser a Medicina Legal, provavelmente, a primeira especialidade médica organizada, já com fulcro nas legislações inaugurais de que se tem notícia (*v.g.* a China e a Mesopotâmia de mais de 2.000 anos antes de Cristo), uma vez que as especialidades assistenciais foram se firmando com o tempo. Não seria exagero inferir que, desde o pioneiro ser humano que lesionou seu semelhante ou promoveu sua morte à custa de desentendimentos, no sôfrego lidar da sobrevivência pré-histórica e da Antiguidade (relatado já nos livros iniciais da Torá judaica, além dos registros bíblicos que se sucederam), observou-se a necessidade de "fazer justiça", de demonstrar como o fato se deu, de responsabilizar quem o cometeu.

Já se disse que *allegare nihil et allegatum non probare paria sunt* ("alegar e não provar é o mesmo que nada dizer"). A partir dessa percepção, fica cristalino o papel do médico legista ("médico da lei") na persecução da Justiça, notadamente no cenário invariavelmente dramático das situações de crime no qual a sociedade clama por respostas do Estado e brada para que não se repitam tais eventos. É a Medicina Legal que fornecerá a prova para que delegados de polícia concluam inquéritos, Promotores de Justiça ofereçam as denúncias e Magistrados julguem a contento, em resposta aos anseios sociais.

Sempre guardei a aspiração de ver nascer uma obra construída de forma conjunta entre docentes (com a experiência de leituras incansáveis e anos de exercício na prática pericial) e discentes (com o entusiasmo próprio de quem se inicia nas lides médico-forenses, percebendo desde logo a necessária interação entre Ciências Jurídicas e Ciências Médicas), e receber com alegria um trabalho que, de forma detalhada, pudesse fornecer e apresentar ao mundo jurídico e médico as características, terminologias e raciocínios que permeiam essa rica interação na qual o cidadão busca amparo, cotidianamente.

O professor Gerson Odilon Pereira, de renomada contribuição na Medicina Forense nacional, em conjunto com colegas docentes e outros tantos discentes que acompanham o mestre, assumiu a árdua tarefa de buscar este congraçamento entre *experts* e neófitos a fim de produzir um texto que percorre as trilhas das inúmeras tonalidades da Medicina Jurídica. Não se trata de trabalho com mero aspecto descritivo e sim de referência para os que buscam espraiar e melhor compreender a relevância desta intersecção entre Medicina e Direito. Nesta toada, em alguns anos os estudantes sucederão os letes e assumirão o encargo de aperfeiçoar a chama que ilumina as verdades, que tentam se acobertar na escuridão dos que cometem crimes.

O trabalho se delineia ao fruir tratando de temas clássicos da Medicina Legal, a exemplo dos diversos meios e instrumentos promotores de lesões corporais, no vivo e no morto, passando pelos documentos médicos e alcançando aspectos hodiernos como a responsabilidade ética, civil e penal do médico perito, além da anatomia topográfica nas Ciências Forenses.

Em palavras finais, a obra presenteia os que se iniciam e os que já percorrem o mundo médico-jurídico há certo tempo, beneficiando-os com as balizadas opiniões dos autores sobre o tema.

Boa leitura.

Renato Evando Moreira Filho
Médico e Advogado. Professor Doutor da Universidade Federal do Ceará. Médico Legista da Coordenadoria de Medicina Legal/SSPDS-CE. Presidente da Associação Brasileira de Medicina Legal e Perícia Médica/Regional do Ceará. Especialista em Direito Médico e em Medicina Legal e Perícias Médicas. Membro da Câmara Técnica de Medicina Legal e Perícias Médicas do Conselho Federal de Medicina (CFM).

APRESENTAÇÃO

O ensino universitário, público ou privado, condição fundamental para a democratização da educação e enriquecimento das relações humanas, perpassa, necessariamente, pela valorização do tripé acadêmico nas universidades: ensino, pesquisa e extensão. Nessa acepção, busquei, ao longo desses anos, fornecer aos alunos da disciplina Medicina Legal a possibilidade de ampliar suas visões do mundo para além do conhecimento adquirido em sala de aula, sobretudo por meio de visitas técnicas ao Instituto Médico Legal (IML) de Alagoas, fornecendo o conhecimento prático necessário para melhor compreensão das questões médicas e jurídicas que envolvem o exercício da Medicina Legal e sua aplicação no campo jurídico e, em especial, na persecução penal.

Em outro giro, fomentar a formação acadêmica das diversas formas possíveis foi uma prioridade para mim nesses anos de cátedra, sobretudo por acreditar no poder transformador do conhecimento e no papel do professor como disseminador dessa matéria-prima fundamental, no que considero, na verdade, uma missão. Satisfaço-me na certeza de que a Medicina Legal impactou substancialmente na formação desses profissionais, tanto na área médica, como na seara jurídica, contribuindo para uma atuação mais responsável e humana no exercício de suas funções.

Assim é que publicamos esta obra, da qual tanto me orgulho, seguro de sua vital relevância para o estudo das ciências médicas e jurídicas durante a graduação universitária. Igualmente, demonstra constituir instrumento essencial para o exercício prático-profissional da Medicina Legal, fornecendo conceitos estruturais à melhor análise e aplicação de questões intrínsecas à disciplina.

Nesse sentido, destaca-se o caráter interdisciplinar como característica única da obra, na medida em que envolve a participação de alunos tanto das ciências humanas, como das ciências da natureza, proporcionando, assim, uma ampliação do espectro de conhecimento e uma visão mais precisa sobre os institutos.

Assim, congratulo os alunos e profissionais que assinam a autoria desta obra, principalmente, meu aluno Marcos Campos, que durante seus primeiros anos de faculdade acompanhou-me no IML, sempre demonstrando profundo interesse pela área e que muito contribui para a organização e criação deste livro que nos brinda com uma visão multidisciplinar, técnico-científica e humana indispensável ao estudo da Medicina Legal.

Gerson Odilon Pereira

À GUISA DE UM POSFÁCIO
IMPORTÂNCIA DOS CONHECIMENTOS DE MEDICINA LEGAL PARA A JUSTIÇA CRIMINAL

De maneira geral, o sistema de Justiça Criminal em um Estado Democrático de Direito tem como núcleo de desenvolvimento o processo penal ou, como é chamado comumente, o processo criminal. Isso porque o processo é o meio através do qual a Justiça é administrada, o que envolve desde a investigação dos fatos criminais por meio dos competentes inquéritos policiais até a prolação de decisões pelo Poder Judiciário.

No bojo dos processos criminais, pode-se dizer que alguns elementos ganham destaque pela sua importância na reconstituição dos fatos, sendo um deles a perícia médico-legal. Afinal, infrações que deixam vestígios exigem que esses sejam catalogados, examinados e até interpretados, para que, no futuro, a Justiça seja administrada corretamente.

Sob essa óptica, a importância dos conhecimentos de Medicina Legal para a Justiça Criminal ganha enorme relevo, e pode ser analisada por outros dois enfoques:

1. ponto de vista legal;
2. ponto de vista cognitivo/probatório.

Pelo ponto de vista legal, a importância dos conhecimentos de Medicina Legal se dá pela previsão legal de que toda infração que deixar vestígios deverá ser vista a partir de exame de corpo de delito, ainda que indireto, o que já dá mostras claras de que é dever do Estado ter, em seus quadros, profissionais com aqueles importantes conhecimentos.

Quando se tem consciência de que o Juiz não consegue aplicar a consequência normativa sem ter certeza acerca do fato ocorrido, vê-se que a perícia médico-legal acaba sendo imprescindível para a formação do convencimento acerca do fato e, indiretamente, pela própria solução dada a um processo criminal. Como disse Genival Veloso de França, em citação a Tourdes, "os médicos resolvem as questões, e os juízes decidem as soluções".

Assim, sem os conhecimentos de Medicina Legal, próprio dos médicos que acabam se tornando "quase-magistrados", processos criminais podem acabar tendo resultados injustos, já que estariam fadados a não terem potencial de reconstrução correta dos fatos, imprescindível para a justa aplicação da consequência jurídica concreta.

Vê-se que a importância dos conhecimentos de Medicina Legal para a Justiça Criminal é tão grande que tem aptidão de transformar os julgadores dos processos criminais em dependentes dos profissionais dotados de conhecimentos de Medicina Legal, em uma realidade em que o sucesso da atividade daquele dependerá fatalmente do sucesso da atividade destes, fato que dá enorme relevo para a atividade daqueles profissionais.

Com isso, exsurge a grande responsabilidade dos profissionais da Medicina Legal, pois servirão de mola propulsora para que a persecução criminal seja iniciada de forma adequada e para que, ao final, os Juízes Criminais possam editar os provimentos judiciais necessários para a realização da Justiça naquele caso concreto.

Do ponto de vista cognitivo/probatório, vê-se que os responsáveis pela elaboração de laudos médico-periciais deverão ter aguçados sentidos e necessitam estar sempre atualizados com o que houver de mais moderno na literatura médica, para que realizem e registrem interpretações adequadas com os vestígios que encontram, em uma verdadeira atividade que une teoria e prática, ciência e experiência, como diria Lourival Vilanova.

Geraldo Cavalcante Amorim
Agente de Polícia Civil, Perito de Local de Crime, Delegado de Polícia e, atualmente, juiz de direito – titular da 9ª Vara Criminal de Maceió – competência do tribunal do júri. Pós-graduado em Direito Constitucional pelo Cesmac e graduado em Ciências Contábeis pela UFAL.

SOBRE AS PINTURAS PRESENTES NA CAPA

Qual melhor imagem ou pintura que poderia representar a medicina legal? A pergunta é muito mais complexa do que se imaginaria. Haja vista que não tratamos aqui de apenas uma área do conhecimento, mas das mais diversas que relacionam o indivíduo ao interesse jurídico.

Pensamos inicialmente no *Aesculapius* (símbolo da medicina) e na Deusa **Têmis (símbolo da justiça)**, mas logo pensamos em algo mais elaborado, representar por meio de pinturas relacionadas, mostrando uma visão histórica do período de florescimento da medicina (séculos XVI-XIX). Mas quais pinturas?

No canto inferior esquerdo, temos a pintura de Tony Robert-Fleury "Pinel, médecin en chef de la Salpêtrière en 1795" que retrata **Philippe Pinel (1745-1826)**, médico francês, pioneiro da psiquiatria moderna no mais importante hospital da psiquiatria na França, no início da valorização do estudo da mente e comportamento humano para a área jurídica.

Para retratar a importância do estudo do corpo humano e sua fisiologia, escolhemos **"A Lição de Anatomia do Dr. Tulp"** por Rembrandt (1632) – canto superior direito – essa que é a obra que retrata a saída da medicina da escuridão da Idade Média com os pioneiros estudos de anatomia.

Não deixando de lado a clássica imagem atribuída à medicina legal das necropsias, escolhemos uma das poucas pinturas que a retratam: **"Autopsy at the Hôtel-Dieu"** por Henri Gervex (1876) – canto inferior direito.

E para terminar, no canto superior esquerdo, a pintura **"Caveira"** de Vincent Van Gogh (1887), uma das pinturas desse gênio da arte que mais foge ao seu clássico estilo e que nos traz à memória a célebre frase de Genival Veloso de França: "A medicina legal não se preocupa apenas com o indivíduo enquanto vivo, alcança-o ainda ovo e pode vasculhá-lo na escuridão da sepultura".

Marcos Roberto Campos Júnior

CONTEÚDO

1 **Medicina Legal e Perícias Médicas** 1
    Arlindo Lopes de Almeida Neto
    Camila Radelley Azevedo Costa da Silva
    Lucas Gazzaneo Gomes Camelo

2 **História da Medicina Legal** 5
    Ana Carolina Pereira da Silva
    Débora Cristina da Silva Batista
    Diego Gabriel Castanha de Oliveira

3 **Contribuição da Medicina Legal na Persecução Penal** 16
    Cláudio Gabriel Pinto
    Laís Rytholz Castro
    Maylla Bianca Barbosa Tavares

4 **O Ensino da Medicina Legal nos Cursos de Direito e Medicina** 20
    Isabela Araújo Teixeira
    Sophia Brandão Gonçalves
    Tayza Ribeiro Oliveira Peixoto

5 **Divisão da Medicina Legal** 26
    Will Ericsson Marinho da Silva
    Kanandra Hawana Scartezini Neres
    Camilla Monielyck Mendonça Guimarães

6 **Autoridades Competentes para Solicitar Exames ao IML** 31
    Arthur Moura Sarmento
    Ênio Saldanha Santos Prado
    Ítalo Dantas Rodrigues

7 **Documentos Médico-Legais** 37
   Júlia Inoue Watanabe
   Thallyta dos Santos
   Ana Paula de Souza e Pinto

8 **Declaração de Óbito** 44
   Taime Victor Lima de Araujo
   Williamina Oliveira Dias Pinto
   Karine Nascimento Chaves
   Gerson Odilon Pereira

9 **Atestado Médico** 55
   Aymée Thiarée Almeida Torres
   Allysson José Alves de Lima
   Alysson Yuri dos Santos Alves

10 **Perícias Médico-Legais** 60
   Amanda Nogueira Calfa
   Danielle Leão Diniz
   Ingrid Nogueira Calfa

11 **Perícia Médica Administrativa** 65
   Lorraine Rezende de Sousa
   Thays Caroline Ávila Gonçalves de Vasconcelos
   Thiago Alexsandro Madeiro de Queiroz

12 **Perito Médico** 70
   Aires Gabriel Ferro Cavalcante
   Jonatas dos Santos Vitalino
   Nayara Costa Alcântara de Oliveira

13 **Laudo Médico Pericial** 75
   Luanna Costa Moura da Paz
   Marina Coêlho Malta
   Leonardo Mendes Cardoso

14 **Dinâmica das Perícias Previdenciárias no Judiciário: discussões acerca da importância do exame para a concessão de benefícios previdenciários** 79
   Alyne Farias de Oliveira
   Joanna Dhália Andrade Macedo Gomes
   Maria Paula Soares Magalhães

15 **Perícia Médica Trabalhista** 84
    Ana Miele Pereira Melo
    Paulo Vitor Ramos de Andrade
    Rayanne Nayara Vitor

16 **Psicopatologia Forense** 89
    Plúvia Cristalina de Góis e Melo
    Rafael Santos Silveira de Vasconcelos
    Mayara Êmilly Albino Silva

17 **História da Perícia Odontológica** 102
    Larissa Thayane Pereira Ferro
    Ozarlan Michel Pereira de Oliveira

18 **Perícia Odontológica** 106
    Ozarlan Michel Pereira de Oliveira
    Ibirajara Barrel Neto
    Rafael Vrijdags Calado

19 **Traumatologia Forense** 117
    Marcos Roberto Campos Júnior
    Marcos Falcão Farias Montes

20 **Agentes Físicos** 121
    Adriana Chiarantano Lavorato
    Beatriz Peixoto Barros Venancio
    Marina Tenorio Figo

21 **Temperatura** 125
    Bianka Faria Lima
    Paula Galvão Duarte
    Sarah de Pádua Calisto

22 **Eletricidade** 130
    Natália de Oliveira Lima
    Nícolas Honorato dos Santos Almeida
    Romel Jefferson Hilgemberg Junior

23 **Radiação e Luz** 135
    Juliana Alves da Silva
    Roberto Rocha Lessa Bomfim Marques
    Vitor Gustavo Leão Souto

24 **Pressão Atmosférica e Som** 140
    Bianca Raphaelly Pereira Alves
    Igo Guerra Barreto Nascimento
    Gardênia Maria Marques Bulhões

25 **Agentes Mecânicos** 144
    Rafaela Volpini Medeiros
    Lorena Guerra Gonçalves
    Lívia Gomes Ribeiro

26 **Instrumentos Perfurantes** 151
    Júlia Tenório Costa Vieira
    Juliana Alves da Silva
    Junyelle de Andrade Cardoso Fragoso

27 **Instrumentos Cortantes** 155
    Igor Andrade Santiago da Silva
    Lucas Amaral Cunha
    Maryanne França de Oliveira Ferro

28 **Instrumentos Contundentes** 159
    Ana Karen Mineiro de Souza
    Iva Mariana Pereira Cavalcanti
    Rodrigo Martins de Holanda

29 **Instrumentos Perfurocortantes** 163
    Fernando Guilherme Guimarães Fluhr
    Maria Clara de Araújo Cavalcante
    Rafael Moura Torres

30 **Instrumentos Cortocontundentes** 167
    Elisa Esteves Rossini
    Gabriela Loss Basto Costa
    Túlio Amaral Cunha

31 **Instrumentos Perfurocontundentes** 172
    Alyne Suellen Silva Pedrosa
    Daniela Souza Carvalho
    Matheus Tabosa Borba

32 **Ferimentos por Projétil de Arma de Fogo de Alta Velocidade**.. 179
  Enanda Mirelly Batista Freire de Sá
  Luma Borges Oliveira
  Rosana Duarte Luz

33 **Energias de Ordem Físico-Química**.. 183
  Leinisson Fábio da Silva Porto
  Rodrigo Evaristo de Oliveira e Silva
  Hirley Rayane da Silva Balbino de Melo

34 **Confinamento**.. 190
  José Ricardo Silvestre Teles Filho
  Rodrigo Lima Cavalcanti
  Felipe José de Souza Mafra

35 **Afogamento**.. 195
  Alana Gabrielle de Souza Caxico
  Carla Mariana Xavier Ferreira
  Marília Ambrósio Cavalcante Leitão

36 **Soterramento**.. 202
  Brenda Aguiar Melo
  Ênio Saldanha Santos Prado
  Ítalo Dantas Rodrigues

37 **Asfixia por Gases**... 205
  Amanda Nogueira Calfa
  Danielle Leão Diniz
  Marcos Falcão Farias Monte

38 **Enforcamento**... 208
  André Albino da Silva Filho
  Álvaro Geydson Feitosa Silva
  Artur Valdez dos Santos

39 **Estrangulamento**.. 212
  Ana Beatriz Vasconcelos de Medeiros
  Gerson Odilon Pereira
  Matheus Barbosa de Melo

40 **Esganadura** 216
    Davi Fonseca Ferreira Silva
    Débora Cristina da Silva Batista
    Paulo Breno Alves

41 **Sufocação Direta** 221
    Artur Valdez dos Santos
    Bruno Ramos de Araújo
    André Albino da Silva Filho

42 **Sufocação Indireta** 225
    Ana Bárbara dos Santos Calazans
    Anna Caroline Guimarães Gomes
    Flavia Emanuelly Alves França Gomes

43 **Energias de Ordem Química** 230
    Alba Letícia Peixoto Medeiros
    Matheus Gomes Martins
    Willyam Barros Saraiva

44 **Contribuição da Radiologia na Propedêutica Médico-Legal** 235
    Elisangela Francisca Silva de Melo
    Elvys dos Santos Pereira
    Mateus Oliveira Santana

45 **Exame de Corpo de Delito/Lesão Corporal** 239
    Carine Vilarins de Souza
    Helena Caroline Lira Aragão
    Jéssica Gomes Franco

46 **Violência Contra a Criança e o Adolescente** 244
    Martha Alves de Mendonça
    Paula Estevam Pedrosa Toledo
    Rafael Alves de Mendonça

47 **Violência Contra a Mulher** 250
    Williamina Oliveira Dias Pinto
    Maria Luisa Oliveira Dias Pinto
    Gerson Odilon Pereira

48 **Aspectos Médico-Legais das Lesões Corporais** 254
   Gerson Odilon Pereira
   Marcos Roberto Campos Júnior

49 **Tanatologia Forense**... 262
   Beatriz Arruda Coutinho
   Mariana Enacles Fortes de Abreu
   Natália da Hora Rodrigues

50 **Cronotanatognose** 269
   Péricles Fernandes Souza da Gama Ataide
   Thamires de Fátima Silva Araújo
   Vanessa Ventura dos Santos

51 **Fenômenos Cadavéricos**.. 274
   Artur Belo Azevedo
   Diego Sampaio Nascimento
   Wilson Dantas Nazário Junior

52 **Necropsia** 279
   Jozef César Vrijdags Dacal
   Matheus Custódio da Silva
   Victor Meneses Oliveira

53 **O Médico Legista, a Exumação e o Processo Penal**.. 289
   Wellisson Rodrigues Silva
   Aída Maria Ferrario de Carvalho Rocha Lobo
   Gerson Odilon Pereira

54 **Destinação do Cadáver** 294
   Gerson Odilon Ferreira
   Ana Beatriz Vasconcelos de Medeiros
   Matheus Barbosa de Melo
   Yasmin Almeida Conde Vidal

55 **Natureza Jurídica da Morte**.. 298
   Mateus Oliveira Santana
   Giovana Bonfim Almeida

56 **Efeitos Jurídicos da Morte** 302
   Tullazy Cavalcante Torres
   Wesley Bruno Ferreira Santos
   José Robson Casé da Rocha

57 **Homicídio** 310
   Johnas Constantino Leite Assis
   Letícia Holanda Pessoa de Almeida Correia
   Naiara Rebouças Terra Nova

58 **Suicídio** 314
   Alice dos Santos Mattos
   Isabella Carvalho de Paula

59 **Infanticídio** 319
   Júlia Lopes de Castro
   Anderson Moura Duarte
   Lais Záu Serpa de Araújo

60 **Acidentes: Visão Médico-Legal** 331
   José Francisco Manhães Pinto Neto
   Beatriz Evangelista Leal Medina da Paz

61 **Perícia em Acidentes Catastróficos – em Massa** 336
   Andriele Araújo Pereira
   Eveline Borges
   Isabella Carvalho de Paula

62 **Perícia em Cadaveres em Decomposição** 343
   Ingrid Nogueira Calfa
   Giovanni Nogueira Calfa

63 **Perícia no Cadáver Carbonizado** 348
   Isabela Kawao Bredariol
   Vinícius Moreira Pacheco de Souza
   Ibirajara Barrel Neto

64 **Perícia em Fetos Mortos** 352
   Arthur Porto Cruzeiro
   Deborah Leopoldo Rodrigues
   Gustavo Paranhos de Castro Netto

65 **Antropologia Forense** 358
   Paula Galvão Duarte
   Rafaela de Almeida Lara
   Sarah de Pádua Calisto

66 **Perversões Sexuais**.. 362
   José Wilton da Silva
   Wilson Dantas Nazário Junior

67 **Sexologia Forense**... 368
   Luiz Paulo de Souza Prazeres
   Beatriz Pereira Braga
   Renato Evando Moreira Filho

68 **Crimes Sexuais**.. 374
   Rodrigo Paranhos de Melo
   Tibério Cesar Araujo dos Santos
   Victoria Barcelos Viegas

69 **Casamento: Problemas Médico-Legais**................................... 379
   Lívia Teodosio Costa
   Pablo Michel Ribeiro Xavier

70 **Problemas Médico-Legais Relacionados
   à Impotência Sexual**.. 385
   Mateus Lima da Silva
   Maria Cecília Tenório Paz
   Maria Lopes Lepold

71 **Obstetrícia Forense**... 390
   Arthur de Lima Chagas
   Danielle Karla Alves Feitosa
   José Wilton da Silva

72 **Perícias em Sexologia Forense**.. 400
   Andriele Araújo Pereira
   Renato Evando Moreira Filho

73 **Responsabilidade Penal do Perito** 406
   Thatiane Oliveira Pita dos Santos
   Eliane Rodrigues Viana
   Eslijanay Monteiro de Oliveira
   Eduardo de Almeida Borba

74 **Perícia em Erro Médico** 413
   Kathyanne Marinho Rodrigues Nicácio
   Rebecca de Castro e Castro
   Renata Cristina Caetano Barbosa

75 **Responsabilidade Ética do Perito** 424
   Leonardo Gomes Rocha
   Rógenes Igor Vaz da Costa Capistrano
   João Victor Alves Amaral

76 **Contribuições da Anatomia Topográfica para a Medicina Legal** 429
   Amauri Clemente da Rocha
   Artur Candido de Oliveira Neto
   Vera Laura Andrade Bittencourt

77 **Toxicologia Forense** 437
   Maria Eduarda Camelo Calado
   Jéssica Aparecida Rissi
   Breno Camelo Calado

78 **Epônimos em Medicina Legal** 445
   Myrella Jurema da Rocha Di Pace
   Lorena dos Santos Sá
   Yana Cinthia Azevedo Silva
   Isabella de Melo Linhares

Anexo I **Questões para Concursos** 451
   Tácio Tenório da Silva

Anexo II **Figuras Ilustrativas** 599

capítulo 1

MEDICINA LEGAL E PERÍCIAS MÉDICAS

Arlindo Lopes de Almeida Neto
Camila Radelley Azevedo Costa da Silva
Lucas Gazzaneo Gomes Camelo

A medicina legal é considerada uma das especialidades médicas mais antigas e abrangentes da medicina. Relatos apontam sua criação em meados do século XVI na Alemanha, quando se viu a necessidade de unir os atos médicos em prol das investigações jurídicas, seguida da França e, posteriormente, demais países (Muñoz, Gianvechchio e Miziara, 2012).

Apesar de sua longevidade, ainda existem discordâncias a respeito de um conceito bruto que defina medicina legal e se pode ser considerada uma especialidade em si. É uma ciência de largas proporções e de extraordinária importância para a coletividade visando ordem pública e equilíbrio social, e não pode ser definida como uma especialidade exclusivamente médica (França, 2017).

Esse impasse se firma no fato de que o médico, ao fazer o juramento de Hipócrates, jura prestar serviço à saúde do homem de modo curativo e preventivo. Ao exercer a medicina legal não está cumprindo seu juramento, sua finalidade não é a cura ou o bem-estar, ele está ali auxiliando uma decisão jurídica, normas. Portanto, seu objetivo não é a saúde, mas sim a justiça (Muñoz e Gianvechchio, 2005).

Isso acontece porque a a medicina legal abrange duas vertentes: a Jurídica e a Médica. Desse modo, atualmente, define-se essa área como a aplicação da ciência médica e biológica para fins de execuções legais e jurídicas. É a união de saberes distintos que se complementam em prol de um parecer jurídico justo (Muñoz e Gianvechchio, 2005).

Logo, ela está além da medicina em si e suas especialidades:

> [...] é uma disciplina de amplas possibilidades e grande dimensão pelo fato de não se ater somente ao estudo da ciência hipocrática, mas de constituir na soma de todas as especialidades médicas acrescidas de fragmentos de outras ciências acessórias, sobrevalendo-se entre elas a ciência do Direito" (Croce e Croce Jr., 2012, p. 35).

Dessa forma, o objetivo principal da Medicina Legal é realizar o exame pericial. Esse objetivo engloba todas as perícias médicas: jurídicas ou extrajurídicas (Muñoz, Muñoz-Gianvecchio e Gianvecchio, 2010).

Perícia médico-legal é todo ato propedêutico ou procedimento executado por um médico especialista para esclarecer ou justificar determinados acontecimentos à justiça (Croce e Croce Jr, 2012). A perícia pode ser realizada tanto em relação a um fato acontecido e que deve ser analisado quantitativa e qualitativamente quanto em relação a uma perícia já realizada previamente – em casos nos quais exista discordância ou conflitos entre as partes envolvidas (França, 2017).

O profissional médico legista/perito deve ser detentor, além de amplo conhecimento e técnicas médicas, de um saber do direito, que conheça as leis, regulamentos e jurisprudências que abranjam a perícia médica, o verdadeiro objeto da medicina legal (Muñoz e Gianvechchio, 2005).

É sabido que a Lei nº 12.030 de 17 de setembro de 2009 regula o exercício das perícias de natureza criminal. Logo, exige que o exercício dessas perícias seja realizado pelo profissional perito oficial, que apresente concurso público, com formação acadêmica específica. A esse perito oficial é assegurado autonomia técnica, científica e funcional (França, 2017).

Dessa forma, o perito médico é um profissional especializado que deve ser capaz de conduzir à verdade a ação para a qual foi solicitado. Deve possuir discernimento para diferir lesões, causas, sequelas e todas as características possíveis que possam ser úteis no processo investigativo, levando sempre em consideração as partes objetivas e subjetivas – elementos presentes em todas as perícias (Nakano, Rodrigues Filho e dos Santos, 2012).

A parte objetiva é tudo aquilo que pode ser analisado por meio dos sentidos – destacando-se principalmente visão e tato. Já a parte subjetiva é a conclusão do perito sobre um fato ocorrido na cena, feita por meio da análise do que foi obtido na parte objetiva – por exemplo, determinar se a causa de uma morte foi suicídio, homicídio ou acidente (França, 2017).

A perícia pode ser realizada em vivos, cadáveres, esqueletos, animais e objetos. Nos vivos objetiva-se, principalmente, determinar idade, sexo, etnia, gravidez, se houve ou não conjunção carnal ou ato libinidoso, diagnóstico de determinadas doenças, entre outros (França, 2017).

O diagnóstico da causa da morte, assim como a causa jurídica de morte e o tempo aproximado de morte, a identificação do morto, a retirada de um projétil, além da investigação da presença de veneno nas vísceras devem ser realizados nos cadáveres, diferentemente do que é realizado em esqueletos, cuja principal finalidade é a identificação do morto (França, 2017).

Mesmo que raras, as perícias em animais existem e objetivam a proteção contra os maus-tratos. Com isso, foi definido que deve haver um médico veterinário habilitado a fim de garantir um bom estado dos animais e o cumprimento das normas, evitando maus-tratos e danos de qualquer origem (Calhau, 2001).

Por fim, nos objetos não é incomum a solicitação para constatar a presença de pelos, investigação de impressões digitais, exames de armas e projéteis, buscas de espermatozoides, sangue, saliva, urina, fezes e mucosa vaginal em instrumentos, roupas ou móveis (França, 2017).

A nomeação do perito médico compete ao juiz, o qual deve nomeá-lo entre os especialistas oficiais, de acordo com o que determina o artigo 421 do Código do Processo Civil: "O juiz nomeará o perito, fixando de imediato o prazo para entrega do laudo" (Croce e Croce Jr, 2012).

Em relação à nomeação dos profissionais no campo criminal, também concerne à autoridade policial que comandar o inquérito, sem interferência alguma das partes (Croce e Croce Jr, 2012).

Como todo e qualquer profissional, o perito possui deveres e obrigações. Divide-se a obrigação na prática do seu serviço em duas partes: de natureza legal e de ordem técnica. Na parte legal, além da responsabilidade de obediência às regras processuais e legislações específicas, o perito também está submetido às incumbências no contexto disciplinar, civil e penal. No que concerne à parte técnica são obrigatórios, além das formalidades profissionais, o cuidado com a prática da adequada técnica e o aprimoramento, particularidades imprescindíveis ao avanço satisfatório dos exames periciais no domínio de suas especialidades (Nakano, Rodrigues Filho e dos Santos, 2012).

Segundo Stoco (2004, p. 122), a responsabilidade disciplinar "atinge tão só o funcionário público. Ocorre quando este desrespeita um dos deveres relativos ao cargo, contribuindo para comprometer o bom funcionamento do serviço". Provém de ação ou omissão que o colaborador – nesse caso, o perito oficial – cometa quebra da atribuição do cargo. Dessa forma, torna-se suscetível à punição de caráter administrativo (Nakano, Rodrigues Filho e dos Santos, 2012).

Dessarte, como todo funcionário público, o perito oficial ficará sujeito às regras disciplinares da administração pública. Nesse cenário, o encargo será averiguado por meio de processos administrativos (Stoco, 2004).

Diante dessa vasta área que é a medicina legal e as perícias médicas interligadas ao direito, pode-se entender que a perícia se faz prova fundamental quando as leis e resoluções são limitadas e necessitam de conhecimentos médicos e biológicos para serem executadas (Muñoz e Gianvechchio, 2005).

Vale ressaltar a importância de um aprimoramento para a perícia médica, tanto da área da saúde como jurídica, pois, assim como a medicina evolui diariamente, novas leis, emendas e estatutos são feitos ou alterados. De fato, a perícia é uma ciência antiga que precisa se fazer nova constantemente (Muñoz e Gianvechchio, 2005).

REFERÊNCIAS

Croce D, Croce D Jr. Manual de Medicina Legal. 8ª ed. São Paulo: Saraiva; 2012.

França GV. Medicina Legal. 11ª ed. Rio de Janeiro: Guanabara Koogan; 2017.

Muñoz DR, Gianvecchio VAP. Residência médica em medicina legal: Objetivos. Saúde, Ética & Justiça. 2005;10(1-2):6-11.

Muñoz DR, Muñoz-Gianvecchio D, Gianvecchio VAP. Momento histórico de uma especialidade. Saúde, Ética & Justiça. 2010;15(2):69-74.

Muñoz DR, Gianvecchio VAP. Especialidades médicas – medicina legal e perícias médicas. Revista de Medicina. 2012;91:45-7.

Nakano SMS, Rodrigues Filho S, dos Santos IC. Perícia médica. Perícia Médica. 2012; 25.

capítulo 2

HISTÓRIA DA MEDICINA LEGAL

Ana Carolina Pereira da Silva
Débora Cristina da Silva Batista
Diego Gabriel Castanha de Oliveira

Não há como compreender e apreender de forma primorosa a Medicina Legal sem antes analisar seu histórico, pois a importância de sua história representa sua própria importância. O bojo histórico de uma Ciência deve ser analisado minuciosamente, tendo em vista alcançar a raiz de sua criação e, a partir da compreensão de seus fundamentos filosóficos, compreender a ciência em si.

O marco inicial da Medicina Legal não pode ser apontado com exatidão. Certamente, seu surgimento é posterior ao surgimento da Medicina (Croce, 2012).

A Medicina e o Direito já estão juntos há muito mais tempo que se possa imaginar. Antes de existir a Medicina Legal como a conhecemos atualmente, a história revela traços da sua existência desde a Antiguidade.

Nesse sentido, é possível dividi-la basicamente em cinco períodos: Antigo, Romano ou Idade Média, Canônico e Moderno ou Científico.

PERÍODO ANTIGO (ATÉ OS ANOS 700 a.C.)

Neste período, ainda que esporadicamente, médicos eram convocados para esclarecer questões pertinentes ao que poderíamos chamar de esboço dos princípios e lógica médico-legais. Não era ainda medicina legal, como a concebemos hoje, mas a semente já estava ali (Croce, 2012).

Os antigos egípcios, por exemplo, já dispunham de uma forma de medicina que poderíamos chamar legal, que era exercida pelos sacerdotes, os praticantes da medicina da época, que eram, consequentemente, os encarregados das perícias. Havia já uma utilização legal dos conhecimentos médicos, e a lei egípcia, por exemplo, protegia as mulheres grávidas e punia os crimes sexuais.

Na Babilônia de XVIII a.C., pelo Código de Hamurabi, já se estabelecia uma relação jurídica entre médico e paciente, e os antigos hebreus referiam-se a esse relacionamento nas leis de Moisés e no Antigo Testamento. Na Índia, de 1300 a 800 a.c., crianças, idosos, ébrios, indivíduos com desenvolvimento mental incompleto e pessoas insanas fossem ouvidas nos tribunais na condição de testemunhar, conforme prescrevia o chamado Código de Manu. Esse tipo de interdição só chegou ao Ocidente cerca de quatro séculos depois, já no Império Romano, com o disposto na Lei das XII Tábuas, que data de 449 a.C. Essa legislação determinava, inclusive, que o período máximo da gestação seria de dez meses, afora a postergação de julgamento por motivo de doença do julgador ou quaisquer das partes. Os persas também classificavam as lesões sob o ponto de vista pericial, e há reflexos dessa prática no seu livro sagrado, o Zend Avesta. E mesmo a antiga Grécia conhecia referências legais que podem ser consideradas pertinentes à Medicina Legal.

Nessa época, a lei era sinônimo de religião e era aplicada aos homens por sacerdotes. Os cadáveres eram vistos como algo sagrado. Por esse motivo, não eram permitidas a necropsia e a vivissecção.

PERÍODO ROMANO (753 a.C. ATÉ 478 d.C.)

Em Roma, na fase anterior à reforma de Justiniano, a Lex Regia, atribuída a Numa Pompílio, prescrevia a histerectomia na morte da mulher grávida. Uma curiosidade: há quem acredite que o termo "cesariana" proveio do nascimento de César, resultado de uma histerectomia. Entretanto, estudiosos afirmam que o termo descende de *coedo*, que significa "cortar". "Cesar vem daí e não o oposto" (Afrânio Peixoto).

A primeira citação documental acerca de exame cadavérico em vítima de homicídio, segundo os relatos de Suetônio, refere-se à tanatoscopia realizada no cadáver do ditador romano Caio Júlio César. Por haver desprezado a opinião de seus adversários, em 15 de março de 44 a.C., o ditador foi vítima de um ataque provindo de 60 de seus senadores, liderados por seu filho adotivo Marcus Julius Brutus e por Caio Cássio. O exame em tela foi realizado por Antístio, médico e amigo de Júlio César, que verificou a existência de 23 golpes de adaga, sendo apenas um deles mortal. No entanto, Antístio procedeu ao exame não como perito médico, mas como cidadão do Império Romano.

De acordo com relatos de Tito Lívio, filósofo e historiador romano, o cadáver de Tarquínio, que morreu assassinado, e o de Germânico, suspeito de ser vítima de envenenamento, foram examinados por um médico. Faz-se relevante destacar que tais exames eram de viso, tendo em vista a ilegalidade dos exames cadavéricos na época.

Com a reforma, em Roma, emanciparam-se a Medicina e o Direito, como se depreende dos códigos de Justiniano, que têm implícita a Medicina Legal. Assim, determinava o Digesto: *Medici non sunt proprie testes, sed magis est judicium quam testimonium*, ou seja, não testemunham, ajuízam. O Digesto registra ainda que a intervenção das parteiras era exigida para o exame das prenhes, suposta ou duvidosa. Nas Pandectas e Novelas, trata-se de disposições relativas ao casamento, à separação de corpos, à impotência, à viabilidade fetal, à data do parto etc. A lei Aquilia trata da letalidade dos ferimentos.

PERÍODO MÉDIO (DO SÉCULO V ATÉ O SÉCULO XII)

Nesse período houve contribuição mais direta do médico ao Direito, como se nota "na lei Sálica, na Germânica e nas Capitulares de Carlos Magno, que contêm detalhes de anatomia sobre ferimentos e sobre a reparação devida às vítimas, conforme a sede e a gravidade das mesmas" (Hélio Gomes). Esse período foi indelevelmente marcado, portanto, pelas Capitulares de Carlos Magno, que estabelecem que os julgamentos devem apoiar-se no parecer dos médicos.

Infelizmente, após Carlos Magno, ainda na Idade Média, sobreveio a onda de vandalismo que extinguiu a Medicina Legal, substituindo-a pela prática absurda e cruel nordo-germânica das provas inquisicionais em que a penalidade depende do dano causado, e às provas, invoca-se o Juízo de Deus ("Ordálias").

PERÍODO CANÔNICO (DO SÉCULO XIII ATÉ O SÉCULO XVI)

Nesse período foi restabelecido o concurso das perícias médico-legais, como se depreende da bula do Papa Inocêncio III, em 1209, que trata dos ferimentos em juízo como revestidos de habitualidade. Chamado Canônico, o quarto período é influenciado beneficamente pelo Cristianismo, que, pela codificação das Decretais dos Pontífices dos Concílios, dá normas ao Direito Moderno dos povos civilizados. A sexologia é tratada exaustivamente nas Decretais, pois "a moralidade tem aí seus fundamentos". O médico passa a ter fé pública nos assuntos concernentes à sua profissão e as perícias passam a ser obrigatórias. A anulação do casamento por impotência enseja a denominada "prova do congresso", que consistia em um exame realizado "por três parteiras e posteriormente por três médicos que, separados do casal por uma cortina, em aposento contíguo, confirmavam a realização ou não da conjunção carnal, em burlesca caricatura de perícia". Foi proibida em 1677 pelo Parlamento da França. Jozefran Freire afirma que práticas rudimentares e poucos conhecimentos predominavam, o que demonstra "o esforço despendido por diversos autores na resolução de problemas que, embora originados no cotidiano, eram extremamente complexos, principalmente pelos parcos fundamentos científicos da época".

Em 1532 foi promulgada a *Constitutio Criminalis Carolina*, considerada o primeiro documento ordenado de Medicina Judiciária, que discorria exaustivamente acerca de temas médico-legais e previa a obrigatoriedade do testemunho dos médicos antes da prolação das sentenças. Em decorrência de tal legislação criminalista, a Alemanha é considerada o berço da Medicina Legal. Um dos maiores avanços da norma foi permitir a realização de exame tanatoscópico em caso de morte violenta. O corpo do Papa Leão X foi necropsiado por suspeita de morte por envenenamento. A Constitutio Criminalis Carolina "abrigava o embrião da Medicina Legal como disciplina distinta e individualizada" (Hélio Gomes). Com a obrigatoriedade das perícias, maior circulação de informações acerca do tema enseja a publicação das primeiras obras de valor sobre Medicina Legal no Ocidente. Os primeiros tratados sobre o tema começam a emergir na segunda metade do século XVI.

Fávero aponta como nascedouro da Medicina Legal o *Edito della gran carta della Vicaria di Napoli*, de 1525. A maioria dos autores aponta a Alemanha como berço da Medicina Legal enquanto ciência. Fávero afirma: "No século XVIII, a Medicina Legal se instituiu como disciplina científica e, daí para cá, se aprofundou em realizações, pelas três escolas rivais, que disputam a supremacia – a francesa, sintética e original, a alemã, analítica e erudita, e a italiana, reunindo às vantagens do gênio latino o amor às minudências da escola alemã".

Em 1575, Ambroise Paré lança o primeiro tratado ocidental sobre Medicina Legal, intitulado *Des Rapports et des Moyens d'Embaumer lês Corps*

Morts, 26 "e a França aclama seu autor como o pai da Medicina Forense, a despeito de a obra, de inegável valor, não constituir corpo doutrinário e sistemático". Apesar do título, a obra discorre sobre gravidade de feridas, formas de asfixia, diagnóstico de virgindade e outras questões nessa linha. Em 1598, Séverin Pineau afirma em seu livro que o hímen pode permanecer intacto após a conjunção carnal – eis a primeira alusão na literatura médica ao hímen complacente.

O período Canônico é indefectivelmente assinalado pela promulgação do Código Criminal Carolino (de Carlos V), pela Assembleia de Ratisbonna, em 1532. A Constituição do Império Germânico impõe obrigatoriedade à perícia médica antes da decisão dos juízes nos casos de ferimentos, assassinatos, prenhes, aborto, parto clandestino. É o primeiro documento organizado de Medicina Judiciária, imputando-lhe indispensabilidade à Justiça e determinando o pronunciamento dos médicos antes das decisões dos juízes. A Alemanha tem, assim, no dizer de Souza Lima, "o mais legítimo e inconcusso direito de considerar-se o berço da Medicina Legal". Em 1512, foi necropsiado o cadáver do Papa Leão X, por suspeita de envenenamento. Finalmente, em 1575 surge o primeiro livro de Medicina Legal, de Ambroise Paré, intitulado *Des rapports et des moyens d'embaumer les corps morts*, e a França aclama seu autor como o pai da Medicina Forense, a despeito de a obra, de inegável valor, não constituir corpo doutrinário e sistemático.

PERÍODO MODERNO OU CIENTÍFICO (DESDE OS ANOS DE 1600)

Inicia-se em 1602, em Palermo, na Itália, com a publicação do livro intitulado *De Relatoribus Libri Quator in Quibus e a Omnia quae in Forensibus ac Publicis Causis Medici Preferre Solent Plenissime Traduntur,* de Fortunato Fidelis. A obra, dividida em quatro volumes, tratava respectivamente da saúde pública; ferimentos, simulação de doenças e erro médico; virgindade, impotência, gravidez e viabilidade fetal e, finalmente, sobre vida e morte, fulguração e envenenamento. Fidelis defendia a execução de necropsias completas, diversas daquelas anteriormente mencionadas.

Obra que se revelou de suma relevância foi a do romano Paulus Zacchias, que se constituiu em dez livros publicados entre os anos de 1621 e 1658. À época, os livros que versavam sobre Medicina Legal a relacionavam à saúde pública, o que não foi o caso da obra de Zacchias. Esta coletânea serviu de referência ao estudo da Medicina Legal até o início do século XIX. Foi neste século que a Medicina Legal se firmou pautada no conceito que a Justiça lhe atribuiu – o de produzir provas através da Ciência. Tal se confirma nos dizeres de Hélio Gomes: "A partir da segunda metade do século XIX, a aplicação do método científico às ciências biológicas modificou a postura dos médicos com relação às doenças. Paulatinamente, foram surgindo as especialidades clínicas e cirúrgicas. A Medicina Legal, como caudatária deste desenvolvimento, passou a ser considerada ciência, uma forma de medicina aplicada". É por isso considerado pela maioria dos autores o verdadeiro fundador da Medicina Legal.

Em 1823, Orfila aponta a Medicina Legal como o ramo da Medicina voltado para a Justiça, ocupando-se das causas levadas aos tribunais. A Medicina Legal se firma no conceito que a Justiça lhe emprestou a partir do momento em que o suspeitado pode, enfim, ser confirmado pelo exame necroscópico.

Toda a trajetória da Medicina Legal ao longo de sua História a transformou em elemento basilar para a jurisdição e alcance do escopo da Justiça.

HISTÓRIA DA MEDICINA LEGAL NO BRASIL

a época colonial, a Medicina Legal nacional foi decisivamente influenciada pelos franceses e, em menor escala, pelos italianos, alemães, sendo praticamente nula a participação portuguesa, estando representada por esparsos documentos médico-legais, compilados de trabalhos referentes à Toxicologia e por "um ou outro laudo pericial feito por leigos, mais interessantes pelo lado pitoresco do que pelo aspecto médico propriamente dito" (Pedro Salles).

Em uma fase seguinte surge Agostinho José de Souza Lima, insigne mestre, tendo sido o iniciador, em 1818, do ensino prático da Medicina Legal no Brasil, na Faculdade de Medicina do Rio de Janeiro, desenvolvendo a pesquisa laboratorial, então reduzida à Toxicologia, e por ter feito, sem ser advogado, uma tentativa de interpretação das leis nacionais à luz dos conhecimentos médico-legais da época, sendo por isso considerado pioneiro em Medicina Legal em nossa Pátria. Neste período histórico, os juízes não eram obrigados a consultar médicos antes de proferir sentenças. Esta obrigação surgiu com o advento do Código Penal do Império, datado de 16 de dezembro de 1830. Em 1832, o ramo do Processo Penal é estruturado no País, trazendo à lume normas acerca dos exames de corpo de delito, instituindo oficialmente a perícia médica criminal. Muitas destas determinações primordiais ainda se encontram em vigor no texto moderno da norma procedimental penal. Neste mesmo ano, tornam-se faculdades oficiais de Medicina as da Bahia e Rio de Janeiro, fazendo parte da grade curricular do curso, em ambas as instituições de ensino superior, a disciplina de Medicina Legal. Estudos nessa área afloraram por conta da exigência da defesa de tese para a obtenção do título de doutor em Medicina.

A primeira publicação versando sobre exame tanatológico no Brasil data de 21 de setembro de 1835 e relata a necropsia realizada no Regente João Bráulio Moniz (que havia morrido 22 horas antes da realização do exame), executada pelo cirurgião da família imperial, Hércules Otávio Muzzi.

Em 1854, o mais antigo catedrático de Medicina Legal da Faculdade Médica do Rio de Janeiro, o conselheiro José Martins da Cruz Jobim, foi imbuído, pelo Ministro da Justiça, da missão de coordenar comissão para uniformizar a prática dos exames médico-legais, organizando uma tabela prognóstica das lesões corporais.

Em 1856, foi regulamentada a atividade médico-legal através do Decreto nº 1.746, de 16 de abril do referido ano, "quando se criou, junto à Secretaria de Polícia da Corte, a Assessoria Médico-Legal, à qual cabia a realização dos exames de corpo de delito e quaisquer exames necessários para a averiguação dos crimes e dos fatos como tais suspeitados". A assessoria era composta por quatro médicos, dos quais dois eram membros efetivos e incumbidos de proceder aos exames periciais e os dois outros eram professores de Medicina Legal e ocupavam o cargo de consultores, responsabilizando-se, eminentemente, pelos exames toxicológicos. Neste mesmo ano, para atender a demanda dos exames a se realizar, "foi criado o primeiro necrotério do Rio de Janeiro no depósito de mortos de Gamboa, usado até então para guardar cadáveres de escravos, indigentes e presidiários".

Em 1877, Agostinho José de Souza Lima, em conjunto com seu assistente, Borges da Costa, é nomeado consultor da polícia e, em 1879, é autorizado a ministrar um curso prático de tanatologia forense no necrotério oficial.

A partir de 1891, a disciplina de Medicina Legal passa a configurar como obrigatória nos cursos de Direito do País. A inclusão foi proposta por Rui Barbosa perante a Câmara dos Deputados e, felizmente, conseguiu a aprovação. Para os estudantes de Direito, este é um marco na História do curso jurídico, tendo em vista que é de fundamental importância que o bacharel possua, ao menos, noções acerca da Ciência médico-legal. Se o papel da Medicina Legal como alicerce jurisdicional já se havia estabelecido, imprescindível se faz o estudo da disciplina em questão.

A verdadeira nacionalização da nossa Medicina Legal se deve à criação, por Raymundo Nina Rodrigues, considerado o maior professor de Medicina Legal do século XIX, de uma autêntica Escola brasileira da especialidade na Bahia, constituída, entre outros, por Alcântara Machado, Júlio Afrânio

Peixoto, Leonídio Ribeiro, Oscar Freire e Estácio Luiz Valente de Lima, que originariamente "orientou a diferenciação da disciplina, dos seus métodos e da sua doutrina para as particularidades do meio judiciário, das condições físicas, biológicas e psicológicas do ambiente" (Geraldo Vasconcelos). E desde então se sucederam sadiamente nas capitais brasileiras as escolas de Medicina Legal, interessando aos juristas, advogados, delegados de polícia, médicos, psicólogos e psiquiatras o conhecimento dessa disciplina, tal o grau de entrosamento que ela guarda com todos os ramos do saber.

O catedrático Nina Rodrigues defendia a realização de concursos públicos para nomeação de peritos oficiais, "a fim de que se tornasse a justiça mais bem servida e imune aos erros de avaliação e interpretação comuns à atividade pericial de seu tempo". As obras de Nina Rodrigues tiveram repercussão e reconhecimento internacionais. O insigne estudioso e mestre faleceu em Paris, aos 17 de julho de 1906.

Em 1900 é criado o serviço de identificação antropométrica (identificação a partir das qualidades físicas particulares de um indivíduo) e a assessoria médica da polícia é transmutada em Gabinete Médico-Legal. Em posição antagônica a este avanço, nos cursos de Medicina Legal do País, avaliações práticas da disciplina em análise deixam de ser obrigatórias. Dois anos depois, Afrânio Peixoto propõe uma reforma no Gabinete Médico-Legal, inspirado em suas observações na Alemanha, afirmando que o conjunto das "monstruosidades alcunhadas de termos de autópsias, autos de corpo de delito confusos, desordenados, incoerentes, dando um triste atestado de incompetência profissional e prejudicando os interesses da justiça" é característica inerente à prática médico-legal do período. Influenciado por esta afirmação, o governo federal edita o Decreto nº 4.864, de 15 de junho de 1903, que discorre detalhadamente sobre as normas de procedimento das perícias médicas. Tal legislação foi considerada tão avançada para a época que Locard e Lombroso apregoavam que França e Itália deveriam se espelhar na norma brasileira. No entanto, as determinações prescritas no Decreto permaneciam em desuso e médicos não especializados eram convocados em juízo para apresentar laudos.

Ante os protestos da Academia Nacional de Medicina e do Instituto dos Advogados do Brasil, o Decreto nº 6.440, de 30 de março de 1907, transforma o aludido Gabinete em Serviço Médico-Legal, sendo nomeado Afrânio Peixoto como seu primeiro diretor.

Em 1915, a Lei Maximiliano confere legitimidade para serem procedidas aulas práticas nas Faculdades de Medicina e reconhece a validade jurídica dos laudos então elaborados. Ainda no tocante à validade jurídica dos laudos periciais, em 1924 o Serviço Médico-Legal se transforma no Instituto Médico-Legal, e se subordina diretamente ao Ministério da Justiça. O referido Instituto, ao fim do governo de Washington Luís, volta a se subordinar ao chefe de polícia do Distrito Federal.

A vigência do Código de Processo Penal de 1941, em vigor até os dias atuais, determina que as perícias sejam procedidas apenas por peritos oficiais. Em 20 de outubro de 1967, foi fundada a Associação Brasileira de Medicina Legal, sendo hoje a Medicina Legal reconhecida pelo Conselho Federal de Medicina, pela Associação Médica Brasileira e pela Comissão Nacional de Residência Médica do Ministério da Educação como especialidade médica.

Outra abordagem cronológica da Medicina Legal brasileira é a de Oscar Freire, que a divide em 3 fases:

A primeira, chamada fase estrangeira, vai até 1877. Trata-se de um período em que a maioria dos trabalhos feitos no Brasil é de pequena importância, normalmente traduções de textos estrangeiros. A exceção aí é a toxicologia, de grande interesse médico-legal na época. Diversos trabalhos de Francisco Ferreira de Abreu, Barão de Petrópolis, professor da Faculdade de Medicina do Rio de Janeiro entre 1855 e 1877, foram então publicados, com destaque para uma abordagem da redução da matéria orgânica, ainda hoje atual em seus fundamentos para a pesquisa dos venenos metálicos.

A segunda fase se abre com a posse de Agostinho José de Souza Lima, na cátedra de medicina legal da Faculdade de Medicina do Rio de Janeiro, sucedendo Ferreira de Abreu. Segundo Oscar Freire, essa etapa foi o marco para a formação da Medicina Legal brasileira, com alguns acontecimentos particularmente importantes, entre os quais podem-se destacar:

a) é criado o ensino prático de medicina legal, com desenvolvimento da prática de laboratório, até então restrita à toxicologia;
b) também o primeiro curso prático de tanatologia forense é criado no Brasil, em 1881, no necrotério da polícia da capital federal, apenas três anos depois da criação de um curso dessa natureza em Paris, por Brouardel;
c) são publicados vários trabalhos em revistas científicas;
d) publicação de diversos livros especializados, entre os quais o Tratado de Toxicologia Clínica e Química Toxicológica, e Tratado de Medicina Legal.

E finalmente, a terceira fase tem início na Bahia, com Raimundo Nina Rodrigues.

Tendo entendido não serem as condições dos meios físico, psicológico e social do Brasil iguais às europeias, fazia-se necessário colher-se e estudar-se em nosso país os elementos de laboratório e de clínica, para a solução dos nossos próprios problemas médico-legais. Baseado nesse paradigma, ele escreve *As Raças Humanas e a Responsabilidade Penal do Brasil*. Nomes como Afrânio Peixoto, Oscar Freire Diógenes Sampaio, Alcântara Machado, Estácio de Lima, Leonídio Ribeiro e Artur Ramos participaram ativamente desse período tão importante.

Atualmente, a Medicina Legal tem por objetivo auxiliar a justiça em matéria técnico-científica, é uma especialidade que alberga tanto a área do direito quanto a área médica e que, mediante os conhecimentos técnico-científicos da medicina, elucida problemas de interesse jurídico. Ao médico que trabalha em meio à Medicina Legal dá-se o nome de médico legista. A esse profissional são atribuídas algumas tarefas exclusivas que fazem parte da perícia médica.

O objetivo da perícia médica é identificar a relação entre um agravo e suas consequências sobre a saúde do paciente. O agravo pode ser uma doença, acidente ou atividade laboral que tenha por resultado uma lesão, sequela ou que ofereça risco para o paciente. Também cabe ao médico determinar o parentesco entre pessoas utilizando uma gama de exames, sejam eles simples ou complexos. Também é tarefa do médico a realização do exame de aptidão física ou mental, o qual determina se um paciente possui ou não uma doença, ou sequela de acidente que o impeça de exercer alguma atividade. Exame esse de extrema importância para concessão de benefícios junto à Previdência Social. As polícias técnicas e juízes também são muito beneficiados pelos conhecimentos da Medicina Legal, visto que as elucidações que esta traz à tona geram fatos decisivos para os desfechos de investigações e processos judiciais.

REFERÊNCIAS

Bruna Fernandes Coelho BF. A importância da perícia médico-legal para o processo penal brasileiro na persecução da verdade real. Boletim Jurídico, Uberaba/MG, a. 12, nº 752. Disponível em: <https://www.boletimjuridico.com.br/ doutrina/artigo/2204/aimportancia-pericia-medico-legal-processo-penal-brasileiro-persecucao-verdade-real> Acessado em 21 abril 2019.

Definição de Medicina Legal. <https://www.psiquiatriageral.com.br/legislacao/definicao.htm>. Acessado em 20 abril 2019.

Histórico Da Medicina Legal. Coelho, Bruna Fernandes. <http://www.unla.mx/iusunla42/reflexion/HISTORICO%20DA%20MEDICINA%20LEGAL%20Bruna%20Fernandes.htm>. Acessado em 17 abril 2019.

Medicina legal, criminologia e punição: aspectos da trajetória intelectual e profissional de Flamínio Fávero (1895-1982). Cézar Alvares Marcos. 2012; v. 12, n° 2. <https://www.researchgate.net/publication/293020521_Medicina_legal_criminologia_e_punicao_aspectos_da_trajetoria_intelectual_e_profissional_de_Flaminio_Favero_1895-1982>. Acessado em 16 abril 2019.

Medicina legal e perícia médica. Núñes Novo Benigno. 2018. <https://jus.com.br/artigos/64845/medicina-legal-e-pericia-medica>. Acessado em 16 abril 2019.

Silveira PR. Fundamentos da Medicina Legal: 2ª ed. Rio de Janeiro: Editora Lumen Juris; 2015.

capítulo 3

CONTRIBUIÇÃO DA MEDICINA LEGAL NA PERSECUÇÃO PENAL

Cláudio Gabriel Pinto
Laís Rytholz Castro
Maylla Bianca Barbosa Tavares

A Medicina Legal é uma ciência que abrange várias esferas do conhecimento, assim, sua área de atuação é exercida em um amplo espaço que compreende tanto as ciências biológicas quanto as sociais e jurídicas. Desse modo, não chega a ser propriamente uma especialidade médica, visto que aplica o conhecimento dos diversos ramos da medicina às solicitações do Direito. Nesse sentido, ela atua de forma abrangente objetivando o interesse da coletividade em razão das necessidades de ordem pública e do equilíbrio social (França, 2017).

As inúmeras relações com outras ciências e seu extenso raio de atividade tornam a Medicina Legal difícil de ser definida com precisão. Ambroise Paré a definiu como "a arte de fazer relatórios em juízo", e Foderé, como "a arte de aplicar os conhecimentos e os preceitos dos diversos ramos principais e acessórios da Medicina à composição das leis e às diversas questões de direito, para iluminá-los e interpretá-los convenientemente" (França, 2017).

Normalmente associamos Medicina à prevenção de doenças, aquela ligada mais a medicamentos e cura, entretanto, a Medicina Legal não se enquadra nesse perfil (Silveira, 2015). Nessa perspectiva, essa área não se preocupa apenas com a qualidade de vida dos indivíduos, possuindo uma abrangência desde a vida intrauterina até muitos anos depois da sua morte, assim, muito mais uma ciência social do que propriamente um capítulo da Medicina. Por conseguinte, isso significa que sua missão consiste em recolher os achados das pesquisas e da experiência em campo médico-biológico e adaptá-las aos interesses e objetivos jurídicos. Por isso, tem sido considerada possuidora de tríplice complexidade: natureza médica, caráter social e espírito jurídico (Maranhão, 1977)

O conhecimento sobre a Medicina Legal ainda é algo restrto e pouco se sabe das áreas de atuação dessa modalidade e de sua interferência em outras ciências. Uma visão comum que se tem é seu vínculo com a medicina, no entanto, outros aspectos, além desse, são abrangidos nessa variedade. Nas áreas jurídica e social tem-se correlação com o Direito Penal, Civil, Administrativo, Constitucional, Penitenciário, Ambiental, dos Desportos, Internacional Público, Internacional Privado, Comercial, Canônico. Além disso, une-se o estudo filosófico, da antropologia, genética, entomologia, física, química, balística, sociologia, estatística, entre outros (França, 2017).

Diante do cenário exposto, percebe-se a convergência de diversas áreas de conhecimento para a formação da base da Medicina Legal. Por isso, diz-se que essa é uma mistura da ciência com a arte, já que tem aplicação de diversos métodos e técnicas em busca da veracidade. Dessa forma, para saber o resultado de um homicídio, por exemplo, você precisa identificar uma sequência lógica, então, essa característica artística é mais voltada para investigação de casos. Ademais, essa interação entre a Medicina Legal e a Arte vem se tornando cada vez mais intensa, visto que a indústria cultural vem abordando, cada vez mais, em suas obras sobre esse tema, seja por meio de livros, filmes ou séries (Mendonça e Borba, 2017).

A Medicina Legal colabora com o estudo do Direito Penal nos casos de homicídios, lesão corporal, sedução e crimes contra a liberdade sexual; com o Direito Civil nas questões de paternidade e de casamento; no Constitucional a proteção à infância e à maternidade; no Penitenciário com os problemas de sexualidade na prisão além da psicologia do preso; no Direito Internacional Privado, quando solucionam questões civis relacionadas aos estrangeiros no Brasil; com o Direito Comercial, na perícia dos bens de consumo e atribuindo condições de maturidade para a plena capacidade civil dos economicamente independentes; no Direito Canônico refere-se, entre outros fatos, à anulação de casamento por meio da perícia de conjunção carnal; no Direito dos Desportos atua analisando as diversas formas de lesões, julgando se foram culposas ou dolosas durante as partidas desportivas; no Direito Ambiental, quando envolve questões ligadas às condições de vida satisfatórias em um ambiente saudável; no Direito Administrativo, quando se exerce função na administração pública para apreciar as admissões, licenças, aposentadorias e invalidezes dos servidores públicos. Somadas a essas áreas de direito, têm-se as outras citadas anteriormente e mais algumas subáreas dentro da medicina, tais como patologia, neurologia, psiquiatria, anatomia, fisiologia, radiologia, ginecologia, obstetrícia e as diversas especialidades médicas (França, 2017).

Fica evidente, portanto, que a Medicina Legal atua na interface entre a Medicina e o Direito, tendo uma vocação social e um caráter normativo, aplicando os conhecimentos biológicos para esclarecer dúvidas e executando concomitantemente às leis estabelecidas. Ademais, possui inter-relação direta e indireta com diversas outras áreas que a auxiliam no desenvolvimento e cumprimento de suas funções, tratando-se de uma especialidade que vai muito além do estudo do cadáver, tendo grande importância no contexto biológico e social da sociedade.

> Seu estudo é de interesse não apenas do médico que nela se especializa, o médico legista, mas também dos demais, daqueles médicos que, cedo ou tarde, serão chamados a orientar a justiça, ao jurista, a autoridade policial, no conhecimento do momento apropriado para se solicitar exames, e na noção precisa do exame a ser solicitado, o exame correto, viável, a fim de que esses orientados possam saber interpretar o laudo médico que daí resultará (Silveira, 2009).

Assim, relaciona-se a Medicina Legal com a Química, a Física, a Toxicologia, a Balística, a Dactiloscopia e a Documentoscopia. Com a Sociologia, a Economia e a Demografia, no estudo do desenvolvimento e nos aspectos da natalidade (França, 2017).

O laudo do médico legista possui grande importância, pois é dele a conclusão de muitos casos jurídicos, biológicos e sociais. Então, caso feito de maneira equivocada ele pode colocar um inocente na cadeia ou deixar livre um criminoso. Portanto, o perito médico-legal há de possuir amplos conhecimentos de Medicina, dos diversos ramos do Direito e das ciências em geral (Croce, 2004).

Como percebido, a Medicina Legal tem um grande raio de extensão e possui notável valor, pois abrange diversas áreas da ciência e possui muitas aplicações nos quesitos que regem a sociedade mundial.

Conclui-se, assim, que a Medicina Legal é uma Ciência médico-jurídico--social indispensável em toda diligência que necessite de elucidação médica e jurídica, em progressiva e franca ascensão. Logo, ela é a única ciência biológica estudada na faculdade de Direito e suas leis jurídicas são entendidas pelos estudantes da Medicina. Ela exige de seus obstinados professadores, além do conhecimento médico e jurídico, o de outras ciências, para emitirem pareceres minudentes, claros, concisos e racionais, objetivando criar, na consciência de quem tem por missão julgar, um quadro o mais preciso da realidade (Croce, 2004).

REFERÊNCIAS

Croce D, Croce D Jr. Manual de Medicina Legal. 5ª ed. São Paulo: Saraiva; 2004.

França GV. Medicina Legal. 11ª ed. Rio de Janeiro: Guanabara Kocgan; 2017.

Maranhão OR. Novos rumos da medicina legal. Revista da Faculdade de Direito, Universidade de São Paulo. 1977;72:(1),347-57.

Mendonça CB, Borba DNM. A aplicação da medicina legal na indústria cultural. Revista Científica Perspectiva. 2017;2. Disponível em: <http://perspectivas.med.br/2017/08/a-aplicacao-da-medicina-legal-na-industria-cultural/>. Acessado em 23 mar. 2019.

Silveira PR. Fundamentos da medicina legal. 2ª ed. Rio de Janeiro: Ed Lumen Juris. 2015. p. 19-20. Disponível em: <https://rl.art.br/arquivos/5270218.pdf?1433804653>. Acessado em 22 mar. 2019.

capítulo 4

O ENSINO DA MEDICINA LEGAL NOS CURSOS DE DIREITO E MEDICINA

Isabela Araújo Teixeira
Sophia Brandão Gonçalves
Tayza Ribeiro Oliveira Peixoto

INTRODUÇÃO

Ao falarmos de Medicina Legal, inevitavelmente condicionamos nosso olhar para duas áreas do saber infinitamente distintas e peculiares, a Medicina e o Direito. Cabe ao Direito, em sua essência, comprovar a existência do crime, revelar culpados e, por fim, puni-los. Para comprovar a existência do crime, então, faz-se necessária a busca por provas, cujo estudo revela a verdade. Desse modo, quando essa prova se encontra sob forma de agressão ao corpo humano, sendo este objeto de estudo da Medicina, faz-se necessária e prudente a união dessas ciências.

A Medicina Legal é a reunião de conhecimentos das áreas médicas aplicadas aos saberes jurídicos, destinadas à elaboração de laudos, bem como sua interpretação para, por fim, sentenciar, juridicamente, um crime e seu culpado.

Desse modo, a Medicina coloca-se à disposição seus conhecimentos científicos para esclarecimento de fatos de interesse jurídico, sendo aplicados seus conhecimentos médico-biológicos para elucidação de potenciais dúvidas jurídicas e execução adequada e sem margem para dúvidas do ato criminal.

Antigamente, a disciplina de Medicina Legal que fazia parte da grade curricular do curso de Medicina restringia-se apenas à Tanatologia, ramo da medicina que estuda a morte e os vieses médico-legais relacionados a ela. Assim, essa limitação da especialidade médica não se responsabilizava pelo direito à obtenção de provas ou elucidação de questões secundárias à causa da morte, caso fossem de natureza criminal, civil, trabalhista ou qualquer outra.

Com o advento do século XX e as mudanças sociais advindas da nova era, sentiu-se a necessidade de se ampliar o campo da Medicina Legal e seu estudo, devido a mudanças sociais como: aumento da violência, com crescente número de agressões físicas e violação sexual, aumento do número de acidentes e reposicionamento do direito e das leis em relação aos direitos humanos.

HISTÓRICO

Período Antigo

Neste período, a Medicina era considerada muito mais arte do que propriamente ciência. A sociedade seguia as normas que a Igreja ditava, ou seja, existia um caráter religioso imponente sobre os valores morais e culturais da época, sendo a profissão médica algo desvalorizado e com pouca voz. A legislação existente era meramente teológica, consistindo a lei na própria religião aplicada aos homens. Ademais, a necropsia era uma prática proibida, pois os cadáveres eram considerados sagrados (Croce; Júnior, 2012).

Período Romano

Nesta época, os cadáveres já podiam ser examinados por médicos, entretanto, apenas externamente. Ocorrida a Reforma de Justiniano em Roma, a Medicina e o Direito se emanciparam (Croce e Croce Jr., 2012).

Período da Idade Média

Durante o Império de Carlos Magno, os julgamentos eram estabelecidos por meio do parecer dos médicos. Todavia, posteriormente, a Medicina Legal foi extinta. Os princípios passaram a ser baseados nas provas inquisitoriais, onde a pena dependia do dano causado, e seu julgamento era feito por meio do Juízo de Deus (Croce e Croce Jr., 2012).

Período Canônico

O Período Canônico compreende o intervalo entre os anos de 1200 e 1600, e que foi significativamente marcado pela influência do Cristianismo. Foi criada a Codificação das Decretais dos Pontífices dos Concílios, que ditavam as normas ao Direito Moderno dos povos civilizados. Foi também restabelecido o concurso das perícias médico-legais, tornando a perícia algo obrigatório. Ademais, em 1532, ocorreu a promulgação do Código Criminal Carolino (de Carlos V). Esse documento é o primeiro que impõe, de maneira obrigatória, o parecer médico antes da decisão dos juízes, em casos de assassinatos, prenhez, ferimentos, aborto ou parto clandestino. Por fim, em 1575, é publicado o primeiro livro de Medicina Legal, por Ambroise Paré, e a França o nomeia como pai da Medicina Forense (Croce e Croce Jr., 2012).

Período Moderno

Em 1621, Paulus Zacchias publicou o Tratado da Disciplina, composto por 1.200 páginas e distribuído em 3 volumes. Ele é considerado por muitos autores como o verdadeiro fundador da Medicina Legal.

Contudo, foi apenas no século XIX, que a Medicina Legal realmente ganhou espaço e se consolidou através da validação pela Justiça, do exame da necropsia como suficiente para determinar o suspeito da ação (Croce e Croce Jr., 2012).

Histórico da Medicina Legal no Brasil

Durante o Período Colonial, a área da Medicina Legal foi muito influenciada pelos franceses. Em menor intensidade, foi influenciada também por alemães e italianos. Já a influência portuguesa foi praticamente nula.

Em 1818, surge uma figura extremamente importante para o ensino prático dessa disciplina no Brasil, sendo ele Souza Lima. A sua grande importância é dada justamente por ele ter sido o grande iniciador da parte prática no País, desenvolvendo a pesquisa laboratorial direcionada para a Toxicologia, e por ele ter realizado várias tentativas para a possível interpretação dos documentos médico-legais relacionados às leis nacionais, mesmo sem ser advogado.

A real nacionalização da Medicina Legal ocorreu na Bahia, através da criação da Escola Brasileira dessa especialidade, feita por Raymundo Nina Rodrigues. Com a sua criação, ocorreu a criação das demais escolas de Medicina Legal nas capitais do País, possibilitando, por fim, a continuidade do ensino e o compartilhamento do conhecimento, o qual interessa vários profissionais, tais como médicos, juristas, advogados, psicólogos etc. (Croce e Croce Jr., 2012).

MEDICINA LEGAL NA CARREIRA MÉDICA

O termo "Medicina" advém do latim *mederi* que significa "saber o melhor caminho", "tratar" ou "curar" (Dicionário Etimológico, 2019). Surgida concomitantemente ao aparecimento do homem na Terra, em seus primórdios, tratava-se de um ato empírico, onde o homem, segundo o determinismo biológico, nasce, cresce, envelhece e morre. Dessa maneira, servia-se de instrumentos encontrados na natureza e saberes perpetuados entre as gerações para manter ou recuperar a saúde dos homens (Meira, 1996).

Por intercorrências durante a vida, alguns indivíduos não seguiam a sequência natural e acabavam por morrer em qualquer estágio do desenvolvimento, podendo ocorrer na vida intrauterina, durante o parto, na infância ou na maioridade. Com o desenvolvimento das ciências, o homem verificou que muitas doenças poderiam ser evitadas, nascendo então a Medicina Preventiva. Por outro lado, vivendo o homem em sociedade, fizeram-se surgir pendências e questões que envolvem os direitos individuais, dando origem ao Direito (Meira, 2019). Muitas dessas pendências, por se tratarem de fatos médicos e nem sempre resolvidas por meio de testemunhos, juramentos ou confissões, fizeram surgir a prova médica, sendo esta atribuída quando o fato em disputa consistia em matéria médica, como o homicídio, as lesões corporais, a conjunção carnal, o estupro e os envenenamentos, sendo resolvidos apenas através de perícias.

Baseados no positivismo e no materialismo do século XIX, começaram a delinear-se de forma cada vez mais clara novos campos de atuação médica: não só a recuperação do corpo do enfermo, mas também da alma, do espírito ligado ao corpo, assim como a prevenção dos males individuais e sociais (Jacó-Vilela, Espírito Santo e Pereira, 2005). Surgiu, então, o novo ramo da medicina, a "arte de relatar em justiça", no conceito de Ambroise Paré, que redigiu o livro ao qual denominou "Relatórios", um conjunto de relatos contendo verdadeiras perícias fundamentadas em preceitos médico-legais (Meira, 1996). Esse braço da Medicina, em serviço do Direito, foi salientado por Tourdes quando afirmou que "a importância da Medicina Legal resulta da própria gravidade dos interesses que lhe são conferidos; não é exagero dizer que a honra, a liberdade e até a vida dos cidadãos podem depender de suas decisões" (Meira, 1996).

Falando-se em termos nacionalistas, no começo do século XIX, com a vinda da família real portuguesa para o Brasil e a fundação das faculdades de Medicina da Bahia e do Rio de Janeiro, a Medicina Legal penetrou no Brasil, alcançando, também, as faculdades de Direito do Recife e São Paulo, crescendo sob o impulso das ideias liberais da revolução francesa e da legislação de Napoleão Bonaparte (Meira, 1996). A constituição imperial e o código penal, no alvorecer da independência, já afirmavam que as pendências médicas seriam resolvidas pelo entendimento dos peritos (Meira, 1996).

Segundo Croce e Croce Júnior, em seu livro "Manual de Medicina Legal", a "Medicina Legal não deveria tratar-se de uma especialidade, mas sim de uma disciplina aplicada que admite especialismos, já que se constitui de um conjunto de conhecimentos médicos, paramédicos e biológicos que objetivam servir às ciências jurídicas e sociais". Partindo dessa permissa, acrescenta-se ainda França, quando diz que a Medicina Legal "é uma disciplina de amplas possibilidades e grande dimensão pelo fato de não se ater somente ao estudo da ciência hipocrática, mas de se constituir na soma de todas as especialidades médicas acrescidas de fragmentos de outras ciências acessórias" (França, 2017). É necessário, então, que, ao assumir o cargo de médico legal, o indivíduo seja capaz de emitir pareceres claros, concisos e racionais, objetivando evidenciar um quadro mais preciso possível da realidade, a fim de auxiliar os membros da carreira jurídica no tocante a subsídios fidedignos para subsidiarem suas decisões legais.

A Medicina Legal, como ciência médica que auxilia o ato jurídico ao defender os direitos do homem e seus interesses na sociedade, faz uso dos conhecimentos médicos de algumas áreas da Medicina, como patologia, fisiologia, traumatologia, psiquiatria, microbiologia e parasitologia, radiologia, tocoginecologia e anatomia patológica (Croce e Croce Júnior, 2012), estudando o ser humano desde o seu nascimento até o período pós-morte. Através desses instrumentos, fazendo-se valer de sua ciência biológica como prova criminalística, através de suas conclusões e laudos, é capaz de sugerir culpados ou apontar a forma em que foi realizado o ato criminal.

MEDICINA LEGAL NA CARREIRA JURÍDICA

A disciplina de Medicina Legal é ampla e envolve conhecimentos diversos de especialidades médicas e jurídicas, principalmente, e também de outras ciências acessórias (França, 2017). Embora a Medicina Legal seja a única disciplina do Direito que lida com as ciência biológicas (Croce; Júnior, 2012) e que também por isso tenha papel importante na formação dos acadêmicos, ela se tornou disciplina optativa na grade curricular desse curso (Junior, Moraes e Rangel, 2012). Sua importância encontra-se nas diversas vertentes jurídicas em que pode ser aplicada, seja penal, civil ou trabalhista (Junior, Moraes e Rangel, 2012) e na capacitação do profissional jurídico em saber como solicitar, em analisar criteriosamente o trabalho do perito médico-legal e em interpretar os laudos e relatórios emitidos pelos peritos, a fim de evitar erros judiciais (França, 2017). Dessa forma, em investigações que necessitam de esclarecimento de fato médico, a Medicina Legal torna-se insubstituível e necessária (França, 2017). Utilizando-se desses argumentos, alguns autores e profissionais da área jurídica defendem fortemente a obrigatoriedade da reinserção da disciplina de Medicina Legal nos cursos de Direito.

CONSIDERAÇÕES FINAIS

É inquestionável a relação que a Medicina Legal exerce com a área jurídica e a área médica. Entretanto, com o decorrer dos anos e o aumento de faculdades de Direito, essa disciplina foi colocada como opcional na grade curricular, implicando diretamente a formação dos futuros bacharéis. Da mesma forma aconteceu, durante muito tempo, com a formação médica, a qual passou muito tempo distante das questões legais. Nesse sentido, sabe-se atualmente que é inegável a importância da disciplina Medicina Legal na formação dos futuros bacharéis e médicos.

REFERÊNCIAS

Croce, Delton; Júnior, Delton. Manual de Medicina Legal. 8ª Edição. São Paulo: Editora Saraiva. 2012.

França, Genival. Medicina Legal. 11ª Edição. Rio de Janeiro: Guanabara Koogan, 2017

Jaco-Vilela. M; Espírito Santo, a. a; Pereira, VFS. Medicina legal nas teses da faculdade de medicina do rio de janeiro (1830-1930): encontro entre medicina e direito, uma das condições de emergência da psicologia jurídica. Vol X. nº 19. P 9-39. Cidade: Rio de Janeiro, 2005. Disponível em <http://pepsic.bvsalud.org/pdf/inter/v10n19/v10n19a02.pdf>. Acesso em: 29 de Março de 2019

Junior, Luiz; Moraes, Talvane; Rangel, Mary. A importância do Ensino da Medicina Legal na Formação da Carreia Jurídica. Rio de Janeiro: Revista Escola da Magistratura do Estado do Rio de Janeiro, 2012. Disponível em <http://www.emerj.tjrj.jus.br/revistaemerj_online/edicoes/revista59/revista59_76.pdf>. Acesso em: 29 de Março de 2019.

Meira, C. A importância do ensino da Medicina Legal. Saúde, Ética & Justiça, 1 (1): 76-87, 1996. Disponível em <http://www.revistas.usp.br/sej/article/view/131507/127852>. Acesso em 28 de Março de 2019

Nascentes, Antenor. Dicionário etimológico da língua portuguesa. Rio de Janeiro: Francisco Alves, 1955.

capítulo 5

DIVISÃO DA MEDICINA LEGAL

Will Ericsson Marinho da Silva
Kanandra Hawana Scartezini Neres
Camilla Monielyck Mendonça Guimarães

Sob o ponto de vista didático, a Medicina Legal está dividida em Medicina Legal Geral (Deontologia e Diceologia) e Medicina Legal Especial (França, 2017). Na Medicina Legal Geral, também conhecida como Jurisprudência Médica, estudam-se as obrigações e os deveres (deontologia) e os direitos dos médicos (diceologia). Já a Medicina Legal Especial é dividida, principalmente, nos seguintes itens:

SEXOLOGIA FORENSE

É o segmento da medicina legal que lida com questões médico-periciais relacionadas à sexualidade (Croce, 2012). Abrange aspectos diagnósticos no que tange a: violência sexual, virgindade, gravidez, puerpério, aborto, casamento, infanticídio e investigação da paternidade. Atualmente, seguindo os conceitos da OMS, a visão da violência sexual tende a ser ampliada para além da concretização ou intenção de ato sexual, mas também difamações, insinuações e exposições virtuais de caráter sexual que possam trazer algum constrangimento à vítima (França, 2017). Nessa área, destaca-se a investigação de conjunção carnal, aborto e maus-tratos infantis.

INFORTUNÍSTICA

Constitui o ramo da Medicina Legal responsável pelos acidentes e doenças laborais, suas causas e consequências (Silveira, 2015). Procura estabelecer o nexo causal entre o acidente de trabalho e suas possíveis incapacidades decorrentes. Para isso, fundamenta-se na legislação trabalhista e previdenciária vigente para estabelecer e caracterizar os riscos ocupacionais, de modo a auxiliar no delineamento das repercussões legais cabíveis ao patrão ou empregado (França, 2017). Nesse sentido, cabe a infortunística balizar adequadamente as diferenças entre doença profissional e doença do trabalho, os tipos de culpa e o risco profissional, além de estabelecer quanto ao cabimento de indenização acidentária (Croce, 2012).

ANTROPOLOGIA FORENSE

Além de ser um ramo da Medicina Legal, também faz parte da antropologia social e do direito. Tem como principal objetivo o estudo das técnicas e métodos que levam a constatação da identidade e identificação do ser humano através de um processo técnico-científico sistematizado. Esse processo se serve de um conjunto de diligências, em uma sucessão de atos sobre o vivo, o morto, animais e coisas. Para isso, são necessárias ferramentas médicas e policiais, nas quais se demandam conhecimentos sobre a medicina e a antropometria, respectivamente (Croce, 2012).

TANATOLOGIA FORENSE

Nessa área da Medicina Legal são analisados o processo de morte e suas implicações jurídicas. Estuda a morte sob os aspectos conceituais, cronológicos e causais. Pode ser dividida em tanatognose e cronotanatognose. A primeira analisa o estado de realidade da morte, ou seja, os fenômenos transmutativos do cadáver, os quais podem ser abióticos imediatos, consecutivos e transformativos. Já a cronotanatognose se baseia em fenômenos como resfriamento, rigidez e livores para estimar o calendário de morte (Croce, 2012). Na tanatologia também se enquadram as técnicas de exploração do corpo, constituindo a exumação e necropsia, assim como técnicas de conservação cadavérica como o embalsamento (França, 2017).

TRAUMATOLOGIA FORENSE

Caracteriza-se como o ramo da Medicina legal responsável pelo estudo das lesões e patologias, decorrentes do trauma sobre o corpo humano, bem como as implicações jurídicas dos traumatismos e o estudo dos tipos de energias causadoras desses danos (França 2017). Essas lesões são classicamente denominadas "lesões corporais", entretanto, pode-se designá-las como "lesões pessoais", visto que o indivíduo é integrado por partes fisiológica e psíquica, ou seja, essas são danosas tanto à saúde física quanto à saúde mental (Croce, 2012). Conceitualizando a definição de trauma, temos que: trauma é a incidência de uma força extrínseca sobre o organismo do indivíduo, com intensidade suficiente para causar alteração da normalidade, podendo ou não causar lesão perceptível (expressão morfológica), mas sempre modificando de modo importante a função. Logo, os traumatismos resultam da ação do trauma sobre o indivíduo que alteram seu equilíbrio morfofisiológico de modo irreversível ou reversível. As energias causadoras dos traumas devem ser classificadas de acordo com o tipo de agente lesivo, portanto, segundo a classificação de Borri, essas energias são divididas nas seguintes ordens: energias de ordem mecânica, física, química, físico-química, bioquímica, biodinâmica e mista (Hercules, 2014). A traumatologia forense constitui cerca da metade das perícias realizadas nas instituições especializadas, sendo a maior parte voltada para as causas trabalhistas, civis e penais.

PSIQUIATRIA FORENSE

Também considerada uma subespecialidade da Psiquiatria, essa área da Medicina Legal analisa a capacidade civil e as implicações penais em casos de distúrbios mentais e de conduta (França, 2017; Hercules, 2014). Possui íntima interface com o direito, tendo em vista a influência que as alterações mentais de realidade podem exercer na conduta moral e social dos doentes (Abdalla-Filho, 2016). Utiliza-se da lei dos portadores de transtornos mentais para resguardar juridicamente seus direitos, além de. mediante aos conhecimentos de juspsiquiatria, estabelecer os diversos diagnósticos psiquiátricos possivelmente relacionados com transgressões e crimes, tais quais psicoses, psicopatias, oligofrenias, neuroses, entre outras (Croce, 2012).

TOXICOLOGIA FORENSE

A toxicologia é a ciência biológica que se debruça sobre as interações existentes entre os agentes químicos de potencial toxicidade com os sistemas orgânicos. Quando aplicada às perícias médicas, tal área se dedica a estudar os envenenamentos, os produtos cáusticos, as intoxicações, seus mecanismos de ação, meios de detecção e consequentes repercussões jurídicas (Croce, 2012; Hercules, 2014). Para isso, baseia-se em diversos critérios que possam auxiliar no detalhamento do evento toxicológico tais quais: critérios clínicos (análise do sinais e sintomas da vítima, com o fito de identificar o agente tóxico e propor um antídoto), critérios circunstanciais (relacionados ao evento em si, histórico, aspectos policiais e possíveis testemunhas), critérios anatomopatológicos (pesquisa dos processos degenerativos das substâncias sobre os tecidos afetados), critérios físico-químicos (utiliza metodologia qualitativa e quantitativa para dosar e identificar materiais de potencial tóxico), critérios experimentais (visam testar empiricamente o efeito de substâncias em um modelo animal, por exemplo, para revelar suas implicações) e por fim critérios médico-legais (raciocínio lógico e clínico para proposição de diagnóstico toxicológico que esclareça o desfecho) (França, 2017).

França (2017, p. 53, 54) e Croce (2012, p. 43, 44) consideram ainda a Asfixiologia médico-legal, Psicologia médico-legal, Medicina legal desportiva, Criminalística, Genética médico-legal e vitimologia como divisões da medicina legal:

Asfixiologia médico-legal

Segundo França, a asfixiologia médico-legal "Detalha os aspectos das asfixias de origem violenta, como esganadura, enforcamento, afogamento, estrangulamento, soterramento, sufocação direta e indireta, e as asfixias produzidas por gases irrespiráveis".

Criminalística

Para Croce (2012, p. 44), a criminalística explora aspectos da gênese e da dinâmica dos crimes. França (2017, p. 54) acrescenta ainda que ela "investiga tecnicamente os indícios materiais do crime, seu valor e sua interpretação nos elementos constitutivos do corpo de delito. Estuda a criminodinâmica".

Genética médico-legal

Estuda assuntos relacionados ao vinculo genético da paternidade e maternidade, bem como aspectos ligados à herança (França, 2017).

Vitimologia

Trata da vítima como elemento inseparável na eclosão e justificação dos delitos (França, 2017).

Medicina legal desportiva

Estuda o sigilo profissional, prontuários, dopings consentidos ou tolerados, quantificação e qualificação do dano com repercussão no rendimento esportivo (Franca, 2017).

REFERÊNCIAS

Abdalla-Filho E, Chalub M, Telles LBE. Psiquiatria Forense de Taborda. 3ª ed. Porto Alegre: Artmed; 2016.

Croce D, Croce D Jr. Manual de Medicina Legal. 8ª ed. São Paulo: Saraiva; 2012.

França GV. Medicina Legal. 11ª ed. Rio de Janeiro: Guanabara Koogan; 2017.

Hercules HC. Medicina Legal: Texto e Atlas. 2ª ed. São Paulo: Atheneu; 2014.

Silveira PR. Fundamentos da Medicina Legal. 2ª ed. Rio de Janeiro: Lumen Juris; 2015.

capítulo 6

AUTORIDADES COMPETENTES PARA SOLICITAR EXAMES AO IML

Arthur Moura Sarmento
Ênio Saldanha Santos Prado
Ítalo Dantas Rodrigues

INTRODUÇÃO

De acordo com Croce (2012, p. 10), as autoridades competentes têm o poder de requisitar perícias ao foro criminal para exames da própria vítima, do indiciado, das testemunhas ou de jurado e do local do crime; ao foro civil, para exames físicos e mentais, de "erro essencial" e avaliação da capacidade civil; ao foro de acidente do trabalho, para julgar a existência de nexos, de incapacidade, de insalubridade, indenizações etc. Dessa forma, a autoridade, seja ela judicial ou policial, recorrerá ao profissional de Medicina ou, caso haja, ao perito médico-legal oficial, toda vez que, em uma ação penal ou civil, lhe deva ser esclarecido um fato de ordem médica.

As perícias e os exames médicos, como o exame de corpo de delito, são, em regra, feitos por peritos oficiais (médico legista concursado) e, na ausência desses, a autoridade competente, representada por Delegado de Polícia, Promotor de Justiça e Juiz de Direito, pode nomear qualquer outro médico na localidade (perito *ad hoc*), estando este sujeito às mesmas obrigações jurídicas aplicadas aos peritos oficiais.

Conforme parecer do Conselho Regional de Medicina do Estado do Ceará (CREMEC) em 2010, é obrigatório constar o nome do perito nomeado (*ad hoc*) na guia de requisição dos exames de perícia forense. Caso contrário, o médico deverá comunicar-se com a autoridade solicitante para que faça, oficialmente, sua designação.

Com base na legislação vigente e no manual de requisições da perícia oficial do Estado de Sergipe, possuem competência para requisitar perícias:

- Autoridades policiais (delegados da Polícia Civil) – Lei Federal nº 12.830/2013 (art. 2º, §1º).
- Autoridades judiciárias (Magistrados).
- Promotores do Ministério Público.

Podem ainda, em casos específicos, requisitar perícias: os presidentes de Inquéritos Militares e Presidentes de Comissões Parlamentares de Inquérito. Vale ressaltar que, com base em Sena (2017), deve constar no preâmbulo do laudo médico-legal a autoridade que requereu e que autorizou a perícia.

Uma vez requisitada, compete ao juiz decidir pelo deferimento ou não da prova pericial, segundo previsto no Código de Processo Civil (CPC) – Lei nº 5.869/73:

Art. 464. A prova pericial consiste em exame, vistoria ou avaliação.

§ 1º O juiz indeferirá a perícia quando:

I – a prova do fato não depender do conhecimento especial de técnico;
II – for desnecessária em vista de outras provas produzidas;
III – a verificação for impraticável.

Entretanto, o Código de Processo Penal (CPP), Lei nº 3.689, de 03 de outubro de 1941, excetua a negativa do requerimento de perícia nos casos de exame de corpo de delito, como previsto no art. 184.

Segundo o Código de Processo Penal (2015):

> Quando aceito a requisição de perícia oficial, como previsto no Art. 465 do CPC, o juiz nomeará perito especializado no objetivo da perícia e fixará de imediato o prazo para entrega do laudo. Ciente da nomeação, o perito apresentará em 5 (cinco) dias a proposta de honorários; currículo, com comprovação de especialização; e contatos profissionais, em especial o endereço eletrônico, para onde serão dirigidas as intimações pessoais.

Como previsto no art. 159 do CPP, cabe ao perito oficial, portador de diploma de curso superior, o exame de corpo de delito e outras perícias. Ele prevê que, na falta de perito oficial, o exame será realizado por 2 (duas) pessoas idôneas, portadoras de diploma de curso superior, preferencialmente na área específica. Como complementa o parágrafo 3º, será facultada ao Ministério Público, ao assistente de acusação, ao ofendido, ao querelante e ao acusado a formulação de quesitos de indicações de assistente técnico. Caberá aos peritos designados e requisitados a elaboração do laudo pericial, onde descreverão minuciosamente o que examinarem, e responderão aos quesitos formulados, sendo respeitado o prazo máximo de 10 dias, podendo ser prorrogado em casos excepcionais, a requerimento dos peritos, como dito no parágrafo único do art. 160.

Conforme o CPC, não poderão atuar como peritos nas condições previstas a seguir:

Art. 279. Não poderão ser peritos:

I – os que estiverem sujeitos à interdição de direito mencionada nos ns. I e IV do art. 69 do Código Penal;
II – os que tiverem prestado depoimento no processo ou opinado anteriormente sobre o objeto da perícia;
III – os analfabetos e os menores de 21 anos.

Quando necessário, o processo de restauração de autos extraviados ou destruídos, é previsto no parágrafo II do art. 543 do Código de Processo Penal que os exames periciais, quando possíveis, serão repetidos e de preferência pelos mesmos peritos.

Segundo o Código de Processo Civil (2015):

> As despesas dos atos processuais praticados pela Fazenda Pública, pelo Ministério Público ou pela Defensoria Pública serão pagas ao final pelo vencido. As perícias requeridas pelos órgãos citados poderão ser realizadas por entidade pública ou, havendo previsão orçamentária, ter os valores adiantados por aquele que requerer a prova.

PARTICULARIDADES DA AUTORIDADE POLICIAL

Croce (2012, p. 10) diz:

> No processo penal a perícia médico-legal é, frequentemente, realizada na fase policial, logo que o delegado de Polícia tiver conhecimento da prática da infração delituosa (art. 6º, VII, do Código

de Processo Penal – CPP), ou até a conclusão do inquérito, não excluindo, entretanto, a sua efetuação durante a instrução criminal, mandada realizar pelo juiz, por exemplo, na suposição de exame de insanidade mental. Salvo um crime que deixou vestígios, ou quando houver dúvida no que concerne ao estado mental do acusado ou quando for admissível e tempestivamente requerida, não se obriga ao juiz determinar a realização do exame pericial.

De acordo com o parecer exposto pelo CREMEC, o Exame de Corpo de Delito é a materialização de um delito criminal que, necessariamente, passa por uma série de processos e etapas previamente sabida, compondo um processo judicial, o qual se inicia pelo Inquérito Policial que será apreciado pela Promotoria de Justiça e, em seguida, ao Juiz de Direito que julga o mérito da Ação Penal.

O papel da autoridade policial está completamente descrito no CPP no art. 6º, o qual versa sobre os deveres da autoridade policial logo que tiver conhecimento da prática da infração penal e, para o interesse deste capítulo, atenta-se para os itens I, II e III, a saber:

I – dirigir-se ao local, providenciando para que não se alterem o estado e conservação das coisas, até a chegada dos peritos criminais (Redação dada pela Lei nº 8.862, de 28.3.1994)

II – apreender os objetos que tiverem relação com o fato, após liberados pelos peritos criminais (Redação dada pela Lei nº 8.862, de 28.3.1994)

III – colher todas as provas que servirem para o esclarecimento do fato e suas circunstâncias;

(CPP – Decreto Lei nº 3.689, art. 6º de 03 de outubro de 1941)

O delegado de polícia, como encarregado pelo inquérito, poderá requerer prova pericial a partir de um ofício de requisição de exame médico-legal endereçado ao diretor do órgão (seja o Instituto de Criminalística, seja o Médico-Legal). Neste documento (Figura 6.1) deve conter:

- Número da requisição do exame.
- Tipo de exame requisitado.
- Autoridade requisitante.
- Local e data.
- Referência do documento.
- A requisição, propriamente dita.
- A identificação do objeto da perícia.
- Quesitos a serem respondidos pelo perito.

Secretaria da
Segurança e da Defesa Social
Delegacia Geral de Polícia
_____ Superintendência Regional de Polícia
_____ Delegacia Seccional de Polícia Civil
_____ Delegacia

GOVERNO DO ESTADO

EXAME TANATOSCÓPICO (CADAVÉRICO)

REQUISIÇÃO DE EXAME Nº _____/_____
Exame Requisitado: **EXAME TANATOSCÓPICO (CADAVÉRICO)**
Autoridade Requisitante: **(NOME DA AUTORIDADE)**
Local: **(CIDADE) – (ESTADO)** DATA: ___/___/_____
REF. **(REFERÊNCIAR O PROCEDIMENTO – Ex. IPL N.º, TCO N.º, PROC. N.º, etc.)**

Senhor(a) Gerente,

Requisitamos de Vossa Senhoria as providências para que no prazo legal (art. 160, parágrafo único do CPP, alterado pela lei 8.862/94) seja procedido o **EXAME TANATOSCÓPICO (CADAVÉRICO)** na vítima de informações a seguir, devendo responder os quesitos abaixo formulados e remeter o laudo para **Delegacia de Polícia Civil – (nome da delegacia)/UF**.

- **(NOME)**, nacionalidade, estado civil, naturalidade, idade, data de nascimento, N.º do documento de identidade, órgão expedidor, N.º do CPF, escolaridade, profissão/ocupação, filiação.

1º Houve morte?
2º Qual a causa da morte?
3º Qual instrumento ou meio que produziu a morte?
4º Foi ocasionada pelo emprego de veneno, fogo, explosão, asfixia ou outro meio de que possa resultar perigo comum?
5º Foi ocasionada por outro meio não especificado no quesito anterior?
Data e hora da ocorrência: Dia ___/____/2010 às ___:____ horas
Prováveis data e hora do óbito: ______________________________
Local onde foi encontrado o cadáver: ______________________________

HISTÓRICO: (Relato sucinto)

NOME DO DELEGADO(A)
Delegado(a) de Polícia Civil

Figura 6.1 Modelo de requisição de exame médico-legal.

REFERÊNCIAS

Brasil. Código de Processo Civil. Código de Processo Civil Brasileiro. Brasília, DF: Senado; 2015.

Brasil. Código de Processo Penal. Decreto lei nº 3.689, de 03 de outubro de 1941. Disponível em: http://www.planalto.gov.br/CCIVIL/Decreto-Lei/Del3689.htm. Acessado em 22 mar. 2019.

CREMEC. Parecer CREMEC, Ementa: Somente quando nomeado, na ausência de peritos oficiais, o médico se obriga a atender a solicitação de autoridade competente para a realização de atos periciais, nº 33/2010 de 08/10/2010. Relator: José Málbio Oliveira Rolim.

Croce D, Croce D Jr. Manual de medicina legal. 8ª ed. São Paulo: Saraiva; 2012.

Pinheiro CS, et al. Manual de requisições da perícia oficial. Governo do Estado de Sergipe, Instituto de Criminalística. 1ª ed. Aracaju. 2018.

Sena EC. A perícia no processo penal e a importância da medicina médico legal aplicado no campo do Direito. Conteudo Jurídico, Brasília-DF: 28 mar. 2017. Disponível em: <http://www.conteudojuridico.com.br/?artigos&ver=2.588769&seo=1>. Acessado em 22 mar. 2019.

capítulo 7

DOCUMENTOS MÉDICO-LEGAIS

Júlia Inoue Watanabe
Thallyta dos Santos
Ana Paula de Souza e Pinto

DEFINIÇÃO

Documentos são anotações escritas que têm a função de servirem como provas ou provas dos atos neles relatados.

Os documentos médico-legais podem ser definidos como informações escritas concedidas por um médico, no qual ocorre relato de informações médicas para fins jurídicos.

Os documentos médico-judiciários ou médico-legais são classificados em cinco principais tipos: notificações, atestados, relatórios, consultas e pareceres, prontuários e depoimentos orais (Croce, 2012).

CLASSIFICAÇÃO

Notificação

Definição

As notificações são comunicações obrigatórias realizadas por médicos, para autoridades legais responsáveis. As notificações podem possuir caráter social ou sanitário, como acidentes de trabalho ou doenças infectocontagiosas (França, 2017).

Considera-se delito a omissão do médico. Esse é classificado como um tipo de delito especial, o "omissivo próprio", que ocorre pela simples abstenção de uma atividade obrigatória pelo profissional da medicina (Croce, 2012).

Legislação

O Direito Penal é fundamentado no princípio geral da evitabilidade. Considerando o ser humano um racional, conhecedor das leis de causa-efeito e sabendo perfeitamente que determinados comportamentos podem levar a consequências distintas, o Direito Penal se ocupa em julgar casos nos quais se observa vontade, força motriz de um indivíduo que escolheu desempenhar papel ativo no delito ou por meio de uma omissão. A omissão pode ser traduzida como "um não fazer o que era preciso", sendo o indivíduo que comete esse tipo de delito consciente do dever que deveria ter cumprido (Capez, 2012).

Em medicina, a omissão ocorre na tentativa de evitar um evento lesivo ou por inércia mental, displicência ou ainda ocorre por um pedido do próprio paciente, na tentativa de se apoiar na regra do sigilo profissional.

> Não se estribe a omissão à regra do sigilo profissional tutelada pelo art.154 do Código Penal, pois o dever do médico guardá-lo não é absoluto, se há justa causa; o que a lei proíbe é a quebra do segredo profissional por maldade, jactância ou simples leviandade e não a que, como na vertente, é praticada no exercício regular de direito (art. 146, § 3º, do CP) ou de faculdade legal, objetivando a preservação da incolumidade pública, bem inestimável tutelado pelo Estado, cujo interesse prepondera sobre a liberdade individual (Croce, 2012, p. 65).

Notificação compulsória na saúde

Foi regulamentada inicialmente pela Lei nº 6.259, de 30 de outubro de 1975, que regula ações de Vigilância Epidemiológica, sobre o Programa Nacional de Imunizações, estabelece normas relativas à notificação compulsória de doenças e dá outras providências.

> A notificação compulsória é obrigatória para os médicos, outros profissionais de saúde ou responsáveis pelos serviços públicos e privados de saúde, que prestam assistência ao paciente, em conformidade com o art. 8º da Lei nº 6.259, de 30 de outubro de 1975 (Ministério da Saúde, 2016).

Atualmente, a Portaria nº 204 de 17 de fevereiro de 2016 define a Lista Nacional de Notificação Compulsória de doenças, agravos e eventos de saúde pública nos serviços de saúde públicos e privados em todo o território nacional, sendo obrigação do profissional da saúde conhecer suas obrigações para atuar conforme a lei.

Atestado

Definição

Atestado ou certificado pode ser definido como documento escrito que tem como objetivo, por meio de uma afirmação simples, firmar a veracidade de um acontecimento. No caso do atestado médico, ocorre a confirmação de fatos médicos e suas consequências.

Não existe uma estrutura definida para construção de um atestado, porém convém que este contenha: nome completo do médico com seus títulos, especificação da pessoa que solicitou o atestado e sua finalidade (Croce, 2012).

A inveracidade de informações atestadas pode gerar punição para o profissional que emitiu o atestado. Segundo o código de ética médica, configura-se uma infração ética atestar sem ter examinado o paciente, mesmo que a doença seja verdadeira.

Classificação

Os atestados, quanto a sua procedência ou finalidade, podem ser classificados em: oficiosos, que são solicitados por pessoas físicas para motivos particulares (por exemplo: pelos pacientes para justificarem a ausência no trabalho; administrativos, que são direcionados para o serviço público ou servidores públicos (por exemplo: para regular licença, aposentadoria, entre outros); judiciários, que normalmente são solicitados pela administração da justiça (França, 2017).

Atestado de óbito

O atestado de óbito é o documento utilizado para desempenhar duas funções principais: fornecer dados estatísticos de mortalidade e uma função higiênico-sanitária, pois é parte do documento que permite o direcionamento do cadáver. O atestado é o documento que confirma a veracidade de um fato, no caso, confirma o óbito do paciente. O atestado de óbito faz parte da declaração de óbito que, ao ser registrada em cartório, será denominada de certidão de óbito. A declaração e o atestado devem ser preenchidos exclusivamente pelo médico. A única exceção são as localidades onde não existem médicos, quando serão selecionadas duas testemunhas para que confirmem e atestem o óbito e não sua causa provável (Filho, 1999).

Relatório

Definição

Relatórios são documentos escritos, da forma mais minuciosa possível, a partir da solicitação das autoridades. Se o relatório for ditado pelo escrivão, na presença de testemunhas, esse será denominado "auto", porém se for redigido posteriormente pelos peritos, ou seja, após suas investigações e consultas, recebe o nome de "laudo" (França, 2017).

Estrutura de um relatório médico-legal

O relatório médico-legal deve ser composto por sete partes: preâmbulo, quesitos, histórico, descrição, discussão, conclusões e respostas aos quesitos.

Preâmbulo – no preâmbulo devem estar registrados: hora, data e local onde o exame foi realizado, nome da autoridade que solicitou nome, qualificação dos peritos e finalidade do exame.

Quesitos – os quesitos no juízo criminal podem ser de dois tipos: os oficiais e os complementares ou suplementares. Os quesitos devem ser elaborados com a finalidade de direcionar o perito para questões relevantes ao caso.

Histórico – é o registro dos fatos mais significativos para o caso. Esse tópico é direcionado ao periciado ou declarante, logo o perito não possui responsabilidade sobre o conteúdo nele registrado. O documento deve conter informações como: hora, dia e local, tipo de agressão, número de agressores, tipo de arma ou armas utilizadas e outras informações que podem ser úteis para o investigador.

Descrição – é a parte mais importante de um relatório. Suas informações não devem ficar restritas somente à lesão, ou seja, não é suficiente apenas nomear a lesão. É necessário que seja descrita distância entre ela e os pontos anatômicos mais próximos e se possível, anexar esquemas ou fotografias das ofensas físicas. Usar de todos os mecanismos para não restarem dúvidas a respeito do ocorrido.

Discussão – a discussão se dá a partir das observações dos peritos, após o término do relatório, para chegar a uma conclusão dos fatos de forma mais lógica e clara possível, a partir da análise geral do caso.

Conclusões – é a síntese obtida após a discussão e descrição. Consiste no diagnóstico final do perito sobre os fatos em análise.

Respostas aos quesitos – ao final do relatório, o perito deve responder todos os quesitos da forma mais sintética possível, de forma que nenhum quesito deve ficar sem resposta.

O relatório deverá ser datado e assinado por todos que participarem da sua construção (Croce, 2012).

Consulta e parecer médico-legal

Durante o andamento de um processo podem ser geradas dúvidas ou contradições entre as partes envolvidas, é nesse momento que se realiza a consulta médico-legal, onde se ouve a voz mais experiente, capaz de guiar o julgador do processo. Dessa forma, a consulta médico-legal consiste em ouvir a opinião de uma autoridade no assunto em questão acerca do valor científico de um dado relatório médico-legal.

O parecer médico-legal trata-se do documento utilizado em uma ação já em andamento, no qual o perito emite suas impressões, de acordo com suas convicções científicas, respondendo aos quesitos elaborados pelas partes envolvidas (França, 2017). Esse documento é utilizado como forma de esclarecimento de dúvidas levantadas em dado relatório médico-legal, sendo produzido então por um perito oficial ou por um médico, desde que em ambas as situações não tenham participado da perícia (Croce, 2012). Destaca-se ainda que, de acordo com Fávero, o parecer trata-se de uma resposta a uma consulta (pergunta) (Favero, 1962); já de acordo com Gomes, o parecer médico-legal consiste, de fato, em um documento produzido por uma autoridade científica, e a consulta médico-legal é tida como um meio utilizado para o esclarecimento de dúvidas acerca de um relatório médico-legal (Gomes, 1958).

No parecer médico-legal utiliza-se a consulta escrita ou verbal de um ou mais especialistas que avaliam as peças processuais de acordo com a perspectiva médico-legal (França, 2017). Assim como o relatório, o parecer médico-legal é composto por preâmbulo, quesitos, histórico, discussão, conclusões e resposta aos quesitos, excetuando-se a descrição; ressalta-se que os itens de discussão e conclusão são os tópicos mais relevantes do documento (Croce, 2012).

Prontuário

Definição

Tendo em vista a obrigação do médico de elaborar o prontuário de cada paciente por ele assistido, a Resolução CFM nº 1.638/2002 define prontuário médico e o caracteriza como um instrumento de defesa legal.

Art. 1º – Definir prontuário médico como o documento único constituído de um conjunto de informações, sinais e imagens registradas, geradas a partir de fatos, acontecimentos e situações sobre a saúde do paciente e a assistência a ele prestada, de caráter legal, sigiloso e científico, que possibilita a comunicação entre membros da equipe multiprofissional e a continuidade da assistência prestada ao indivíduo (Brasil, 2002, DOU de 9 de agosto de 2002, Seção I, p. 184-5).

Estrutura do prontuário

A estrutura básica do prontuário médico consiste em identificação do paciente, anamnese, exame físico, exames complementares e respectivos resultados, hipóteses diagnósticas, diagnóstico definitivo e tratamento efetuado. Deve-se registrar a evolução diária do paciente com data e hora e a discriminação de todos os procedimentos realizados, bem como identificar os profissionais que os realizaram. É obrigatória a assinatura e número de CRM do médico. Caso seja uma emergência na qual fica impossibilitada a coleta de história clínica do paciente, descrever os procedimentos realizados neste, diagnóstico e/ou remoção para outra unidade, se for o caso (Brasil, 2002).

Prescrição médica

Definição

A receita médica trata-se da prescrição do medicamento, na qual estão contidas as informações e orientações sobre o uso para o paciente, sendo essa elaborada por um profissional legalmente capacitado e habilitado para tal ato (Madruga, 2011).

Estrutura da prescrição médica

A prescrição médica é composta por dados essenciais: cabeçalho, superinscrição, inscrição, subscrição, adscrição, data, assinatura e número de inscrição no Conselho profissional; e dados facultativos: peso e altura do paciente, dosagens específicas (pediatria). O médico pode fazer uso do verso da folha de receituário para registrar orientações ao paciente como repouso, dieta, possíveis reações adversas e outras informações pertinentes ao caso (Madruga, 2011).

Depoimento oral

Peritos podem ser convocados pelo juiz para prestar esclarecimentos acerca de questões duvidosas de perícias realizadas por eles mesmos ou por outrem, podendo esses esclarecimentos ser demonstrados em audiências de instrução e julgamentos (França, 2017).

O relato do perito deve, preferencialmente, utilizar uma linguagem simples com sua opinião embasada em fundamentos científicos de forma a responder às perguntas de forma objetiva e compreensível (Croce, 2012).

REFERÊNCIAS

Brasil, Portaria nº 204, de 17 de fevereiro de 2016. Ministério da Saúde, 2016. Disponível em: http://bvsms.saude.gov.br/bvs/saudelegis/gm/2016/prt0204_17_02_2016.html

Brasil. Resolução CFM nº 1.638/2002. Define prontuário médico e torna obrigatória a criação da Comissão de Revisão de Prontuários nas instituições de saúde. Diário Oficial da União de 9 de agosto de 2002, Seção I, p.184. Disponível em: https://sistemas.cfm.org.br/normas/visualizar/resolucoes/BR/2002/1638. Acessado em 22 de março 2019.

Capez F. Curso de direito penal: Parte geral. Vol. 1. 16ª ed. São Paulo: Saraiva; 2012.

Croce D, Júnior DC. Manual de medicina legal. 8ª ed. São Paulo: Saraiva; 2012.

Favero F. Medicina legal. São Paulo: Martins; 1962.

Filho C. Atestado de óbito – quem é responsável pelo preenchimento. Conselho Federal de Medicina; 1999.

França GV. Medicina legal. 10ª ed. Rio de Janeiro: Gen; Guanabara Koogan; 2015.

Gomes H. Medicina legal. 5ª ed. Vol. 1. Rio de Janeiro: Livraria Freitas Bastos S/A; 1958.

Madruga CMD, Souza ESM. Manual de orientações básicas para prescrição médica. 2ª ed. rev. ampl. Brasília: CRM-PB/CFM; 2011. 62p.

capítulo 8

DECLARAÇÃO DE ÓBITO

Taime Victor Lima de Araujo
Williamina Oliveira Dias Pinto
Karine Nascimento Chaves
Gerson Odilon Pereira

CONCEITO

O documento da declaração de óbito (DO) é padronizado internacionalmente e foi adotado pelo Brasil em 1976. Trata-se do documento em que se atesta óbito, como o próprio nome diz, e é o documento-base do Sistema de Informações sobre Mortalidade do Ministério da Saúde (SIM/MS), viabilizando, em caráter jurídico, a lavratura da Certidão de Óbito pelos Cartórios de Registro Civil, possibilitando o sepultamento (Brasil, 1975), e, em termos de saúde pública, fornecem informações fundamentais para o planejamento de ações públicas, o desenvolvimento da gestão da saúde e a realização de estudos epidemiológicos. Além da sua função legal, a DO é importante na elaboração e análises dos principais indicadores de saúde e no planejamento de medidas preventivas contra doenças infecciosas e de outra natureza (Pereira e Gusmão, 2008). Para tanto, devem ser fidedignos e refletir a realidade.

O Ministério da Saúde é responsável pelo fornecimento da DO e sua guarda e distribuição ficam a cargo das Secretarias Estaduais e Municipais de Saúde. A DO é formada por três vias autocopiativas e pré-numeradas sequencialmente, que são distribuídas conforme o fluxo padronizado em todo o território nacional (Brasil, 2009).

Como mencionado anteriormente, a DO possui 3 vias:

1. **Branca** – recolhida nas *Unidades Notificadoras* (UN), devendo ficar em poder do setor responsável pelo processamento dos dados, na instância municipal ou na estadual (Secretaria de Saúde).
2. **Amarela** – é entregue pela família ao cartório do registro civil, devendo nele ficar arquivada para os procedimentos legais.
3. **Rosa** – deve ficar no local em que ocorreu o parecer médico acerca do óbito (exemplo, hospital ou posto de saúde).

EMISSÃO DA DO

A emissão da DO é ato médico, segundo a legislação do País. Portanto, ocorrida uma morte, o médico tem obrigação legal de constatar e atestar o óbito, usando para isso o formulário oficial "Declaração de Óbito", acima mencionado. Cabe ao médico a responsabilidade ética e jurídica pelo preenchimento e assinatura da DO, por isso as informações preenchidas devem ser verificadas e todos os campos cabíveis corretamente preenchidos (Brasil, 2009).

É vedado ao médico deixar de atestar óbito ao paciente que vinha prestando assistência, exceto nos casos em que houver indicativos de morte decorrente de violência. O médico também não deve atestar óbito que não tenha verificado pessoalmente. O médico não deve assinar DO em branco, tampouco utilizar termos vagos como causa de morte, como, por exemplo, parada cardiorrespiratória ou falência de múltiplos órgãos. Além disso, o médico não deve cobrar pela emissão da DO, exceto em casos de paciente particular a quem não vinha prestando assistência (Brasil, 2009).

O médico deve preencher os dados de identificação com base em um documento da pessoa falecida. Na ausência de documento, caberá à autoridade policial proceder o reconhecimento do cadáver. Assim como deve registrar os dados na DO, sempre, com letra legível e sem abreviações ou rasuras, e registrar as causas da morte, obedecendo ao disposto nas regras internacionais, anotando, preferencialmente, apenas um diagnóstico por linha e o tempo aproximado entre o início da doença e a morte. E, por fim, revisar se todos os campos estão preenchidos corretamente antes de assinar (Brasil, 2009).

Quando emitir DO?
- Todos os óbitos (naturais ou violentos).

- Criança nascida viva que morre logo após o nascimento, independente da duração da gestação, peso. ou do tempo que tenha permanecido viva.
- Óbito fetal, se a gestação teve:
  – duração ≥ 20 semanas;
  – peso ≥ 500g;
  – estatura ≥ 25cm.

Quando não emitir DO?

- Óbito fetal que não atinge os critérios supracitados.
- Peças anatômicas amputadas.

Obs.: Nos casos em que a família deseja realizar o sepultamento, torna-se facultativa a emissão da DO.

ASSINATURA DO ATESTADO

Se a morte for por causa externa (homicídios, acidentes, suicídios, mortes suspeitas), a assinatura fica a cargo do médico do Instituto Médico Legal

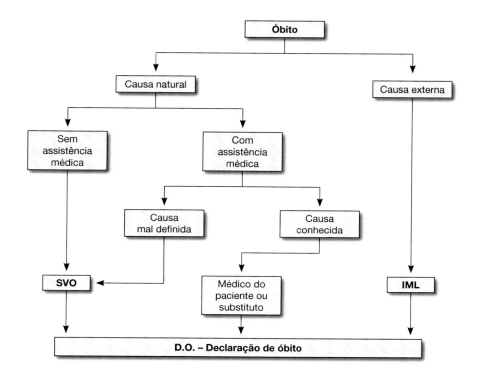

(IML). Se for por causa natural e sem assistência médica, o órgão responsável é o Serviço de Verificação de Óbito (SVO). Sendo por causa natural com assistência médica e causa conhecida, deve ser o médico do paciente ou substituto, porém, se a morte for mal definida, será de responsabilidade do SVO. Deve-se sempre analisar a causa base.

Na DO, têm-se 2 partes principais. Na parte I, coloca-se a causa imediata da morte na primeira linha (exemplo, edema agudo de pulmão), em seguida vai evoluindo para a doença base (exemplo, hipertensão). As doenças que contribuem para a morte do indivíduo, mas que não estão ligadas diretamente à cadeia de eventos da *causa mortis*, devem ser colocadas na parte II do documento (Ministério da Saúde, 2009).

CAUSAS DA MORTE PARTE I	ANOTE SOMENTE UM DIAGNÓSTICO POR LINHA		Tempo aproximado entre o início da doença e a morte	CID*
Doença ou estado mórbido que causou diretamente a morte	a	Causa imediata ou terminal		
CAUSAS ANTECEDENTES Estados mórbidos, se existirem, que produziram a causa acima registrada, mencionando-se em último lugar a causa básica		Devido ou como consequência de:		
	b	Causa intermediária		
		Devido ou como consequência de:		
	c	Causa intermediária		
		Devido ou como consequência de:		
	d	Causa básica da morte		
PARTE II Outras condições significativas que contribuíram para a morte, e que não entraram, porém, na cadeia acima.		Outros estados patológicos significativos que contribuem para a morte, não estando, entretanto, relacionados com o estado patológico que a produziu		

Na declaração de óbito não se deve colocar parada cardiorrespiratória, nem falência múltipla de órgãos como causa imediata, pois isso acontece em todas as mortes. Deve-se analisar o caso para definir a *causa mortis* imediata, como choque hipovolêmico, por exemplo. Não esquecer de preencher, ao lado da causa, a duração de tempo aproximado da doença (do diagnóstico até a morte).

O médico não pode cobrar pela declaração de óbito, mas pode cobrar para atestar uma morte caso seja solicitado.

Devem-se utilizar terminologias, como ação por instrumento contundente, perfurocontundente, perfurocortante, em vez de queda de andaime, tiro, facada etc.

Em um local em que não se tem IML e SVO, caso o juiz solicite que o médico dê um atestado a uma pessoa vítima de acidente, o médico deverá conceder.

Exemplo 1

Sexo masculino, 65 anos de idade. Há 35 anos, sabia ser hipertenso e não fez tratamento. Há dois anos, começou a apresentar dispneia de esforço. Foi ao médico, que diagnosticou hipertensão arterial e cardiopatia hipertensiva, e iniciou o tratamento. Há dois meses, insuficiência cardíaca congestiva e, hoje, teve edema agudo de pulmão, falecendo após 5 horas. Há dois meses foi diagnosticado com câncer de próstata.

CAUSAS DA MORTE PARTE I		Tempo aproximado entre o início da doença e a morte	CID*
Doença ou estado mórbido que causou diretamente a morte	a) Edema agudo do pulmão	5 horas	
CAUSAS ANTECEDENTES Estados mórbidos, se existirem, que produziram a causa acima registrada, mencionando-se em último lugar a causa básica	Devido ou como consequência de: b) Insuficiência cardíaca hipertensiva	2 meses	
	Devido ou como consequência de: c) Cardiopatia hipertensiva	2 anos	
	Devido ou como consequência de: d) Hipertensão arterial	35 anos	
PARTE II Outras condições significativas que contribuíram para a morte, e que não entraram, porém, na cadeia acima	Neoplasia maligna de próstata	2 meses	

Exemplo 2

Paciente diabético, deu entrada no pronto-socorro às 10h00 com história de vômitos sanguinolentos desde às 6h00 da manhã. Desde às 8h00, com tonturas e desmaios. Ao exame físico, descorado +++/4+ e PA de 0mmHg. A família conta que o paciente é portador de esquistossomose mansônica há 5 anos e que 2 anos atrás esteve internado com vômitos de sangue, e recebeu alta com diagnóstico de varizes de esôfago após exame endoscópico. Às 12h00, apresentou parada cardiorrespiratória e teve o óbito verificado pelo médico plantonista, após o insucesso das manobras de reanimação.

CAUSAS DA MORTE PARTE I		Tempo aproximado entre o início da doença e a morte	CID*
Doença ou estado mórbido que causou diretamente a morte	a) Choque hipovolêmico	2 horas	
CAUSAS ANTECEDENTES Estados mórbidos, se existirem, que produziram a causa acima registrada, mencionando-se em último lugar a causa básica	Devido ou como consequência de: b) Rotura de varizes esofageanas	6 horas	
	Devido ou como consequência de: c) Hipertensão portal	2 anos	
	Devido ou como consequência de: d) Esquistossomose mansônica	5 anos	
PARTE II Outras condições significativas que contribuíram para a morte, e que não entraram, porém, na cadeia acima	Diabetes mellitus		

Exemplo 3

Paciente chagásico, com comprometimento cardíaco, internado com história de distensão progressiva do abdômen. Há 2 dias vem apresentando fraqueza, febre alta e não suporta que lhe toquem o abdômen. Sem evacuar há 3 dias, tem diagnóstico colonoscópio de megacólon há 5 anos. Na visita médica das 8h00 da manhã, o paciente suava muito e apresentava pressão sistólica de 20mmHg. O médico plantonista, após avaliar o hemograma, trocou o antibiótico, e ao longo do dia ajustou várias vezes o gotejamento de dopamina. Às 16h00, apresentou parada cardiorrespiratória e teve o óbito confirmado pelo médico substituto, após o insucesso das manobras de reanimação.

CAUSAS DA MORTE PARTE I		Tempo aproximado entre o início da doença e a morte	CID*
Doença ou estado mórbido que causou diretamente a morte	a Choque séptico	8 horas	
CAUSAS ANTECEDENTES Estados mórbidos, se existiram, que produziram a causa acima registrada, mencionando-se em último lugar a causa básica	b Peritonite aguda	2 dias	
	c Volvo do sigmoide	3 dias	
	d Megacólon chagásico crônico	5 anos	
PARTE II Outras condições significativas que contribuíram para a morte, e que não entraram, porém, na cadeia acima	Cardiopatia chagásica		

Exemplo 4

Sexo masculino, 25 anos de idade, pedreiro, estava trabalhando quando sofreu queda de andaime (altura correspondente a dois andares). Foi recolhido pelo serviço de resgate e encaminhado ao hospital, onde fez cirurgia em virtude de traumatismo cranioencefálico. Morreu após 3 dias.

CAUSAS DA MORTE PARTE I		Tempo aproximado entre o início da doença e a morte	CID*
Doença ou estado mórbido que causou diretamente a morte	a Edema cerebral	3 dias	
CAUSAS ANTECEDENTES Estados mórbidos, se existiram, que produziram a causa acima registrada, mencionando-se em último lugar a causa básica	b Traumatismo cranioencefálico	3 dias	
	c Queda de andaime	3 dias	
	d		
PARTE II Outras condições significativas que contribuíram para a morte, e que não entraram, porém, na cadeia acima	Operado		

Exemplo 5

Falecimento de homem com traumatismo torácico consequente à perfuração, na região precordial, por projétil de arma de fogo.

CAUSAS DA MORTE PARTE I		Tempo aproximado entre o início da doença e a morte	CID*
Doença ou estado mórbido que causou diretamente a morte	a Choque hemorrágico agudo	± 2 horas	
CAUSAS ANTECEDENTES Estados mórbidos, se existiram, que produziram a causa acima registrada, mencionando-se em último lugar a causa básica	b Perfuração cardíaca		
	c Projétil de arma de fogo		
	d		
PARTE II Outras condições significativas que contribuíram para a morte, e que não entraram, porém, na cadeia acima			

*Ruptura/lesão/transfixação do coração → ação de instrumento contundente.

Exemplo 6

Médico do serviço público emite DO para paciente que morreu sem assistência médica. Posteriormente, por denúncia, surge suspeita de que se tratava de envenenamento. Quais as consequências legais e éticas para esse médico?

1. Afastar qualquer possibilidade de causa externa.
2. Como o médico não acompanhou o paciente e não recebeu informações sobre essa suspeita, não tendo, portanto, certeza da causa base do óbito, deverá anotar, na variável causa, "óbito sem assistência médica"/"causa indeterminada".
3. Anotar no campo 59 "não há sinais externos de violência".

Obs.: Mesmo se houver exumação e a denúncia de envenenamento vier a ser comprovada, o médico estará isento de responsabilidade perante a justiça.

Exemplo 7

Paciente idoso, vítima de queda de escada, sofre fratura de fêmur, é internado e submetido à cirurgia. Evoluía adequadamente, mas adquire infecção hospitalar, é internado na UTI, vindo a falecer, 12 dias depois, por broncopneumonia. Quem deve fornecer a DO e o que deve ser anotado com relação à causa da morte?

Causa externa – consequência direta ou indireta de um evento lesivo (acidental, não acidental, ou de intenção indeterminada), qualquer que seja o tempo decorrido entre o evento e o óbito. O fato de ter havido internação e cirurgia e o óbito ter ocorrido 12 dias depois não interrompe essa cadeia. O importante é considerar o nexo de causalidade entre a queda que provocou a lesão e a morte. O corpo deve ser encaminhado ao IML e a DO emitida por médico legista.

CAUSAS DA MORTE PARTE I	ANOTE SOMENTE UM DIAGNÓSTICO POR LINHA	Tempo aproximado entre o início da doença e a morte	CID*
Doença ou estado mórbido que causou diretamente a morte	a) Broncopneumonia		
CAUSAS ANTECEDENTES Estados mórbidos, se existirem, que produziram a causa acima registrada, mencionando-se em último lugar a causa básica	b) Fratura do fêmur		
	c) Ação contundente		
	d) Queda de escada		
PARTE II Outras condições significativas que contribuíram para a morte, e que não entraram, porém, na cadeia acima.	Cirurgia		

Obs.: É a causa base que determina quem assina.

Exemplo 8

Óbito ocorrido em ambulância com médico. Quem deve fornecer a DO?

Causa natural ou se existirem informações suficientes → médico da ambulância (pois foi quem fez o primeiro atendimento ao paciente).

Causa externa → IML.

Exemplo 9

Óbito ocorrido em ambulância sem médico é considerado sem assistência médica.

Ausência de sinais externos de violência → SVO.

Violência → IML.

A DO deverá ser emitida por qualquer médico em localidades onde não houver SVO, em caso de óbito por causa natural, sendo declarado na parte I "Causa de morte desconhecida".

Exemplo 10

RN com 450g que morreu minutos após o nascimento, deve-se ou não emitir a DO? Considera-se óbito fetal?

Se houve sinais de vida → DO fornecida pelo médico do hospital.

Não é óbito fetal, já que existiu vida extrauterina (dar Declaração de Nascido Vivo).

Exemplo 11

Paciente chega ao pronto-socorro (PS) e, em seguida, tem parada cardíaca. Iniciadas manobras de ressuscitação, essas não tiveram sucesso. O médico é obrigado a fornecer DO? Como proceder com relação à causa da morte?

Causa externa → IML.

Causa natural → Esgotar todas as possibilidades de hipótese diagnóstica. Se não conseguir → SVO. Se não tiver SVO na localidade, deve-se emitir DO com causa desconhecida.

Exemplo 12

Médico de um município onde não existe IML é convocado pelo juiz local a fornecer DO de pessoa vítima de acidente. O médico pode se negar a fazê-lo? Sim. Mas com apenas exame externo do cadáver.

Exemplo 13

Quando o médico for o único profissional da cidade, é dele a obrigação de emitir a DO após o exame externo do cadáver?

Se não prestou assistência, deve examinar o corpo e não havendo lesões externas → DO com "causa de morte desconhecida" com "ausência de sinais externos de violência". Colocar na parte II patologias anteriores referidas pela família ou acompanhantes.

Exemplo 14

De quem é a responsabilidade de emitir a DO de doente transferido de hospital, clínica ou ambulatório para hospital de referência, que morre no trajeto?

Transferido sem acompanhamento médico, mas com relatório que possibilite o diagnóstico → DO pode ser emitida pelo médico que recebeu o doente ou pelo que encaminhou.

Relatório não permite conclusão da morte → SVO.

Caso de morte suspeita → IML.

Obs.: Transferir sem médico e sem relatório é um ato ilícito ético → DO emitida pelo médico que encaminhou.

Médico acompanhou a transferência → ele emite a DO, caso consiga firmar a causa da morte. Se não conseguir → SVO.

Morte suspeita →IML.

Exemplo 15

Quem deverá emitir a DO em caso de óbito de paciente assistido pelo Programa de Saúde da Família (PSF)? O médico da família (prestava assistência médica ao falecido, conhecia o quadro clínico e o prognóstico, mas deve verificar pessoalmente o cadáver).

Obs.: No SAMU o médico regulador não tem condições de assinar o DO nunca, pois ele não vê o corpo. Deve-se mandar para o SVO.

Exemplo 16

• **Peças amputadas**

Fornecer relatório sobre as circunstâncias da amputação, em receituário ou formulário próprio, mas nunca DO.

Declaração de Óbito 53

ANEXO 1 – MODELO DA DECLARAÇÃO DE ÓBITO

REFERÊNCIAS

Brasil. Lei nº 6.216, de 30 de junho de 1975. Altera a Lei nº 6.015, de 31 de dezembro de 1973, que dispõe sobre os registros públicos. Diário Oficial [da] República Federativa do Brasil, Brasília, DF, 30 jun. 1975.

Brasil. Ministério da Saúde. A Declaração de Óbito documento necessário e importante. 3ª ed. Brasília – DF; 2009.

Laurenti Rui, Mello JMHP. O atestado de óbito. São Paulo: Centro Brasileiro de Classificação de Doenças; 2004.

Organização Mundial da Saúde. Classificação estatística internacional de doenças e problemas relacionados à saúde. 9ª revisão, 1975. São Paulo: Centro da OMS para a Classificação de Doenças em Português; 1985.

Pereira GO, Gusmão LCB. Medicina legal orientada. 1ª ed. Maceió, AL: Nossa Livraria Editora; 2008. 314p.

capítulo 9

ATESTADO MÉDICO

Aymée Thiarée Almeida Torres
Allysson José Alves de Lima
Alysson Yuri dos Santos Alves

O atestado médico pode ser definido como uma apuração simples, feita por escrito, de forma resumida e objetiva de um fato médico e suas consequências, ou de um estado de doença. Trata-se de um instrumento destinado a reproduzir, com idoneidade, uma manifestação específica do pensamento médico. O atestado é parte constitutiva do ato médico e destina-se a fins de licença, dispensa ou justificativa de faltas, entre outros. Existem três tipos de atestados médicos: administrativo, quando solicitado pela administração pública; judiciário, quando solicitado pela justiça (sendo estes os únicos considerados documentos médico-legais); e oficioso, quando solicitado por particular.

A emissão de um atestado médico pode ser feita no próprio receituário ou em papel timbrado. Para a obtenção e validade desse documento, uma considerável formalidade não se faz necessária, bastando que o interessado o solicite ao profissional que tenha praticado o correspondente procedimento médico (França, 2015).

Tendo em vista o desconhecimento sobre documentos médicos que podem ser emitidos por profissional habilitado e que muitas vezes podem ser confundidos com o que o atestado preconiza, são listados abaixo os principais documentos que se confundem com o atestado médico e suas definições:

- Declaração de óbito (DO) – documento que confirma o óbito, fornecido pelo médico ao paciente ao qual vinha prestando assistência (exceto em situações específicas). Possui a finalidade de definir uma *causa mortis* e responder aos interesses de ordem legal, ética e médico-sanitária. As estatísticas de mortalidade são produzidas com base na DO emitida pelo médico. Além da sua função legal, os dados de óbitos são utilizados para conhecer a situação de saúde da população e gerar ações visando à sua melhoria. Para tanto, devem ser fidedignos e refletir a realidade.
- Certidão de óbito – é o documento emitido pelos cartórios utilizando os dados constantes na declaração de óbito.
- Laudo médico – é o resultado de perícia médica elaborado por médico ou a interpretação de exame complementar.
- Relatório médico – descrição escrita, minuciosa e circunstanciada de fatos clínicos ocorridos e decorrentes de um ato ou atendimento médico.
- Boletim médico – documento escrito com breve notícia, utilizado bastante para dar seguimento à assistência médica dos pacientes. Expõe ao público a condição e a evolução clínica e terapêutica de um paciente geralmente internado.

Mesmo sem apresentar fórmula definida, o atestado médico deve conter partes como cabeçalho (qualificação do profissional médico), qualificação do interessado (paciente), referência ao requerimento do interessado, finalidade do atestado, fato médico caso solicitado, consequências do fato, local, data e assinatura (com carimbo) onde contenha nome do médico, CGC e inscrição no CRM da sede onde o profissional atua (França, 2015).

A segurança e a utilidade de um atestado estão necessariamente atrelados à sua veracidade (França, 2015). Seria considerado falso o atestado dado quando se tem consciência do seu uso indevido e criminoso, tendo por esse motivo caráter doloso. Em algumas situações, os médicos podem ser levados a conceder, por razões como parentesco, um atestado incorreto ou falso, sendo conhecida a prática do *rigor legem*, onde o profissional, por algum motivo, age de forma imprudente no preenchimento correto de seu atestado, mas sem vontade firmada de consumar o ato. Entretanto, é válido ressaltar que o Código de Ética prevê essa atitude como ilícita e que é considerada uma infração punível pelo Código Penal. Tais sanções são válidas, visto que a fé pública é um bem jurídico (um valor específico do direito penal, ao qual a sociedade elegeu como de fundamental importância), devendo ser preservada pelo Estado. Assim, cabe ao Estado preservar o bem jurídico da fé pública, cuja finalidade é proteger uma verdade (Croce, 2012).

O profissional será punido pela lei se for comprovada a inveracidade do documento atestado, não quando tal fato se relacionar a situações secundárias, como incompatibilidade de tempo, como óbito que ocorrera minutos antes da hora relatada, mas quando a situação causar dano real ou potencial a obrigação, fato ou direito juridicamente relevante. Se a inveracidade ocorrer juntamente com a comprovação da consciência do profissional médico, ele será punido de acordo com o artigo 302 do Código Penal se tal infração estiver associada a caráter particular. Entretanto, se o médico for um funcionário da esfera pública, terá seu delito avaliado de acordo com o artigo 301, que se refere à dimensão da infração que visa adquirir vantagem em sua função pública. Por fim, se além de tudo o atestado criminoso for assinado mediante pecúnia, além da pena já instaurada será também cobrada uma multa (Croce, 2012).

Ademais, de acordo com artigo 110 do Código de Ética Médica, analisa-se também ser uma infração assinar atestado médico sem antes realizar exame satisfatório no paciente, mesmo que a doença seja de fato comprovada como verdadeira (Croce, 2012).

Ao fazer um atestado médico o profissional deve, portanto, atentar-se a algumas regras absolutas relacionadas a esse documento. A Resolução do Conselho Federal de Medicina nº 1.658/2002 normatiza a emissão de atestados médicos e dá outras providências, estabelecendo os procedimentos a serem observados pelo médico. Tais regras são absolutas e os médicos que as violarem deverão responder em seu respectivo Conselho de Medicina pelas seguintes infrações:

- Art. 80 do Código de Ética Médica – expedir documento médico sem ter praticado ato profissional que o justifique, que seja tendencioso ou que não corresponda à verdade.
- Art. 81 Código de Ética Médica – atestar como forma de obter vantagens.

Entre as formas incoerentes de atestados, podemos destacar o atestado gracioso (ampliar pela simpatia os horizontes da clientela, visando obter vantagens), atestado imprudente (em favor de terceiros, tendo apenas crédito da palavra de quem o solicita), atestado falso (caráter doloso, tendo o profissional consciência de seu uso indevido e criminoso), atestado piedoso (suavizam diagnóstico do paciente a pedido de familiares, na intenção de confortá-lo) (França, 2015).

A Classificação Internacional de Doenças – CID 10 é publicada pela Organização Mundial da Saúde e determina a classificação e codificação das doenças. Algumas empresas, como forma de evitar o recebimento de atestados falsos, exigem que seus funcionários apresentem esses documentos com o CID. Entretanto, apenas o paciente possui o legítimo poder de autorizar a revelação de seu CID. Assim, fica vedado à empresa exigir sua apresentação nos atestados sem a autorização prévia do paciente, visto que tal fato implicaria violação do sigilo médico. Dessa maneira, em razão do sigilo profissional do médico, a declaração do diagnóstico e o CID só constarão nos atestados médicos nos casos previstos na norma do artigo 102 do Código de Ética Médica, ou seja, por *justa causa, dever legal ou a pedido e permissão do paciente ou representantes legais*. É válido considerar que, por uma questão de *justa causa* e *dever legal*, o médico pode informar o CID nos casos dos pacientes que procuram fraudar o sistema previdenciário (INSS) ou receber benefício indevido do empregador, mesmo sem autorização do paciente (Martins, 2010).

Em situações de natureza criminal, mesmo que o paciente tenha passado por médico particular, o atestado emitido durante o exame não substitui o laudo, sendo necessário, dessa forma, que o paciente ainda assim seja submetido à avaliação de médico legista para comprovação de materialidade do crime. Entretanto, seguindo o artigo 77 da Lei nº 9.099/1995, quando se trata de uma infração que deixa vestígios, o exame de corpo de delito é dispensável, considerando que o paciente tenha sido atendido por um médico particular no mesmo dia do acontecido (França, 2015).

Os atestados podem também auxiliar profissionais de uma junta médica que precisam examinar um paciente em um processo relacionado com questões administrativas, como avaliar condições laborativas e indicar qual a melhor designação, seja aposentadoria, seja retorno ao trabalho ou afastamento para tratamento da condição. Isso porque o ideal seria que os profissionais da junta médica fossem especialistas que pudessem abranger problemas nas citadas questões administrativas, de natureza física ou mental, atuando em suas respectivas áreas. Entretanto, a junta médica pode exercer seu trabalho de forma coerente e, quando necessário, contar com o auxílio de atestados e laudos de médicos especialistas que não necessariamente compõem aquela equipe (França, 2015).

Ademais, nesses casos em que é necessário o auxílio de médicos assistentes, o Parecer-Consulta CFM nº 01/2002 esclarece que, em situações de discrepância entre diagnóstico, exame físico ou exames complementares dos profissionais da própria junta médica e do médico assistente, cabe à equipe da junta *recusar ou homologar o entendimento semelhante ou diverso do médico assistente, atendendo ao previsto nas diretrizes recomendadas em consenso das Sociedades de Especialidades* (França, 2015).

Em situações como essas, em que uma junta médica realiza uma perícia para interesses administrativos, é terminantemente proibido que seja revelado no atestado médico o nome ou a natureza da doença, exceto quando se trata de algum problema ou lesão relacionado ao trabalho ou serviço, segundo o artigo 205, da Lei nº 8.112, de 11 de dezembro de 1990 (França, 2015).

Reitera-se que o atestado não pode sobrepor-se ao laudo médico, pois o perito, em casos de maior relevância, informa com muito mais detalhes os elementos estruturais ou funcionais de suas afirmativas. Em suma, é necessário que haja coerência em tudo que se fundamenta as conclusões do documento emitido pelos profissionais, seja laudo, seja atestado médico (França, 2015).

REFERÊNCIAS

Conselho Regional de Medicina do Estado de São Paulo. Parecer Consulta nº 127.729/09. Solicitação de documentos médicos de paciente seu por parte de seguradora para fins de reembolso. Homologado na 4.152ª reunião plenária realizada em 10.01.2006 [online]. Disponível em: <http://www.cremesp.org.br/?siteAcao=Pareceres&dif=s&ficha=1&id=9108&tipo=PARECER&orgao=Conselho%20Regional%20de%20Medicina%20do%20Estado%20de%20S%E3o%20Paulo&numero=127-729&situacao=&data=09-02-2010>. Acessado em 21 de março de 2019.

Conselho Regional de Medicina do Estado de São Paulo. Atestado Médico – Prática e Ética. Centro de Bioética do Conselho Regional de Medicina do Estado de São Paulo (Cremesp). São Paulo-SP; 2013.

Croce D, Junior DC. Manual de medicina legal. 8ª ed. São Paulo: Editora Saraiva; 2012.

França GV. Medicina legal. 10ª ed. Rio de Janeiro: Guanabara Koogan; 2015.

Pinto MS. Comentários à CLT. São Paulo: Atlas; 2010.

capítulo 10

PERÍCIAS MÉDICO-LEGAIS

Amanda Nogueira Calfa
Danielle Leão Diniz
Ingrid Nogueira Calfa

INTRODUÇÃO E CONCEITUAÇÃO

A Medicina Legal, uma especialidade concomitantemente médica e jurídica, ainda sofre árdua negligência e pouco é discutido acerca de sua importância, todavia esse cenário de plena desvalorização está passando por um processo de mudança e reformulação, sendo cada vez mais ressaltada a relevância da perícia médico-legal e de seus campos de atuação.

Genival Veloso de França descreve em sua obra "Medicina Legal":

> Define-se perícia médico-legal como um conjunto de procedimentos médicos e técnicos que tem como finalidade o esclarecimento de um fato de interesse da Justiça ou como um ato pelo qual a autoridade procura conhecer por meios técnicos e científicos, a existência ou não de certos acontecimentos, capazes de interferir na decisão de uma questão judiciária ligada à vida ou à saúde do homem ou que com ele tenha relação (França, 2014, p. 12).

Portanto, trata-se de um processo em que provas e conclusões podem ser extraídas a partir de exames e análises realizados por profissionais devidamente qualificados com amplos conhecimentos práticos, teóricos e científicos, com o intuito de prestar auxílio à justiça e às questões que englobam todo esse campo do processo judiciário e penal.

UMA BREVE PONTUAÇÃO HISTÓRICA

Os europeus foram os pioneiros nesta ciência denominada Medicina Legal, e o Brasil iniciou seus estudos em tal campo mais tardiamente, por volta de 1814 – data do primeiro documento médico-legal publicado no País. Agostinho José de Souza Lima é considerado o primaz da Medicina Legal da nossa pátria, já que foi o primeiro a assumir o ensino prático da disciplina na Faculdade de Medicina do Rio de Janeiro, mesmo sem ter pleno embasamento e conhecimento sobre as áreas do direito e da justiça. Mais tarde, ainda, foi nomeado consultor da polícia e autorizado a ministrar um curso prático de tanatologia forense.

A partir desses avanços no campo de pesquisa, tornou-se obrigatória, em 1830, a consulta dos juízes aos médicos para que fossem declaradas as sentenças da época, obrigatoriedade constada no Código Penal do Império. Foram estabelecidos critérios e normas a serem cumpridos no exame de corpo de delito, estabelecendo então, de modo efetivo, a perícia médica criminal no País.

A disciplina se tornou obrigatória, primeiramente, ao curso de Medicina, e mais tarde ao curso de Direito, fato último concretizado pelos esforços de Rui Barbosa perante a Câmara dos Deputados, em 1891. Destacando outro avanço importante, tem-se a consolidação estabelecida com a publicação do Decreto nº 4.864, de 15 de junho de 1903, que elucida detalhadamente as normas de procedimento das perícias médicas. Tal documento demonstrou tamanha importância que alguns estudiosos defendiam que os países europeus deveriam se espelhar nas normas brasileiras para guiarem seus fundamentos médico-legais.

Raymundo Nina Rodrigues, o maior professor de Medicina Legal do século XIX no País, defendia a ideia de que cargos de peritos oficiais deveriam ser criados, "a fim de que se tornasse a justiça mais bem servida e imune aos erros de avaliação e interpretação comuns à atividade pericial de seu tempo". Ainda na atualidade tais cargos existem e são por eles realizadas as perícias no território nacional.

IMPORTÂNCIA E FINALIDADE DA PERÍCIA MÉDICO-LEGAL

É papel do perito médico-legal auxiliar a justiça a esclarecer fatos obscuros e/ou omitidos dos processos jurídicos em questão, sem, no entanto, postular valores e apontar acusações, ou até mesmo inocentar alguma das partes. O intuito primeiro é, de forma imparcial, constatar os fatos, seguindo amplas exigências éticas e morais, deixando para o juiz o papel de julgar as partes envolvidas, já que agora possui plenas convicções da veracidade dos acontecimentos.

Os fatos, agora esclarecidos, servirão de apoio judicial para os aplicadores do direito, como advogados, promotores, procuradores e defensores, e para os julgadores, entre os quais jurados e magistrados, que agora, com maiores convicções de como, por exemplo, determinada execução foi feita, qual o objeto utilizado, indícios do local e/ou hora etc., poderão determinar com maior justiça a sentença a ser aplicada.

Além desta, diversas são as situações em que essa ciência se faz necessária, como nos casos de estupro, prova de virgindade, aborto, identificação de pessoas, diagnóstico de lesões corporais de modo geral, acidentes de trabalho etc. Portanto, é possível observar a ampla atuação da área, abrangendo processos civis, criminais e trabalhistas.

De acordo com Delton Croce e Delton Croce Júnior, na obra Manual de Medicina Legal,

> As autoridades podem requisitar perícias ao foro criminal para exames da vítima, do indiciado, das testemunhas ou de jurado e do local do crime; ao foro civil, para exames físicos e mentais, de "erro essencial" e avaliação da capacidade civil; ao foro de acidente do trabalho, para julgar a existência de nexos, de incapacidade, de insalubridade, indenizações etc. (Croce, 2012, p. 43).

Pontuando de maneira mais significativa, podemos destacar a atuação da perícia médico-legal nas situações anteriormente citadas com mais detalhamentos. Com isso, temos:

Foros civis – é papel do médico-perito elucidar situações para facilitar a aplicação do Código Civil, podendo, por exemplo, declarar quadro de insanidade e/ou incapacidade de pessoas a fim de interdição de direitos, investigação de paternidade, diagnóstico de impotência *couendi* ou *generandi* com a finalidade de anular casamento, garantir os direitos sobre o cadáver, provar doenças mentais, psicoses, personalidades psicopáticas etc.

Foros criminais – contemplam os aspectos médico-legais da morte e seus fenômenos cadavéricos, investigam os crimes, tanto nos aspectos da vítima quanto nos do criminoso, analisam as lesões psicológicas e corporais sob o ponto de vista jurídico e penal, classificando-as como simples ou qualificadas, exploram a sexualidade sob o ponto de vista normal, anormal e criminoso, investigando situações de aborto, estupro etc.

Foros trabalhistas – voltados especialmente para os acidentes de trabalhos e doenças profissionais, avaliando a capacidade ou incapacidade do indivíduo de ocupar determinadas funções, além de, ainda, avaliar a insalubridade/periculosidade dos ambientes de trabalho.

CONSIDERAÇÕES FINAIS

A perícia tem como fundamental finalidade produzir provas, que nada mais são que os elementos demonstrativos dos fatos. Ela pode ocorrer nos vivos, cadáveres, esqueletos, animais e nos objetos.

Nos vivos, como já anteriormente citado, seu interesse é na determinação das lesões corporais, determinação de sexo, idade, grupo étnico; diagnóstico e investigação de crimes sexuais; análise de gravidez, parto, puerpério e aborto; diagnóstico de doenças que interfiram intensamente nos casamentos, separações e divórcios; investigação e comprovação de doenças relacionadas ao trabalho e aos acidentes que ali ocorreram, entre outros.

Nos cadáveres sua principal atuação é na determinação da causa jurídica da morte e do tempo aproximado que esse fato ocorreu, identificando o morto e diagnosticando a presença ou não de substâncias tóxicas e/ou venenos.

Já nos esqueletos, sua finalidade é baseada na identificação do morto e da causa da morte.

Tratando-se das perícias realizadas nos animais, são elas majoritariamente realizadas por médicos veterinários, que agora gozam da disciplina Medicina Veterinária Legal em sua formação acadêmica. O intuito de tal perícia é, em alguma possível situação de envolvimento de, por exemplo, um animal doméstico em algum crime, a inspeção e análise desse animal servir de ajuda no esclarecimento dos fatos ali ocorridos. Ele pode conter algum tipo de ferimento por arma branca e/ou de fogo, e com maiores averiguações seria possível elucidar melhor os fatos ali sucedidos.

E por fim, nos objetos, entre os quais podemos citar a verificação de impressão digital, exames em armas de todas as espécies e projéteis, pesquisas em materiais biológicos (tais como sangue, esperma, leite, líquido amniótico, saliva, pele e/ou pelos), entre tantos outros.

REFERÊNCIAS

Associação Brasileira de Medicina Legal. Disponível em: https://abmlpm.org.br/conheca-a-abmlpm/. Acessado em 14 mar. 2019.

Croce D, Junior DC. Manual de medicina legal. 8ª ed. São Paulo: Saraiva; 2012.

França GV. Medicina legal. 7ª ed. Rio de Janeiro: Guanabara Koogan; 2004.

França GV. Medicina Legal, 11ª ed. Rio de Janeiro: Guanabara Koogan; 2017.

Gomes H. Medicina legal. Atualizador Hygino Hercules. 33ª ed. Rev. e Atual. Rio de Janeiro: Freitas Bastos; 2004.

Império do Brazil. Lei de 16 de dezembro de 1830. Manda executar o Código Criminal. Lex: Código Criminal do Imperio do Brazil. Disponível em: http://www.planalto.gov.br/ccivil/leis/LIM/LIM-16-12-1830.htm. Acessado em 4 de out. 2010.

capítulo 11

PERÍCIA MÉDICA ADMINISTRATIVA

Lorraine Rezende de Sousa
Thays Caroline Ávila Gonçalves de Vasconcelos
Thiago Alexsandro Madeiro de Queiroz

DEFINIÇÕES

A perícia médica é um ato médico, um conjunto de procedimentos praticados por um médico legalmente habilitado em observância à determinação de autoridades competentes, que se materializa na forma de um laudo, sendo destinado ao esclarecimento de um fato, circunstância ou acontecimento de natureza específica à sua área de atuação (ou seja, ciências médicas) que seja de interesse da justiça ou da administração pública. Entre as diversas áreas inclusas, a perícia médica administrativa, de nosso interesse, é aquela destinada à avaliação da aptidão para o ingresso no serviço público, à avaliação dos já servidores públicos civis e militares quanto à capacidade laboral, objetivando deferir ou não a concessão de benefícios como licenças médicas, afastamentos e aposentadorias por invalidez, sejam esses temporários ou definitivos. Também é de sua competência o registro e controle do absenteísmo consequente à doença e o remanejamento de funcionários com limitações impostas por condições de saúde (Croce e Croce Júnior, 2012; Nakano et al., 2012).

ATRIBUIÇÕES E ORGANIZAÇÃO

Embora ainda não reconhecida como uma especialidade médica pelo Conselho Federal de Medicina (CFM), a perícia médica administrativa tem grande importância social, e para entender isso é necessário abordarmos inicialmente sobre o sistema previdenciário. Segundo o Ministério da Economia (2019), a previdência social, que compreende o Regime Geral de Previdência Social (cujas políticas são elaboradas pela Secretaria de Previdência do Ministério da Fazenda e executadas pelo Instituto Nacional do Seguro Social – INSS), é um seguro que garante renda ao trabalhador ou contribuinte e sua família quando da perda da capacidade laboral (casos de doença, acidente, gravidez, prisão, morte e velhice). Os benefícios oferecidos são os que seguem: aposentadoria por idade ou tempo de contribuição, por invalidez, aposentadoria especial, auxílio-doença, acidente ou reclusão, pensão por morte, pensão especial, salário-maternidade, salário-família e assistência social BPC/LOAS. Para que um indivíduo tenha acesso aos benefícios relacionados à saúde ou doença, é necessário primeiro que ele seja avaliado por um médico perito (no caso dos servidores públicos, o médico perito administrativo) para que esse julgue quanto à pertinência da solicitação do benefício. Dito isso, a perícia médica administrativa encontra sua importância na medida em que mantém o equilíbrio financeiro das instituições, sejam públicas ou privadas, e regula a concessão de benefícios, evitando dispensação indevida ou por tempo indevido, e um ônus desnecessário aos cofres públicos. Em virtude de sua atuação, faz interfaces com todas as demais secretarias, a Procuradoria da União, do Estado ou do Município, órgãos de Previdência, Ministério da Fazenda, órgãos securitários e poder judiciário, garantindo o amparo legítimo ao servidor realmente incapacitado.

São funções da perícia médica administrativa: comprovar a situação de saúde alegada pelo servidor (o ganho pretendido é legítimo ou não?), caracterizar o estado de saúde ou doença (atestando sua higidez, a fim de admiti-lo ou afastá-lo do trabalho), definir a incompatibilidade da doença com a atividade exercida pelo servidor e concluir pela concessão ou não do benefício, principal função desse profissional. Todos esses passos devem ser realizados eticamente e obedecendo aos princípios legais e administrativos concernentes (Nakano et al., 2012).

A partir da avaliação técnica do servidor, a incapacidade laboral (uma vez que seja definida) poderá ser classificada em temporária ou permanente, relativa ou total, implicando diferentes desdobramentos. Assim, em casos de incapacidade temporária e relativa, não é necessário o afastamento do servidor, e sim uma realocação para uma atividade compatível com seu atual estado de saúde, às vezes totalmente diferente da inicial, ao passo que uma incapacidade permanente e total exigirá aposentadoria definitiva por invalidez.

CONCESSÃO DE LICENÇA MÉDICA

As licenças médicas podem ser concedidas diretamente ao servidor em casos de adoecimento, para que esse cuide da sua saúde, e quando houver acidente de trabalho, ou para que preste assistência a um familiar enfermo quando seu auxílio for indispensável e não possa ser realizada em concomitância com o exercício do seu cargo.

Em conformidade com o artigo 3º do Decreto nº 7.003, de 9 de novembro de 2009, a licença para o tratamento da própria saúde será concedida ao servidor mediante realização de exame pericial, solicitado pelo servidor ao órgão de perícia médica, que comprove incapacidade para o trabalho. Em situações extraordinárias, o exame poderá ser realizado em domicílio ou em hospital quando, em razão de sua condição, o solicitante estiver incapaz de comparecer ao órgão pericial. Em situações onde a licença já dura 24 meses ininterruptos, o servidor deverá ser submetido à avaliação pela junta médica, a qual julgará a pertinência da concessão de aposentadoria por invalidez. Vale ressaltar que a licença poderá ser negada mesmo em casos onde a doença for confirmada, basta apenas que não se configure a incapacidade laborativa e que fique demonstrado que o exercício das atividades não contribuirá para o agravamento do estado de saúde.

Para a assistência ao familiar (comumente pais, filhos e cônjuges), é necessário que o servidor prove que sua assistência pessoal é indispensável à pessoa doente e que essa necessitará de dedicação exclusiva. O exame pericial também será realizado, similar ao que ocorre no próprio servidor. Esse tipo de licença culmina na perda gradativa dos vencimentos do servidor, que poderá ter seu pagamento suspenso se ultrapassar o tempo concedido. Há exceção com os servidores federais, esses possuem até 30 dias de licença sem perda salarial (Nakano et al., 2012).

De acordo com Tavares e Andrade (2013), para os casos de acidente de trabalho ou doença ocupacional, o servidor público deverá preencher a notificação de acidente de trabalho (NAT) – que estabelece o nexo administrativo de acidente do trabalho – fornecida pela Unidade de Recursos Humanos do seu órgão empregatício. Portando todos os documentos que comprovem seu atendimento médico, deve comparecer ao órgão pericial o mais precocemente possível, para que sejam estabelecidos o nexo causal e a incapacidade laboral, e o servidor, licenciado pelo tempo necessário, receba o auxílio-doença acidentário, ou então seja aposentado por invalidez, quando for o caso.

São concedidas também licenças maternidade e aleitamento.

APOSENTADORIA POR INVALIDEZ

Os artigos 101 e 102 da Emenda Constitucional nº 1 de 17/10/1969 garantem ao servidor público o direito à aposentadoria com proventos integrais em casos de invalidez por acidente em serviço, por moléstia profissional ou doença grave, contagiosa ou incurável. O perito, diante da solicitação desse tipo de benefício previdenciário, deverá avaliar o estado de saúde do servidor e compará-la com a atividade desempenhada, a fim de que seja constatada (ou não) a incapacidade laboral total e permanente, legitimando o direito à aposentadoria por invalidez.

AVALIAÇÃO DE APTIDÃO PARA INGRESSO NO SERVIÇO PÚBLICO

Conforme o artigo 14 da Lei nº 8.112/90: "A posse em cargo público dependerá de prévia inspeção médica oficial". Em vista disso, a perícia médica deve ser realizada por um órgão de perícia, o qual é responsável por atestar a aptidão ou inaptidão do candidato. O processo de avaliação da aptidão é realizado por meio do exame médico admissional, o qual avalia as condições física e mental do candidato ao cargo público. A partir dos aspectos avaliados no exame admissional, para o ingresso do cargo público, devem ser atestadas a capacidade de desempenhar a função preestabelecida do cargo almejado e a ausência de doenças que resultem em prejuízo à saúde ou na perda futura da capacidade de desempenhar a função preestabelecida do cargo.

Por sua vez, o exame médico admissional é realizado por um médico perito, o qual deve possuir excepcional conhecimento em clínica médica e semiologia, além de conhecer as minúcias do cargo concorrido. Para garantir a padronização e igualdade dos critérios avaliativos, é estabelecida uma rotina de exames médicos que devem ser seguidos criteriosamente pelo candidato. Para além do exame físico, exames complementares podem ser solicitados e devem ser previamente informados via edital.

Assim, o candidato deve ser direcionado ao órgão pericial incumbido de avaliá-lo, entretanto, cabe ao candidato a realização dos exames complementares, previamente informados no edital. Salienta-se que o atestado de inaptidão pode ser questionado pelo candidato via recurso administrativo, sendo realizada nova rotina do exame adicional, dessa vez avaliada em conjunto com 3 médicos.

REFERÊNCIAS

Brasil. Decreto nº 7.003, de 9 de novembro de 2009. Regulamenta a licença para tratamento de saúde, de que tratam os arts. 202 a 205 da Lei nº 8.112, de 11 de dezembro de 1990, e dá outras providências.

Brasil. Emenda Constitucional nº 1, de 17 de outubro de 1969. Edita o novo texto da Constituição Federal de 24 de janeiro de 1967.

Brasil. Lei nº 8.112, de 11 de dezembro de 1990. Dispõe sobre o regime jurídico dos servidores públicos civis da União, das autarquias e das fundações públicas federais. Diário Oficial da União, Brasília-DF; 12 de dezembro de 1990.

Brasil. Ministério da Economia. Previdência. Regime Geral – RGPS. 2019.

Croce D, Croce D Jr. Manual de medicina legal. 8ª ed. rev. São Paulo: Saraiva; 2012.

Nakano SMS. Perícia médica. Rodrigues Filho S, et al. (coord). Brasília: Conselho Federal de Medicina: Conselho Regional de Medicina do Estado de Goiás; 2012.

Tavares LN, Andrade SMR. Manual prático de perícia médica administrativa. São Paulo: LTr; 2013.

capítulo 12

PERITO MÉDICO

Aires Gabriel Ferro Cavalcante
Jonatas dos Santos Vitalino
Nayara Costa Alcântara de Oliveira

A medicina legal é o conjunto de conhecimentos que se destina a ajudar as autoridades judiciais a resolver problemas de direitos penal, civil e laboral (Martínez e Saldivar, 2012). É válido salientar que, a depender da relevância para cada caso, pessoas, objetos, documentos e assinaturas podem necessitar de perícia. Assim, o perito nomeado pode ser qualquer profissional apto a responder os questionamentos feitos pelas autoridades judiciais ou policiais, valendo-se de seu juízo acerca dos fatos para o início de prova. Para questões médicas, o perito deve ser, perceptivelmente, médico (Croce e Croce Jr, 2012).

Conforme o artigo 159 do Código de Processo Penal do Brasil (CPP), o exame de corpo de delito e outras perícias serão realizados por perito oficial, portador de diploma de curso superior. O perito oficial é aquele que ocupa o cargo por lei, especialista em determinado assunto, que por competência e aptidão em um tema específico – com relevância judicial ou policial – é solicitado por autoridades para auxiliar, por meio de um parecer técnico, a justiça ou a polícia no que lhe for questionado. Além do perito oficial, durante o curso do processo é permitido às partes indicar assistentes técnicos que poderão apresentar pareceres em prazo a serem fixados pelo juiz ou serem inquiridos em audiência (Art. 159, II, § 5º do CPP).

O Código de Processo Penal e o Código de Processo Civil (CPC) estabelecem como serão feitas as escolhas dos peritos oficiais. A nomeação do perito pode ser feita pela autoridade judicial, tanto de cunho penal quanto de cunho cível. Além disso, a autoridade policial também se faz competente quando em âmbito criminal. Em ambos os casos, as partes envolvidas no processo não devem intervir na nomeação do perito (Art. 276 do CPP).

Por regra, o perito nomeado pela autoridade deve ser, preferencialmente, perito oficial (Art. 159 do CPP). No entanto, em comarcas nas quais não o tenha, a autoridade pode nomear duas pessoas com diploma de ensino superior, capacitadas na área específica (Art. 159, II, § 1º do CPP). O nomeado será obrigado a aceitar o cargo, salvo escusa atendível. Serão penalizados os que: I – Deixem de responder ao chamado da autoridade; II – Não comparecerem no dia e local designados para o exame; III – Não der o laudo ou não entregar no prazo estabelecido, sem consentimento da autoridade solicitadora (França, 2017).

Não poderá ser nomeado o perito que estiver sujeito à interdição, os que tiverem prestado depoimento no processo ou opinado sobre o objeto da perícia anteriormente (Art. 279 do CPP).

A função de perito nomeado compreende um dever cível, não sendo aceitável legalmente a escusa sem nenhuma justificativa. Dessa maneira, a escusa justificada da nomeação deve ser iniciada no prazo de 5 dias do conhecimento do fato. Qualquer uma das partes pode alegar impedimento ou pedir suspeição por meio de petição diretamente enviada à autoridade em questão, aquela indicará o motivo da recusa, podendo instruí-la com documentos e/ou testemunhas que fundamentem a alegação (Croce e Croce Jr, 2012).

O juiz pode aceitar ou não a escusa. Havendo a recusa por parte do juiz, esse tem o poder de decretar a condução coercitiva do nomeado. Pelo contrário, ao aceitar a escusa, a autoridade deverá nomear outro perito (Art. 423 do CPC e Art. 278 do CPP).

O perito oficial deve ser idôneo, atender aos critérios, isenção e imparcialidade são obrigações éticas do perito. É desautorizado qualquer tipo de relação de proximidade do perito médico com o servidor ou com seu dependente, a fim de manter a imparcialidade (Gomes et al., 2013).

Assim, não atendendo a todas as demandas necessárias, pode ser realizada a recusa ou impugnação do perito por uma das partes. Impugnação é a prática de contrariar determinada atividade no decorrer processual, apresentando motivos para tal oposição. Muito utilizado no Direito, para refutar alguma decisão ou manifestação contrária ocorrida (Gonçalves, 2006). A parte interessada deverá lançar mão da recusa ao perito por meio de petição, fundamentada e corretamente instruída, nos autos do processo, o mais breve possível. No prazo de 5 dias, o juiz julgará em separado, sem suspensão de causa, julgando-a como procedente, a autoridade judicial deverá nomear outro perito (França, 2017).

É considerada fundamentada por meio do pedido de suspeição, sob proteção do Código de Processo Civil, nas seguintes situações:

> I. Quando for parte ou interessado no processo ou nele já tiver atuado como experto; II. Se amigo íntimo ou inimigo capital de qualquer uma das partes, credora ou devedora, ou de seu cônjuge ou parentes em linha reta ou colateral até terceiro grau; III. Se for empregador de uma das partes; IV. Se recebeu regalia antes ou depois de iniciado o processo; IV. Se cometeu atos que coloquem em dúvida sua confiabilidade (Art. 279 do CPP).

Ao perito médico, apesar de desempenhar autoridade oficial, não compete a função de proteger, julgar ou acusar, haja vista sua limitação de não poder, em nenhum momento, construir qualquer dedução em razão de sua própria emoção, deixando a justiça exercer exclusivamente o papel de julgadora. Logo, cabe ao perito apenas a obrigação de esclarecer às autoridades as questões relacionadas ao local do crime, ao exame do cadáver e suas lesões, aos sintomas do paciente vivo e suas possíveis sequelas (Croce e Croce Jr, 2012).

Em relação aos honorários, esses não podem ser cobrados por peritos oficiais que estejam atuando em órgãos públicos, ao passo que os médicos não peritos oficiais são obrigados, segundo o Conselho Federal de Medicina, a aceitar tal encargo, podendo, caso julgue necessário, não cobrar remuneração da vítima e sim da instituição pública pela ação médica exercida. Já nos casos de ações de direito privado ou da justiça gratuita, o Conselho da Justiça Federal do Superior Tribunal de Justiça (STJ) estabeleceu as condições de remuneração desses profissionais de acordo com cada área de atuação e com a complexidade de cada trabalho pericial, podendo o juiz, ainda, estabelecer que o pagamento seja realizado somente após a entrega do laudo e, caso solicitado, os esclarecimentos referentes ao caso (França, 2004).

Após ser nomeado perito e tornar-se auxiliar da justiça, funcionário público ou servidor temporário, são exigidos deveres que refletirão no seu âmbito civil e penal, sendo um dos mais importantes a imparcialidade – pois não compete ao perito a função de advogado de defesa ou funcionário do Ministério Público (Gomes, 2014).

O dever de informar compreende os esclarecimentos fundamentais à elaboração correta de perícia, sendo justificado por meio dos princípios de transparência e vulnerabilidade daquele que está passando por uma perícia, os quais são explicados no termo de consentimento livre e esclarecido os motivos que levem o indivíduo a submeter-se à perícia. Esse dever é indispensável para o consentimento e ato pericial, atendendo ao princípio da autonomia ou da liberdade, a dar ao indivíduo o direito de ser autor de sua vontade e escolha. Conforme o princípio de que ninguém está obrigado a construir provas contra si próprio, achando que a abordagem pericial trará algum prejuízo, o periciando tem o direito de recusar-se. Com isso, praticar qualquer ato contra a vontade do examinado caracteriza-se como afronta constitucional, além de enorme desrespeito aos princípios básicos de civilidade (França, 2004).

A imperícia, insuficiência de habilidades e conhecimentos científicos, leva a mau resultado de atividade pericial, caracterizando negligência, segundo o professor Genival Veloso de França (2004). Dessa forma, o aprimoramento e a atualização profissional são dever do perito, devendo ser constante a busca pelos últimos avanços em sua profissão, no tocante às técnicas mais avançadas de exames e diagnósticos (Braga et al., 2012).

O perito médico tem como dever, também, agir com cautela, com ausência de inoportunismo, insensatez ou precipitação. Ou seja, a abstenção de abusos é dever do perito. Entre as condutas abusivas estão aquelas que violem a proteção da dignidade humana, com procedimentos desnecessários, ferindo privacidade, imagem e honra (França, 2004).

No tocante ao quarto principal dever quando da avaliação da responsabilidade do perito, os deveres de vigilância, de cuidados e de atenção requerem do profissional evitar qualquer tipo de omissão no desempenho ideal de suas funções. Omissão, esta, por inércia, passividade ou descaso. Dessa forma, esse dever obriga o perito médico a objetivar de toda forma evitar danos e prejuízos que sejam caracterizados como negligência, devendo agir então com diligência, cuidado e atenção (França, 2004).

REFERÊNCIAS

Croce D, Croce D Jr. Manual de medicina legal. 6ª ed. Rev. São Paulo: Saraiva; 2012.

França GV. Medicina legal.11ª ed. Rio de Janeiro: Guanabara Koogan; 2017.

Gomes Trocz, Caldas AD de A, Rocha RN das M. Manual de Perícia Médica Oficial do GDF. 2013. Disponível em: http://www.municipiamedicadf.com.br/manuais/Manual%20de%20Pericia%20Medica%20Oficial%20DF.pdf. Acessado em 29 mar. 2019.

Gonçalves MVR. Novo curso de direito processual Civil. 3ª ed. V. I. São Paulo: Editora Saraiva; 2006.

Martinez-Murillo S, Saldivar SL. Definición, importancia. Aspectos históricos en el mundo y en México. In: Martínez-Murillo S, Saldívar SL. Medicina legal. 18ª ed. México DF: Méndez Editores; 2012. p. 1-8.

Rodrigues Filho S, et al. Perícia médica. Brasília: Conselho Federal de Medicina: Conselho Regional de Medicina do Estado de Goiás; 2012.

capítulo 13

LAUDO MÉDICO PERICIAL

Luanna Costa Moura da Paz
Marina Coêlho Malta
Leonardo Mendes Cardoso

O laudo médico pericial é um modelo de relatório que se baseia no chamado *visum et repertum* (visto e anotado), expressão que tem como significado a descrição e documentação do exame realizado pelo perito judicial, devendo ser elaborado de forma minuciosa e circunstanciada. O relato é imprescindível para o embasamento da discussão e da conclusão judicial do caso. A elaboração do documento requer total imparcialidade e isenção por parte do perito, não cabendo julgamentos decorrentes de crenças, ritos, religiões, ideologias ou qualquer outro fator externo que possa interferir em sua construção (Manegon, 2012).

A perícia deve ser realizada obrigatoriamente quando os fatos de um processo jurídico são passíveis de detecção por meio de exames especializados executados por profissionais aptos, podendo ser solicitada em qualquer fase do processo. Convenciona-se que o laudo seja elaborado por dois peritos (relator e revisor), para tornar a avaliação mais fidedigna. Havendo divergência na análise dos peritos, cada laudo deve ser preenchido separadamente e enviado às autoridades solicitantes, podendo ser requeridas a opinião e até mesmo a realização de novo exame pericial por um terceiro perito (Hercules, 2005).

O médico perito não executa a função de julgar ou absolver os casos, apenas descreve e analisa os achados do exame à luz da ciência. O laudo pericial constitui o prefácio de uma sentença, devendo ser entregue no prazo máximo de 10 dias, com a possibilidade de prorrogação diante de casos excepcionais ou de requisição fundamentada dos peritos, que podem ter sua presença solicitada durante o trâmite do processo para esclarecimentos sobre o laudo elaborado (Hercules, 2005).

Em outubro de 1941 foi publicado o Decreto Lei nº 3.689 do Código de Processo Penal que, em seu artigo 160, refere que "Os peritos elaborarão o laudo pericial, onde descreverão minuciosamente o que examinarem e responderão aos quesitos formulados", reafirmando as atribuições do perito judicial.

O laudo, por sua natureza, deve ser conciso, objetivo e direto, uma vez que se trata de um *expert* em determinado tema, levando informações aos considerados hipossuficientes técnicos (advogados, promotores, defensores públicos, magistrados, jurados) para que, assim, esses operadores da lei formem convicção sobre o caso concreto apresentado (Manegon, 2012).

Seguindo uma lógica de formatação, um laudo deve conter as seguintes partes componentes:

Preâmbulo – trata-se do cabeçalho. Neste espaço constam informações a respeito do momento da perícia (data, hora e local), nome do profissional requerente, qualificação do indivíduo examinado e identificação, títulos e residências dos peritos e demais dados identificatórios do caso e pessoas envolvidas.

Quesitos – consistem nas perguntas relevantes para o caso em estudo e, no foro penal, já vêm preestabelecidos. Há, no entanto, a possibilidade de que as partes elaborem quesitos complementares. Porém, segundo ditado pelo artigo 159 em seus parágrafos 3º e 4º informa que,

> § 3º Serão facultadas ao Ministério Público, ao assistente de acusação, ao ofendido, ao querelante e ao acusado a formulação de quesitos e indicação de assistente técnico (Incluído pela Lei nº 11.690, de 2008).
>
> § 4º O assistente técnico atuará a partir de sua admissão pelo juiz e após a conclusão dos exames e elaboração do laudo pelos peritos oficiais, sendo as partes intimadas desta decisão.
>
> (Disponível em www.planalto.gov.br/ccivil_03/decreto-lei/Del3689.htm. Acessado em 18 mar. 2019)

Ou seja, somente após a admissão dos assistentes técnicos pelo juiz é que isso será possível.

Histórico – é o relato descrito pelo periciando, cujo objetivo é registrar os fatos que levaram à requisição da perícia ou que possam elucidar e orientar a avaliação pericial. Aqui não se deve alterar as palavras de quem relata, sob o risco de que os fatos sejam distorcidos e que, dessa forma, comprometam o entendimento dos leitores do laudo. Será possível, nesta parte, a percepção de aspectos sociais, religiosos, políticos, ideológicos e culturais daquele que relata os fatos. Também será possível a comparação de dados e o encontro de inconsistências e/ou incongruências entre o que foi dito e o que se irá encontrar ao exame dos dados coletados para análise.

Descrição – é a parte mais importante desse tipo de documento pericial, consistindo na anotação de tudo o que foi encontrado ao exame físico minucioso e detalhado do periciando, caracterizando as lesões e os achados apresentados, podendo ser anexados fotografias e esquemas para melhor elucidação do exame descrito. Esta é justamente a parte que inspira a expressão do *visum et repertum*.

Discussão – é a etapa na qual o perito exterioriza suas impressões, devendo ser exercida de forma impessoal, citando autoridades recomendadas sobre o assunto, interpretando e discutindo as hipóteses.

Conclusão – nesse espaço é realizada a síntese do laudo, disposta de forma ordenada e concisa.

Respostas aos quesitos – é imprescindível que seja atribuída uma resposta a cada quesito levantado pelo juízo ou autoridade responsável, bem como, quando existentes os quesitos complementares, das partes envolvidas. As respostas devem ser realizadas de forma clara e objetiva, confirmando ou refutando os quesitos propostos. Alguns quesitos podem demandar respostas como: "sem elementos de convicção", "prejudicado", "aguardar exames laboratoriais" ou "aguardar evolução".

Ao fim do relatório pericial, o médico relator deve assinar o documento antes de encaminhá-lo ao revisor, que fará uma análise atenta do exame descrito em busca de discrepâncias, devendo também assiná-lo (Hercules, 2005).

É importante salientar a diferença entre o laudo e o auto periciais. Apesar de consistirem em espécies de relatórios, a distinção é feita pela forma com que são elaborados. O laudo é formulado pelo próprio médico perito, enquanto o auto é desenvolvido quando o relatório é ditado diretamente ao escrivão, na presença de testemunhas. Devemos ressaltar, no entanto, que é dever do perito a realização de minuciosa revisão em um auto pericial antes de assiná-lo, pois deverá conter suas impressões acerca do caso e não as impressões do escrivão (Pereira e Gusmão, 2012).

Em situações nas quais o periciando não é avaliado pelo perito ou quando o exame se dá após a resolução do quadro lesivo, pode ser solicitada a realização de um laudo indireto. Os documentos utilizados para a descrição das lesões, nesse caso, são originados de prontuários médicos do indivíduo, e no laudo constam todas as etapas anteriormente descritas. É de suma importância, no entanto, que conste no laudo a justificativa para sua requisição e a instituição que forneceu os documentos, bem como o profissional que realizou o exame. A descrição do exame deve ser transcrita e o perito deve deixar claro que suas conclusões e as respostas aos quesitos são baseadas em dados indiretos, podendo não chegar a respostas quando em posse de dados insuficientes. Desse modo, o parecer do perito, diante de um laudo indireto, não é definitivo, podendo sofrer modificações de acordo com a complementação das informações colhidas (Ribeiro, 2014).

REFERÊNCIAS

Hercules HC. Medicina legal: texto e atlas. In: Medicina legal: Texto e atlas. São Paulo: Atheneu; 2005.

Menegon JCS. Medicina legal: a perícia médica no direito penal, civil e trabalhista. 2012.

Pereira GO, Gusmão LCB. Medicina legal orientada. 2ª ed. Maceió: Nossa Livraria; 2012. p. 366.

Ribeiro L, Polícia Civil do Distrito Federal. Manual de Rotinas Instituto de Medicina Legal; 2014.

capítulo 14

DINÂMICA DAS PERÍCIAS PREVIDENCIÁRIAS NO JUDICIÁRIO:
discussões acerca da importância do exame para a concessão de benefícios previdenciários

Alyne Farias de Oliveira
Joanna Dhália Andrade Macedo Gomes
Maria Paula Soares Magalhães

DOS BENEFÍCIOS PREVIDENCIÁRIOS QUE REQUEREM O EXAME PERICIAL

A concessão de benefícios previdenciários se sujeita ao preenchimento de requisitos legais previamente estabelecidos. Entre esses, há alguns cuja aferição ultrapassa a esfera dos conhecimentos jurídicos detidos pelo magistrado, originando a necessidade de produção de prova técnica, qual seja a perícia médica previdenciária.

Os benefícios previdenciários que dão ensejo à realização da perícia médica previdenciária são: aposentadoria por invalidez; aposentadoria por tempo de contribuição da pessoa com deficiência; auxílio-acidente e auxílio-doença, razão pela qual apenas os mencionados benefícios serão abordados a seguir.

A aposentadoria por invalidez é devida ao segurado que, "estando ou não em gozo de auxílio-doença, for considerado incapaz para o trabalho e insuscetível de reabilitação para o exercício de atividade que lhe garanta subsistência" (Gomes, Figoli e Ribeiro, 2016) e é justamente para verificar tal condição de incapacidade permanente que se realiza o exame médico-pericial.

No caso das aposentadorias da pessoa com deficiência, a perícia médica será realizada para avaliar a deficiência e seu grau, sendo este definido conforme o grau em que o segurado efetuou o maior tempo de contribuições. Tal constatação importa para definir o tempo mínimo necessário para a concessão do benefício.

Os auxílios decorrentes de acidentes e doenças, por sua vez, ensejam a realização de perícia médica para verificar o preenchimento do requisito da incapacidade para o trabalho, no caso do auxílio-acidente, decorrente de acidente de trabalho ou doença ocupacional que gerou limitação parcial no trabalhador. No caso do auxílio-doença, a incapacidade para o trabalho por problema de saúde que impeça o segurado de exercer seu trabalho por mais de quinze dias, no intervalo de sessenta dias.

DA IMPORTÂNCIA DA AFERIÇÃO DA DII NO LAUDO PERICIAL JUDICIAL

Como já analisado, a perícia previdenciária é imprescindível para a concessão de diversos benefícios da Seguridade Social e "tem como premissa confirmar as condições de saúde do segurado para fins de pagamento de benefícios" (Kawabata, 2015). Nessa seara, ressalta-se a importância da aferição cuidadosa da data de início da incapacidade (DII) do periciado para a concessão dos benefícios.

Ora, "no procedimento, o estado do segurado é levado em consideração em qualquer estágio da doença. Os exames são realizados com base nos exames apresentados, no histórico médico do paciente, na profissão que exerce" (Kawagoe, 2019). Assim, há necessidade de fundamentação minuciosa em cada caso, pois o perito precisa estabelecer uma data em que o periciado teria ficado incapaz para o trabalho, o que é evidentemente fictício e com repercussões de relevo para a análise judicial.

Em uma primeira análise, a DII tem sua importância no quesito dos retroativos, pois a depender se o agente estava incapaz antes ou depois da data do requerimento administrativo (DER), se define a data de início do benefício (DIB) para a DER ou para a data do ajuizamento da demanda, respectivamente. Ora, essa data marca o momento em que houve a indevida negativa da autarquia previdenciária (INSS) e, assim, judicialmente se defere o benefício com o pagamento dos retroativos.

Além disso, a DII tem importância nos benefícios de auxílio-doença e aposentadoria por invalidez para definir se o periciado possuía qualidade de segurado quando da sua incapacidade e se há preexistência da doença em relação ao início ou retorno das contribuições. Pois bem, entre os requisitos que a Lei nº 8.213/91 estabelece para o deferimento dos benefícios por incapacidade, destaca-se a necessidade de o agente possuir qualidade de segurado e cumprimento da carência quando da incapacidade. A carência é "o número mínimo de contribuições mensais indispensáveis para que o beneficiário faça jus ao benefício" (artigo 24, Lei nº 8.213/91). Caso o agente fique incapaz antes do início das contribuições ou antes do preenchimento da carência, considera-se que a doença era preexistente e o benefício é indevido.

Ante o exposto, conclui-se pela importância da definição da DII em especial porque "a perícia médica praticamente goza de presunção absoluta de veracidade" (Kawagoe, 2019), de forma que o perito deve, cuidadosamente, atentar-se aos documentos médicos e definir a DII com grande zelo.

LIVRE CONVENCIMENTO MOTIVADO E A POSSIBILIDADE DE O JUIZ SUPERAR AS CONCLUSÕES PERICIAIS

Inicialmente, tecemos algumas considerações sobre o sistema brasileiro de valoração de provas. A Lei Processual adota o sistema da persuasão racional que consiste naquele em que o magistrado aprecia a prova para formar seu convencimento, não estando vinculado obrigatoriamente às conclusões do respectivo laudo, nos moldes do artigo 479 do Código de Processo Civil[1] e da Constituição Federal, em seu artigo 93, incisos IX e X[2], que afirmam o

---

[1] Artigo 479. O juiz apreciará a prova pericial de acordo com o disposto no artigo 371, indicando na sentença os motivos que o levaram a considerar ou a deixar de considerar as conclusões do laudo, levando em conta o método utilizado pelo perito.

[2] Artigo 93. Lei complementar, de iniciativa do Supremo Tribunal Federal, disporá sobre o Estatuto da Magistratura, observados os seguintes princípios: (...)
IX. todos os julgamentos dos órgãos do Poder Judiciário serão públicos, e fundamentadas todas as decisões, sob pena de nulidade, podendo a lei limitar a presença, em determinados atos, às próprias partes e a seus advogados, ou somente a estes, em casos nos quais a preservação do direito à intimidade do interessado no sigilo não prejudique o interesse público à informação;
X. as decisões administrativas dos tribunais serão motivadas e em sessão pública, sendo as disciplinares tomadas pelo voto da maioria absoluta de seus membros.

dever de motivação e de fundamentação dos magistrados em todas as decisões judiciais.

Nas palavras do processualista Daniel Amorim Assumpção Neves:

> "Atualmente o sistema de valoração adotado pelo sistema processual brasileiro é o da persuasão racional, também conhecido pelo princípio do livre convencimento motivado, no qual o juiz é livre para formar seu convencimento, dando às provas produzidas o peso que entender cabível em cada processo, não havendo uma hierarquia entre os meios de prova. Isso, claramente, não significa que o juiz possa decidir fora dos fatos alegados no processo, mas sim que dará aos fatos alegados a devida consideração diante das provas produzidas" (Neves, 2017).

Portanto, o resultado da perícia previdenciária judicial não vincula o juiz a seu resultado, podendo o julgador decidir de outro modo, caso os demais elementos constantes do processo levem a concluir por ser mais adequada uma decisão divergente.

A jurisprudência dos tribunais assente com o referido entendimento, consoante consagrado no Informativo 519/STJ: "É possível ao magistrado, na apreciação do conjunto probatório dos autos, desconsiderar as conclusões de laudo pericial, desde que o faça motivadamente" (REsp 1.095.668-RJ, Rel. Min. Luis Felipe Salomão, julgado em 12/3/2013).

Nas demandas em que o objeto é a concessão de benefício por incapacidade, em geral, em razão da sua complexidade e da exigência de conhecimentos específicos, sua utilização faz-se necessária. Ante a especificidade técnica, observa-se que os magistrados têm dificuldade de superar as conclusões do laudo e promover um juízo de valor sobre a prova. Em razão dessa peculiaridade, há uma supervalorização da prova pericial em matéria previdenciária e os juízes, em sua maioria, utilizam indiscriminadamente as conclusões emitidas pelo perito para fundamentar suas decisões.

Neste cenário, quando o juiz não aceitar as conclusões do laudo pericial pode solicitar esclarecimentos ao perito ou optar pela leitura do laudo do assistente técnico indicado por uma das partes, ou por designar a realização de uma nova perícia judicial, convocando outro *expert*, ou ainda, o juiz pode ignorar o laudo pericial, por completo ou em parte, desde que outro elemento probatório constante dos autos sirva para embasar sua decisão, justificando as razões que o levaram a desconsiderar as conclusões da perícia.

Vejamos que quando se trata de benefício por incapacidade um dos principais requisitos para a concessão do benefício é a comprovação da incapacidade, porém o laudo não contém uma conclusão sobre a questão jurídica como um todo. Todavia, o sistema da persuasão racional pressupõe uma liberdade racionalizada do juiz na valoração das provas, que não pode transferir a outrem, neste caso ao perito, o dever de julgamento.

Pelo exposto, conclui-se que é possível o afastamento da prova pericial se o magistrado, ao compará-la com os demais elementos de prova constantes dos autos, concluir equivocado o parecer apresentado pelo *expert*, encontrando no conjunto probatório fundamento para embasar a decisão judicial.

REFERÊNCIAS

Assumpção NDA. Manual de direito processual civil. Volume único. 9ª ed. Salvador: Ed. Juspodivm; 2017. p. 745.

Carmo e Silva KVA. Perícia médica previdenciária. In: Âmbito Jurídico. Rio Grande, XIX, n. 152, set 2016. Disponível em: http://ambito-juridico.com.br/site/?n_link=revista_artigos_leitura&artigo_id=17775. Acessado em mar. 2019.

Forte GMM, Bueno FMG, Freitas RAJ. Da atividade à invalidez permanente: um estudo utilizando dados do Regime Geral de Previdência Social (RGPS) do Brasil no período de 1999-2002. Anais 1-20, ABEP; 2016. p. 4.

Santiago KLR. Perícia médica. In: Âmbito Jurídico. Rio Grande, XVIII, n. 133, fev 2015. Disponível em: http://ambito-juridico.com.br/site/?n_link=revista_artigos_leitura&artigo_id=15712. Acessado em mar. 2019.

capítulo 15

PERÍCIA MÉDICA TRABALHISTA

Ana Miele Pereira Melo
Paulo Vitor Ramos de Andrade
Rayanne Nayara Vitor

INTRODUÇÃO

A perícia médica na Justiça do Trabalho pode ser solicitada pelas partes ou de ofício pelo juízo. Entretanto, há casos em que a própria legislação determina a produção da prova pericial, como nos litígios que envolvem o adicional de insalubridade e periculosidade, conforme artigo 195 da Consolidação das Leis do Trabalho – CLT.

A perícia também se mostra necessária na investigação das causas e condições de acidentes do trabalho e doenças ocupacionais.

Diante de tal circunstância, o perito atuará como auxiliar da justiça e apresentará um laudo técnico, no qual deve identificar a causa do acidente ou da doença laboral e verificar se não houve nenhum tipo de simulação.

MEDIDAS PREVENTIVAS DE MEDICINA DO TRABALHO PREVISTAS NA CONSOLIDAÇÃO DAS LEIS DO TRABALHO

A CLT tem como objetivo regulamentar as relações de trabalho individuais e coletiva, aprovada pelo Decreto-Lei nº 5.452 em 1º de maio de 1943, dispõe que cabe ao empregador cumprir e fazer cumprir as normas de segurança e medicina do trabalho (Brasil, 2019).

Entre as normas de segurança e medicina do trabalho previstas no referido diploma, destacam-se como medidas preventivas dispostas nos artigos 168 e 169.

De acordo com a CLT será obrigatória a realização de exame médico pelo trabalhador quando da sua admissão, demissão e periodicamente. Caberá ao Ministério do Trabalho formular orientações a respeito dos casos que serão necessários exames complementares, além de estabelecer a periodicidade dos exames (Brasil, 2019).

Exames complementares também poderão ser solicitados pelo médico do trabalho para averiguação da aptidão física e mental do empregado, levando-se em consideração a atividade desenvolvida. Cabe ressaltar que os resultados dos exames médicos deverão ser comunicados ao trabalhador, sempre observados os preceitos da ética médica (Brasil, 2019).

Além do exame médico obrigatório, o empregador, a depender da atividade desenvolvida, também deve manter no estabelecimento o material indispensável para a prestação de primeiros socorros médicos (Brasil, 2019).

Ademais, será obrigatória a comunicação das doenças ocupacionais e das produzidas em virtude de condições especiais de trabalho, ainda que objeto de controversa, em consonância com as diretrizes do Ministério do Trabalho (Brasil, 2019).

Todas essas medidas buscam verificar a saúde do trabalhador, de modo a salvaguardar sua integridade física e psíquica no ambiente laboral, para se evitar acidentes e doenças do trabalho.

BREVE ESTUDO DOS ASPECTOS GERAIS DA INFORTUNÍSTICA

A infortunística é o ramo da Medicina Legal que cuida dos acidentes de trabalho, da doença profissional e da doença de trabalho, sendo esses conceituados na Lei nº 8.213, de 24 de julho de 1991, e regulamentado pelo Decreto nº 3.048, de 6 de maio de 1999 (França, 2015). O artigo 20 da referida lei diferencia a doença de trabalho da doença profissional, considerando a primeira adquirida ou desencadeada pelas particularidades e pelas condições em que o trabalho é realizado, já a segunda é resultante do exercício do trabalho (Croce, 2012).

Para a caracterização de um acidente de trabalho, é necessário que exista lesão pessoal que gere incapacidade temporária ou permanente para a realização do trabalho, possuindo um nexo de casualidade com a atividade praticada, associado a determinadas condições de tempo e lugar que atestam que o acidente de trabalho se deu em horário e local convenientes (Croce, 2012).

Atualmente, as legislações trabalhistas utilizam-se da teoria do risco, que parte do pressuposto que todo trabalho, por mais simples que seja, está sujeito a causar danos a saúde e a segurança do trabalhador, trazendo consigo um risco específico e inerente ao próprio trabalho, independente de culpa do patrão ou do empregado, ou seja, o trabalhador tem direito à indenização, não sendo necessário apurar a culpabilidade por parte do agente causador do dano. No entanto, vale ressaltar que o acidente provocado dolosamente pelo empregado em si mesmo não se caracteriza como acidente de trabalho (França, 2015). Além disso, quando o acidente de trabalho for decorrente de um ato ilícito do empregador, ou de seus prepostos, esses poderão responder na esfera civil e criminal se for constatado que ocorreu durante o período de trabalho ou em razão desse (Croce, 2012).

O acidente deverá ser analisado de forma administrativa pelo setor de benefícios do Instituto Nacional do Seguro Social que estabelecerá a relação entre esse e o trabalho exercido, e tecnicamente pela Perícia Médica que determinará a relação entre a doença e a lesão, entre a doença e o trabalho e entre a causa da morte e o acidente. Sempre que cumpridos os requisitos especificados em lei, a vítima de acidente do trabalho ou seus dependentes gozaram dos seguintes benefícios: auxílio-doença, aposentadoria por invalidez, pensão por morte, auxílio-acidente, assistência médica e reabilitação profissional (França, 2015).

PERÍCIA MÉDICA TRABALHISTA

Diante da análise das medidas preventivas de medicina do trabalho presentes na Consolidação das Leis do Trabalho, bem como dos aspectos gerais da infortunística, a perícia médica do trabalho se desenvolve como o cerne ante as normas legais e os conceitos científicos, por meio da qual serão consubstanciados os conhecimentos técnicos do perito na elaboração de um laudo, a fim de esclarecer a infortunística no caso concreto.

Nesse sentido, a respeito da perícia médica trabalhista elucida-se que o exame do acidentado deve ser detalhado, para que haja objetividade na utilização de um critério justo na solução dos problemas de infortunística. Assim, a perícia possui três características essenciais e concludentes exigidas no exame do acidentado, quais sejam: esclarecer a causa e a natureza do acidente ou da doença profissional, averiguando o nexo de causa e efeito; atestar que não houve nenhum tipo de simulação; por fim, avaliar o grau de incapacidade (França, 2015).

Nada obstante, é imperioso destacar que a perícia médica trabalhista se relaciona intimamente tanto com as normas trabalhistas, como as previdenciárias, sendo ambas as dogmáticas essenciais no cumprimento da finalidade do exame, seja no tocante à concessão de benefícios assistenciais ou previdenciários por parte do Instituto Nacional do Seguro Social, seja para o recebimento de indenizações trabalhistas.

Destarte, a realização do exame pode ser feita no âmbito administrativo, por meio dos órgãos da Previdência Social, ou na esfera judicial, geralmente desempenhada no curso do processo em trâmite perante a Justiça do Trabalho.

Além disso, o resultado da perícia médica trabalhista deve ser o mais completo possível, de maneira a abranger detalhes das funções desempenhadas no labor do acidentado, informações do seu local de trabalho, dados epidemiológicos, esclarecimento de conceitos, literatura recente a respeito da temática, entre outros aspectos possíveis a serem utilizados na preparação de um laudo técnico.

Desse modo, é mister salientar que o perito necessita atuar com clareza e objetividade, expondo a metodologia adotada, bem como fundamentando seu exame com dados empíricos ou bibliografia a respeito do tema, a fim de garantir a melhor precisão da perícia ao trabalhador acidentado, de forma a constatar os infortúnios laborais presentes, como também assegurar que a autoridade competente, a qual irá apreciar o laudo, possa efetivar uma decisão coerente.

Ademais, ressalta-se que, com base em todos os aspectos técnicos levantados pelo perito, esse é responsável por, no âmbito da perícia médica trabalhista, não somente verificar se houve ou não infortúnio do trabalho, mas sim analisar a intensidade da incapacidade laborativa do acidentado. Assim, incapacidade laboral pode ser total ou parcial, como também temporária ou permanente (França, 2015).

Portanto, entende-se que a perícia médica trabalhista é imprescindível na resolução dos problemas da infortunística, além de auxiliar na aplicação efetiva das normas, sejam essas previdenciárias ou trabalhistas, ao tutelar os direitos do acidentado, com o escopo de levantar conhecimentos técnicos para a aferição de danos e sua intensidade, mormente aquele possa ser ressarcido conforme os dispositivos legais vigentes no ordenamento jurídico.

CONCLUSÃO

Ante todo o exposto, nota-se que, diante das medidas legais de prevenção previstas na CLT, essas buscam averiguar a saúde do trabalhador, de forma a tutelar sua integridade física e psíquica no desempenho de suas funções laborais, sendo evidente que, conforme interpretação teleológica, as normas trabalhistas visam prevenir acidentes e doenças do trabalho.

Ademais, o estudo da infortunística revela-se imprescindível, tendo em vista que aborda as problemáticas ante a ocorrência do acidente no ambiente do trabalho, bem como em relação às doenças do trabalho, sendo um ramo da medicina legal que se coaduna com os temas na seara trabalhista e previdenciária, na medida em que a perícia médica trabalhista o expõe.

Por fim, compreende-se que a perícia médica trabalhista é instrumento indispensável em propor soluções aos problemas da infortunística. Outrossim, colabora no cumprimento adequado dos preceitos, especialmente os trabalhistas, como também os previdenciários, ao resguardar os direitos do trabalhador, possuindo a finalidade de verificar a ocorrência de acidente ou doença no ambiente laboral, além de sua intensidade, de maneira que se torna um documento com relevante efetividade seja no âmbito administrativo ou judicial.

REFERÊNCIAS

Brasil. Decreto-lei nº 5.452, de 1º de maio de 1943. Aprova a Consolidação das Leis do Trabalho. Disponível em: http://www.planalto.gov.br/ccivil_03/decreto-lei/del5452.htm. Acessado em 21 mar. 2019.

Croce D, Croce D Jr. Manual de medicina legal. 8ª ed. São Paulo: Saraiva; 2012.

França GV. Medicina legal. 10ª ed. Rio de Janeiro: Guanabara Koogan; 2015.

capítulo 16

PSICOPATOLOGIA FORENSE

Plúvia Cristalina de Góis e Melo
Rafael Santos Silveira de Vasconcelos
Mayara Êmilly Albino Silva

INTRODUÇÃO

A psiquiatria forense, ramo da medicina legal, é a área de atuação específica da psiquiatria que se volta para perícias. A função principal do perito é estabelecer a ligação entre o conhecimento e a linguagens médica e jurídica, identificando aspectos psicopatológicos no réu, na vítima ou em quem esteja envolvido na ação legal. Existem peritos oficiais, peritos contratados e assistentes técnicos. O profissional pode também trabalhar em casas de custódia e centros de detenção. Na área de ensino ou pesquisa, o profissional pode trabalhar com comportamento agressivo, psicopatia, perfil da vítima, entre outros (Barros e Teixeira, 2016).

O trabalho do psiquiatra perito difere do ambiente de um consultório médico, sendo necessário estudar os longos processos judiciais, cumprir prazos legais, elaborar laudo ou parecer. Nem sempre os valores recebidos são compatíveis com os esforços necessários e com o tempo gasto para compor um laudo bem detalhado. A sociedade está cada vez mais atenta às interações entre saúde mental e justiça, dessa forma o profissional que pretende atuar com a justiça precisa não só da atualização em sua área, mas também do conhecimento das leis e de suas reformas (Barros e Teixeira, 2016).

HISTÓRICO

É impreciso determinar o surgimento da psiquiatria forense. Há relatos desde a Roma antiga do termo *alienação mental* no contexto legal associando o desafio de lidar com o doente mental criminoso. Futuramente o médico italiano Paul Zachias (1624) fez as primeiras relações dos transtornos mentais com a lei em seu livro *Questiones Medico Legales*. No Brasil, Raimundo Nina Rodrigues (1862-1906) sugeriu uma reforma nos exames médico-legais, reformulando o conceito de responsabilidade penal. Depois, o primeiro manicômio judiciário brasileiro denominado Hospital Nacional dos Alienados, sob a direção do psiquiatra Afrânio Peixoto, influenciou de forma significativa a psiquiatria forense atual (Barros e Teixeira, 2016).

IMPUTABILIDADE

O Código Penal Brasileiro de 1940, vigente no momento atual, prevê, em seu artigo 26, como inimputável, ou seja, isento de responsabilidade penal, aquele que possui desenvolvimento mental incompleto (estando incluídos nesse patamar menores de 18 anos) ou aqueles que possuem doença mental ou deficiência intelectual que resultem, obrigatoriamente, na incapacidade do indivíduo em entender, no exato momento do crime, que o ato criminoso que praticou era ilícito (Código Penal Brasileiro).

> Artigo 26 – É isento de pena o agente que, por doença mental ou desenvolvimento mental incompleto ou retardado, era, ao tempo da ação ou da omissão, inteiramente incapaz de entender o caráter ilícito do fato ou de determinar-se de acordo com esse entendimento. Redução de pena Parágrafo único – A pena pode ser reduzida de um a dois terços se o agente, em virtude de perturbação de saúde mental ou por desenvolvimento mental incompleto ou retardado, não era inteiramente capaz de entender o caráter ilícito do fato ou de determinar-se de acordo com esse entendimento.

Para se comprovar a inimputabilidade do réu, é necessária uma perícia médico-legal, a fim de avaliar se a doença exerce ou não impacto sobre a capacidade de compreensão da ilicitude do ato (França, 2015).

Retardo mental

Ênfase especial deve ser dada aos pacientes com deficiência intelectual (DI) moderada a grave, ou seja, aqueles que apresentam idade mental de uma criança entre 3 e 7 anos de idade e abaixo de 3 anos, respectivamente. Sabe-se que quem possui DI moderada não tem sentimento ético, nem personalidade definida, e sim, uma tendência mórbida à imitação, podendo agir como marionetes nas mãos de pessoas inescrupulosas. Porém, possuem e manifestam desejos e paixões, podendo, através desses, serem impulsionados a cometer atos agressivos, podendo apresentar exaltação do instinto sexual e vir a cometer atentados violentos ao pudor, principalmente contra menores de idade (França, 2015).

Ainda com relação ao aspecto sexualidade, pacientes com DI severa são incapazes de praticar o ato sexual, já que são incapazes, inclusive, de se defenderem e de cuidarem de si mesmos diante das necessidades básicas, como a de se alimentar. Ademais, não expressam mímica facial ou contato verbal necessários para a criação de relacionamentos interpessoais. Logo, como sua personalidade é quase nula, são sujeitos passivos de criminalidade (França, 2015).

Esquizofrenia

Estudos relacionados à psiquiatria forense confirmam que, em sua maioria, os crimes não são praticados por pessoas com transtornos mentais. Porém, há estreita relação de causa entre infratores extremamente violentos e presença de comorbidade de origem psiquiátrica, haja vista que uma pesquisa do tipo caso-controle realizada nos Hospitais Psiquiátricos e no Centro de Saúde Mental, a qual incluiu o uso do Checklist de Psicopatia – revisado (PCL-R da Hare), demonstrou que apresença do transtorno de personalidade antissocial em 50% das amostras analisadas e que, entre os transtornos mentais, aqueles que apresentavam esquizofrenia paranoide manifestavam mais episódios de violência (Filov, 2019).

Esses infratores com esquizofrenia paranoide praticam delitos de caráter exótico, inesperado e sem motivo, ou seja, do ponto de vista racional, são totalmente incompreensíveis e possuem tendência repetitiva e estereotipada. Dessa maneira, é importante avaliar se, durante o crime o indivíduo estava em período de surto ou não para justificar sua inimputabilidade para o ato, já que pessoas com esse transtorno podem apresentar episódios de quadros delirantes de ciúmes ou de perseguição e, também, possuem distúrbios de afetividade (França, 2015).

Demências

As demências e o *delirium*, enquadram-se no grupo de transtornos mentais orgânicos e devem ser avaliados quanto uma possível inimputabilidade, já que pessoas que antes possuíam comportamento psíquico e moral dentro dos padrões de normalidade se tornam agressivas, antissociais e com desvios para infrações e ilegalidades após o estabelecimento desses quadros patológicos (França, 2015).

Transtorno bipolar

De acordo com a 5ª edição do Manual Diagnóstico e Estatístico de Transtornos Mentais (DSM), a pessoa, para ser diagnosticada com o transtorno bipolar tipo I, apresenta os critérios para um episódio maníaco, que pode ser antecedido ou seguido por episódios maníacos ou depressivos maiores.

E para entender toda a relevância legal e periculosidade de um paciente com esse transtorno não tratado, é bom revisar alguns critérios de um episódio maníaco. O primeiro é um período distinto, de humor anormal e persistentemente elevado, expansivo ou irritável e aumento anormal e persistente da atividade dirigida a objetivos ou da energia, com duração mínima de uma semana e presente na maior parte do dia, quase todos os dias (ou qualquer duração, se a hospitalização se fizer necessária) (APA, 2014).

Logo, no episódio maníaco, o paciente apresenta uma acentuada impulsividade e aumento da energia direcionada, tornando-o altamente volátil e violento se confrontado, o que afeta totalmente a capacidade de entendimento ou de autodeterminação (APA, 2014).

A associação entre Bipolaridade e comportamento criminoso é significante, um a cada quatorze pacientes é relacionado com tal. Essa associação é maior do que em transtornos depressivos, enquanto a probabilidade é menor em comparação com os transtornos psicóticos (Verdoline et al., 2018).

Além disso, o diagnóstico de transtorno bipolar aumenta 2,5 vezes a probabilidade de os pacientes serem condenados ou liberados por razões mentais de crimes violentos (Fleishman et al., 2018).

Logo, no que se refere à imputabilidade, a dificuldade está ligada em criminalizar nas fases atenuadas da doença, principalmente a de hipomania. Portanto, todos os delitos devem ser considerados semi-inimputáveis ou inimputáveis (Veloso, 2015).

Transtorno da personalidade limítrofe (*borderline*)

Transtorno de personalidade limítrofe, "os fronteiriços", atinge, aqueles que são a intersecção entre a loucura e a normalidade, pois ora se encontram em um estado normal, ora se encontram perante um quadro psicótico ou de instabilidade de humor, sendo, dessa maneira, algumas vezes considerados imputáveis e outras não (França, 2015).

Num estudo multicêntrico de grande escala sobre transtornos de personalidade, foi possível inferir-se que indivíduos com *borderline* relataram ter sofrido com abuso e negligência durante suas infâncias, em maior frequência do que aqueles com outros tipos de transtornos de personalidade. Já outra pesquisa mais atual, realizada na Alemanha, com 181 mulheres, verificou que os maus-tratos emocionais foram o único preditor significativo para as dificuldades de regulação emocional, aumento da dependência emocional e intolerância à frustração (Krause et al., 2019).

Em recente pesquisa em grande escala, o risco ajustado para ter uma tentativa recente de suicídio com a presença de um diagnóstico de DBP foi relatado como sendo de 13,55% (AOR, 13,55; 95% IC, 10,29-17,85), estando entre os mais altos em relação a todos os transtornos mentais. E existem poucas evidências de que a medicação para pessoas com DBP tenham efeitos positivos no tratamento (Kverme et al., 2019).

No entanto, a terapia comportamental dialética (DBT) e o tratamento baseado em mentalização (MBT) têm-se mostrado promissores, já que múltiplos estudos demonstram que esses programas são eficazes na redução das tentativas de suicídio. O relato de pacientes que fazem esse tipo de terapia conflui em torno da busca da conectividade, já que estar conectados parecia ajudá-los a ficar mais estáveis diante de tempestades emocionais violentas, fazendo com que recorressem ao apoio de si mesmos e de familiares e amigos durante os momentos de crise existencial (Kverme et al., 2019).

Personalidade psicopática e transtorno da personalidade antissocial (ASPD)

A personalidade psicopática ou sociopatia tem sido considerada a "construção clínica mais importante no sistema de justiça criminal". E é um fator de risco para a ocorrência de comportamento antissocial, tendo indivíduos com esse transtorno quase três vezes mais chances de reincidir criminalmente do que a população geral (Yao et al., 2019).

Para se avaliar a incidência de psicopatia em amostras forenses, o teste mais amplamente utilizado se trata do *Psychopathy Checklist-Revised* (PCL-R), uma escala de classificação clínica composta por 20 itens, cuja pontuação é baseada em informações coletadas em arquivos da prisão e em uma entrevista semiestruturada. Essa escala foi aplicada em um estudo com 65 criminosos adultos do sexo masculino de uma prisão doméstica, tendo os resultados dessa pesquisa indicados que o fator antissocial visto em alguns psicopatas está mais relacionado a déficit cognitivo, confirmando achados de estudos anteriores de que o fator antissocial é o melhor preditor de prejuízos para a tomada de decisão (Yao et al., 2019).

De acordo com a Associação Americana de Psiquiatra (APA), recomenda-se ser levado em conta, para o diagnóstico de TPAS, que o indivíduo tenha um padrão invasivo de desrespeito e violação dos direitos dos outros. Logo, o comportamento antissocial é caracterizado pelo desprezo ou incumprimento das normas da sociedade, o que pode dizer muito da importância forense desses indivíduos (APA, 2016).

Outro padrão fenomenológico muito importante é de serem pessoas extremamente frias, calculistas e não terem absolutamente nenhuma empatia ao outro. Por isso, frequentemente ignoram a possibilidade de estar afetando negativamente a vida das outras pessoas. Seja em busca de seus objetivos profissionais, seja trapaceando ou ganhando em cima de seus "amigos" seja tendo um comportamento agressivo e desrespeitoso muitas vezes causando danos físicos ou mentais nas pessoas próximas ou não do seu dia a dia, antissociais vivem à margem da ilegalidade e muitas vezes a ultrapassando (Hercules, 2014).

Esse transtorno de personalidade tem muita importância para a psiquiatria forense pela frequência na prática pericial, pela gravidade dos crimes e principalmente pelos exames solicitados por varas criminais (Taborda, 2016).

É importante salientar a diferença entre distúrbio da personalidade antissocial (ASPD) e psicopatia, já que o ASPD está incluído na categoria de transtornos mentais, diferentemente da psicopatia prototípica, a qual inclui também as características de personalidade afetiva deficiente, falta de empatia e insensibilidade. No entanto, ambas podem coexistir em um mesmo indivíduo. Haja uma alta incidência de ASPD entre a população carcerária, daí a relevância de pesquisas que tentem entender sua patologia, incluindo seus níveis neuroquímicos. Um estudo com o objetivo de examinar criticamente a atividade cerebral de indivíduos com ASPD foi realizado, tendo seus resultados, apesar de conflitantes, indicado maior densidade de transportadores de serotonina no tronco cerebral (5-HT), expressado em homens de um grupo com transtorno de personalidade antissocial (ASPD) com alta impulsividade, agressivos e que apresentaram traumas de infância. A partir disso, é possível concluir que, como até o momento não existem intervenções farmacológicas especificamente direcionadas para o ASPD, faz-se necessário examinar alternativas que atuem nos sistemas de neurorreceptores, pois isso pode ser particularmente benéfico para ajudar a produzir novos tratamentos farmacológicos nessa área (Kolla e Houle, 2019).

Psicossexualidade

A criminalidade sexual quase sempre reflete uma perturbação mental. A citar, a perversão sexual, a manifestação mais sórdida da psicossexualidade, caracteriza um comprometimento moral e psíquico muito grave, o que justifica maior interesse médico-legal nessa área (Veloso, 2015).

Os crimes sexuais realizados contra crianças são os que geram mais impacto e repugnância ao o júri popular. Meta-análise de estudos em neuroimagem funcional falhou em detectar qualquer diferença entre homens pedófilos e não pedófilos durante a excitação sexual em condições apropriadas, ou seja, perante estímulos visuais de crianças *versus* adultos. Isso mostra que parece improvável que a pedofilia se associe a algum distúrbio do neurodesenvolvimento, como é o caso do espectro autista e da esquizofrenia. No entanto, como poucos neurocientistas então envolvidos nessa causa, estudos futuros não deveriam ser descartados. Além disso, sabe-se que certos homens com pedofilia têm QI mais alto e mais escolaridade do que os homens da população geral e, em decorrência disso, costumam ser profissionalmente sucedidos e bem integrados em nossas sociedades, o que torna este enigma ainda mais desafiador (Joyal et al., 2019).

O abuso sexual infantil (CSA) também pode ocorrer nos casos em que há agressão sexual sem contato (como voyeurismo, exibicionismo, forçando a criança a escutar atos sexuais) a delitos de contato (como carícias genitais, estupro violento, criança toque em alguém de forma sexual). Estima-se que a prevalência ao longo da vida varie entre 16,7-20% em mulheres e 5,4-8% em homens. A terapia cognitivo-comportamental (TCC) é considerada o padrão de referência no tratamento de criminosos sexuais, no entanto há falta de pessoal capacitado para atender esse tipo de clientela (Wild et al., 2019).

Estudo com 86 psicoterapeutas alemães revelou que 87,2% não tratam os agressores sexuais por uma questão de princípio. E desses, metade justificou a recusa devido à inexperiência em tratar ofensores sexuais. Em virtude da escassez de profissionais, além das barreiras individuais em busca de tratamento, como medo de estigmatização e sentimentos de vergonha, o desenvolvimento de serviços de saúde mental, nesse setor, poderia fechar uma lacuna importante no setor de saúde, já que terapias realizadas através da internet têm-se mostrado uma alternativa custo-efetiva às terapias convencionais com eficácia clínica comparável (Wild et al., 2019).

Um tipo de parafilia frequente na população de modo geral é denominada sadismo, o qual se relaciona com a violência realizada a fim de se obter satisfação sexual com esse ato. O psicopata agressor sexual pensa e se excita antes de agir, sentindo-se incapaz de resistir a suas fantasias, pois vê no abuso sexual uma maneira de compensar as agressões sofridas na infância. Além disso, seu ritual é sempre premeditado, sua assinatura é sempre imutável e possui a necessidade de guardar objetos de suas vítimas para poder reviver na masturbação seus momentos de poder e controle. Até o momento em que, por meio de um ato compulsivo e cíclico, repita a agressão sexual, sempre aumentando o nível de violência contra suas vítimas (Muribeca, 2017).

Epilepsia

As drogas antiepilépticas (DAE) têm muitos benefícios, mas também muitos efeitos colaterais, incluindo agressão, agitação e irritabilidade, em alguns pacientes com epilepsia. Por esse motivo, tem havido preocupação especial recentemente quanto ao potencial de algumas dessas drogas causarem ou piorarem a hostilidade e a agressão, com possíveis consequências médico-legais (Brodie et al., 2016).

O envolvimento com familiares e parceiros é importante, uma vez que boa parte das pessoas não está ciente de que tem um temperamento curto ou que pode ser percebido como agressivo. Isso deve ser levado em consideração ao se fazer a escolha da terapia com DEA para pacientes com epilepsia crônica e recém-diagnosticada (Brodie et al., 2016).

Por isso, mesmo a relação da epilepsia e da violência ser histórica, a redução da responsabilidade só deve ser avaliada em razão de atos acometidos na vigência das crises, averiguando sempre a medicação e os antecedentes (Taborda, 2016).

Sonambulismo

Durante o sono, o sistema nervoso central passa por diversos processos fisiológicos, desligando algumas áreas e ligando outras, o que, dependendo da situação, do estado psicodinâmico e biológico do paciente, pode canalizar-se no sonambulismo.

Para contemplar o sonambulismo em seu aspecto forense, é necessário dividi-lo em dois tipos principais. O primeiro é o *psicogênico*, que pode ser interpretado como um estado histérico. Nesse tipo, o indivíduo executa atos de complexidade variada, desde uma conversa com um "amigo imaginário" que pode revelar desejos e medos do inconsciente, até remover objetos em um caminho de forma coordenada. Nesse estado, a consciência não está abolida e sim perturbada e, logo, não há verdadeira amnésia dos atos (Hercules, 2014).

Outro tipo é o sonambulismo *epiléptico*, em que há total amnésia e automatismo das ações, que são bem estereotipadas e repetitivas, além de ser quase impossível de ser despertado. Pode até ter uma forma grave chamada estado crepuscular, em que o portador tem uma espécie de psicose, com rebaixamento do nível de consciência, alucinações, ilusões associados à agitação psicomotora e agressividade que muitas vezes resultam em heteroagressão (Hercules, 2014).

CONDIÇÕES NÃO PATOLÓGICAS

Fator idade

A personalidade só pode ser reconhecida como totalmente formada a partir dos 18 anos, assim como o total discernimento das regras sociais e as obrigações e responsabilidades do seu papel no meio em que vive. Não restam teorias psicodinâmicas que reflitam a imaturidade e a inocência de um indivíduo em formação até completar a maioridade. Porém, como exceção ao modo biopsicossocial de avaliação adotado pelo Código Penal, a menoridade é um critério puramente biológico, definido nos artigos 27 e 228:

Art. 27. Os menores de 18 anos são penalmente inimputáveis, ficando sujeitos às normas estabelecidas na legislação especial.

Art. 228. São penalmente inimputáveis os menores de 18 anos, sujeitos às normas da legislação especial.

Logo, apesar do clamor da sociedade por uma reforma da maioridade penal como medida de redução da violência, o Código Penal mantém que: menores de 18 anos são inimputáveis e respondem por legislação especial (Hercules, 2014).

Populações silvícolas

O desenvolvimento cultural e o fato social estão diretamente relacionados com a civilização em que o indivíduo está e contribuem firmemente no seu caráter, na sua conduta, nas suas ideias e nos seus instintos. Entrementes, civilizações com regras sociais diferentes muito provavelmente convergem na ética e moral, mas dificilmente no entendimento das leis (Hercules, 2014).

Apesar de o Estatuto Penal não fazer menção expressamente aos índios, o Código Civil brasileiro estatui no artigo 4:

Parágrafo único. A capacidade dos indígenas será regulada por legislação especial.

Logo, o conceito biopsicossocial da imputabilidade leva a crer que exista uma moderação da imputabilidade, pois, mesmo adaptado à civilização, um Silvícola jamais deverá ser colocado em pé de igualdade com um indivíduo adaptado à civilização moderna, devido a sua falsa compreensão da ilicitude ou ao caráter criminoso de certas infrações (Hercules, 2014).

Portanto, a perícia deve esclarecer cuidadosamente cada caso em particular, sempre sendo aconselhável sua imputabilidade (Hercules, 2014).

Surdos

Surdos-mudos, quando educados e alfabetizados de modo satisfatório principalmente em estabelecimentos especiais, têm total discernimento dos costumes e regras da sociedade em que vivem (Hercules, 2014).

Porém, há casos em que sua deficiência e falta de assistência não os permite ter um desenvolvimento intelectual adequado. Logo, se comparam aos silvícolas no aspecto em que têm o *desenvolvimento mental incompleto*. Portanto, respondem criminalmente pelos seus atos compativelmente com seu nível de desenvolvimento e discernimento, podendo ser inimputáveis, semi-imputáveis ou capacidade plena de responder pelo crime (Hercules, 2014).

Condições de necessidade

Aspectos excludentes de antijuridicidade

Os aspectos excludentes de antijuricidade se referem ao fato de que não existe crime quando o réu pratica um ato considerado ilícito em condições de estado de necessidade, estrito cumprimento do dever legal ou exercício regular de um direito ou em casos de legítima defesa (Taborda). Esses critérios estão respaldados em lei perante o Código Penal, em seus artigos 24 e 25. Considera-se, portanto, por meio do artigo 24, que está em estado de necessidade quem prática o ato a fim de se salvar ou de salvar outrem de uma situação de perigo, a qual não podia evitar e que não foi provocada por ele mesmo (Código Penal Brasileiro).

A saber, configura-se como estado de necessidade o aborto que é realizado pelo médico em cumprimento de seu dever legal quando a gestante se apresenta sob risco iminente de morte. Além disso, exercem também seu dever legal o policial que cessa o direito de liberdade de um criminoso ou um profissional de saúde que viola o sigilo do paciente ao realizar notificações compulsórias ou o médico que comunica à assistência social a presença de sinais que corroboram abuso infantil. Com relação ao exercício regular de um direito, suas nuances estão previstas tanto no código penal quanto no código civil. Logo, estão respaldados de acordo com o código penal, por meio do inciso II do artigo 128, o aborto cometido por uma mulher que sofreu estupro e, por meio do § 3º do artigo 146, incisos I e II, respectivamente, a intervenção médica em casos de urgência e emergência do paciente ou a realização de uma ação que tenha o objetivo de impedir o suicídio de outrem. E no que concerne ao direito civil, pais podem cessar seus filhos do direito de livre arbítrio e liberdade por um tempo delimitado, a fim de educá-los, desde que isso não atinja os patamares de maus-tratos, pois, nesse caso, há abuso do pátrio poder. Por fim, a legítima defesa ocorre no momento em que uma agressão física reativa é realizada em prol da manutenção da vida ou da integridade corporal da pessoa que é vítima de agressão, ou seja, se dá quando um civil está exposto a um atentado sob a própria vida, no qual não possui suporte das autoridades estatais e precisa reagir visando a seu bem-estar físico. Excluindo-se desse critério aqueles que praticam o homicídio diante de, unicamente, uma ameaça verbalizada. Logo, configura-se como legítima defesa uma reação de agressividade perante um assalto (Hercules, 2014).

Efeito de multidões

Não faltam exemplos, desde linchamentos públicos impiedosos até saques a estabelecimentos comerciais em épocas de desemprego, em que pessoas sozinhas, pacatas e respeitosas são levadas a fazer o impensável (Hercules, 2014).

Como já dizia Magalhães Noronha: "A multidão possui uma alma que não é a soma das que a compõem, mas, na realidade, a adição das qualidades negativas, dos defeitos, dos sentimentos primitivos que residem em todo homem".

Logo, nosso Código Penal considera atenuante da criminalidade quando seu autor a tenha cometido "sob a influência de multidão" no artigo 65, que trata das atenuantes genéricas:

Art. 65. São circunstâncias que sempre atenuam a pena;
III – ter o agente:
e) cometido o crime sob a influência de multidão em tumulto, se não o provocou.

Logo, o indivíduo vai ser processado individualmente pelo ato que cometeu, mas a pena será reduzida.

Emoção

A emoção é uma perturbação passageira do equilíbrio psíquico, já a paixão é mais duradoura e se forma do acúmulo de emoções que vão se arrastando e somando. Ambos os estados, mesmo que de forma fugaz, levam o indivíduo a atos impensados e impulsivos. Muitos são os relatos de crimes de conjugues que foram feitos com a "emoção à flor da pele" como se o indivíduo perdesse sua identidade e volição, mas é resultado de uma cascata de sentimentos e emoções que vão se acumulando e que, antes de tal, se tinha o discernimento do certo (Hercules, 2014).

Por isso, no artigo 28 Capítulo III do Código Penal:

Artigo 28 – Não excluem a imputabilidade penal:

I – a emoção ou a paixão.

REFERÊNCIAS

American Psychiatric Association – APA. Manual diagnóstico e estatístico de transtornos mentais – DSM-5. 5ª ed. Porto Alegre: Artmed; 2014. p. 992.

Barros DM, Teixeira EH. Manual de perícias psiquiátricas. 1ª ed. São Paulo: Artmed; 2015. p. 185.

Brasil. Decreto-Lei nº 2848, de 7 de dezembro de 1940. Código Penal. Brasília, 1940. Disponível em http://www.planalto.gov.br/ccivil_03/decreto-lei/Del2848.htm. Acessado em 18 mar. 2019.

Brodie MJ, Besag F, Ettinger BA, Mula M, Gobbi G, Comai S, et al. Epilepsy, antiepileptic drugs, and aggression: an evidence-based review. Pharmacol Rev. 2106;68(3):563-602.

Filho EA, Chalub M, Telles LE. Psiquiatria forense de Taborda. 3ª ed. São Paulo: Artmed; 2016. p. 1078.

Filov I. Antisocial Personality Traits as a Risk Factor of Violence between Individuals with Mental Disorders. Open Access Maced J Med Sci [Internet]. 25 Feb. 2019 [citado 23 Mar.2019];7(4):657-62. Disponível em: https://www.id-press.eu/mjms/article/view/oamjms.2019.146

Fleischman A, Werbeloff N, Yoffe R, Davidson M, Waiser M. Violent crime in schizophrenia and bipolar disorder: a population study. Schizophr Bull. 2018;44(Suppl 1):S23.

França GV. Medicina legal. 10ª ed. Rio de Janeiro: Gen, Guanabara Koogan; 2015.

Hercules H. Medicina legal: texto e atlas. 2ª ed. São Paulo: Atheneu; 2014. p.776.

Joyal CC, Kärgel C, Kneer J, Amelung T, Mohnke S, Tenbergen, et al. The Neurobiological Origins of Pedophilia: Not That Simple. J Sex Med. 2019;16(1):153-4.

Kolla NJ, Houle S. Single-photon emission computed tomography and positron emission tomography studies of antisocial personality disorder and aggression: a targeted review. Curr Psychiatry Rep. 2019;21(4):24.

Krause-Utz A, Erol E, Brousianou AV, Cackowski S, Paret C, Ende G, et al. Self-reported impulsivity in women with borderline personality disorder: the role of childhood maltreatment severity and emotion regulation difficulties. Borderline Personal Disord Emot Dysregul. 2019;6:6.

Kverme B, Natvik E, Veseth M, Moltu C. Moving toward connectedness – A Qualitative Study of Recovery Processes for People With Borderline Personality Disorder. Front Psychol. 2019;10:430.

Muribeca Maria das Mercês Maia. Psicopatia, violência e crueldade: agressores sexuais sádicos e sistemáticos. Estud. psicanal., Belo Horizonte. 2017; n. 48, p. 157-65. Disponível em: <http://pepsic.bvsalud.org/scielo.php?script=sci_arttext&pid=S0100-34372017000200016&lng=pt&nrm=iso>. Acessado em 23 mar. 2019.

Verdolini N, Pacchiarotti I, Köhler CA, Reinares M, Samalin L, Colom F, et al. Violent criminal behavior in the context of bipolar disorder: systematic review and meta-analysis. J Affect Disord. 2018;239:161-70.

Wild TSN, Fromberger P, Jordan K, Müller I, Müller JL. Web-Based Health Services in Forensic Psychiatry: A Review of the Use of the Internet in the Treatment of Child Sexual Abusers and Child Sexual Exploitation Material Offenders. Front Psychiatry. 2019;9:763.

Yao X, Zhang F, Yang T, Lin T, Xiang L, Xu F, et al. Psychopathy and decision-making: antisocial factor associated with risky decision-making in offenders. Front Psychol. 2019;10:166.

capítulo 17

HISTÓRIA DA PERÍCIA ODONTOLÓGICA

Larissa Thayane Pereira Ferro
Ozarlan Michel Pereira de Oliveira

A perícia é uma prática antiga que vem se adaptando ao surgimento de novas técnicas e de profissionais especializados em diversas áreas. Nada mais é que uma averiguação de fatos por pessoas que tenham reconhecida habilidade para esclarecer ou evidenciar fatos, chamados de peritos. Em odontologia não é diferente, a perícia odontológica é uma ciência que contribui para essa prática e também vem passando por adaptações ao longo dos anos, adaptações estas que se mostram cada vez mais importantes no auxílio das investigações trabalhistas, administrativa, civil e criminal.

CONTEXTO HISTÓRICO

Muito antes de a odontologia legal existir, dados dentários já eram utilizados para identificação de corpos, como podemos observar na história de Agripina, mãe de Nero, imperador de Roma (45-70 d.C.), onde juntamente com Popea, com ciúmes da beleza de Lollia, decidiram a matar. A cabeça de Lollia, trazida pelos sicários, estava tão deformada que apenas pôde ser identificada quando seus lábios foram entreabertos e as características de seus dentes reconhecidas. Esta teria sido a primeira evidência relatada do uso de dados dentários com finalidade forense (Meléndez, 2003).

Na América, a primeira referência que se tem acerca da odontologia legal é dada por Paul Revere, em 1776, provavelmente o primeiro cirurgião-dentista a exercer a odontologia com finalidade forense, durante a identificação do cadáver do General Joseph Warren. Revere confeccionou uma prótese fixa para Warren, que foi morto na batalha de Bunker Hill e enterrado. Visto que seu corpo foi recuperado 9 meses depois, só foi possível a identificação por Revere por meio do reconhecimento da prótese fixa que havia construído (Meléndez, 2003).

Durante a Revolução Industrial (1789), era comum a exploração da mão de obra infantil. Leis de proteção ao menor foram surgindo e, no Brasil, anos depois, através do Decreto Federal nº 1.313, a jornada de trabalho foi limitada por idade. Porém, muitos sem certidão de nascimento não tinham como comprovar a idade que posteriormente passou a ser baseada pelos dentes, devido ao fato de esses proporcionarem resultados mais garantidos. Dessa forma, essa função deveria ser executada pelos cirurgiões-dentistas. Por muitos anos a avaliação legal dos dentes era executada por parte da medicina legal, mas, nesse período, casos como esse evidenciavam a necessidade do reconhecimento da odontologia legal como ciência (Rovida, 2013).

Como ciência, a odontologia legal surgiu como um ramo da medicina legal, sendo que o fato marcante para que ela passasse a ser estudada de forma autônoma foi a identificação de várias vítimas do incêndio ocorrido no Bazar da Caridade, em Paris (França), em 4 de maio de 1897, por meio do trabalho executado por cirurgiões-dentistas e coordenado por Oscar Amoedo, médico cubano (Radicchi, 2007).

Finalmente a odontologia legal foi reconhecida formal e cientificamente com a publicação do livro *L'Art Dentaire em Médicine Légale*, por Oscar Amoedo, em 1898, onde evidenciou na obra a importância desta especialidade. Este foi considerado o primeiro tratado de odontologia legal, e Amoedo, o fundador desta área na ciência forense, ficou conhecido como o pai da odontologia legal no mundo. Concomitantemente, no Brasil, em 1897, o Dr. Raimundo Nina Rodrigues, médico que hoje o Instituto Médico Legal da Bahia leva seu nome, lançou o livro *Lesões dos Dentes na Perícia*, uma das primeiras publicações da odontologia forense no Brasil (Meléndez, 2003).

Outro marco da trajetória na perícia odontológica foi o caso de um incêndio no consulado da legação alemã no Chile em 1909, onde o Dr. Germán Basterrica, cirurgião-dentista, foi chamado para analisar um corpo que supostamente era de Willy Guillermo Becker, secretário do consulado que estava desaparecido. Mas o cirurgião-dentista conseguiu provar que o corpo era do porteiro do local e posteriormente o secretário foi encontrado disfarçado de padre, tentando atravessar a fronteira do Chile com Argentina. Como recompensa da exatidão da sua perícia, Basterrica teve seu projeto de criação de uma Escola de Odontologia no Chile aprovado.

No Brasil, a odontologia legal também surgiu como técnica e ciência praticamente simultâneas a partir da publicação da obra de Henrique Tanner de Abreu, em 1922, intitulada *Medicina Legal Aplicada à Arte Dentária*, livro esse que abordava minimamente as áreas de competência do odontolegista (Silva et al., 2017). Seria essa a primeira obra voltada ao estudo da odontologia legal.

Ainda na década de 1920, pode-se ressaltar que foi por meio das perícias e dos estudos do Prof. Luiz Lustosa da Silva, especialmente pela publicação do seu livro intitulado *Odontologia Legal*, em 1924, que esta área começa a demonstrar que é autônoma se desmembrando da medicina legal, e passa por um período de consolidação crescente enquanto técnica e ciência. Segundo Lustosa, era necessário ter formação acadêmica em odontologia para que se pudessem realizar perícias odontológicas, visto que o conhecimento médico nessa área era limitado, especialmente naquela época, início do século XX. Este assunto foi bastante discutido em Havana, no Primeiro Congresso Panamericano de Medicina Legal, Odontologia Legal e Criminologia, em 1946. Assim, o cirurgião-dentista Luiz Lustosa foi considerado o "pai da odontologia legal" no Brasil (Silva et al., 2017).

A consolidação do serviço de Odontologia Legal se deu na década de 1930 através da aplicação técnica em casos do Serviço de Identificação da Polícia Civil de São Paulo, por meio do Decreto Estadual n° 7.013/1935. Esta foi a primeira instituição que consolidou um departamento de perícias odontológicas formalmente, em 1937. Fato importante, pois, a partir daí, todo o país passou a conhecer e utilizar as práticas odontológicas forenses (Silva et al. 2017).

O ensino oficial da Odontologia Legal foi instituído no Brasil em 1931 junto ao de Higiene, assim, recebeu o nome de Higiene e Odontologia Legal, por força dos artigos 218, 219 e 311 do Decreto Federal n° 19.852, de 11 de abril de 1931. Dessa forma, tornou-se disciplina obrigatória nos currículos das Faculdades de Odontologia do Brasil (Meléndez, 2003).

Em 1961, o curso de odontologia que era composto por dois ciclos, básico e profissional, recebeu do Conselho Federal de Educação (CFE) a permissão para que a odontologia legal fizesse parte do ciclo profissional de ensino, enriquecendo a formação odontológica, valorizando essa área e evidenciando sua importância.

Até que em 1966, através da Lei Federal n° 5.081 de 24 de agosto de 1966, que está em vigor até os dias atuais, regulamentou o exercício da

Odontologia em todo o território nacional em seu Art. 6º, Parágrafo IV, e por sua vez dá atribuições legais ao cirurgião-dentista de proceder à perícia odontolegal em foro civil, criminal, trabalhista e em sede administrativa, além de utilizar as vias de acesso de cabeça e pescoço em casos de necropsia.

Foi através da Lei nº 12.030/1968 que o cargo oficial de perito odontolegista foi legalmente reconhecido juntamente com médico-legistas e peritos criminais. Este importante marco na história da perícia consolidou a atuação da odontologia legal nos IML e proporcionou crescente busca por cirurgiões-dentistas de especializações na área e consequentemente o aumento no mercado de trabalho. Isso é notável principalmente a partir de 1988, quando a forma de ingresso para atuar de forma efetiva no cargo de odontolegista foi determinada que fosse por meio de concursos públicos.

REFERÊNCIAS

Arbenz GO. Introdução à odontologia legal. São Paulo: Edição do Autor; 1959. 294p.

Brasil. Lei Ordinária nº 5.081 de 24 de agosto de 1966. Regula o exercício da Odontologia. Diário Oficial da União (DOU). Disponível em http://cfo.org.br/website/. Acessado em abril 2019.

De la Cruz Meléndez, Belkys Valentina. O perfil do ensino da odontologia legal na América Latina. Belkys Valentina De la Cruz Meléndez. Piracicaba, SP; 2003.

Rovida TS, Kriger L, Moysés SJ, Moysés ST, Morita MC. Noções de odontologia legal e bioética. São Paulo. Vol. 1, Cap. 1, 2013.

Radicchi R. A odontologia legal e os Institutos Médico Legais; uma parceria histórica. Disponível em: http://www.abo-ce.org.br. Acessado em abril 2019.

Silva RF, Silva RHA, Franco A, Oliveira RN, Daruge Junior E. A história da Odontologia Legal no Brasil – Parte 1: origem enquanto técnica e ciência. Rev Bras Odontol Leg RBOL. 2017;4(2):87-103.

Silva RF, Miamoto P, Silva RHA. Luiz Lustosa da Silva e o surgimento da odontologia legal no Brasil – Revisão em acervo jornalístico e de literatura. Rev Bras Odontol Leg RBOL. 2017;4(1):78-106.

capítulo 18

PERÍCIA ODONTOLÓGICA

Ozarlan Michel Pereira de Oliveira
Ibirajara Barrel Neto
Rafael Vrijdags Calado

CONSIDERAÇÕES GERAIS

Em 1966, através da Lei Federal nº 5.081 foi regulamentado o exercício profissional dos cirurgiões-dentistas, essa lei assevera a área de atuação em perícia odontolegal no "Art. 6º: IV – Proceder à perícia odontolegal em foro cível, criminal, trabalhista e em sede administrativa. IX – Utilizar, no exercício da função de Perito Odontólogo, em casos de necropsia, as vias de acesso do pescoço e da cabeça".

Considera-se perito odontólogo segundo a resolução 20/2001 do Conselho Federal de Odontologia – CFO no "Art. 2º: o profissional que auxilia a decisão judicial e administrativa, fornecendo laudo técnico detalhado, realizado através de perícia, com a verificação de exames clínicos, radiográficos, modelos de arcos dentais, exames complementares entre outros".

Para boa elaboração de um laudo técnico durante perícia odontolegal é imprescindível a presença de documentação odontológica independente do foro que esteja necessitando, uma vez que esta é o conjunto de informações que registram através de dados escritos ou por imagem a saúde bucal e geral do paciente e todos os procedimentos odontológicos prestados. Quando bem detalhada e arquivada, torna-se fundamental no mundo jurídico, onde se faça necessário o uso de prontuários e/ou exames de imagens, em processos éticos, administrativos, cíveis e penais.

Assim, para a realização de uma boa perícia e elaboração de um laudo técnico mais completo, é necessário que, durante o atendimento com o cirurgião-dentista, ele preencha um prontuário odontológico no qual descreva não só a quantidade de dentes, mas também as cáries e restaurações em seus exatos locais, anormalidades, restos radiculares, radiografias ósseas e dentárias, uso de prótese ou de aparelho ortodôntico e as modificações dentárias para ajudar nas perícias, independente de esfera.

De acordo com o Código de Ética Odontológica revisado em 2012 "Cap. VII, artigo 17, o cirurgião-dentista tem a obrigação de elaborar e manter o prontuário de forma legível, atualizada e conservar, seja por meio físico, seja digital, em arquivo próprio". Isso, além de promover maior controle do tratamento do paciente por parte do profissional, em situações onde está impossibilitada a identificação humana, ele pode usá-lo para contribuir com a justiça através da perícia comparativa, pois reúne muitas informações que podem resultar no fechamento do caso de forma decisiva, visto que cada indivíduo possui características únicas (Silva, 2007). Além de contribuir diretamente com as perícias de foro cível, trabalhista e administrativa.

PERÍCIAS ODONTOLEGAIS

Segundo a Resolução 63/2005 do CFO no "Artigo 63º: a odontologia legal é a especialidade que tem como objetivo a pesquisa de fenômenos psíquicos, físicos, químicos e biológicos que podem atingir ou ter atingido o homem vivo, morto ou ossada, e mesmo em fragmentos ou vestígios, resultando de lesões parciais ou totais, reversíveis ou irreversíveis".

PERÍCIA CÍVEL

As perícias na área cível em odontologia ocorrem principalmente em:

Ressarcimentos de danos

Nos casos de responsabilidade profissional ou erro profissional odontológico, são as situações mais comuns de ação judicial, pois os pacientes sentem-se lesados, e nesses casos o dano acaba sendo causado por imprudência, negligência, imperícia ou erro. Além dos casos de acidentes como o de trabalho, de trânsito, em que a vítima necessita de trabalhos odontológicos em virtude de lesões que atingiram a face e em casos de agressão com comprometimento de órgãos dentários.

Arbitramento judicial de honorários profissionais

Cobrança judicial feita quando as partes não concordam quanto aos honorários.

Avaliação de equipamentos odontológicos

Quando o cirurgião-dentista adquire determinado equipamento cujo fabricante afirma determinadas vantagens que não existem e em situações de fins contratuais e avaliação de seguradoras.

Exclusão de paternidade

Ocorre durante a pesquisa de DNA ou na impossibilidade desta, pela perícia de características dos arcos dentários, pela existência de caracteres teratológicos ou doenças de transmissão genética dominante no campo bucodentário.

Estimativa de idade

Ocorre principalmente em casos de adoção de menores sem documentação. Essa estimativa se dá de diversas maneiras, pois, com razoável aproximação, é possível determinar a idade do indivíduo. A primeira dentição, também conhecida como dentição decídua ou dentição temporária, inclui 20 dentes, e a segunda dentição, ou dentição permanente, é composta por 32 dentes. Na dentição decídua, se dividirmos a boca em quatro quadrantes, dois maxilares superiores e dois mandibulares inferiores, separados pela linha mediana, teremos então 2 incisivos, 1 canino e 2 molares em cada quadrante, totalizando os 20 dentes. No caso da dentição permanente, os molares decíduos são substituídos pelos pré-molares, e há erupção de mais 3 molares em cada quadrante, totalizando 32 dentes. Dessa forma, é possível sugerir a idade de acordo com a cronologia da erupção dos dentes, que normalmente são:

Dentição decídua	Tempo
Incisivos centrais inferiores	6 a 8 meses
Incisivos centrais superiores	8 a 18 meses
Incisivos laterais superiores	10 a 12 meses

Incisivos laterais inferiores	12 a 14 meses
Primeiros molares superiores	14 a 18 meses
Primeiros molares inferiores	16 a 20 meses
Caninos	20 a 24 meses
Segundos molares	24 a 30 meses

Dentição permanente	**Tempo**
Primeiros molares	5 ou 6 anos
Incisivos centrais inferiores	6 a 8 anos
Incisivos centrais superiores	7 a 8 anos
Incisivos laterais	8 a 9 anos
Primeiros pré-molares	9 a 10 anos
Caninos	10 a 11 anos
Segundos pré-molares	12 a 13 anos
Segundos molares	13 a 14 anos
Terceiros molares, ou sisos	18 a 24 anos

Fonte: Croce D. Manual de medicina legal. 2012:2.

Então, conforme o entendimento do Professor Delton Croce, temos que um indivíduo com 12/12 dentes, onde o numerador representa o número de dentes erupcionados na maxila, e o denominador, o número de dentes na mandíbula, sugere idade menor que 14 anos; a de 14/14, idade maior que 14 anos e menor de 18 anos; e a de 16/16, idade superior a 18 anos. Além disso, vale salientar que a erupção dos dentes permanentes nos indivíduos do sexo feminino costuma ser mais precoce do que nos indivíduos do sexo masculino, em aproximadamente 4 meses.

PERÍCIA CRIMINAL

Existem inúmeros tipos de crimes e consequentemente várias punições quando pensamos na criminalística, em odontologia não se torna diferente, pois as perícias da área criminal podem ser realizadas em inúmeras esferas, entre elas na identificação do ser humano, seja ele vivo, seja um cadáver ou um esqueleto.

Identificação no vivo e perícia em traumatologia

– Lesões corporais com a presença de marcas de mordida na vítima ou no agressor, além de marcas de agressões na região da face e pescoço.
– Presença de marcas de mordida em alimentos e objetos.
– Estimativa de idade pelos dentes de indivíduos com idade não comprovada.
– Acidentes onde a face é atingida, com fraturas em maxila, mandíbula e dentes.
– Casos envolvendo responsabilidades do profissional.

Em alguns casos pertinentes a uma perícia odontolegal, na qual o indivíduo encontra-se vivo, os arcos dentários são elementos importantes na identificação das vítimas ou autores, pois encontramos um formato de elipse em V ou em U, principalmente em casos de lesões onde se apresentam mordidas. A impressão deixada pode ser direta, descrita, desenhada, fotografada e radiografada, sendo possível a comparação com moldagens prévias e depois vazadas em gesso, pois alterações como presença ou ausência de dentes, giroversões, fraturas, restaurações podem ser fatores determinantes para a solução de um caso.

As dimensões dos arcos podem variar de acordo com os fatores craniofaciais, maxilares, dentários e a forma da face, variando esse comprimento de acordo com o biótipo do indivíduo, sendo: longilíneos os indivíduos com arcos dentários estreitos, brevilíneos com os arcos dentários alargados e os normolíneos com os intermediários. Os leptoprosópios possuem face estreita e longa, apresentando arcos alongados e estreitos, enquanto os euriprosópios possuem face larga e baixa, apresentando arcos curtos e largos (Sales et al., 2006).

A oclusão se dá quando os dentes da maxila estão em contato com os dentes da mandíbula, fechando a boca. Essa ação é capaz de deixar registro das impressões dentárias, criadas pelo raio de curvatura do arco superior, que tende a ser maior, e do inferior, que tende a ser menor. A relação dos pontos de contato dos incisivos e a inclinação dos molares dá essa geometria do arco, que junto com o número, posição, forma, dimensão, presença, ausência ou disposição dos dentes auxiliam na identificação de vítimas ou autores em casos de mordidas.

Ainda encontramos outros exames que ajudam, durante uma perícia odontológica, na identificação do indivíduo, é o caso do exame das pregas palatinas transversas, encontradas na abóbada da boca, sendo um processo capaz de permitir a identificação humana, chamado de palatoscopia ou rugoscopia palatina (Braga, 2013). Na literatura científica, observa-se a existência de variados sistemas de classificação das rugas palatinas, como exemplo temos os desenvolvidos por Lopés de Léon, Da Silva, Trobo Hermosa, Carrea, Martins dos Santos, Basauri, Correa e Cormoy, as referências nessa análise rugoscópica. O exame é realizado por emio de uma ficha palatoscópica com um material plastiforme da impressão palatina, que se adere extensamente e emite vestígios, registrando-a. Essas pregas são rugosidades no palato, devido ao relevo da superfície óssea dos maxilares superiores. Na linha média temos a rafe palatina de um lado e de outro há uma série de cristas simples ou ramificadas, chamadas de dobras palatinas. Em 1937, Carrea propôs a existência de quatro tipos principais de rugas palatinas, como podemos observar na figura 18.1, que demonstra seus diferentes tipos de orientação.

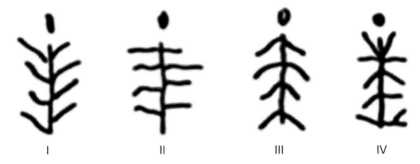

Figura 18.1 Representação dos quatro tipos de rugas palatinas, segundo a classificação de Carrea (Braga, 2013).

Tipo I – rugas direcionadas no sentido posteroanterior.
Tipo II – rugas direcionadas perpendicularmente à rafe palatina.
Tipo III – rugas direcionadas no sentido anteroposterior.
Tipo IV – rugas em várias direções.

Essa avaliação requer a divisão da ficha rugoscópica em duas secções, correspondendo cada parte às rugas encontradas no lado direito e às rugas presentes na parte esquerda.

A queiloscopia baseia-se na identificação humana utilizando os sulcos dos lábios, sendo por impressões visíveis, onde os lábios estão com pintura ou batom comum, ou impressões latentes, quando os lábios estão cobertos apenas por saliva. O método de impressões labiais idealizado por LeMoyne Snyder e aperfeiçoado pelo brasileiro Martin Santos classifica os sulcos em simples e compostos. Os sulcos simples possuem só um elemento em sua forma, ou seja, linhas labiais retas, curvas, angulares e sinuosas. Os sulcos compostos possuem duas ou mais formas distintas, ou seja, linhas bifurcadas, trifurcadas e anômalas. Outra classificação é a de Suzuki e Tsuchihashi, que dividem as impressões em Tipo I, I', II, III, IV e V, de acordo com a forma e o curso dos sulcos, como podemos ver na figura 18.2 (Croce, 2012).

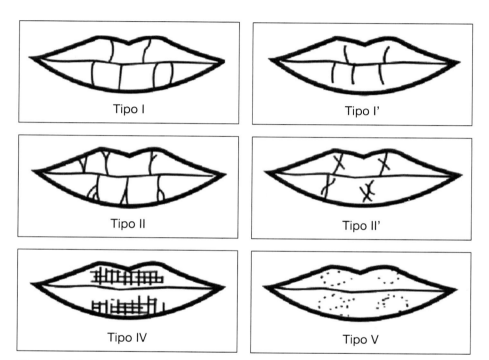

Figura 18.2 Representação da classificação de Suzuki e Tsuchihashi, que dividem as impressões de acordo com a forma e o curso dos sulcos labiais (Oliveira, 2012).

Tipo I   – linhas verticais completas.
Tipo I' – linhas verticais incompletas, retas e sem cobrir todo o lábio.
Tipo II – linhas ramificadas ou bifurcadas, com sulcos que se bifurcam em seu trajeto.
Tipo III – linhas entrecruzadas que se cortam em forma de X.
Tipo IV – linhas reticuladas que se entrecruzam de forma reticular.
Tipo V   – linhas em outras formas e que não se encontram nas disposições anteriores.

Identificação no cadáver

– Indivíduos em adiantado estado de putrefação, afogados ou carbonizados, nos quais a identificação dactiloscópica é impossível devido à degradação ou ausências das polpas digitais.
– Casos de acidentes em massa como catástrofes naturais, acidentes de aviso, entre outros, nos quais inúmeras pessoas perdem a vida ao mesmo tempo dificultando a identificação.
– Casos de cadáveres desconhecidos que dão entrada nos Institutos Médico-Legais.
– Casos de morte violenta e dilaceração de corpos.

Logo, a Odontologia Legal é uma especialidade que atua principalmente em institutos periciais, analisando rotineiramente a região de cabeça e pescoço, que objetiva estudar e analisar os indivíduos vivos e/ou mortos. É uma importante área de atuação que se baseia em dados comparativos, por meio de evidências *ante-mortem*, como os prontuários odontológicos, e *post-mortem*, como as radiografias, por exemplo. Assim, são utilizados diferentes meios para essa comprovação de informações pertinentes aos indivíduos, como as características dos dentes, observando alterações estruturais, de posição, bem como presença ou ausência de um ou mais dentes (Almeida, 2010).

Segundo Rothwell, a identificação odontolegal pode ser classificada como uma metodologia comparativa para a determinação da identidade de um indivíduo e, didaticamente, é dividida em três etapas: exame dos arcos dentários do cadáver, exame da documentação odontológica e confronto odontolegal. Dessa forma, inicialmente nos arcos dentários são observadas e anotadas as peculiaridades que podem ser encontradas, como tipos de restaurações, tratamentos desenvolvidos, anomalias, entre outras variações. Enquanto o desenvolvimento de todo o tratamento, compreendendo da anamnese até a finalização do que foi planejado, agregado a exames que complementam o tratamento (radiografias), é organizado e na sequência comparado a partir de um ponto em comum, e os detalhes encontrados serão avaliados em número e de forma qualitativa.

Identificação no esqueleto (crânio esqueletizado)

– Determinação da espécie (identificar se é ser humano).
– Estimativa de sexo.
– Estimativa de idade.
– Estimativa da altura.
– Estimativa do biótipo.

PERÍCIAS DE VESTÍGIOS BIOLÓGICOS E MANCHAS

- Diagnóstico diferencial entre manchas de saliva, mucosidade vaginal, esperma etc.
- Extração e análise do DNA de saliva no agressor encontradas no corpo da vítima, ou em objetos deixados na cena do crime.
- Extração e análise do DNA de dentes ou seus fragmentos encontrados na cena do crime.

Vale ressaltar que, durante a escolha do método de identificação humana, deve sempre prevalecer o bom senso investigativo, considerando a importância de se observar o estado do cadáver, o custo da investigação, a praticidade e a viabilidade do método proposto. Verifica-se que o exame de DNA, por exemplo, é bastante utilizado nos Institutos Médico-Legais (IML), pelo fato de conseguir bons resultados, independe do estado em que se encontre o cadáver, em face do conteúdo genético encontrado, especialmente em polpa dentária preservada em função da grande resistência do dente. A atuação da Odontologia Legal também pode ser utilizada seja qual for o estado do cadáver e, quando relacionada à técnica supracitada, é mais prática, rápida e barata, sendo necessário utilizar apenas uma amostra padrão, desde que em condição satisfatória de análise. Dessa forma, o resultado positivo dado pelos pontos coincidentes de confronto entre o indivíduo suspeito e o cadáver seria suficiente para a conclusão do caso, evitando a necessidade de realizar outros exames como o de DNA, mesmo sendo um exame moderno e de alta confiabilidade (Gaytmenn, 2003).

PERÍCIA TRABALHISTA

Está relacionada aos infortúnios da atividade laboral, ou seja, a função trabalhista do indivíduo, como acidentes que envolvam a região da face e da cavidade oral, que podem ser intoxicação, queimaduras, com manifestação bucodentofacial e as doenças profissionais que apresentem manifestações bucais.

PERÍCIA ADMINISTRATIVA

Em odontologia encontramos vários tipos de perícias administrativas, como, por exemplo:

- Perícia odontológica de um processo ético.
- Perícia odontológica de uma sindicância aberta por algum órgão público.
- Perícia de auditoria.

Neste capítulo iremos nos deter na auditoria, que objetiva a verificação da realização e da qualidade dos procedimentos realizados pelos cirurgiões-dentistas prestadores de serviços de algum plano odontológico. Todas e quaisquer perícias vinculadas à odontologia devem ser realizadas por um cirurgião-dentista, não sendo requisito fundamental que seja um especialista.

O auditor tem a responsabilidade de:

Pré-aprovação de procedimentos – verificar com exatidão se o plano de tratamento proposto está em conformidade com o exame inicial do paciente e com as normas do convênio.

Análise técnica-consolidação – verificar se no exame final o que estava descrito inicialmente no plano de tratamento foi cumprido.

Revisão de repasse – observar se houver divergências quanto à forma (o trabalho planejado não foi executado ou o foi fora dos padrões estabelecidos no convênio) ou quanto ao mérito (trabalhos executados fora dos padrões técnico-científicos recomendados.

Análise de fraude – analisar se as fichas encaminhadas pelos profissionais para suas devidas liberações condizem com a real necessidade do paciente.

Além de elaborar relatórios de descredenciamento, responde a demandas jurídicas quando necessário, demandas regulatórias, manter relacionamento com clientes internos (conveniados ao plano odontológico) e elaborar protocolos clínicos quando for preciso.

REFERÊNCIAS

Almeida CA, Silva RHA, Paranhos LR. A importância da odontologia na identificação postmortem. Odontologia e Sociedade. 2010;12(20):7-13.

Arbenz GO. Introdução à odontologia legal. São Paulo: Edição do autor; 1959. 294p.

Braga SPSPC. Estudo das alterações morfológicas do palato após tratamento ortodôntico fixo: qual a relevância para a identificação humana? 2013. Dissertação (Mestre em Medicina Legal) – Instituto de Ciências Biomédicas de Abel Salazar da Universidade do Porto.

Brasil. Conselho Federal de Odontologia. Resolução CFO-63/2005, atualizada em julho de 2012. Disponível em: http://cfo.org.br/website/. Acessado em fev. 2019.

Brasil. Conselho Federal de Odontologia. Resolução CFO-20/2001. Disponível em: http://cfo.org.br/website/. Acessado em fev. 2019.

Brasil. Lei Ordinária nº 5.081 de 24 de agosto de 1966. Regula o exercício da Odontologia. Diário Oficial da União (DOU). Disponível em: http://cfo.org.br/website/. Acessado em fev. 2019.

Calvielli ITP. Responsabilidade profissional do cirurgião. In: Silva M (org). Compêndio de odontologia legal. São Paulo. Medsi; cap 23. 1997.

Código de Ética Odontológica Resolução nº 118 de 11 maio de 2012, Rio de Janeiro, CFO, 2012. Disponível em: http://www.cropr.org.br/uploads/arquivo/6e78019d4c01c2576de61febb33ff295.pdf; Acessado em fev. 2019.

Croce D, Croce D Jr. Manual de medicina legal. 8ª ed. São Paulo: Saraiva; 2012. p. 117.

França GV. Medicina legal. 8ª ed. Rio de Janeiro: Guanabara Koogan AS; 2008.

Gaytmenn R, Sweet D. Quantification of forensic DNA from various regions of human teeth. J Forensic Sci. 2003;48(3):622-5.

Oliveira ARLM. Identificação Humana pelas Características Labiais. 2012. Dissertação (Mestre em Medicina Dentária). Faculdade de Ciências da Saúde, Universidade Fernando Pessoa, Porto.

Rothwell BR. Principles of dental identification. Dent Clin North Am. 2001;45(2):253-70.

Sales PA, Sales PSH, Castañeda EJC, Cardoso CL, Herrera F, Caetano I, et al. Identificação de cadáveres através da arcada dentária. Revista Odontológica de Araçatuba. 2006;27(1):25-7.

Schmidt CM. Estimativa da idade e sua importância forense. Dissertação (Mestrado) – Universidade Estadual de Campinas, Faculdade de Odontologia de Piracicaba, Piracicaba, SP; 2004. 112p.

Silva SCP. A contribuição da perícia odontológica na identificação de cadáveres [tese]. Porto (PT). Faculdade de Medicina da Faculdade do Porto; 2007.

capítulo 19

TRAUMATOLOGIA FORENSE

Marcos Roberto Campos Júnior
Marcos Falcão Farias Montes

Inicialmente, é necessário contextualizar que traumatologia forense é um dos principais ramos da medicina legal específica. Seu objeto de estudo são os traumas, que serão conceituados por ações produzidas no organismo por energia exógena. As lesões, por sua vez, são alterações anatômicas ou funcionais de um órgão. No âmbito da Medicina Legal, é qualquer modificação de normalidade de origem externa, capaz de provocar dano pessoal à integridade física e psíquica em decorrência de culpa, dolo ou acidente. Diferem das feridas, nas quais, classicamente, há solução de continuidade no tecido (Hernandez, 2013). Outrossim, uma lesão que para a medicina curativa é irrelevante (como escoriações) ganha importante papel na elucidação da cinética do trauma, sua natureza jurídica e diversos outros fatores e, muitas vezes, lesões orgânicas (como infarto, por exemplo) tornam-se de pouco valor à medicina legal.

As perícias que envolvem traumatologia correspondem a mais de 50% de todas as perícias realizadas (França, 2015) e ainda são fundamentais em diversas áreas periciais, como a tanatologia e o exame necroscópico e a sexologia.

Os agentes traumatizantes são classicamente vistos como de ordens física, mecânica, química, físico-química, biodinâmica, bioquímicas e mistas. Outros autores (Hernandez, 2013), contudo, preferem a divisão em energias de ordem física (sendo a mecânica ou cinética parte dessa), energias químicas e biológicas.

A divisão adotada neste livro baseia-se na utilizada por Genival Veloso de França (França, 2015). Assim, diferenciam a energia mecânica (ou cinética) das demais energias físicas: calor, eletricidade, pressão e radiação; vale ressaltar que não existe descrição de lesões causadas pela energia eletromagnética, portanto não são estudadas. Serão abordados o estudo das energias de ordem físico-químicas (asfixiologia) e as de ordem química (toxicologia).

As energias biodinâmicas (ação de microrganismos causando doenças) e bioquímicas (alterações da fisiologia, levando a uma doença inata) adotadas por Favéro não serão estudadas neste livro, devido a sua maior abrangência e distanciamento dos agentes "externos" que compõem o estudo usual da traumatologia e relevância jurídica.

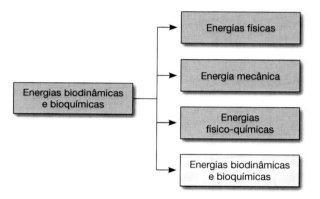

Se o trauma é provocado no contexto de roubo (art. 157 do Código Penal) ou estupro (art. 213 do Código Penal), torna-se um agravante para tais crimes. Se cometido de forma isolada pode ser considerado a penalidade sob o ponto de vista do art. 129 do Código Penal (ofensa à integridade física) ou pelo art. 121 do Código Penal (homicídio).

A forma de energia que causou o dano também será um marco importante, podendo ser considerado um agravante do crime, por diversos motivos, como exemplifica Bitencourd (2012):

> "*Meio insidioso* (veneno) é aquele capaz de iludir a atenção da vítima. *Meio cruel* (fogo, explosivo, tortura) é aquele que causa, desnecessariamente, maior sofrimento à vítima, 'ou revela uma brutalidade fora do comum ou em contraste com o mais elementar sentimento de piedade' (Exposição de Motivos do Código Penal de 1940, nº 38). *Meio de que pode resultar perigo comum* (fogo, explosivo) é o que pode atingir indeterminado número de pessoas ou coisas. Por razões óbvias, esta agravante não se aplica aos crimes de perigo comum, por integrá-los".

Sendo previsto como homicídio qualificado, pelo Código Penal, em seu artigo 121:

> § 2º Se o homicídio é cometido: III – com emprego de veneno, fogo, explosivo, asfixia, tortura ou outro meio insidioso ou cruel, ou de que possa resultar perigo comum.

INFLAMAÇÃO

Toda energia externa agindo sobre o organismo produzirá uma reação inflamatória inespecífica, comum a basicamente todas. Sua importância é muito grande, visto que é uma reação vital, ou seja, indica que ocorreu com o indivíduo ainda vivo ou, ao menos, momentos antes de possível morte. Essa pode ser descrita por uma sequência de fatos

O início ocorrerá pelo estímulo de macrófagos localizados no tecido, tanto pelo dano a ele, como pela sensibilização por substâncias liberadas de células lesadas (*damages associated molecular patterns* ou DAMPS). Isso promove liberação de diversas citocinas inflamatórias (interleucinas e fatores de necrose tumoral) que levam à vasodilatação, observada como um rubor e calor no local (pelo maior afluxo sanguíneo), recrutamento de células imunes (monócitos, neutrófilos) e maior tendência à coagulabilidade (Brøchner e Toft, 2009).

Em lesões graves, com consequente liberação excessiva desses mediadores inflamatórios, poderão ocorrer graves repercussões sistêmicas, conhecidas como síndrome da resposta inflamatória sistêmica (SIRS), marcada pelo aumento da frequência cardíaca, respiratória e da temperatura, além de vasodilatação global (que pode levar à consequente queda de pressão e ao temido choque) e recrutamento de células do sistema imune (leucocitose).

Haverá, também, estímulo das glândulas suprarrenais. Promovendo liberação de catecolaminas (estímulo de "luta ou fuga") e aumento do cortisol. O hormônio catabólico que leva ao aumento da glicemia, aminoácidos e lipídios circulantes, visando à recuperação ao dano sofrido, visando promover no organismo um estado de equilíbrio com relação ao trauma.

DANOS ESPECÍFICOS

Cada uma das mais diversas energias causará dano específico ao organismo e será estudada nos capítulos subsequentes.

REFERÊNCIAS

Bitencourt CR. Código penal comentado. 7ª ed. São Paulo: Saraiva; 2012. p. 276-7.

Brøchner AC, Toft P. Pathophysiology of the systemic inflammatory response after major accidental trauma. Scand J Trauma Resusc Emerg Med. 2009;17:43.

França GV. Medicina legal. 10ª ed. Rio de Janeiro: Gen; Guanabara Koogan; 2015.

Hercules H. Medicina legal: texto e atlas. 2ª ed. São Paulo: Atheneu; 2014. p. 776.

Hernandez M. Fundamentos de medicina legal. 1ª ed. New York: McGraw-Hill; 2013.

capítulo 20

AGENTES FÍSICOS

Adriana Chiarantano Lavorato
Beatriz Peixoto Barros Venancio
Marina Tenorio Figo

As energias de ordem física são aquelas cuja ação modifica o estado físico do organismo, de forma parcial ou total, resultando em danos à saúde, lesões corporais e morte. Como exemplos mais comuns desse tipo de agente lesivo, podemos citar a temperatura, a eletricidade, a pressão atmosférica, a radiatividade, assim como a luz e som.

A temperatura é um dos agentes lesivos físicos mais comuns e suas modalidades são o frio, o calor e as oscilações de temperatura. A ação dessa energia resulta em lesões corporais que podem ser classificadas em termonoses, queimaduras e geladuras, a depender do agente físico envolvido. O frio pode atuar de forma localizada ou generalizada, causando danos à saúde e até mesmo a morte da vítima. A exposição prolongada do corpo humano a temperaturas muito baixas tem como consequência lesões corporais por vasoconstrição acentuada, estase e coagulação sanguínea dos capilares, evoluindo, nos casos de maior gravidade, para distúrbios isquêmicos como necrose e gangrena de tecidos moles, como músculos, tendões, nervos, vasos sanguíneos e linfáticos, entre outros. As lesões sistêmicas provocadas pela ação do frio levam a vítima ao óbito por comprometimento do sistema nervoso e órgãos vitais como coração, pulmões, rins e fígado (Croce e Croce Jr, 2012; França, 2017).

A atuação do calor pode ocorrer de forma difusa, como no caso das termonoses, ou direta, como nas queimaduras. As termonoses decorrem do excesso de calor ambiental, natural ou artificial, em espaços abertos, confinados ou mal arejados, compreendendo a insolação e a intermação. O calor difuso pode causar danos orgânicos e a morte do indivíduo por desequilíbrio hidroeletrolítico resultante do bloqueio da sudorese, pela ação do calor sobre os centros termorreguladores localizados no encéfalo, sobre a miosina cardíaca e células sanguíneas. A ação do calor direto, por sua vez, resulta em lesões teciduais denominadas queimaduras, produzindo alterações locais e sistêmicas que podem levar ao óbito. Os principais agentes físicos de temperatura elevada envolvidos nesse tipo de lesão são os raios solares, o calor irradiante, os sólidos quentes, os líquidos escaldantes, os gases superaquecidos e as chamas (França, 2017).

Em medicina legal, a profundidade das lesões é o critério mais utilizado para classificar as queimaduras, abrangendo apenas quatro graus, conforme descrito por Hoffmann e Lussena. Nessa classificação, a carbonização é considerada o grau máximo das lesões por queimaduras, atingindo inclusive os tecidos ósseos e resultando na morte da vítima. Existem várias teorias acerca da morte por queimaduras, podendo ser citadas as teorias do choque nervoso, das intoxicações, das alterações do sangue e da toxemia infecciosa, sendo essa última responsável pelas mortes tardias resultantes de bacteriemia e sepse (Croce e Croce Jr, 2012). As lesões causadas pela ação das temperaturas oscilantes têm maior importância nos casos de doenças ocupacionais e de acidentes de trabalho, uma vez que a oscilação brusca da temperatura pode desencadear ou agravar alguns tipos de doenças, a depender de fatores predisponentes, da resistência individual e da aclimatação inadequada (Croce e Croce Jr, 2012; França, 2017).

Outra forma de energia física, cujas manifestações são conhecidas há muitos séculos, a Colorama Enciclopédia Universal Ilustrada a define como:

> Forma de energia cuja fonte reside nas cargas elétricas infra-atômicas, cujo desequilíbrio, causado por fatores naturais ou artificiais, produz acúmulo de carga de determinado sinal, estabilizada num ponto (e. estática), correntes unidirecionais de elétrons livres (corrente contínua) ou série de rapidíssimos impulsos em direções alternadamente opostas (corrente alternada) (Colorama, 1973).

Ao incidir no corpo de um ser vivo pode levá-lo a óbito, seus efeitos dependem da intensidade da corrente. Croce e Croce Jr (2012) lembram que a literatura divide as formas de eletricidade de acordo com suas fontes, assim temos a eletricidade atmosférica, cuja fonte é a própria natureza, representada pelos raios e pela energia cósmica. Subdivide-se em fulminação, quando sua ação é letal, e fulguração, quando produz danos corporais, sem, no entanto, levar ao evento morte. A forma artificial, chamada de industrial, é dinâmica, apresenta-se sob forma de correntes contínuas, ou galvânicas; e na forma alternada, ou farádicas. Sua ação também é capaz de produzir lesões de ordem corporal ou levar o indivíduo a óbito (Croce e Croce Jr, 2012).

A eletricidade atmosférica é propagada por meio de descargas cósmicas ou de raios, os raios são uma das formas mais violentas manifestações da natureza. Para sua ocorrência é necessário que haja cargas elétricas opostas entre os pontos de formação do raio, dessa forma a atração entre as cargas provoca uma descarga elétrica. Trata-se de rápida sucessão de descargas, podendo ter origem na nuvem, direcionando-se para o solo, do solo em direção à nuvem, ou ocorrer entre nuvens. A ocorrência internuvens é quatro vezes superior do que a entre solo e nuvens. Os metais, como arames de cercas, por serem condutores elétricos, podem propagar os raios por quilômetros (Croce e Croce Jr, 2012).

A lesão causada pela eletricidade industrial é denominada de *eletroplessão,* sua ação pode ou não ser letal, varia de acordo com a amperagem, a voltagem e a fonte da energia. As correntes elétricas são divididas em baixa tensão com até 250 voltes e as de alta tensão com voltagem superior. Conforme salientam Croce e Croce Jr (2012), a extensão do dano provocado pela corrente elétrica está mais associada à amperagem do que à voltagem, assim uma pessoa poderá vir a óbito após receber uma descarga de 12 volts (Croce e Croce Jr, 2012).

Pode ser definida como a pressão exercida pelo ar, ou seja, trata-se do peso do ar (Croce e Croce Jr, 2012). A unidade definida como pressão corresponde a 76cm de coluna de mercúrio, medido à temperatura de 0°C, ao nível do mar em latitude de 45°, e é denominada atmosfera (França, 2017, p. 337).

O organismo humano, em geral, suporta uma atmosfera e, ao ser submetido a variações de pressão, poderá vir a sofrer danos, capazes de comprometer a saúde e a vida humana. Em altitudes mais elevadas isso ocorre, pois há alteração no nível de oxigênio e gás carbônico do ar, capaz de alterar a hematose, levando à variação da concentração de gases no organismo, provocando a anoxia (França, 2017).

Por outro lado, ao ser submetido ao aumento de pressão atmosférica, em mergulhos ou em cavernas profundas, há incidência, ao mesmo tempo, das patologias *da compressão*, e da *descompressão,* a última caracterizada pela intoxicação de gases na corrente sanguínea (França, 2017).

Outro agente físico capaz de provocar danos é a radiatividade. Os danos por ela causados são, normalmente, associados aos raios X, ao rádio e à energia atômica. No que se refere aos raios X, é possível afirmar que a eles é atribuída a maioria das lesões decorrentes da radiatividade. Essas lesões podem ser locais – denominadas radiodermites – ou gerais – incidindo sobre órgãos mais profundos, principalmente as gônadas. Os estudos sobre essa modalidade de dano incluem a responsabilidade médica relacionada a negligência, imprudência e imperícia (França, 2017).

Já o rádio, quando usado de maneira indiscriminada, pode ocasionar sérios danos aos pacientes, sejam eles causados pela ação interna ou externa. Sob a forma de arma nuclear, em geral não há intervenção médico-legal, tendo em vista que a responsabilização pelos danos causados independe de ação pericial. Alguns de seus efeitos assemelham-se aos decorrentes dos raios X e da radiação; outros ocorrem devido a onda explosiva, queimaduras e sequelas tardias ocasionadas pela exposição aos raios alfa, beta e gama. Dessa forma, os efeitos desse tipo de energia são de ordem térmica, traumática e radiativa (França, 2017).

A luz e o som, enquanto energias de ordem física, merecem a atenção da medicina legal diante da possibilidade de ocasionar perturbações neurossensoriais ópticas ou auditivas, vagossimpáticas, neuroses; isso seja naqueles casos nos quais se tem aplicado sobre os olhos facho de luz intensa ou quando trabalhadores permanecem, durante períodos prolongados, em ambientes com grande poluição sonora (Croce e Croce Jr, 2012).

No que se refere à luz, merece atenção o método denominado *terceiro grau*, enquanto recurso bárbaro utilizado na investigação policial como meio para obter confissões; tal método caracteriza-se pela incidência de feixes luminosos de alta intensidade sobre os olhos, de modo a causar perturbações neurossensoriais nos globos oculares (Croce e Croce Jr, 2012).

Já o som tem seus efeitos mais comuns relacionados aos acidentes de trabalho. Essa situação vem a ocorrer quando os obreiros permanecem, sem a devida proteção, em ambientes com grande poluição sonora. Tal conjuntura acaba por ocasionar lesões como a epilepsia acustogênica (França, 2017).

Tais modalidades de energia de ordem física, bem como as lesões por elas ocasionadas, serão pormenorizadas nos capítulos seguintes.

REFERÊNCIAS

Colorama. Enciclopédia Universal Ilustrada. Vol. 5 São Paulo: Melhoramentos; 1973.

Croce D, Croce D Jr. Manual de medicina legal. 8ª ed. São Paulo: Saraiva; 2012.

França GV. Medicina legal. Rio de Janeiro: Gen, Guanabara Kogan; 2015.

capítulo 21

TEMPERATURA

Bianka Faria Lima
Paula Galvão Duarte
Sarah de Pádua Calisto

INTRODUÇÃO

As queimaduras são a segunda maior causa de mortes na infância no Brasil, estima-se que atinjam, anualmente, 1 milhão de pessoas no País, levando ao óbito 2.500 pessoas desse grupo (Cruz, 2012). Dentro da categoria das mortalidades provenientes de queimaduras, os agentes térmicos são os mais notificados, seguidos dos químicos e elétricos (Cruz, 2012). Dessa forma, são importantes, em medicina legal, a identificação e a compreensão das características da mortalidade provocada pela temperatura, bem como seus agentes causais.

A energia térmica é definida pela energia cinética de uma matéria associada ao movimento de suas moléculas, na qual a temperatura condiz com a aferição do grau de agitação das referidas moléculas (Ramalho, 2007). Tomando como base este conceito, em medicina legal, a temperatura encontra-se na classe das energias de ordem física da qual é capaz de alterar o estado e as características físicas dos corpos, podendo levar a lesão, incapacitação e morte (Croce, 2012). Especificamente no ambiente médico-jurídico, a temperatura faz-se um instrumento de análise de corpos finados atingidos por ela a partir de três olhares: o frio, no qual há perda de energia e a intensidade de agitação das moléculas é menor; o calor, em que há intensa agitação das moléculas; e a oscilação de temperatura (França, 2017).

FRIO

Em 1882, o exército francês, sob o comando de Napoleão Bonaparte, chegou a Moscou e viu uma cidade fantasmagórica, que logo após ardeu em chamas. Mesmo assim, Napoleão permaneceu na cidade. Todavia, um mês depois da chegada da tropa francesa, o inverno russo se intensificou, com a temperatura oscilando entre 30 e 40°C negativos. De 280 mil homens, apenas 30 a 40 mil conseguiram chegar a uma cidade da atual Lituânia, deixando cerca de 245 mil homens mortos em decorrência do frio russo (Shilling, 2013). Em medicina legal, mortes derivadas do frio podem ocorrer de maneira acidental ou de forma dolosa, esta última presente comumente no abandono de recém-nascidos (França, 2017). Na necropsia, a conclusão de morte derivada da exposição ao frio é difícil, principalmente devido à raridade de mortes decorrentes da baixa temperatura no Brasil, somada à imperícia derivada da falta de prática dos profissionais habilitados ao feito. Todavia, macroscopicamente, vê-se rigidez muscular intensa na manutenção da postura do cadáver, o qual apresenta pele anserina, acrocianose, flictenas, hipertrofia coronária e pulmonar, além de gangrenas e fraturas ósseas em membros e, às vezes, desunião das sinostoses da calvária. Microscopicamente, têm-se achados de endovasculite da *vasa vasorum* e perda do endotélio dos vasos por necrose (Croce, 2012).

No que diz respeito à perícia das lesões provocadas por baixa temperatura, elas podem ser referidas de acordo com a classificação de Calissen, que categorizou os danos em três graus:

- Primeiro grau – há presença de eritema causado pela retenção sanguínea deficiente de oxigênio em vasos dilatados de pequeno calibre.
- Segundo grau – há existência de flictenas com exsudato de cor escura em seu núcleo, gerado pela estase capilar que ergue a epiderme de modo a formar pápulas abauladas.
- Terceiro grau – ocorrem necroses ou gangrenas, que são indícios da morte tecidual, no tronco e/ou em parte ou na totalidade dos membros (Croce, 2012).

CALOR

O calor, como já referido, é uma das modalidades da temperatura e uma forma de energia, conhecida como energia térmica. Essa forma de energia pode atuar de forma difusa ou direta. A forma de calor difusa consiste no aquecimento da temperatura ambiental de modo a produzir no organismo dois tipos de efeitos: insolação e intermação (Woelfert, 2003).

A insolação ocorre em consequência do calor ambiental em locais abertos ou fechados, sendo que nesses é de rara ocorrência. É importante destacar que esse tipo de efeito não necessariamente tem como fator desencadeante a ação direta do sol, pois pode ocorrer em indivíduos protegidos de tal ação. Além da temperatura, podem influenciar também a ausência da renovação do ar, os raios solares, a fadiga e o excesso de vapor de água. Fatores intrínsecos também podem intervir, como antecedentes patológicos, estado de repouso ou de atividade, metabolismo basal e hipofunção paratireoidiana e suprarrenal do indivíduo (França, 2017). Nesse tipo de quadro clínico, o indivíduo apresenta palidez, angústia precordial, cefaleia, vertigens, câimbras, transpiração, placiúria, taquisfigmia, taquipneia superficial, perda da consciência e coma (Croce, 2012). A insolação possui pouca importância dentro da medicina legal por ocorrer, geralmente, em caso de acidente de trabalho ou esporte praticado incorretamente (Woelfert, 2003).

A intermação é resultante do excesso de calor em ambiente fechado ou pouco aberto e sem ventilação adequada, comumente ocorrendo de modo acidental (França, 2017). O quadro clínico é emergencial e surge devido a uma parada do centro termorregulador concomitante a uma parada da sudorese, resultando na elevação rápida da temperatura corporal (Woelfert, 2003). Assim, tal quadro pode apresentar, progressivamente, mal-estar, cefaleia, angústia e midríase, podendo evoluir para asfixia juntamente com convulsões, coma e morte (Croce, 2012). Esse tipo de caso pode ser acidental ou criminoso e, por isso, gera interesse médico-legal. A etiopatogenia dessa termonose é discutida entre autores. Pode ser por desequilíbrio hidroeletrolítico – decorrente da supressão da sudorese e perspiração cutaneopulmonar – e falha dos centros termorreguladores bulbares pela exposição prolongada ao calor, de modo a promover elevação constante da temperatura, causando coagulação da miosina cardíaca (Croce, 2012). França (2017), por sua vez, relata a destruição dos elementos figurados do sangue e, consequentemente, trombose, a circulação de elementos estranhos na corrente sanguínea, causando choque anafilático e toxicidade dos centros nervosos por destruição das proteínas hemáticas. Há, ainda, desidratação com perda de sais minerais e desequilíbrio proteico, podendo causar desfalecimento dos centros termorreguladores e proteicos.

A forma de calor direto, com alto grau de temperatura atuando sobre o corpo, tem como consequência as queimaduras, que podem ser de maior ou menor extensão, mais ou menos profundas, infectadas ou não infectadas e procedentes das ações da chama, do calor irradiante, dos gases superaquecidos, dos líquidos escaldantes, dos sólidos quentes ou dos raios solares. As lesões produzidas são decorrentes, portanto, da ação de agentes físicos de temperatura elevada que, ao agirem sobre os tecidos, produzem alterações locais e gerais, de modo que a gravidade varia conforme a extensão e a profundidade, os quais são fatores dependentes do nível térmico. Frequentemente, a origem é acidental, mas há certa incidência de suicídios provocados por queimaduras como consequência da exposição às chamas. A ação criminosa também pode ser a causa, porém é rara.

Dentro da medicina legal, as queimaduras são classificadas usando, como parâmetro, a profundidade da lesão. O critério com base na área corporal atingida é utilizado em algumas circunstâncias, como quando se busca caracterizar o perigo de morte para a classificação da lesão corporal, de acordo com o ponto de vista jurídico (utiliza-se a Regra dos Noves de Pulaski e Tennisson) (França, 2017).

Uma queimadura pode ser considerada simples ou complexa. No primeiro caso, as lesões são provocadas apenas pelo agente calor, como líquidos e vapores em alta temperatura, sólidos superaquecidos ou ao rubro, substâncias inflamáveis em combustão (éter, gasolina, querosene, benzina), contato direto com calor radiante, radiações não ionizantes (sol, ultravioleta e infravermelho) e raios laser. Quando as lesões derivam da ação do atrito em relação ao calor e de outros agentes próprios do agente agressivo, como queimaduras produzidas por eletricidade, fricção, raios X, raios gama nêutrons, líquidos plásticos, graxas sob pressão ou compostos fluorídricos, tem-se um caso de queimadura complexa (Croce, 2012).

França (2017) apresenta, ainda, a classificação de Hoffmann, segundo a qual as queimaduras dividem-se em quatro graus:

- Primeiro grau – caracterizada por eritema simples da pele e sem cicatriz. Como o eritema é uma reação vital, os cadáveres não apresentam queimaduras de primeiro grau.
- Segundo grau – caracterizada por eritema e lesões vesiculares que possuem líquido amarelo-claro e seroso.
- Terceiro grau – caracterizada pela destruição da pele (epiderme e derme), ocorrendo a formação de escara em ferida aberta. Esse tipo de lesão é produzido, geralmente, por chamas ou sólidos superaquecidos, onde é facilmente infectado e menos doloroso devido à destruição dos corpúsculos sensíveis da epiderme.
- Quarto grau – caracterizada pela carbonização, podendo ser local ou generalizada, atingindo partes profundas de vários segmentos do corpo, como o plano ósseo. Em caso de carbonização generalizada, tem-

-se como acontecimento a redução do volume do corpo como consequência da condensação dos tecidos, de modo que o cadáver fica na posição de "lutador de boxe": semiflexão dos membros superiores, dedos em garras, hiperextensão da cabeça sobre o pescoço e do tronco em forma de arco de concavidade posterior.

Para se realizar a perícia, em caso de carbonização total, o primeiro passo é identificar o cadáver. Se a morte for por fogo, deve ser esclarecido se o indivíduo morreu durante o incêndio ou se já estava morto antes de ser exposto às chamas. Além disso, deve-se averiguar se há outras lesões, avaliar se o indivíduo respirou durante o incêndio, verificar se as lesões foram provocadas no sujeito vivo ou morto, observar a origem e o modo de distribuição das queimaduras e investigar se as queimaduras foram provocadas por calor irradiante, líquidos, gases ou por corpos sólidos, mediante análise das características do corpo.

OSCILAÇÕES DE TEMPERATURA

As oscilações de temperatura são um importante aspecto de estudo, principalmente em casos de acidentes de trabalho e de doenças profissionais. Isso se deve ao fato de que elevações ou diminuições bruscas da temperatura podem contribuir para que o organismo seja exposto a estados infecciosos, tanto por aumento da virulência dos germes quanto por diminuição da resistência individual, relacionados em especial ao aparelho respiratório, tais como afecções como pneumonia, broncopenia e tuberculose (França, 2017).

REFERÊNCIAS

Croce D, Croce D Jr. Manual de medicina legal. 8ª ed. São Paulo: Saraiva; 2012.

Cruz BDF, Cordovil PB, Batista KDN. Perfil epidemiológico de pacientes que sofreram queimaduras no Brasil: revisão de literatura. Revista Brasileira de Queimaduras. 2012;11(4):246-50.

França GV. Medicina legal. 11ª ed. Rio de Janeiro: Guanabara Koogan; 2017.

Ramalho F, Nicolau GF, Toledo PA. Os fundamentos da física. Vol. 2. 9ª ed. São Paulo: Editora Moderna; 2007.

Schilling V. Napoleão e a retirada da Rússia em 1812. Terra, 19 de Abril de 2013. Disponível em: https://www.terra.com.br/noticias/educacao/historia/napoleao-e-a-retirada-da-russia-em-1812,7c7053799c3fc310VgnVCM20000099cceb0aRCRD.html. Acessado em 20 de mar. 2019.

Woelfert AJT. Introdução à medicina legal. Canoas: Ulbra; 2003.

capítulo 22

ELETRICIDADE

Natália de Oliveira Lima
Nícolas Honorato dos Santos Almeida
Romel Jefferson Hilgemberg Junior

A eletricidade é uma energia de ordem física classificada em eletricidade natural ou cósmica e em eletricidade artificial ou industrial, ambas com potencial para provocar desde lesões com repercussões apenas estéticas até a ocorrência de óbito. Entre 60 e 70% dos choques elétricos são causados por fontes de descarga de baixa voltagem (menores que 1.000V) e devem ser compreendidos como fontes de injúria multissistêmica, uma vez que nenhum órgão está protegido contra lesões de etiologia elétrica (Becker, 2019).

Entre os fenômenos provocados pela eletricidade natural – representada pelos raios – destacam-se a fulminação e a fulguração. Na primeira, a descarga elétrica ocasiona a morte (Lipka et al., 2017). Nesse caso, ao executar a necropsia, o perito verificará traumatismos extensos, caracterizados por amputações de membros, fraturas, danos em órgãos genitais, ruptura de vasos calibrosos e de órgãos. Além disso, são encontradas contusões encefálicas, sinais de asfixia, congestão visceral, secreção traqueobrônquica na boca e nas narinas e queimaduras que podem chegar a diferentes graus de carbonização da vítima, visto que a descarga elétrica possui intensa ação térmica, podendo atingir 95°C no ponto de contato com o condutor. Outros achados são as manchas metálicas, as quais consistem em marcas cutâneas ocasionadas por objetos metálicos, reproduzindo seus formatos (Croce e Croce Jr, 2012).

Na fulguração, ocorrem somente danos corporais, determinando, por vezes, a presença de uma marca característica de aspecto arboriforme denominada sinal de Lichtemberg, que desaparece, geralmente, 24 horas após a descarga elétrica (França, 2017).

Em geral, os pacientes atingidos por choques elétricos necessitam de cuidados intensivos e o prognóstico deles é difícil de ser estimado, pois o grau completo da lesão não é aparente (Spies e Trohman, 2006).

Na eletricidade atmosférica, ainda, influenciam em sua natureza e na gravidade dos danos os seguintes fatores: corrente contínua da eletricidade atmosférica, resistência do corpo, voltagem, intensidade da corrente, duração do contato e trajeto da corrente através do corpo da vítima (Saukko e Knight, 2016).

A eletricidade artificial tem seu dano explicado pela eletroplessão, a qual implica lesão corporal que possa provocar óbito ou não. Além disso, a eletrocussão – definida pela aplicação de pena de morte por meio de choque em cadeira elétrica – também é uma forma de eletricidade artificial, que foi muito utilizada nos Estados Unidos, porém abolida após diversos casos em que se mostrou um método cruel (Zolo, 2008).

Os danos ocasionados pela eletricidade artificial variam com a voltagem, a amperagem, a natureza da corrente, o tempo de contato e com condições inerentes ao próprio indivíduo a ela submetido, como, por exemplo, pele espessa e seca ou pele úmida e fina, as quais oferecem, respectivamente, maior ou menor resistência ao fluxo elétrico. Maior resistência tem correlação direta com maior gravidade das lesões (Waldmann, 2017).

Nesse sentido, entre os ferimentos superficiais há as metalizações elétricas, caracterizadas por lesões semelhantes a tatuagens metálicas, formadas pela impregnação da pele por partículas originadas da fusão e vaporização dos condutores (Croce e Croce Jr, 2012). Também podem aparecer os salpicos metálicos, resultantes das pequenas partículas de metal que ficam incrustadas na pele de maneira dispersa (França, 2017).

A marca elétrica de Jellinek, por vezes ausente, é a lesão mais típica dessa forma de eletricidade, podendo informar a porta de entrada e a forma do condutor. Apresenta forma circular, elíptica, fixa, indolor, com bordas altas, consistência endurecida, coloração branco-amarelada e asséptica. Aparece de forma rápida, tende à fácil cicatrização e à cura (França, 2017).

Já quando se trata de eletricidade de alta tensão, destacam-se dois tipos de lesão mista. As queimaduras elétricas são lesões causadas por essa ação térmica e podem atingir a pele, os músculos, os ossos, as vísceras e até provocar a carbonização, de acordo com o grau de penetração do agente térmico, que depende, proporcionalmente, da intensidade e da resistência do condutor, além do tempo durante o qual ocorre o contato (França, 2017). No caso de menor resistência, a queimadura desenvolve-se lentamente e assume a forma do condutor, acompanhada de sinais inflamatórios. Por outro lado, em lesões de alta tensão com grande resistência, as queimaduras são deformantes, duras, apergaminhadas, escuras ou pardacentas, bordas nítidas, escaróticas e carbonizadas (Croce e Croce Jr, 2012). Além disso, segundo a classificação das queimaduras elétricas cutâneas por Piga, elas podem assumir três formas: tipo poroso (com as·características histológicas semelhantes à do pulmão), tipo anfratuoso (aspecto esponjoso) e tipo cavitário (com formação de crateras ao redor de zonas carbonizadas) (França, 2017).

O outro tipo de lesão mista provocada pela ação térmica das correntes de alta tensão é a marca elétrica. Essa constitui exclusivamente a porta de entrada da corrente elétrica no corpo humano, o que não significa que sua ausência exclua a possibilidade de que tenha havido a passagem de corrente (França, 2017).

Além disso, à necrópsia, também devem-se valorizar as lesões de saída, que na maioria das vezes se encontram nos membros inferiores e geralmente são menores que as de entrada, apresentando pele evertida com bordas secas e deprimidas. O médico legista deve estar atento à ação térmica sobre os músculos e tendões que, quando submetidos à corrente de alta tensão, provoca intensa destruição dos tecidos, assim como os ossos, os quais são destruídos pela ação das pérolas ósseas – esferas de fosfato de cálcio formadas pela faísca elétrica. O efeito no sangue – bom condutor de eletricidade – justifica a destruição dos vasos sanguíneos, ocasionando tromboses e necroses ao longo da vasculatura. Ademais, podem ocorrer danos nervosos, como atrofia muscular, neurites, parestesias e paralisias, e danos oftálmicos caracterizados pela redução ou perda da acuidade visual (Croce e Croce Jr, 2012).

A eletrocussão, como citado anteriormente, provoca morte através da intensa corrente de eletricidade que lesiona, principalmente o coração e o cérebro, este último de forma mais intensa, causando profundas fissuras e lacerações, ampliado, ainda, pela utilização de capacetes metálicos na cabeça do supliciado (França, 2017).

Já as lesões produzidas por raios podem ocorrer com ausência de sinais característicos, pois a vítima pode apresentar apenas lacerações em suas vestes. Quando existem danos, notam-se desde figuras arborescentes até ferimentos semelhantes aos produzidos por eletricidade artificial, representados por queimaduras profundas. Ressalta-se, ainda, que a necrópsia sempre revela vestígios de asfixia, exceto quando a vítima é arremessada e venha a óbito por traumatismo. Outras lesões típicas são as queimaduras em regiões de objetos metálicos, a exemplo de fivelas. Por fim, o rompimento da membrana timpânica é comum em sobreviventes dessa forma de eletricidade devido ao deslocamento do ar produzido pelo raio, o que provoca surdez unilateral (França, 2017).

A etiologia da morte por descarga elétrica está relacionada a três justificativas. Primeiramente, a morte pulmonar está ligada aos achados compatíveis com a asfixia, como o edema pulmonar, enfisema subpleural, congestão polivisceral, coração mole com sangue escurecido e líquido, hemorragias puntiformes subpericárdicas e subpleurais, congestão da traqueia e dos brônquios e secreção espumosa sanguinolenta. Tais resultados ocorrem devido à tetanização dos músculos respiratórios e aos processos vasomotores. A observação desses processos infere que a parada respiratória antecede a cardíaca (França, 2017).

Ademais, a segunda justificativa – morte cardíaca – é explicada pela passagem da corrente sobre o coração, assim, essa passagem provoca contração fibrilar do ventrículo, alterando a condução elétrica normal do coração (Croce e Croce Jr, 2012).

Por fim, há a morte cerebral, que é ocasionada pela hemorragia de meninges, hiperemia dos centros nervosos, hemorragia do bulbo, das paredes ventriculares do cérebro, dos cornos anteriores da medula espinhal e edema das substâncias branca e cinzenta do encéfalo (Croce e Croce Jr, 2012).

As causas de morte variam de acordo com a intensidade da corrente elétrica. Assim, tensões acima de 1.200V, correntes de alta tensão, provocam morte cerebral, bulbar e cardiorrespiratória. Nas tensões entre 1200 e 120V, a morte é causada pela tetanização respiratória e asfixia. Por fim, valores inferiores a 120V ocasionam fibrilação ventricular e parada cardíaca (França, 2017).

A perícia médico-legal nesses casos deve guiar-se pela existência das marcas elétricas, de alterações respiratórias, cardíacas e cerebrais características. Além disso, é necessário verificar se existem outros sinais ou tipos de lesão que podem justificar uma alternativa para a morte do indivíduo. É necessário ressaltar a importância do depoimento de testemunhas no processo, principalmente no que concerne à determinação da causa jurídica da morte (França, 2017).

A caracterização da marca elétrica, *in vitam* e *post mortem*, é de suma importância para o processo, bem como as lesões de entrada e de saída que são produzidas pela corrente elétrica ao passar no local. Pode-se encontrar acentuado pontilhado hemorrágico nas regiões cervicais, dorsais e na face lateral do tórax denominado sinal de Piacentino, o qual possui a forma de micropápulas cianóticas. Além disso, não necessariamente ao encontrar marcas elétricas no exame é indicativo de que o indivíduo morreu de causas elétricas, também é provável que a morte possa ter acontecido devido a causas mecânicas, como quedas, uma vez que, ao receber o choque elétrico, a vítima é lançada ao solo. Nesse caso, deve-se estabelecer a relação de causa e efeito, já que pode haver outros mecanismos responsáveis pela morte do indivíduo (França, 2017).

REFERÊNCIAS

Becker A, Beicker A, Dudkiewicz M, Kessel B. High voltage electric injury: mechanism of injury, clinical features and initial evaluation. Harefuah. 2019;158(1)165-9.

Croce D, Croce D Jr. Manual de medicina legal. 6ª ed. rev. São Paulo: Saraiva; 2012.

França GV. Medicina legal. 11ª ed. Rio de Janeiro: Guanabara Koogan; 2017.

Kuss JC, Lipka R, Bridi CN, Colaço MR, Sanches C. A importância da traumatologia na elucidação do crime. Revista Extensão em Foco. 2017;5(1):103-17.

Saukko P, Knight B. Knight's forensic pathology. 4th ed. London: Hodder Arnold; 2016.

Spies C, Trohman RG. Narrative review: electrocution and life-threatening electrical injuries. Ann Intern Med. 2006;145(7):531.

Waldmann V, Narayanan K, Combes N, Marijon E. Electrical injury. BMJ. 2017;357: j1418.

Zolo D. A pena de morte divide o ocidente. Revista Verba Juris – Programa de Pós-Graduação em Ciências Jurídicas da UFPB, v. 7, n. 7, jan./dez. 2008. Disponível em: http://periodicos.ufpb.br/ojs/index.php/vj/article/view/14893. Acessado em 17 mar. 2019.

capítulo 23

RADIAÇÃO E LUZ

Juliana Alves da Silva
Roberto Rocha Lessa Bomfim Marques
Vitor Gustavo Leão Souto

RADIAÇÃO

Conceito

Radiação é a movimentação de energia em formas de partículas ou ondas eletromagnéticas. São classificadas em não ionizantes e ionizantes. Esta última é capaz de movimentar elétrons de átomos ou moléculas. Com isso, a radiação ionizante gera dano direto à estrutura de DNA, além de ionização de moléculas de água que produzem radicais livres e danificam diretamente a célula e o núcleo do DNA (Bhattacharya, 2010). Assim, há extrema relevância, uma vez que a maior parte do corpo humano é constituída por água.

As radiações ionizantes se dividem em raios X, raios gama, partículas alfa, partículas beta e nêutrons. A unidade de medida utilizada é o Grey (Gy), que corresponde à quantidade de energia absorvida por 1 quilo de tecido e, portanto, 1Gy = 1J/kg.

Introdução

No cotidiano da sociedade, há uma diversidade de situações nas quais um indivíduo pode ser exposto à radiação. Profissionais em contato diário com partículas radiativas podem sofrer danos, como explica Croce (2012) "operários fundidores de chumbo, os sopradores de vidro, os foguistas e soldadores, e os que manuseiam amoníaco, formol e outros tipos de produtos químicos costumam sofrer transtornos na espermatogênese". Isso ocorre porque há maior sensibilidade da espermatogônia à radiação e, por isso, também é comum encontrar transtornos da espermatogênese em pacientes que realizam radioterapia (Meistrich, 2013).

Outra ocorrência é a explosão de uma bomba atômica como, por exemplo, Nagasaki e Hiroshima pelo exército americano em 1945. Além do dano gerado por forças mecânicas e de calor, há uma série de efeitos radiativos (Croce, 2012).

Acidentes envolvendo reatores nucleares que ocorreram em Fukushima e Chernobyl impactaram em consequências humanas, sociais e ambientais. No Brasil, o maior acidente do tipo foi o de Goiânia, com exposição ao césio-137. Nele, ocorreram 4 mortes e deixaram grande quantidade de vítimas com hemorragia interna, cirrose hepática, membros amputados e repercussões pulmonares e cardíacas (Okuno, 2013).

Repercussões na pele

Uma das principais consequências da radiação são as radiodermites, podendo ser classificadas em agudas e crônicas. As agudas de grau 1 apresentam-se com eritemas ou de forma depilatória. No grau 2 há ulceração dolorosa com crosta purulenta. Já no grau 3 está presente necrose (França, 2017). A radiodermite crônica pode desenvolver-se ao longo de anos após a exposição e, quando grau 1, apresenta leve atrofia de pele, mudanças na pigmentação e perda de cabelo. No grau 2 há queda total de cabelo, atrofia de pele e telangiectasia moderadas. Por fim, no grau 3 há atrofia de pele e telangiectasia grosseiras (Robijns, 2018).

Repercussões cardiovasculares

Indivíduos expostos à radiação possuem maior risco de desenvolver doenças cardiovasculares. As mais comuns são relacionadas ao pericárdio, podendo apresentar espessamento da fibra e, consequentemente, pericardite ou tamponamento cardíaco. Também há possibilidade de haver doença arterial coronariana precoce devido à fibrose causada pela radiação. Ademais, há danos às células endoteliais dos capilares miocárdicos levando eventualmente à miocardiopatia restritiva. Outra consequência da radiação é a fibrose das valvas cardíacas, podendo estar presentes calcificações (Adams, 2003; Moreira, 2016).

Repercussões oculares

As espécies oxidativas de oxigênio geradas pela radiação levam à opacificação do cristalino e, com isso, à catarata. Mesmo pequenas doses de radiação geram risco aumentado de desenvolvimento da doença (Thome, 2018).

Repercussões no sistema respiratório

A radiação causa dano das células endoteliais dos capilares alveolares e o espaço alveolar se torna menor e hemorrágico. A depender da quantidade, há comprometimento de sua estrutura anatômica. Podem estar presentes necrose e câncer (Coggle, 1986).

Outras repercussões

A radiação ionizante também é responsável por diminuição dos elementos figurados do sangue, leucemia, diminuição da função renal e hepática, diminuição da parede intestinal, hipotireoidismo, espermatogênese prejudicada, câncer nos ossos e distrofia muscular (Stewart, 2012; Croce, 2012).

LUZ

Conceito

A luz é uma onda-partícula que apresenta propriedades eletromagnéticas com velocidade de 300.000km por segundo e possui comprimento de onda na faixa de 400 a 760nm.

Introdução

A exposição à luz pode ser maléfica ou benéfica para o corpo humano, a depender da quantidade, do tempo decorrido, da absorção e do comprimento de onda da luz.

Em virtude do seu efeito maléfico, ela foi usada por muito tempo como meio de tortura por policiais para que criminosos confessassem seus crimes. Um feixe luminoso era dirigido ao globo ocular da vítima gerando perturbações momentâneas na visão ou até cegueira irreversível (Croce, 2012).

As lesões causadas pela luz ao corpo humano podem ser classificadas em agudas ou crônicas. Um exemplo da primeira é a exposição ao raio laser, uma luz de alta potência que pode levar à cegueira imediata. Por outro lado, os efeitos crônicos da exposição solar à visão humana era uma incógnita até pouco tempo, entretanto, estudos recentes mostram que a exposição gradual também pode causar microdanos à retina (Dunaief, 2018).

Laser

O laser pode produzir raios de luz de tamanha intensidade que podem causar danos instantâneos e irreversíveis a retina, córnea e cristalino. Os efeitos biológicos mais comuns, relatados em decorrência do seu uso, são, entre outros: distração, queimadura da retina, hemorragias na retina, ruptura do globo ocular, *glare* (visão ofuscada enquanto durar o clarão da luz), *flash blindness* (cegueira temporária, como num *flash* de câmera fotográfica) e *after-image* (imagem que permanece no campo visual, após o olho ser exposto a uma luz brilhante) (Icao, 2003).

Repercussões agudas à exposição à luz

Os danos agudos causados pela exposição à luz solar estão restritos à pele e aos olhos. A primeira é modificada em uma sequência de eventos que se inicia com a ocorrência de eritema, produção e migração de grânulos de melanina e modificações no crescimento celular na epiderme. A melanina, que é o pigmento da pele, é afetada diretamente pelos raios ultravioleta (Juchem, 1998).

Pequena quantidade de raios ultravioleta consegue gerar danos aos olhos após 4 a 6 horas de exposição, o que pode levar ao aparecimento de irritação conjuntival, fotoceratite e conjuntivite (Juchem, 1998).

Repercussões crônicas da exposição à luz

A exposição crônica à luz pode resultar em inúmeras doenças de pele, como o lentigo solar, dermatite crônica actínica, reações a medicamentos, xeroderma pigmentoso, lúpus eritematoso discoide, câncer de pele, entre outras. Em virtude disso, recomenda-se o uso contínuo de protetor solar, roupas bloqueadoras de raios ultravioleta e evitar exposição solar desnecessária às radiações ultravioleta entre 10:00h e 15:00h, para assim prevenir eventuais lesões (Juchem, 1998).

REFERÊNCIAS

Adams MJ, Lipshultz SE, Schwartz C, Fajardo LF, Coen V, Constine LS. Radiation-associated cardiovascular disease: manifestations and management. Semin Radiat Oncol. 2003;13(3):346-56.

Bahattacharya S. Are bright lights damaging to the eye?. India: Varanasi: Association of Plastic Surgeons of India; 2010.

Basilo GB, Silveira DR, Pavan MT, Gomes da Silva E, Mattos Bento CA. O laser e os riscos de sua utilização indevida para a segurança de voo. [S. l.: s. n.], 2011.

Coggle JE, Lambert BE, Moores SR. Radiation effects in the lung. [S. l.]: Environ Health Perspect. 1986;70:261-91.

Croce D, Croce D Jr. Manual de medicina legal. 8ª ed. São Paulo: Saraiva; 2012.

Dunaief Joshua. Are Bright Lights Damaging to the Eye?. Scheie Eye Institute, University of Pennsylvania: [s. n.]; 2018.

França GV. Medicina legal. 10ª ed. Rio de Janeiro: Guanabara Koogan; 2015.

Internacional Civil Aviation Organization. Doc 9815 NA/447: manual on laser emitters and flight safety. Montreal, 2003.

Juchem PP, Hochberg J, Winogron A, Ardenghy M, English R. Riscos à Saúde da Radiação Ultravioleta. Revista da Sociedade Brasileira de Cirurgia Plástica. 1998; Vol. 13, Número 2.

Meistrich ML. Effects of chemotherapy and radiotherapy on spermatogenesis in humans. Fertil Steril. 2013;100(5):1180-6.

Moreira LAR, Silva EN, Ribeiro ML, Martins Luiz, Martins WA. Cardiovascular effects of radiotherapy on the patient with cancer. São Paulo. Revista da Associação Médica Brasileira. 2016;62(2):192-6.

Okuno E. Efeitos biológicos das radiações ionizantes: acidente radiológico de Goiânia. São Paulo. Estudos Avançados. 2013;27(77):185-200.

Robijns J, Laubach HJ. Acute and chronic radiodermatitis: clinical signs, pathophysiology, risk factors and management options. Journal of the Egyptian Women's Dermatologic Society. 2018;15(1):2-9.

Stewart FA, Akleyev AV, Hauer-Jensen M, Hendry JH, Kleiman NJ, Macvittie TJ, et al. ICRP Statement on Tissue Reactions And Early and Late Effects of Radiation in Normal Tissues and Organs – Threshold Doses for Tissue Reactions in a Radiation Protection Context. [S. l.]: Elsevier, 2012;41(1-2):1-322.

Thome C, Chambers DB, Hooker AM, Thompson JW, Boreham DR. Deterministic Effects to the Lens of the Eye Following Ionizing Radiation Exposure: is There Evidence to Support a Reduction in Threshold Dose?. [S. l.]: Health Phys, 2018;114(3):328-43.

capítulo 24

PRESSÃO ATMOSFÉRICA E SOM

Bianca Raphaelly Pereira Alves
Igo Guerra Barreto Nascimento
Gardênia Maria Marques Bulhões

A traumatologia (Lesonolgia Médico-Legal) explora as várias lesões nos estados patológicos que podem ser imediatos ou tardios em relação ao tempo decorrido desde a causa da morte. Além disso, também são analisadas as implicações legais e socioeconômicas relacionadas ao caso. O maior foco é nas energias que podem causar danos ao corpo humano, sendo classificadas de formas distintas.

A grande maioria das perícias, que podem ser relacionadas a causas penais, trabalhistas e civis, tem em sua quase totalidade aspectos relacionados à traumatologia, já que é um campo amplo que demonstra a interferência de agentes causadores. Entre as energias, podem-se citar ordens mecânica, química, físico-química, bioquímica, biodinâmica e mista. Cada uma tem relação direta com a causa da morte estabelecida e deverá receber a devida atenção e cuidado do médico legal, para elucidar a situação e minimizar as possibilidades de erro.

PRESSÃO ATMOSFÉRICA

A pressão atmosférica é a pressão exercida sobre a terra, sendo imposta pelo ar, sendo esse um determinante na causa da morte. Dessa maneira, a interferência atinge a homeostase do corpo por meio da pressão, então, o organismo descompensa e as trocas gasosas não acontecem de maneira adequada. Por isso, grande parcela das mortes associadas ao agente pressão atmosférica é acidental.

A hematose acontece através da membrana do alvéolo e do líquido intersticial, em que se forma uma rede contínua entre o plasma sanguíneo e a membrana das hemácias. Diversos fatores podem interferir no processo, em referência ao mal das montanhas à pressão atmosférica. Sendo a causa de deficiência na troca gasosa. Nesse sentido, fica notório que a pressão atmosférica deve ser um item analisado minuciosamente no que tange a medicina legal para que haja uma precisa diferenciação entre causas acidentais e provocadas de morte.

MAL DAS MONTANHAS – "PATOLOGIA DA ALTITUDE"

Quando ocorre aumento da pressão atmosférica, a patologia da compressão pode associar-se à intoxicação por oxigênio, nitrogênio, gás carbônico. Além disso, pode desencadear descompressão que é decorrente do fenômeno da embolia em que grande quantidade de gás se mistura ao sangue, no caso essa quantidade é muito superior aos níveis normais do organismo.

Pessoas que se deslocam para locais com altitudes elevadas correm o risco de desenvolver características debilitantes que podem levar à morte. Seus sintomas são cefaleia, náuseas, tonturas, perda de apetite, mal-estar e distúrbios do sono. O distúrbio é causado pela reação do organismo quando ocorre exposição a ambientes hiperbáricos, ou seja, ambientes com baixas pressões atmosféricas. Além disso, não somente o ar rarefeito é agravante, pois a tensão psicofisiológica e o cansaço contribuem para a progressão do quadro.

Os sintomas podem começar de forma leve, geralmente com altitudes de 2.550 metros, o principal agravante é que o quadro pode evoluir rapidamente para moderado e assim padecer do mal. Quando associado a outros quadros como enxaqueca, os episódios podem ser mais graves e a evolução também. Em relação ao quadro mais grave, surge edema cerebral e se não tratado em 24 horas o risco de morte é alto. Além disso, podem ocorrer edema pulmonar, hemorragias retinianas, embolismo pulmonar e até mesmo psicose das grandes altitudes.

Conceituando o edema cerebral, que pode estar presente no mal das montanhas, em que sua principal característica é o acúmulo de líquido intra e extracelular. Dessa forma, o edema intracelular é encontrado após isquemia cerebral, trauma ou distúrbios metabólicos. Ademais, o edema extracelular é causado por danos na barreira hematoencefálica, tendo o líquido característica proteica.

SOM

Uma onda sonora é produzida por um elemento vibrador, que causa variação na densidade ou pressão do meio ao seu redor. As partículas materiais que transmitem a onda oscilam paralelamente à direção de propagação da própria onda, assim, podem ser chamadas de ondas de pressão, que são ondas mecânicas longitudinais que se propagam em sólidos, líquidos e gases (Okuno, 1982).

Lesões produzidas por essa modalidade de energia comprometem gravemente o órgão do sentido do corpo humano responsável por sua captação que, eventualmente, pode implicar perícia médico-legal. Ademais, vale ressaltar que o ruído – fenômeno físico vibratório, audível, de característica indefinida e frequência desarmônica – é o fator mais comum da perda auditiva temporária ou permanente (Veloso, 2017).

Grande parte das perturbações auditivas causadas por som decorre da exposição contínua a elevados níveis de ruídos. Essa exposição gera dano às células ciliares cocleares e, em grau mais avançado, lesa as fibras nervosas auditivas, acarretando perdas neurossensoriais auditivas, incapacidade comum na sociedade moderna (Stucken, 2014). Essa perturbação auditiva é quase sempre bilateral, permanente, lenta e progressiva, variando em torno de 3.000 a 6.000 Hertz, em período de 10 a 15 anos (Veloso, 2017).

Além da surdez total, a exposição contínua a ruídos intensos pode causar distúrbios psíquicos e neurológicos, insônia e fadiga crônica, irritabilidade, alterações de equilíbrio e marcha, náuseas, vômitos e até ruptura do tímpano. Ondas sonoras acima de 175dB podem provocar convulsões e até morte (Croce, 2012).

É importante ressaltar que há grande prevalência de perda auditiva em profissões que se submetem à exposição continuada de ruídos intensos. Estudos têm mostrado que existem também outros fatores de risco, tais como sexo, socioeconômicos, étnicos e genéticos. Apesar da redução nas últimas décadas da frequência do problema, devido às regulamentações existentes nos países, essa se mostra uma problemática evidente no setor trabalhista (Lie et al., 2015).

Segundo a legislação brasileira (Brasil, 1998), a exposição a sons acima de 20.000 ciclos/s e 85 decibéis (dB), durante 40 horas semanais e sem nenhuma forma adequada de proteção, pode produzir lesões auditivas e perturbações psíquicas (Veloso, 2017). No entanto, estudos recentes mostraram que a exposição a níveis de intensidade sonora menores que 85dB também acarretam risco auditivo, mostrando inadequação dessa legislação (Boger, 2017).

Entre os critérios estabelecidos por nosso regulamento para análise da perda dos limiares auditivos, decorrentes da exposição ocupacional, estão: história clínica e ocupacional do trabalhador, idade, uso de drogas ototóxicas, análise otoscópica e testes audiológicos (audiometria tonal, impedanciometria), tempos de exposição pregressa a som intenso, níveis em que está exposto no trabalho e programas de conservação auditiva aos quais o trabalhador tem acesso (Brasil, 1998).

Assim, cabe ao perito médico-legal diagnosticar alterações com perturbações desse sentido, analisar a relação e o nexo de causa e efeito das lesões alegadas, atentar para situações de simulações e metassimulações e estabelecer a existência de percentuais de debilidade ou invalidez da perda auditiva, se for o caso (Veloso, 2017).

REFERÊNCIAS

A minimização do mal da montanha nos escaladores de alta altitude por meio da aclimatação física. Disponível em: http://revistas.unifoa.edu.br/index.php/cadernos/article/view/31. Acessado em 23 de mar. 2019.

Boger ME, Mitre EI. Análise do desencadeamento de perda auditiva por exposição a níveis de intensidade sonora menores que 85db. Revista de Medicina e Saúde de Brasília, Brasília. 2017;1(2):71-9.

Brasil. Ministério do Trabalho. Portaria GM/SSSTb nº 19, de 09/04/1998. Estabelece diretrizes e parâmetros mínimos para avaliação e acompanhamento da audição em trabalhadores expostos a níveis de pressão sonora elevados (DOU 22/04/98).

Croce D, Corce D Jr. Manual de medicina legal. 8ª ed. São Paulo: Saraiva; 2012. p. 442-51.

França GV. Medicina legal. 11ª ed. Rio de Janeiro: Guanabara Koogan; 2017. p.487-90.

Lie A, Skogstad M, Johannessen HA, Tynes T, Mehlum IS, Nordby KC, et al. Occupational noise exposure and hearing: a systematic review. Int Arch Occup Environ Health. 2016;89(3):351-72.

Okuno E, Caldas IL, Chow C. Física para ciências biológicas e biomédicas. São Paulo: Harper & Row do Brasil; 1982; p. 237-8.

Revista Brasileira de Criminalística. Disponível em: http://www.rbc.org.br/ojs/index.php/rbc/article/view/33/pdf_8. Acessado em 20 de mar. 2019.

Stucken EZ, Hong RS. Noise-induced hearing loss. Curr Opin Otolaryngol Head and Neck Surg. 2014;22:(5)388-93.

Revista Brasileira de Criminalística. Disponível em: http://www.rbc.org.br/ojs/index.php/rbc/article/view/33/pdf_8. Acessado em 20 de mar. 2019.

capítulo 25

AGENTES MECÂNICOS

Rafaela Volpini Medeiros
Lorena Guerra Gonçalves
Lívia Gomes Ribeiro

INTRODUÇÃO

A pele é o maior órgão do corpo, cuja função principal é a proteção contra a agressão por agentes externos. Composta por diferentes tipos celulares e fibras que conferem a ela resistência, como o colágeno, intermedeia o contato de um indivíduo com o ambiente, sendo submetida diariamente a diferentes interações e estímulos. Quando esse estímulo é oriundo de um agente que possua energia mecânica, o "agente mecânico", diferentes mecanismos gerarão lesões variadas, devendo, portanto, ser objeto de estudo do legista a fim de que ele consiga informações essenciais para sua investigação.

De acordo com dados da Organização Mundial da Saúde (OMS), divulgados em abril de 2018, em 2016, no mundo, houve aproximadamente 150 mil mortes não intencionais causadas por agentes mecânicos, sendo 1,7 mil no Brasil. Tal valor não leva em conta as mortes intencionais, 1,5 milhão em âmbito mundial e 78,5 mil nacionalmente que, na maioria dos casos, são também causadas por agentes mecânicos, como armas de fogo, armas brancas e espancamento.

CONCEITO

Agentes mecânicos são instrumentos que atuam submetendo energia mecânica sobre o corpo, isto é, meios para a transferência de energia entre corpos que promovem, assim, modificação completa ou parcial do seu estado de repouso ou movimento.

São agentes mecânicos:
- Armas naturais – partes do corpo, como mãos, pés, cabeça, dentes, unhas.
- Armas propriamente ditas – armas de fogo, soco-inglês, cassetete, punhal.
- Armas eventuais – navalha, lâmina de barbear, canivete, faca, barra de ferro, bengala, tijolo, foice.
- Maquinismos e peças de máquinas.
- Animais domésticos ou selvagens.
- Meios diversos – quedas, explosões, precipitações.

MECANISMO DE AÇÃO

Esses agentes podem atuar por meio de pressão, percussão, tração, compressão, torção, sucção, explosão, contrachoque, deslizamento e distensão, desde que inflijam energia mecânica sobre o corpo. Na física, considera-se que a energia mecânica é aquela de corpos em movimento – energia cinética –, dependendo diretamente da velocidade de um corpo, ou armazenada, que pode levar ao movimento – energia potencial.

Esquema 1 – Fórmula da energia mecânica

$$Em = Ec + Ep$$

Esquema 2 – Fórmula da energia cinética

$$E_c = \frac{m.v^2}{2}$$

O mecanismo de ação desses instrumentos pode dar-se por meio de formas ativa, passiva ou mista. A *forma ativa* ocorre quando o agente possuído de força viva se projeta contra o corpo que está parado, causando efeito proporcional a seu peso e velocidade. A *forma passiva*, por sua vez, ocorre quando o corpo se encontra em movimento e é lançado contra o agente vulnerável, que está sem movimento aparente. Já a forma mista, que também pode ser chamada de biconvergente ou biativa, é quando o corpo e o instrumento se encontram em movimento e entram em contato mutuamente.

A intensidade e a gravidade do trauma são dependentes da importância da região atingida, da resistência tecidual e da "força de choque". Essa última pode ser influenciada por diferentes fatores, tal como a velocidade do corpo e, pensando-se nas lesões por pressão, a área da superfície agressora, ambas características potencializadoras da "força de choque".

CLASSIFICAÇÃO

A classificação dos instrumentos mecânicos é baseada no contato com a superfície, no modo de ação e nas características que eles conferem às lesões (Quadro 25.1).

Quadro 25.1 Tipos de lesões dos instrumentos mecânicos.

Cortantes, que produzem feridas incisas
Perfurantes, que produzem feridas punctórias
Perfurocortantes, que produzem feridas perfuroincisas
Contundentes, que produzem feridas contusas
Cortocontundentes, que produzem feridas cortocontusas
Perfurocontundentes, que produzem feridas perfurocontusas

É importante evidenciar que, na área da traumatologia forense, não existem instrumentos classificados como dilacerantes, contusodilacerantes, perfurodilacerantes e cortodilacerantes, não podendo, portanto, haver a descrição de feridas produzidas por eles como dilacerantes, contusodilacerantes, perfurodilacerantes ou cortodilacerantes.

No quadro 25.2 pode-se observar a relação entre os instrumentos, o mecanismo de ação e o tipo de lesão produzida.

ESPECTRO EQUIMÓTICO DE LE GRAND DU SAULLE

A equimose é uma lesão de grande interesse médico pericial e isso é decorrente da sua mudança de tonalidade caracterizada por meio do espectro equimótico de Legrand Du Saulle, o qual permite sua identificação e relação temporal com a lesão.

Inicialmente, é uma lesão sempre avermelhada, com o passar do tempo se torna vermelha escura, violácea, azulada, esverdeada e, ao fim, amarelada, até seu total desaparecimento.

Quadro 25.2 Características das lesões por instrumentos mecânicos.

Instrumento	Aplicação de energia	Mecanismo	Ferimento	Exemplo
Perfurante	Um ponto	Pressão e penetração	Punctório	Alfinete, agulha, prego, estilete
Cortante	Uma linha	Deslizamento	Inciso	Navalha, gilete
Contundente	Área e massa	Pressão e esmagamento	Contuso	Cassetete, chão, para-choque
Perfurocortante	Ponto e linha	Pressão e deslizamento	Perfuro-inciso	Faca, peixeira
Perfurocontundente	Ponto e massa	Pressão e penetração	Perfuro-contuso	Chave de fenda
Cortocontundente	Linha e massa	Pressão e esmagamento	Corto-contuso	Machado, dente, foice

Estabelecendo relação temporal, é vermelha no primeiro dia, violácea no segundo e no terceiro, azul do quarto ao sexto, esverdeada do sétimo ao décimo, amarelada aproximadamente no décimo segundo e costuma desaparecer por volta do décimo quinto ao vigésimo dia.

A relação cronológica da lesão, apesar de importante, possui valor relativo, dado que o tempo de duração e a implicação na modificação da tonalidade da lesão sofrem influência da quantidade e profundidade do sangue extravasado, da elasticidade do tecido – que pode ou não facilitar a reabsorção – e com a capacidade individual de coagulação, além da relação com a quantidade e com o calibre dos vasos sanguíneos atingidos.

NATUREZA JURÍDICA DAS LESÕES CAUSADAS POR AGENTES MECÂNICOS

Para caracterizar juridicamente os tipos de lesão é necessário levar em consideração as regiões acometidas, a quantidade de ferimentos, a profundidade, a direção e a regularidade das lesões encontradas.

Lesão perfurante

Sua causa jurídica é, em grande parte dos casos, homicida e mais raramente suicida ou acidental.

Lesão cortante

As lesões cortantes são mais comuns por origem acidental ou homicida em detrimento da causa suicida.

São ferimentos mais característicos de classe homicida as lesões em esquartejamento, decapitação e esgorjamento. Pode também ser de etiologia acidental, como a decapitação. As causas suicidas podem envolver o esgorjamento.

É importante considerar as lesões de defesa, em especial localizadas na face cubital do antebraço, na mão, principalmente na sua face palmar, nos dedos ou no dorso do pé.

Os ferimentos incisos, com perda de substância, em certas regiões do corpo, como a orelha, o nariz, as mamas e o pênis, geram lesões deformantes, indicativas da intenção do agressor de estigmatizar permanentemente o indivíduo ofendido.

Lesão contundente

Juridicamente, pode ser característica de ação homicida, acidental ou suicida. As lesões por arrancamento, encravamento, fraturas e ferida contusa costumam ocorrer por etiologia acidental.

A depender de características como evolução temporal do aspecto da lesão, o tipo de instrumento causador e sua localização, podem ser conferidas às equimoses e às escoriações diferentes possibilidades sobre a natureza da sua causalidade jurídica. As escoriações podem ter relevância na perícia da vítima ou do agressor, principalmente quanto à natureza da agressão ou defesa. Podem sugerir diversas etiologias, a depender da característica das lesões, como homicida, agressão sexual, atropelamento com traumatismos sucessivos, por exemplo.

Vale ressaltar especificamente as lesões por precipitação, haja vista a necessidade de se fazer uso de elementos que auxiliem na diferenciação entre etiologia jurídica nesse tipo de lesão, como distância entre local de impacto do corpo no solo e projeção vertical do ponto inicial de lançamento, ambiente em que a vítima se precipitou, estudo das leis da física que relatam queda de corpos, assim como estudo da região corpórea afetada. Em casos acidentais, o corpo da vítima desliza próximo ao local de precipitação até encontrar o elemento de resistência que pare a queda, dessa forma, é perceptível que o corpo não recebeu nenhum impulso horizontal, caindo sob ação exclusiva do seu próprio peso. A distância é maior nos homicídios que em acidentes, já que o corpo recebeu ação de força externa para precipitar, podem ser encontradas marcas por lesão de atrito, por resistência da vítima, nos dedos, em especial nas extremidades, e dos pulsos, com exceção dos casos de crianças ou desacordados.

Lesão perfurocortante

A maior causa jurídica desse tipo de ferimento é de origem homicida, sendo a acidental ou suicida as causas menos comuns. Para efetuar o diagnóstico diferencial, é necessário atentar-se ao local e número de ferimentos, se coexiste mais de dois ferimentos mortais ou outros sinais de violência, o local do acidente e a existência de outros tipos de feridas. Ainda podem existir lesões de defesa que caracterizem o homicídio: no membro superior, principalmente em região palmar e em bordas mediais dos antebraços; no ombro, dorso e região plantar.

Lesão cortocontusa

Dentro do conjunto de lesões cortocontusas podem-se incluir as lesões por espostejamento e por mordeduras.

O espostejamento ocorre em mortes por acidentes ferroviários e produz lesões responsáveis pela redução corpórea em fragmentos irregulares, podendo dissimular uma morte por causa homicida, a fim de confundir com suicídio ou acidente quando o cadáver é colocado na via férrea. Podem ser evidenciadas na perícia as características vitais dos ferimentos, a verdadeira causa da morte e outros achados que possam desqualificar aqueles intentos.

No que se refere às lesões por mordeduras, sua análise permite identificar se foi causada por ação humana ou animal, a violência envolvida na ação e predizer o relacionamento do agressor com a vítima. É importante avaliar se ocorreu em indivíduo vivo ou *post mortem*, a localização da lesão e se é possível identificar o possível agressor por meio da lesão.

Lesão perfurocontusa

A maior aplicabilidade jurídica dessa lesão possui relação com a pesquisa de microvestígios orgânicos em projéteis, tendo em vista que esse exame possui importância no estudo da criminodinâmica para determinar a identificação da vítima com seus autores, seja por causa homicida, seja suicida ou acidental.

Nos ferimentos causados por armas de fogo, a causa jurídica da lesão pode ser homicida, suicida ou acidental. Uma análise é sugestiva de homicídio quando há presença de tiros múltiplos no dorso ou região toracoabdominal. Quando há preferência por certos pontos de eleição, como têmporas, orelhas, precórdio e voca, há indicativo de suicídio. Considera-se natureza acidental quando o tiro é motivado pela menor resistência da arma relativa à carga empregada ou por obstrução do cano.

CONCLUSÃO

O médico legista deve possuir habilidade de identificar a evolução da lesão, visto que é de elevada significância compreender o momento da sua produção e os fatos que a antecederam. A evolução de ferida incisa, por exemplo, permite presumir a data em que ocorreu tal fato por meio da distinção das fases no processo de formação da cicatriz desse tipo de trauma: fase inicial, fase de fibroplasia e fase de maturação. Por fim, para a caracterização da hora de ocorrência das demais lesões, o médico pode guiar-se pela coloração da ferida, como também por estudo histológico.

REFERÊNCIAS

Croce D, Delton Croce D Jr. Manual de medicina legal. São Paulo: Saraiva; 2017.

França GV de. Medicina legal. 11ª ed. Rio de Janeiro: Guanabara Koogan; 2017.

Halliday D, Resnick R, Walker J. Fundamentos de física. 9ª ed. Rio de Janeiro: LTC; 2012.

OMS. Organização Mundial da Saúde. Disponível em: https://www.who.int/healthinfo/global_burden_disease/estimates/en/. Acessado em 19 de abr. 2019.

capítulo 26

INSTRUMENTOS PERFURANTES

Júlia Tenório Costa Vieira
Juliana Alves da Silva
Junyelle de Andrade Cardoso Fragoso

Instrumentos perfurantes são todos aqueles que provocam lesões mecânicas denominadas punctórias ou punctiformes, cujas características são profundidade maior que largura ou diâmetro, podem ainda ser cilíndricos ou cilindro-cônicos (Croce e Croce Jr, 2012). As lesões são produzidas por ferramentas finas e geralmente alongadas e podem ter difícil identificação por serem bastante discretas, costumeiramente pouco sangrantes e produzidas através de um ponto de pressão ou percussão no qual muito raramente há secção de fibras, sendo elas apenas afastadas. Esses instrumentos formam feridas que são diferenciadas por pequenas aberturas na pele. Como existe ascendência da profundidade sobre o comprimento, os instrumentos que produzem os agravos físicos, por exemplo, são as armas de fogo ou região pontiaguda de armas brancas (França, 2015).

O trajeto da lesão depende da profundidade, tamanho do instrumento e da pressão fornecida pelo agente agressor. No geral, apresenta-se em forma de túnel estreito e contínuo ao tecido lesado, representado por uma linha escura. As feridas podem exibir-se em forma de fundo de saco, em uma cavidade, ou ser transfixantes a um segmento, apresentando, dessa forma, os orifícios de entrada e saída. O orifício de entrada se expressa em forma de ponto, de dimensões reduzidas, pouco sangrante, recoberto por uma crostícula sero-hemática. Já o orifício de saída, quando existe, é muito parecido com o de entrada, apresentando, no entanto, suas bordas discretamente evertidas, ferimento mais irregular e menor diâmetro que o de entrada. Pode-se tomar como exemplos desse tipo de dispositivo uma infinidade de ferramentas como espinho, estilete, espeto, sovela, florete, pregos, agulhas, picador de gelo e garfos. Assim, o dano da lesão evidenciado pela causa jurídica é, em sua grande parte, homicida e raramente acidental ou suicida (França, 2015).

De acordo com Croce e Croce Jr (2012), os ferimentos mais graves são aqueles que a profundidade da lesão atinja a vitalidade e homeostase dos órgãos e tecidos, além da possibilidade de infecções secundárias ao trauma. As lesões que chegam a atingir órgãos nobres em sua profundidade transmitem a forma a partir do tipo de estrutura do tecido que pode ser fibroso, cartilaginoso, ósseo etc. "Em especial, em órgãos com presença de várias túnicas, como, por exemplo, o estômago, as lesões são orientadas em sentidos diversos: a serosa apresenta-se com a solução de continuidade alongada; a túnica muscular tem o ferimento em direção às próprias fibras musculares; e, na mucosa, há uma terceira direção, distinta das outras" (França, 2015).

Os instrumentos perfurantes caracterizam-se por sua extremidade puntiforme e pelo predomínio do comprimento sobre a largura e a espessura. Eles são divididos em:

a) Instrumentos perfurantes propriamente ditos, de forma cilíndrica ou cilindro-cônica, tais como pregos, agulhas, alfinetes etc.
b) Instrumentos perfurocortantes, além de perfurar o organismo, eles ainda exercem lateralmente ação de corte. Seus representantes são facas, punhais, canivetes e outros. Ainda podem ser divididos em dois grupos:
   1. Instrumentos perfurocortantes de um só gume ou de uma só borda cortante.
   2. Instrumentos perfurocortantes de dois gumes ou de duas bordas cortantes.
c) Instrumento de ponta e de aresta, contendo várias faces (quatro, cinco, ou mais) e três ou mais ângulos diedros. É o caso dos objetos como limas, floretes, certos estoques, baionetas etc. Esses instrumentos podem produzir acidentes ou serem usados para a prática de homicídio e de suicídio.

Ainda sobre o assunto, os instrumentos cilíndricos ou cilíndrico-cônicos produzem, geralmente, acidentes benignos, mas podem gerar complicações. No geral, pode-se dizer que um prego, uma agulha ou qualquer outro instrumento desse grupo dificilmente é usado como arma. Com exceção de certos furadores de gelo, cilíndrico-cônicos, eles têm sido responsáveis por alguns casos de homicídio. Necessita-se ainda considerar a hipótese de esses objetos virem a ser usados no infanticídio. A prática médico-legal registra vários casos de perfuração das fontanelas por agulhas, alfinetes (Silveira, 2015).

Segundo França (2015), a aparência dos ferimentos é definida pelas leis de Filhos e as leis de Langer. Essa cita que, de acordo com as linhas de Langer, linhas de tensão na pele perpendiculares às direções das contrações musculares, a lesão pode apresentar-se com aparência triangular, em ponta de seta ou até mesmo em formato de quadrilátero. Já aquela, dividida em primeira e segunda leis, define ferida como sendo a solução de continuidade da pele produzida por instrumento de dois gumes, e os cilíndricos geram ferimento de direção constante em regiões do corpo, nas quais as linhas de força determinam apenas um sentido, respectivamente.

As características do ferimento produzido por instrumentos perfurantes podem dificultar a precisão, pelo perito, na identificação da largura da lâmina utilizada. As linhas de Langer interferem diretamente nesse obstáculo, uma vez que o trauma, conforme Croce e Croce Jr (2012), pode "apresentar-se menor, pela elasticidade da pele parcialmente rechaçada, ou maior, como frequentemente acontece, por torção da arma ao ser retirada".

Quando as lesões atingem os órgãos parenquimatosos como fígado e baço, os ferimentos são semelhantes aos da pele, porém maior que o diâmetro da arma de gume afiado. Os ferimentos em grandes vasos, como a aorta e as artérias hipogástricas, podem resultar em hemorragias intensas e morte.

As chamadas lesões em acordeão ou sanfona de Lacassagne são vistas quando determinadas lesões de característica depressível na parede abdominal, por exemplo, atingem e comprimem uma área de tecidos superficiais causando desnível do abdome, a depender da força e violência inseridas no momento do golpe. Isso resultará em penetração, pelo agente vulnerante, maior que seu próprio tamanho.

Feridas produzidas por esses instrumentos no abdome, quase sempre, indicam homicídio. Como exceção pode-se considerar suicídio no caso do haraquiri e de suicídios de alguns alienados. Ao ser realizada a necropsia, serão encontradas, além dos ferimentos cutâneos, lesões viscerais e grande quantidade de sangue dentro da cavidade abdominal. Em ferimentos de vísceras ocas, como o estômago e o intestino, processa-se a contaminação da serosa peritoneal pelas bactérias que se acham dentro do intestino, sendo instalada a peritonite. Ao ser realizada a necropsia, o abdome apresentar-se--á com pus fétido, com aderências e com a produção de falsas membranas de depósitos fibrinosos.

REFERÊNCIAS

Croce D, Croce D Jr. Manual de medicina l8ª ed. São Paulo: Saraiva; 2012.
França GV. Medicina legal. 10ª ed. Rio de Janeiro: Gen, Guanabara Koogan; 2015.
Protocolo de Tratamento de Feridas para o Sistema Penitenciário do Estado de São Paulo; 2018.
Silveira PR. Fundamentos da medicina legal. 2ª ed. Rio de Janeiro: Lumen Juris; 2015.

capítulo 27

INSTRUMENTOS CORTANTES

Igor Andrade Santiago da Silva
Lucas Amaral Cunha
Maryanne França de Oliveira Ferro

Os instrumentos cortantes apresentam a característica de agir por meio de um gume muito ou pouco afiado, utilizando-se de pressão e deslizamento, linear ou obliquamente sobre os tecidos, de modo a provocar uma ferida cortante ou incisa (Croce, 2012), cuja característica essencial é a divisão da pele e dos tecidos subjacentes. Convenientemente, utiliza-se a nomenclatura *ferida incisa* ou *incisão* para as lesões provocadas por médicos em ato cirúrgico, uma vez que estas apresentam características específicas, tais como forma linear, bordas regulares e profundidade similar ao longo de todo seu comprimento (França, 2017). Entre os principais instrumentos cortantes destacam-se a faca, a navalha, o bisturi, as lâminas de barbear, espadas e os estilhaços de vidro.

As feridas causadas por objetos cortantes geralmente apresentam menor letalidade quando comparadas às feridas provocadas por objetos perfurocortantes. A gravidade e a letalidade das feridas cortantes dependem de sua profundidade e, principalmente, do dano que produziram em órgãos importantes (França, 2017). Dessa forma, objetos cortantes apresentam menor suscetibilidade de atingir estruturas vitais, visto que muitos desses órgãos são envoltos por ossos com função protetiva, como é o caso das costelas e do crânio, os quais protegem o coração, os pulmões, os vasos calibrosos e o encéfalo. Esses ossos geralmente impedem que as feridas causadas por objetos cortantes apresentem grande profundidade, ao contrário do que ocorre com objetos perfurocortantes, os quais apresentam menor superfície de contato, são mais suscetíveis a perfurações e atingem órgãos vitais com mais facilidade.

Segundo Croce (2012) e França (2017), as feridas cortantes são caracterizadas por apresentarem:

Regularidade das margens – ocorre devido à afiação do gume do instrumento utilizado na ação. Geralmente de forma linear.

Regularidade do fundo da lesão – apresenta o mesmo motivo do item anterior, relacionando-se com a afiação do instrumento.

Afastamento das bordas da ferida – ocorre em virtude da elasticidade e tonicidade dos tecidos. Caso ocorra secção perpendicular às linhas de força da pele e dos órgãos, haverá maior afastamento das margens.

Ausência de contusão ao redor da ferida – é devido ao deslizamento do instrumento e à ação do gume, que secciona o tecido sem que haja alguma forma de pressão mais intensa para mortificá-lo.

Predominância do comprimento sobre a profundidade – relaciona-se à ação deslizante do instrumento, à extensão usual do gume e ao movimento exercido pelo braço do agente em forma de arco.

Hemorragia geralmente abundante – acontece devido à secção de vasos pelo gume do instrumento. Quanto mais vascularizada for a região da ferida, maior será a hemorragia.

Extremidade distal geralmente mais superficial e em forma de cauda de escoriação – a parte proximal do ferimento geralmente é mais brusca e mais funda, enquanto a parte distal ou final apresenta traço escoriado superficial da epiderme.

Afastamento das bordas da ferida – decorre da elasticidade e tonicidade dos tecidos. Caso ocorra secção perpendicular às linhas de força da pele e dos órgãos, haverá maior afastamento das margens.

PROCESSO DE CICATRIZAÇÃO DE LESÕES POR INSTRUMENTO CORTANTE

Cicatrização é o processo em que o tecido lesado é substituído por tecido conjuntivo vascularizado. Sabe-se que o tecido vascularizado cicatriza mais adequadamente do que o pouco vascularizado.

Nesse âmbito, ocorrerá após lesão traumática por instrumento cortante, sendo classificada a partir de seu agente causal como ferida cortante, incisa ou cirúrgica. Sendo as últimas duas denominações utilizadas em casos onde há o uso de bisturi e/ou outros instrumentos semelhantes, em momento cirúrgico.

A evolução da cicatrização desse tipo de ferida é importante para o estudo médico-legal, pois fará a estimativa da data aproximada de sua produção, caso necessário. Nesse aspecto, é importante salientar que a capacidade de cicatrização é pertencente a todo organismo vivo.

Diferem-se, no mecanismo de cicatrização da ferida cortante, três fases:

1. Fase inicial – surge imediatamente após a realização do ferimento, devido ao aparecimento do coágulo sanguíneo, seguido de exsudato. Em conjunto, há proliferação das células endoteliais dos capilares e do revestimento epitelial, com intenção de retomar a continuidade da pele. Essa fase é conhecida no estudo da patologia como fase inflamatória, podendo haver edema, vermelhidão e dor.
2. Fase de fibroplasia – essa fase é caracterizada por intensa proliferação de fibroblastos, iniciando a formação de um tecido de granulação com presença de fibras colágenas, começando habitualmente no segundo dia após a lesão. A aparência do tecido de granulação pode ser alterada devido a grau de infecção, edema, traumatismos repetidos, tipo de tecido lesado, entre outros. Desconsiderando as variáveis, esse tecido será delgado, firme, circundado por crescimento de tecido epitelial das margens das feridas cortantes e de tonalidade rosácea aproximadamente até o sexto dia após lesão.
3. Fase de maturação – é iniciada aproximadamente depois do sexto dia pós-lesão, conhecida como fase de retração cicatricial. O colágeno será o principal responsável por essa fase. A cicatriz de tonalidade rosácea passa a apresentar aspecto branco nacarado, principalmente a partir de sua segunda semana de produção.

Os métodos de coloração do ferro coloidal de Hale, da reticulina pela prata ou metacromasia também podem ser aplicados para suposição da sua data de produção.

Apesar da simplicidade para a identificação da ferida cortante através do processo cicatricial, especificar o tipo de agente utilizado por meio desse mesmo meio é extremamente ímprobo.

REFERÊNCIAS

Croce D, Croce D Jr. Manual de medicina legal. 8ª ed. São Paulo: Saraiva; 2012.

França GV. Medicina legal. 10ª ed. Rio de Janeiro: Gen, Guanabara Koogan; 2015.

Saukko P, Knight B. Knights's Forensic Pathology 4ª ed., Boca Raton: CRC Press; 2015.

capítulo 28

INSTRUMENTOS CONTUNDENTES

Ana Karen Mineiro de Souza
Iva Mariana Pereira Cavalcanti
Rodrigo Martins de Holanda

Os instrumentos contundentes são classificados como mecânicos e são os principais causadores de danos. Esses caracterizam-se por traumatizar o organismo, seja por pressão, seja por compressão, explosão, contragolpe, torção ou por forma mista. Podem-se citar como instrumentos contundentes superfícies duras, saliências obtusas, armas ocasionais e armas naturais, como, por exemplo, solo, pavimento, bengala e mão, respectivamente (Croce e Croce Jr, 2012).

As lesões promovidas por esses podem ser ativas, passivas ou mistas, correspondendo nessa ordem a movimentação do instrumento, do indivíduo ou de ambos (França, 2017). Essas lesões resultam em contusões que são subdivididas em várias denominações, de acordo com sua etiologia.

Diante disso, cita-se a escoriação que pode ser resultado de uma injúria que é restrita à epiderme, sendo classificada como típica, ou que se estende a desnudar a derme, logo atípica. Ambas possuem como característica a formação de crosta, mas jamais de cicatrizes. Visto isso, é de fundamental importância observar tempo, lugar, forma e quantidade dessas escoriações, para determinar sua causa.

Por conseguinte, tem-se a equimose, extravasamento de sangue na malha dos tecidos corporais. Seu tamanho, forma e intensidade são relevantes, pois permite obter informações imprescindíveis a perícia médica. Vale salientar que nem sempre sua manifestação corresponde ao seu lugar de origem. Além disso, sua coloração segue o "espectro equimótico de Legrand du Saulle", no qual avalia em dias a progressão desta injúria, ainda que não tenha utilidade no *post mortem*, pois não há modificação da pele quanto à equimose sem vitalidade. Em relação a essa coloração, França (2017, p.368) afirma que:

> Em geral, é lívida ou vermelho-bronzeada no 1º dia; arroxeada entre o 2º e o 3º; azul entre o 4º e o 6º; esverdeada entre o 7º e o 10º; amarelo-esverdeada entre o 10º e o 12º; amarelada entre o 12º e o 17º dias, ou mais.

Cabe citar ainda como contusão: edema – líquido aglomerado no espaço intersticial; hematoma – acúmulo de sangue extravasado em tecidos corporais; e a bossa sanguínea – hematoma sobre um plano ósseo sem possibilidade de difusão (Croce e Croce Jr, 2012).

Quanto à contusão, quando ela vence a resistência e a elasticidade dos tecidos, denomina-se ferida contusa que possui características peculiares, fundos com vasos, tendões e nervos que não se rompem; e bordas irregulares, em forma sinuosa ou estrelada, raramente, retilínea; permitindo assim diferenciá-las das demais feridas. No que se refere ao couro cabeludo, essa diferenciação é um pouco mais delicada, por isso a inspeção deve ser realizada minunciosamente; nas contusões do crânio sua estrutura anatômica lhe confere maior proteção contra os impactos, favorecendo o acometimento de fraturas incompletas. Embora muitas vezes externamente a ferida pareça leve, apenas o exame de imagem poderá avaliar de maneira adequada os possíveis acometimentos locais (Croce e Croce Jr, 2012).

Já em contusões de coluna, diversos seguimentos podem estar seccionados, os discos intervertebrais podem romper, lesionando assim a medula. No exame clínico, aparecerão sintomas como dor, parestesias, hemiplegia e diminuição da sensibilidade Segundo Croce (2012, p. 364):

> Indivíduos entre 40 e 60 anos, a carga máxima que produz ruptura do disco intervertebral varia com a localização da vértebra: 1.150kg para as vértebras torácicas inferiores, 450kg para as vértebras torácicas superiores e 320kg para as vértebras cervicais; todavia, a pressão exercida necessária para produzir a ruptura dos discos intervertebrais é a mesma para todas as vértebras.

Importante também elucidar que podem ocorrer contusões de partes moles sem as fraturas de costelas, no entanto, essas fraturas são comuns nas ações de instrumentos contundentes. Essas estão divididas em fratura simples de costela, fraturas múltiplas de costelas, afundamento do tórax, laceração ou ruptura dos pulmões, ruptura da aorta, ruptura de uma ou mais câmaras cardíacas. Todas bastante dolorosas e que podem, mesmo sem lesões internas, causar hipotensão e movimento de respiração paradoxal – apenas a área afetada afunda no momento da inspiração, enquanto a caixa torácica permanece estática. Rupturas de pulmões, na sua maioria, são achados da necropsia. No caso de ocorrência de fraturas múltiplas é necessário um impacto de alta intensidade.

Geralmente, é comum encontrar em acidentes automobilísticos, ferroviários, quedas, esmagamentos e atropelamentos: hematomas, fraturas e contusões ósseas, ruptura de vísceras e de artérias. Desse modo, segundo Croce (2012, p. 366):

> Quando o traumatismo é aplicado sobre os hipocôndrios, os flancos, as fossas ilíacas, nos lombos, há tendência de ocorrer predominantemente ruptura de vísceras maciças; quando a violência atinge a região periumbilical, o epigastro ou o hipogastro, poderá acontecer ruptura de vísceras ocas. [...] Mais frequente é a ocorrência de contusões mistas, em que são comprometidos, simultaneamente, a parede abdominal, as vísceras situadas na cavidade celomática e os órgãos retroperitoneais.

No que tange a lesões de vísceras internas, destaca-se que os órgãos que mais sofrem ruptura são rins, baço, fígado, intestinos, pulmões e pâncreas. Existem teorias para tornar compreensível a direção do trauma:

1. Os órgãos ocos seguiriam a teoria de Pascual, em que uma força exercida em todas as direções vencerá no local de menor resistência.
2. As rupturas irão depender da curvatura do órgão, então se houver, por exemplo, ação contundente na face convexa do fígado, a ruptura será transversal, e será longitudinal se o traumatismo acometer a face lateral.
3. Em órgãos arredondados, quando comprimidos, a ruptura será sempre na direção da ação traumática.

Clinicamente, as lesões nas vísceras se apresentarão como estado de choque ou inerente a peritonite. Neste, seriam dores, náuseas, vômitos, sinal de Jobert, sinal de Blumberg, taquicardia, hematêmese ou melena, respiração superficial. Naquele, seriam hipotensão venosa, pulso filiforme, respiração irregular, palidez, extremidades frias.

Instrumentos contundentes podem acometer as artérias que estão sob plano ósseo, a exemplo da radial e femoral. Haverá, então, contusão ou ruptura de alguma ou de todas as túnicas: adventícia, média e endotélio. Dessa forma, lesão na adventícia caracteriza-se pelo infiltrado hemorrágico do conjuntivo, resultando em artéria rígida e com isquemia. Na contusão da túnica íntima ou endotélio, há também ruptura da túnica média e reação vasomotora, hemorragia.

Quanto à fratura, é uma solução de continuidade, podendo ser total ou parcial, quando a estrutura óssea é submetida a alguma ação de instrumentos contundentes.

As fraturas podem ser classificadas de diversas formas: quanto ao mecanismo de formação – compressão, distensão, flexão, torção e contragolpe; quanto à etiologia – ação interna ou contração muscular abrupta; quanto à localização – diafisária ou epifisária; quanto à solução de continuidade – completa ou incompleta; quanto à direção da linha de fratura – transversal, oblíqua, espiralada e longitudinal; e quanto ao desvio – lateral, angular rotatório ou longitudinal (Pereira e Gusmão, 2012).

O quadro clínico do paciente vítima de uma fratura no geral é dor local, edema e hematoma subperiosteal, dificuldade na movimentação do membro e crepitação, que é um sinal clínico característico das fraturas.

Já o diagnóstico é feito a partir da história clínica do paciente, juntamente com a radiografia, exame este determinante tanto para a confirmação da fratura, quanto para o controle durante o tratamento.

Entorse tem como definição o movimento abrupto na qual uma articulação sofre. Isso provoca dor, edema local e lesão ligamentar, parcial ou total.

Luxação é a perda da adjacência de duas extremidades ósseas que estão interligadas por uma articulação. As articulações mais acometidas são as sinoviais, principalmente a do ombro e da articulação temporomandibular (ATM).

Explosão é a propagação violenta e súbita ocasionada por reações químicas, em que há transformação do seu estado físico, normalmente do sólido e líquido para o gasoso. Existem inúmeras causas de explosões, por substâncias pulverulentas (poeira de carvão, açúcar e farinha), substâncias gasosas ou por vapores (grisu, gás de rua, gás mefítico, acetileno, gasolina, querosene e álcool), por ruptura de máquinas a vapor, por substâncias explosivas (pólvora, dinamite, fulminato de mercúrio, estifnato de chumbo e picrato de potássio) e, por fim, as explosões atômicas (Croce e Croce Jr, 2012).

REFERÊNCIAS

Croce D, Croce D Jr. Manual de medicina legal. 8ª ed. São Paulo: Saraiva; 2012.

França GV. Medicina legal. 11ª ed. Rio de Janeiro: Guanabara Koogan; 2017.

Pereira GO. Medicina legal orientada. 2ª ed. Maceió: Nossa Livraria; 2012.

capítulo 29

INSTRUMENTOS PERFUROCORTANTES

Fernando Guilherme Guimarães Fluhr
Maria Clara de Araújo Cavalcante
Rafael Moura Torres

Das pontas das lanças de cavaleiros medievais às facas de cozinha contemporâneas, os instrumentos perfurocortantes provavelmente figuram entre os objetos mais conhecidos e utilizados pelos seres humanos ao longo da história. Tais utensílios possuem essa denominação porque unem características de instrumentos perfurantes, como agulhas e pregos, e de cortantes, como navalhas.

Objetos puntiformes, cilíndricos ou cilindrocônicos e finos, cujo comprimento predomina sobre largura e espessura, são chamados de perfurantes. A associação de um instrumento perfurante à presença de gume ou corte dá a esse artigo o título de perfurocortante (Croce et al., 2012).

As facas são as ferramentas mais conhecidas desse grupo, mas também podem-se citar outros exemplos, como tesouras, espadas, lâminas de bisturi, pedaços de vidro e até mesmo machados e foices, quando utilizadas suas extremidades pontiagudas no lugar de suas margens cortantes. Por outro lado, qualquer instrumento que seja pontiagudo e tenha sido afiado pode ser considerado perfurocortante (Saukko e Knight, 2015).

Para que haja penetração no corpo humano por esse tipo de ferramenta há uma série de fatores que devem ser considerados, tais como a agudez da ponta, o quão afiado está o gume e a natureza da força aplicada. Além disso, pode-se verificar a vestimenta da vítima, considerando-se que alguns tecidos mais grossos, como o couro, podem oferecer maior resistência à penetração (Payne-James et al., 2011).

Como dito, os instrumentos perfurocortantes têm seu comprimento predominando sobre largura e espessura, atuando por meio de um mecanismo misto de pressão e secção, pois penetram perfurando com a ponta e cortam os tecidos superficiais e profundos do corpo com sua borda afiada. No entanto, a depender da quantidade de gumes do instrumento, eles manifestam diferentes aspectos de lesão. De forma geral, as lesões por instrumentos perfurocortantes descrevem uma trajetória que depende da ação de predominância perfurante, além de haver predomínio da profundidade sobre a dimensão externa (Croce et al., 2012).

Nos instrumentos de um gume, as lesões assumem caráter mais regular, em forma de botoeira, com um ângulo agudo e outro mais arredondado. Dependendo do trajeto como foi usado, o instrumento pode cortar mais a pele se saiu de forma oblíqua, abrindo mais a ferida, ou até mesmo pode atingir um comprimento menor que a largura se assumiu um trajeto mais perpendicular ao plano do corpo. Em relação aos instrumentos de dois gumes, costumam lesionar com fendas de bordas iguais com ângulos mais fechados. Os de três gumes costumam assumir lesões mais fáceis de identificar, pois assumem bordas mais estreladas ou triangulares (França, 2011).

Devemos aprofundar a análise sobre lesões causadas por facas, por se tratar de um instrumento de livre comércio e uso rotineiro para diversas atividades domésticas e profissionais. Ao se deparar, portanto, com uma lesão sugestiva de instrumento perfurocortante, o médico pode analisar algumas características das aparências superficiais e internas da ferida, podendo formar uma opinião sobre dimensão e tipo da arma, a conicidade da lâmina, o movimento feito pela faca dentro da ferida, a profundidade e direção da estocada e a quantidade de força utilizada.

Lesões causadas por facas tendem a apresentar retração no eixo longitudinal e expansão no eixo transverso, formando em geral uma forma elíptica com uma lacuna entre as margens. Essas alterações tendem a ser maiores em regiões articulares como axila e virilha e dependem também do eixo da faca em relação às linhas de tensão de Langer e músculos subjacentes. Dessa forma, devem ser medidas duas dimensões longitudinais: da ferida sem tração manual e da ferida com leve tração em afastamento longitudinal das bordas, sendo essa última mais próxima à dimensão original da lâmina.

O tipo da faca geralmente se refere à quantidade de gumes e suas características. A maioria das facas possui uma única borda cortante, sendo a oposta romba ou usinada em outro formato, muitas vezes com aspecto quadrado. Pode apresentar, porém, os dois lados cortantes, como no caso da adaga. Ao inspecionar uma lesão é possível perceber nas duas extremidades um formato em V que pode direcionar ao pensamento para o uso de duplo gume. É importante observar que nem sempre será o caso, pois a superfície romba também pode causar esse tipo de efeito. Entretanto, caso uma das extremidades possua o formato em V e a outra não, fica comprovado o uso de faca de gume simples.

Se a faca possuir lâmina grossa com um lado cortante e outro quadrado, é possível causar a aparência de "cauda de peixe", com uma extremidade em V e a outra em um duplo e definido ângulo reto.

Caso a lâmina possua o lado contrário serrilhado, presente em facas utilizadas para acampamentos, será possível verificar uma das extremidades rasgadas e, caso o ângulo de entrada seja oblíquo, podem aparecer lesões abrasivas serrilhadas próximo ao fim da ferida.

Em situações na qual a lâmina tenha sido mergulhada em toda sua extensão, é possível que haja hematoma ou lesão abrasiva ao redor da ferida, correspondente a uma lesão contundente a partir da guarda na base do punho.

Comumente, uma apunhalada vem seguida de movimentação, seja por parte do agressor que movimenta a lâmina para aumentar a letalidade da ação, seja por parte da vítima enquanto busca se defender do ataque. Vigorosa movimentação da lâmina pode descaracterizar uma lesão perfurocortante e danificar órgãos e estruturas fora da direção inicial do ataque.

A profundidade da estocada pode sobrepor a dimensão da lâmina. Em situações como a citada anteriormente, em que a guarda do punho deixa uma marca na pele, é possível inferir que houve força suficientemente capaz de empurrar a pele abaixo do seu nível normal, causando, dessa forma, uma penetração ainda mais profunda do que a esperada para o tamanho da lâmina (Saukko e Knight, 2015).

Apesar de certas características das lesões funcionarem como um direcionamento para o estudo e diagnóstico do médico legista, múltiplos fatores também interagem e influenciam nessa leitura, tais como identificação da arma, gravidade de ferimentos, lesão produzida em vida ou morte, causa jurídica, posição de vítima e agressor e até mesmo o número de agressores ou mesmo o uso de mais de um tipo de instrumento. Dessa forma, a perícia deve ser cautelosa para entender todo mecanismo de ação envolvido, além de suas repercussões.

De forma geral, as lesões são graves quando são penetrantes, pois têm capacidade de gerar lesões em órgãos de grande importância, além de serem dotadas de forte componente infeccioso. Em região de tórax, pode haver grave repercussão hemodinâmica em casos de pneumotórax hipertensivo, tamponamento cardíaco (especialmente em ferimentos na *zona de Ziedler*) e hemotórax maciço; na região abdominal, os ferimentos aumentam a carga infecciosa ao comprometerem vísceras ocas, ocasionando quadros de peritonite (Croce et al., 2012).

No entanto, é necessário lembrar que em certos casos nos quais a profundidade não seja intensa também podem-se determinar lesões graves por compressão de parede do abdome, em virtude da violência do golpe, sendo conhecidas como *lesões em acordeão* de Lacassagne. Lesões não penetrantes normalmente determinam quadros menos graves, em que apenas a exploração manual e os desbridamentos são suficientes como terapia (Saukko e Knight, 2015).

Outro aspecto de extrema importância que também deve ser analisado é o tempo da lesão, que é facilitado pela análise do processo inflamatório da ferida. Em relação à causa jurídica, o homicídio assume a principal causa, quando se observam os locais dos ferimentos, onde se observam as lesões de defesa muito comuns em antebraço, palma das mãos, dorso e até mesmo no pé, como um escudo de defesa; mais de dois ferimentos mortais; a variedade das feridas e local de morte. A ordem e sucessão das feridas podem ser avaliadas por meio da quantidade e direções de hemorragias. Aquelas mais volumosas referem-se aos ataques iniciais, onde a vítima está viva. Caso haja uma direção vertical no rastro do sangue, é possível inferir que a vítima estava em ortostase no momento. Se o trajeto for horizontal, infere-se paciente em decúbito (França, 2011).

REFERÊNCIAS

Croce D, Croce D Jr. Manual de medicina legal. 8ª ed. São Paulo: Saraiva; 2012.

França GV de. Medicina legal. 9ª ed. São Paulo: Saraiva; 2011.

Payne-James J, Jones R, Karch SB, Manlove J. Simpson's forensic medicine. 13th ed. USA: CRC Press; 2011.

Saukko P, Knight B. Knight's forensic pathology fourth edition. 4th ed. USA: CRC Press; 2015.

capítulo 30

INSTRUMENTOS CORTOCONTUNDENTES

Elisa Esteves Rossini
Gabriela Loss Basto Costa
Túlio Amaral Cunha

As lesões ocasionadas por instrumentos cortocontundentes possuem características dependentes do objeto. Nessa categoria, o gume, amolado ou não, produz a lesão cortocontusa associada à força aplicada. Desse modo, as feridas não são causadas apenas por seu fio cortante ativo, mas sim por uma ação combinada entre o impacto do seu próprio peso, a força exercida por quem o maneja e o caráter cortante da peça. O trauma produzido por essa união de fatores depende do seu meio de desenvolvimento e inclui a percussão, a pressão exercida, o deslizamento e o tipo de ferramenta, tais como tesoura, dentes, unhas, hélice de ventilador, orelha do martelo, facão, machado, foice, enxada, serra elétrica, rodas de trem, guilhotina.

As características do ferimento cortocontuso relacionam-se com a amoladura do objeto, ou seja, quanto mais afiado, maior será sua semelhança à lesão incisa e, quanto menos afiado, maior a proximidade à contusa. Apesar disso, as lesões cortocontusas não apresentam cauda de escoriação tais quais as incisas, nem retalho em forma de ponte unindo as margens como nas contusas. O modo de produção e o grau da lesão estão, ainda, intimamente relacionados a posição, inclinação, intensidade do manejo e ação da gravidade multiplicada pela massa do instrumento na região afetada, principalmente musculatura, esqueleto, tecidos de revestimento, vasos calibrosos, órgãos e regiões adjacentes.

Logo, a análise do ferimento exige uma avaliação criteriosa das margens da ferida, grau de penetração e irregularidades, a fim de buscar uma distinção entre a ferida cortocontusa, incisa e contusa. Ademais, podem-se diferenciar as feridas de acordo com a natureza do instrumento utilizado e suas propriedades físicas.

MORDEDURAS

As mordeduras produzem lesões cortocontusas com dois arcos opostos, arcada superior e inferior, e um centro pálido. Dessa forma, as mordidas humanas geralmente apresentam baixa intensidade e resultam em feridas superficiais sem romper o tecido cutâneo, mas podem variar de acordo com a intensidade e a profundidade. As lesões mais graves são frequentemente produzidas por animais, caracterizadas por diversas abocanhadas, esfoladuras, lacerações e mutilações teciduais. Além disso, ocasionalmente provocam, pela força e secção, defeitos irreversíveis. Haja vista, o ataque revela as características individuais dos dentes do agressor, humano ou animal, e ajuda a identificá-lo.

As mordidas humanas são tipicamente encontradas em agressões sexuais e abuso infantil. Nesse contexto, elas expõem artifícios acusadores do crime, quer seja pelo sinal da arcada dentária do agressor na vítima, quer seja pela marca da vítima no agressor, ambas as evidências provam o contato direto entre eles. Diante disso, faz-se necessária uma investigação dos vestígios dentários, a partir da paridade e aferição do formato da boca, além

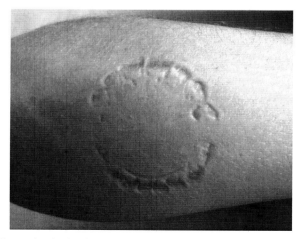

Figura 30.1 Faces incisais de uma mordida leve.

do arranjo, tortuosidades e sua distância. Durante a análise dos fatos, cabe ao perito fotografar a lesão e produzir um molde de material sintético, a fim de comparar as faces incisais dos dentes.

TESOURA

A tesoura de metal, utensílio comum utilizado para cortar, composta por duas lâminas, as quais se movem unidas no eixo de 0° a 90°, é manipulada de acordo com o emprego da força e da ação da lamínula afiada, tais atributos a denominam na qualidade de cortocontundente.

Os cortes produzidos durante a agressão possuem traços dependentes do modo de como foi executada a investida. Nesse momento, se a tesoura estiver fechada, com as lâminas dispostas no ângulo de 0°, a laceração, feita pela empunhadura do golpe, apresenta-se única, de aspecto oval ou discoide e profunda, similar à lesão perfurante. Todavia, se as lâminas estiverem abertas, no ângulo próximo a 90°, o trauma mostra uma lesão dupla, em linha, com ângulo agudo e caudas de escoriações.

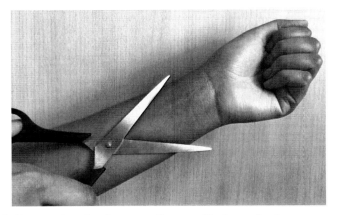

Figura 30.2 Demonstração de agressão com lâminas abertas.

UNHA

As unhas, estruturas queratinizadas dispostas na superfície das falanges distais, também ocasionam cisões cortocontundentes. As escoriações causadas pelas unhas dos seres humanos dispõem de aspectos característicos curvo e semilunar, por sua vez, a aparência oriunda das garras dos animais tende a ser puntiforme, alongada e paralela.

Na investigação de um crime, a presença de nacos de pele sob as unhas da vítima indica luta e tentativa de fuga. Nesse caso, o suspeito encontra-se com arranhaduras de tamanhos variados e em diferentes direções ocasionadas pela borda livre das unhas da vítima, por causa dos reflexos ao tentar escapar. Por outro lado, na vítima encontram-se pequenos fragmentos de pele do agressor em seu leito ungueal.

ESPOSTEJAMENTO

As mortes por acidentes ferroviários são denominadas espostejamento. Elas são caracterizadas pela diminuição do corpo em pequenos pedaços desiguais. Essa categoria de morte pode ser utilizada para encenar um homicídio, pois o cadáver tem a possibilidade de ser disposto na via férrea para enganar o verdadeiro motivo da morte. No entanto, a perícia dispõe de requisitos para comprovar as peculiaridades dos ferimentos, como também mecanismos para identificar o que realmente aconteceu.

Em casos de suicídio, quando a pessoa se encontra na pista, o rolamento e a queda do corpo podem ser acentuados, embora as amputações sejam esperadas. A decapitação também pode ocorrer nesse caso, em que a cabeça é separada do corpo completamente. Ainda, destroços da vítima podem ser arrastados por quilômetros, enquanto outros segmentos podem se fixar diretamente à roda do trem.

FERRAMENTAS DE CAMPO

Machados, foices, enxadas e facões possuem uma borda afiada feita de material pesado, geralmente metal, fixado a uma haste de madeira. Produzem,

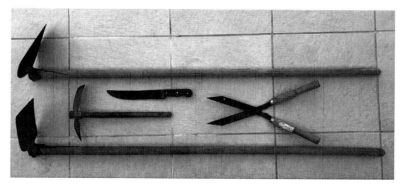

Figura 30.3 Ferramentas de campo.

por sua vez, ferimentos com características de impacto tanto inciso quanto contuso. A ferida resultante desses instrumentos é, geralmente, de bordas lisas com ranhuras alongadas e em forma de V.

Quadro 30.1 Marcas de corte no osso.

Características	Cutelo	Facão	Machado
Reconhecimento da porta de entrada	Claramente reconhecível	Menos claramente reconhecível	Às vezes claramente reconhecível
Aparência da porta de entrada	Limpa	Limpa	Limpa, esmagada e fraturada
Largura da porta de entrada	Estreita	Média ~ 3,5mm	Média a grande ~ 4 a 5mm
Fraturas no local de entrada	Não tem	Vários fragmentos	Grandes pedaços de ossos
Profundidade da penetração	Cortes perpendiculares nunca penetram por todo o osso	Raramente penetra todo o osso	Raramente penetra todo o osso
Reconhecimento da porta de saída	Sem saída	Claramente reconhecível	Claramente reconhecível
Aparência da porta de saída e fraturas	Sem saída	Fraturas com pequenos fragmentos de ossos médios	Fraturas com forma triangular e fragmentos de ossos

REFERÊNCIAS

Benfica FO, Vaz M. Medicina legal. 3ª ed. Porto Alegre: Livraria do Advogado Editora; 2015.
Campos MS. Compêndio de medicina legal aplicada. Recife: Edupe; 2000.
Croce D, Croce D Jr. Manual de medicina legal. 8ª ed. São Paulo: Saraiva; 2012.
França GV. Medicina legal. 11ª ed. Rio de Janeiro: Guanabara Koogan; 2017.

capítulo 31

Instrumentos Perfurocontundentes

Alyne Suellen Silva Pedrosa
Daniela Souza Carvalho
Matheus Tabosa Borba

INTRODUÇÃO

Os instrumentos perfurocontundentes produzem no organismo lesões características, representadas por orifícios de entrada – semelhante ao produzido por instrumentos perfurantes, mas com bordas contundidas e mortificadas –, o trajeto e o orifício de saída – que nem sempre estarão presentes. É de suma importância saber que os projéteis caracterizam instrumentos da classe perfurocontundentes e as armas de fogo são apenas agentes contundentes (Croce, 2012).

As mortes e as lesões perfurocontusas relacionadas a projéteis de armas de fogo passaram a ser considerados um problema de caráter global. Estudo mundial estimou que 209.000 pessoas foram mortas vítimas de armas de fogo em 1990, e em 2016 esse número cresceu para 251.000 (Naghavi, 2018). Devido ao grande número de homicídios e suicídios entre pessoas de 15 a 44 anos praticados, em sua maioria, por instrumentos perfurocontundentes, a morte prematura está entre a terceira e quarta causa no mundo (World et al., 2001).

CLASSIFICAÇÃO DAS ARMAS

As armas de fogo são essencialmente classificadas quanto a:

Dimensão – portáteis, semiportáteis e não portáteis.

Sistema de carregamento – antecarga (carregada pela boca) ou retrocarga (munição posta no pente, no tambor ou na extremidade posterior do cano).

Modo de combustão – funcionamento pela pederneira ou espoletas existentes no ouvido ou situadas no estojo.

Alma do cano – raiada ou lisa.

Calibre – nominal e seu correspondente real. No Brasil, o calibre real de armas com alma raiada é medido em milímetros. Já o calibre de armas com alma lisa é dado em número de esferas de chumbo com diâmetro igual à alma do cano necessários para formar 1 libra de peso (Croce, 2012; França, 2015).

As armas portáteis apresentam maior frequência de uso, por isso há mais estudo e conhecimento minucioso de suas lesões pelo serviço médico-legal (França, 2015).

MUNIÇÕES

É formada por **projétil** (a ferramenta perfurocontundente propriamente dita, quase sempre de chumbo; os mais antigos eram esféricos, os modernos são cilíndrico-ogivais), **estojo** ou **cápsula** (o recipiente de latão ou papelão prensado, de forma cilíndrica, que contém os elementos da munição), **propelente** ou **pólvora** (feito de carvão pulverizado, enxofre e salitre) e **espoleta** (a parte do cartucho que, quando deflagrada, provoca a combustão. É feito, sobretudo, de fulminato de mercúrio, sulfeto de antimônio e nitrato de bário. A **bucha** fica entre a pólvora e o projétil (França, 2015).

NOÇÕES DE BALÍSTICA

A balística estuda os mecanismos de disparo do projétil e seus vários movimentos dentro do cano da arma e no exterior.

A balística interior estuda os movimentos do projétil no interior do cano, a pressão dos gases, a velocidade inicial do *bullet* e sua relação com a velocidade do recuo, a natureza da carga empregada e sua influência quanto ao peso da bala, ao calibre e ao comprimento do cano (Croce, 2012).

A balística exterior estuda a origem da trajetória, a trajetória, a linha e o plano de tiro, o ângulo de tiro, a linha de mira, a linha e o ângulo de sítio, o alcance. Além disso, estuda os movimentos do projétil no espaço e a influência que sobre ele exercem a força viva, a gravidade e a resistência do ar (Croce, 2012).

LESÕES PERFUROCONTUSAS

As feridas perfurocontusas são produzidas quase sempre por projéteis de armas de fogo, que normalmente causam lesões bastante características, que as diferenciam de outros ferimentos (Oliveira, 2016). No entanto, meios semelhantes podem ocasionar esse tipo de lesão, como, por exemplo, a ponta de um guarda-chuva (França, 2015). Em relação às lesões provocadas por projéteis de arma de fogo, englobam o estudo da ferida de entrada, do trajeto e do orifício de saída, a forma e a dimensão e os elementos de vizinhança que habitualmente as acompanham (Croce, 2012).

O movimento e o formato do projétil e a densidade do tecido atingido irão influenciar na transferência de energia e nas lesões ocorridas nesse tecido (Oliveira, 2016). Tais lesões são provocadas por um mecanismo de ação que perfura e contunde ao mesmo tempo, sendo, em sua maioria, mais perfurantes que contundentes (Croce, 2012).

O aspecto da ferida ocasionada pelos projéteis tem como característica um orifício de entrada pequeno e um orifício de saída grande – quando o trajeto é aberto –, com lesões no tecido por todo o trajeto. Assim, seu aspecto superficial não condiz ao dano causado internamente (Oliveira, 2016).

Ferimentos de entrada

Pode ser consequente a projétil único ou a projéteis múltiplos e, ainda, dependente da distância de disparo aos gases provenientes da combustão da pólvora e à bucha e seus resíduos (Croce, 2012).

Tiro encostado

Ferimentos de entrada em tiro encostado com plano ósseo logo abaixo têm forma irregular, denteada ou com entalhes, devido à ação resultante dos gases que descolam e diláceram os tecidos. Isso ocorre porque os gases da explosão penetram no ferimento e refluem ao encontrar a resistência do plano ósseo. É muito comum nos tiros encostados na fronte e chama-se **câmara de mina de Hoffmann**. Na redondeza do ferimento, nota-se crepitação gasosa da tela subcutânea proveniente da infiltração dos gases. Em geral, não há zona de tatuagem nem de esfumaçamento, pois todos os elementos da carga penetram pelo orifício da bala e, por isso, suas vertentes mostram-se enegrecidas e desgarradas, com aspecto de cratera de mina (França, 2015).

Nos tiros dados no crânio, costelas e escápulas, principalmente quando a arma está sobre a pele, pode-se encontrar um halo fuliginoso na lâmina externa do osso referente ao orifício de entrada – **sinal de Benassi** (França, 2015).

Os tiros encostados ainda permitem deixar impresso na pele o chamado **sinal de Werkgaertner**, representado pelo desenho da boca e da massa de mira do cano, produzido por sua ação contundente ou pelo seu aquecimento (França, 2015).

O diâmetro dessas lesões pode ser maior do que o do projétil em face da explosão dos tecidos pelo **efeito "de mina"**, e suas bordas algumas vezes são voltadas para fora devido ao levantamento dos tecidos pela explosão dos gases (França, 2015).

Tiro a curta distância

Nos tiros a curta distância, os ferimentos podem mostrar forma arredondada ou elíptica, orla de escoriação, bordas invertidas, halo de enxugo, halo ou zona de tatuagem, orla ou zona de esfumaçamento, zona de queimadura, aréola equimótica e zona de compressão de gases (França, 2015).

Um tiro é a curta distância quando, desferido contra um alvo, além da lesão de entrada produzida pelo impacto do projétil (efeito primário) são encontradas manifestações provocadas pela ação dos resíduos de combustão ou semicombustão da pólvora e das partículas sólidas do próprio projétil expelido pelo cano da arma (efeitos secundários) (França, 2015).

Quando além das zonas de tatuagens e de esfumaçamento há alterações produzidas pela elevada temperatura dos gases, como crestação de pelos e cabelos (entortilhados e quebradiços), manifestações de queimadura sobre a pele (apergaminhada e escura ou amarelada) e zona de compressão de gases (no vivo), considera-se essa forma de tiro a curta distância como **à queima-roupa** (França, 2015).

A forma dos ferimentos de entrada em tiros a curta distância é geralmente arredondada ou elíptica, dependendo da incidência do projétil. Quanto maior a inclinação do tiro sobre o alvo, maior será o eixo longitudinal do ferimento. O ferimento de entrada, quando produzido por projéteis de alta energia, é sempre maior que o diâmetro desses (França, 2015).

A **orla de escoriação ou de contusão** deve-se ao arrancamento da epiderme motivado pelo movimento rotatório do projétil antes de penetrar no corpo. Apresenta-se, portanto, como uma orla escoriada ou desepitelizada em redor do ponto de impacto na pele (França, 2015).

Bordas invertidas devem-se à ação traumática de fora para dentro sobre a natureza elástica da pele (França, 2015).

Halo de enxugo ou orla de Chavigny é explicado pela passagem do projétil através dos tecidos, atritando e contundindo, limpando neles suas impurezas. É concêntrico, nos tiros perpendiculares, ou em meia-lua, nos oblíquos. A tonalidade depende das substâncias que o projétil levava consigo ao penetrar no alvo. Em geral, é escura (França, 2015).

Zona de tatuagem é mais ou menos arredondada nos tiros perpendiculares, ou em forma de crescente, nos oblíquos. Essa tatuagem varia de cor, forma, extensão e intensidade, conforme a pólvora. É resultante da impregnação de grãos de pólvora incombustos que alcançam o corpo. O exame acurado por meio de lupa do maior ou menor grupamento dos grânulos de pólvora e do formato circular ou ovalar da zona de tatuagem tem valor para diagnosticar o orifício de entrada e para determinar a distância do disparo, a incidência do tiro e a natureza da carga (Croce, 2012). Serve para orientar a perícia quanto à posição da vítima e do agressor. Nos tiros oblíquos, a tatuagem é mais intensa e menos extensa do lado do ângulo menor de inclinação da arma. A tatuagem é um sinal indiscutível de orifício de entrada em tiros a curta distância (França, 2015).

Zona de esfumaçamento é decorrente do depósito deixado pela fuligem que circunscreve a ferida de entrada, formado pelos resíduos finos e impalpáveis da pólvora combusta. É também chamada de zona de falsa tatuagem, pois, lavando-se, ela desaparece (França, 2015).

Zona de queimadura, também chamada de zona de chama ou zona de chamuscamento, tem como responsável a ação superaquecida dos gases que atingem e queimam o alvo. Nas regiões cobertas de pelos, há um verdadeiro chamuscamento mostrando-os crestados, entortilhados e quebradiços. Essa reação fala sempre em favor de orifício de entrada em deflagração à queima-roupa (França, 2015).

Aréola equimótica é representada por uma zona superficial e relativamente difusa, decorrente da sufusão hemorrágica oriunda da ruptura de pequenos vasos localizados nas vizinhanças do ferimento. Essa aréola é vista bem próximo à periferia do ferimento de entrada, de tonalidade violácea, podendo, todavia, estar encoberta por outros elementos (França, 2015).

Zona de compressão de gases, vista apenas nos primeiros instantes no vivo, é representada pela depressão da pele em virtude da ação mecânica da coluna de gases que segue o projétil nos chamados tiros à queima-roupa (França, 2015).

Tiro à distância

Os ferimentos de entrada de bala, nos tiros à distância, têm as seguintes características: diâmetro menor que o do projétil, forma arredondada ou elíptica, orla de escoriação, halo de enxugo, aréola equimótica e bordas reviradas para dentro. Diz-se que uma lesão tem as características das produzidas por tiro à distância quando ela não apresenta os efeitos secundários do tiro, e por isso não se pode padronizar essa ou aquela distância (França, 2015).

Nas vísceras, principalmente no pulmão, o ferimento de entrada apresenta o **halo hemorrágico visceral de Bonnet** (França, 2015).

O diagnóstico diferencial entre o ferimento de entrada e o de saída no plano ósseo, principalmente nos ossos do crânio, é feito pelo **sinal de funil de Bonnet** ou do **cone truncado de Pousold.** Na lâmina externa do osso, o ferimento de entrada é arredondado, regular e em forma de **"saca-bocado".** Na lâmina interna, o ferimento é irregular, maior do que o da lâmina externa e com bisel interno bem definido, dando à perfuração a forma de um funil ou de um tronco de cone. O ferimento de saída é exatamente o contrário, como um amplo bisel externo, repetindo a forma de tronco de cone, mas, dessa vez, com a base voltada para fora (França, 2015).

Ferimento de saída

A lesão de saída das feridas produzidas por projéteis de arma de fogo tem forma irregular, bordas reviradas para fora, maior sangramento e não apresenta orla de escoriação nem halo de enxugo e nem a presença dos elementos químicos resultantes da decomposição da pólvora (França, 2015).

TRAJETO

É o caminho percorrido pelo projétil no interior do corpo. Quando o ferimento é transfixante, seria teoricamente traçado por uma linha reta, ligando a ferida de entrada à da saída, sendo, portanto, denominado de trajeto aberto (Croce, 2012). Contudo, pode terminar em fundo cego ou perder-se dentro de uma cavidade.

Alguns usam a expressão trajetória para todo o percurso do projétil, desde a sua saída da boca do cano até o local de sua parada final.

A luz do canal formado pelo trajeto sempre apresenta sangue coagulado – sinal valioso de reação vital; tecidos lacerados, desorganizados e infiltrados por sangue; corpos estranhos provenientes de outras regiões, como esquírolas ósseas. Para rastrear um projétil, basta seguir a infiltração de sangue (França, 2015).

REFERÊNCIAS

Croce D, Croce D Jr. Manual de medicina legal 8ª ed. São Paulo: Saraiva; 2012.

França GV. Medicina legal 10ª ed. Rio de Janeiro: Gen, Guanabara Koogan; 2015.

Naghavi M. Global mortality from firearms, 1990-2016. JAMA. 2018;320(8):792-814.

Oliveira GF. Uso da balística forense na elucidação de crimes. Acta de Ciências & Saúde. 2016; v 2.

World Health Organization, et al. Small arms and global health. Genebra; 2001.

capítulo 32

Ferimentos por Projétil de Arma de Fogo de Alta Velocidade

Enanda Mirelly Batista Freire de Sá
Luma Borges Oliveira
Rosana Duarte Luz

Acompanhando as inovações tecnológicas, as armas de fogo também sofreram algumas mudanças. Hoje, é cada vez mais comum encontrar ferimentos resultantes de um projétil de alta energia, o que gera diferenças comparadas àqueles ferimentos devido aos projéteis de baixa energia. Por isso a importância de um estudo destacado para balística de alta intensidade, o qual muda os aspectos do ferimento e o próprio raciocínio envolvido no mecanismo de trauma (França, 2017).

A balística é ciência que estuda o movimento dos projéteis e as forças envolvidas na sua impulsão, no seu trajeto e em seus efeitos resultantes. Esse termo advém do latim *ballista*, que significa "antiga arma de guerra para lançar projéteis", do grego *ballistés*, de *ballein*, que significa "atirar, lançar contra um alvo". Também, acredita-se que a palavra é derivada de "balista", uma máquina militar romana destinada a disparar pedras e outros projéteis.

Os ferimentos por arma de fogo são geralmente classificados como de baixa velocidade (< 600m/s) ou de alta velocidade (> 750m/s), alterando o coeficiente balístico (CB 5 m/ld^2) (França, 2017). O fator que determina a extensão do trauma é a energia transferida aos tecidos, que depende das características físicas do projétil, incluindo deformação, fragmentação, energia, cinética, estabilidade, local de penetração e trajeto (Hercules, 2014; França, 2017). Eles também introduzem elementos estabilizadores como rotação, massa elevada e posição frontal do centro de massa e mudam a resistência que o meio proporciona ao deslocamento do projétil.

As lesões perfurocontundentes, produzidas por projéteis de arma de fogo, possibilitam estudo tanto da ferida de entrada, como do trajeto e do orifício de saída, além da dimensão, forma e os componentes circundantes que os complementam.

Observam-se, em relação à penetrabilidade do projétil, variações com o espaço percorrido, o peso dele, a área da secção, o diâmetro e velocidade linear, seguindo a fórmula B = 4,5P/SlogV/84, onde B é o espaço percorrido, P é o peso do projétil, S a áera de secção e V a velocidade linear. Idealmente, para se ter maior penetrabilidade, o projétil deve ser delgado, pontiagudo e pesado. Se o calibre aumentar, reduz-se a penetração. O mesmo ocorre se reduzir a massa e tornar a ponta do projétil truncada ou plana (França, 2017).

Projéteis de alta velocidade (PAV) tendem a causar destruição maior dos tecidos. Isso ocorre devido a alguns fatores, como energia cinética, fenômeno da fragmentação e efeitos de formação da cavidade temporal.

A energia do projétil vai sendo absorvida no trajeto, dessa forma a quantidade e qualidade da lesão vão depender do tecido que é requerido para dissipar a energia liberada. Quando esse tem maior rigidez e baixa elasticidade, apresenta maior destruição tecidual, mesmo que não tenha sido acometido diretamente pelo projétil balístico. Isso requer conhecimentos por parte dos médicos em conhecer as lesões e o devido mecanismo causado por esses agentes.

O poder de parada desses e, denominado *stopping power*, é maior. O poder do *stopping power* está relacionado ao instante do impacto e não a sua energia, colocando maior importância no calibre e peso do projétil e menor em sua velocidade. Logo, mesmo que não ocorra transfixação de um projétil, haverá transferência de toda sua energia, conferindo maior *stopping power* (Hercules, 2001).

Esses projéteis de alta velocidade determinam o aparecimento de cavidades temporárias, que muitas vezes não são percebidas externamente. Por isso é necessário destrinchar os movimentos de ondas pressóricas e de choque, bem como os mecanismos de formação de fenômenos de cavitação (França, 2017).

As ondas pressóricas e de choque, ao colidirem com tecidos mais resistentes, originam ondas ainda mais fortes, as quais vão somando-se umas às outras e geram uma grande explosão. Depois, formam-se as cavitações e túneis resultantes do amplo despedaçamento de tecidos. Nesse túnel pode conter material aspirado do meio e de estruturas vizinhas. Porém, um dos mais importantes é a infiltração dos tecidos adjacentes ao trajeto, decorrente da ruptura de vasos de pequenos calibres (França, 2017).

Em relação ao fenômeno de cavitação, há notoriedade nas cavidades temporárias nos sentidos transversal e longitudinal, bem como as cavidades temporárias pulsantes ou permanentes (Hercules, 2001). No primeiro instante se produz uma expansão, logo após o colapso, uma segunda expansão e por fim a formação de bolhas de ar, ou seja, os projéteis rompem os tecidos deixando um túnel que é a cavidade permanente, cujas paredes são deslocadas por essas ondas em direção radial e sentido centrífugo. Já a cavidade temporária é o resultado do alargamento da cavidade permanente sob a influência das ondas de pressão pulsáteis (França, 2017).

A cavidade temporal é produzida pela ação da energia cinética, que causa aumento em relação à cavidade definitiva e seu efeito se deve à elasticidade dos tecidos. Quando o projétil é de baixa velocidade (PBV), é provocado trajeto de destruição levemente maior que seu diâmetro. Quanto maior a velocidade do projétil, maior a cavidade temporal e a destruição provocada. A expansão da cavidade temporal pode ser de 10 a 15 vezes maior que o diâmetro do projétil (Martins, 2015).

Esse mecanismo de trauma pode induzir severas alterações morfológicas e estruturais em tecidos moles e duros, geralmente são lesões perfurantes e avulsivas, além de causar extensas lacerações e necrose tecidual. As mudanças provocadas nos ferimentos relacionam-se à forma do orifício de entrada e saída. Na primeira, é observada maior área de destruição dos tecidos atingidos, essa maior que o diâmetro do projétil, com bordas irregulares e irradiações. Já no de saída, devido à possibilidade de esses projéteis sofrerem uma rotação de até 90 graus, reencontrando-se com seu próprio eixo, pode ser menor que o de entrada, assumindo formas de rasgões, como se a pele fosse puxada e rasgada (França, 2017).

De forma geral, nos ferimentos são evidenciadas as estruturas mais profundas como músculos e ossos. Há variações também de acordo com a distância em que é feito o disparo, na região do corpo que é atingida, no tecido ósseo, por exemplo, onde existe mais resistência, há verdadeiras detonações, devido ao grande impacto (França, 2017).

Órgãos e tecidos densos, como tendões e ossos, podem fragmentar-se, enquanto órgãos e tecidos menos densos, como estômago ou intestino, disponibilizam menor resistência à passagem do projétil. Portanto, o padrão de lesão de um tecido ou órgão será definido por meio de sua elasticidade, espessura/densidade e viscosidade (França, 2017).

Movimentos do projétil podem afetar a transferência de energia aos tecidos atingidos. Esses movimentos são denominados *tumbling*, precessão, oscilação e *yaw*. No *tumbling* (ou giro) ocorre rotação do projétil em volta de seu próprio eixo transversal, causando, assim, danos adicionais aos tecidos atingidos (Martins, 2015). Já a precessão é o movimento no qual há contribuição para o aumento na área de choque ao atingir a estrutura a ser acometida, devido ao nariz do projétil esboçar no ar um círculo, o qual é perpendicular à sua trajetória. A oscilação refere-se ao movimento no qual há contribuição para aumentar a área de impacto ao atingir o alvo, devido ao nariz do projétil oscilar no ar.

No *yaw* (ou derrapagem), ocorre desvio do projétil de seu próprio eixo longitudinal. Ao iniciarem a penetração nas estruturas acometidas, os projéteis de alta velocidade produzem uma zona cilíndrica central, com profundidade de cerca de 15cm (Martins, 2015). Nesse ponto, o projétil inicia o giro de seu eixo longitudinal sobre o eixo vertical, podendo resultar em uma área maior de impacto com o organismo. A lesão aumenta pelo maior contato do projétil, resultando em uma cavidade permanente maior e orifício de saída maior que o de entrada.

A Balística Forense é essencial como instrumento jurídico na elucidação da autoria de crimes efetuados com disparos por projétil de arma de fogo de alta velocidade. Ela revela, por meio dos estudos técnicos, o modo, a maneira, o tipo de munição e os efeitos dos tiros que possam envolver um crime, contribuindo para sua elucidação.

Vale lembrar que tais acontecimentos não alteram os estudos dos projéteis de baixa energia, que continuam com os mesmos aspectos já analisados. Realizar necropsia cuidadosa e atentar aos pormenores que vão levar o perito ao momento circunstancial do delito e recriar a dinâmica do evento (França, 2017).

REFERÊNCIAS

França GV de. Medicina legal. 11ª ed. Rio de Janeiro: Guanabara Koogan; 2017.

Hercules Hygino de C. Mecanismos do trauma. In: Freire E. Trauma: a doença dos séculos. São Paulo: Atheneu; 2001; v. 1, p. 77-159.

Hercules Hygino de C. Medicina legal: texto e atlas. 2ª ed. São Paulo: Atheneu; 2014.

Martins CL. Medicina legal. 6ª ed. São Paulo: Método; 2015.

capítulo 33

Energias de Ordem Físico-Química

Leinisson Fábio da Silva Porto
Rodrigo Evaristo de Oliveira e Silva
Hirley Rayane da Silva Balbino de Melo

As energias de ordem físico-química constituem fenômenos em que a redução da oferta de oxigênio, ou aumento da necessidade dele pelas células, causa danos ao organismo, podendo levá-lo à morte. Tradicionalmente recebe a denominação asfixia, cujo sentido literal significa "sem pulso", e traduz fenômenos que ocorrem no homem quando sujeito a influências físico-químicas que impedem a passagem de ar, alterando a função respiratória, provocando desordem do sistema ao impedir a hematose, podendo levar a óbito.

É importante entender que a asfixia, pela visão da medicina legal, e independente da causa, consiste em uma síndrome caracterizada pela dificuldade ou impossibilidade de respirar, levando à ausência de oxigênio no sangue e nos demais tecidos; a depender da literatura, alguns autores definem também como asfixia a alteração da composição do ar, pela presença de gases irrespiráveis. Nesse processo ocorre a falta ou redução da quantidade de oxigênio no sangue. De acordo com Genival (2015, p. 325), sob o ponto de vista médico-legal, asfixia é a síndrome caracterizada pelos efeitos da ausência ou baixa concentração de oxigênio no ar respirável por impedimento mecânico de causa fortuita, violenta e externa em diversas circunstâncias, denominando-se essas condições, portanto, hipoxemia (pouco oxigênio no sangue) ou anoxemia (ausência de oxigênio no sangue).

A asfixiologia forense entra em cena quando o processo de morte teve início com a asfixia. Podem ser por causas internas como asma, insuficiência cardíaca etc., contudo para a medicina legal as causas que interessam são as externas. Esse processo exige a perda de características fisiológicas, tais como quantidade de oxigênio no sangue, livre passagem das vias aéreas, movimentos respiratórios e perfusão (Saukko e Knight, 2004).

Nas asfixias têm-se as anoxias, que podem ocorrer pelo acúmulo de gás carbônico, chamadas de anoxia-acapneia e presentes nas asfixias mecânicas, ou com a presença expressiva de gás carbônico, conhecida como anoxia-hipercapneia, representada no mal das alturas ou mal das montanhas.

De acordo com Zillo, 2019, existem fases importantes para o processo das energias de ordem físico-química, são elas:

Dispneia inspiratória – representa a consequência imediata da carência de oxigenação para os tecidos corporais, dura cerca de um minuto de esforço máximo para tentar respirar.

Dispneia expiratória – é consequência da hipercapnia (acúmulo de gás carbônico), durante até 3 minutos e resultar em convulsão e rebaixamento do nível de consciência. Após o 4º minuto o cérebro recebe uma série de danos que levam à morte, pois o oxigênio é vital para seu funcionamento.

Esgotamento – primeiros sinais de morte, a saber: inconsciência e parada cardiorrespiratória.

Morte propriamente dita – com duração aproximadamente de 5 minutos.

Um importante contraponto é que o processo de asfixia, sendo de causa criminal, e houver a interrupção em menos de 3 minutos é possível que a vítima sobreviva, no entanto há o risco de sequelas importantes, a saber: amnésia, alterações psíquicas, estado comatoso e outras consequências incapacitantes.

As asfixias mecânicas, de modo geral, possuem diversas e complexas reações e, por isso, são divididas em decorrência dos sinais internos e externos (Figura 33.1).

Sobre a análise dos sinais internos, as petéquias de Tardieu, também conhecidas por equimoses viscerais, possuem tamanho pequeno com tonalidade violácea, quantidade variável e com aparecimento de formas esparsas ou aglomeradas. As crianças e os adolescentes são mais afetados e normalmente aparecem no timo, sendo mais raras em adultos e idosos, que geralmente aparecem sob a pleura visceral, no pericárdio e no pericrânio.

Energias de Ordem Físico-Química 185

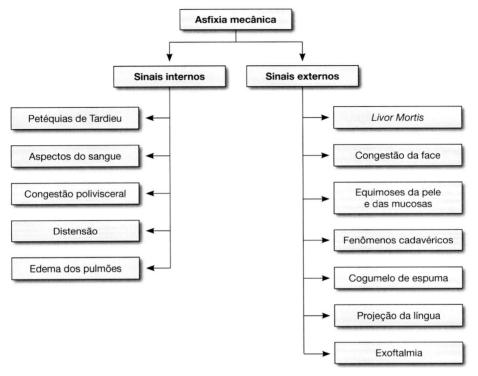

Figura 33.1 Reações da asfixia mecânica.

Em relação aos sinais sanguíneos, nas asfixias mecânicas o sangue possui tonalidade negra, viscosidade diminuída devido à maior concentração de gás carbônico (CO_2), alteração do pH, queda do ponto crioscópico nas cavidades esquerdas do coração, aumento do coeficiente cloroglobular-cloroplasmático e hiperglicemia asfíxica surgida na agonia e cujos aspectos são comprovados *post mortem*. Na congestão polivisceral o fígado e o mesentério são os órgãos onde o sangue mais se acumula, sendo o baço, em muitos casos, o que se mostra com menos sangue. De acordo com Genival (2015, p. 332), o fígado com excesso de sangue, pletórico, chama-se fígado asfíxico. Na distensão e edema do pulmão, esse órgão apresenta alta distensão e relativa quantidade de sangue líquido finamente espumoso. Genival (2015, p. 333), afirma que:

> "É necessário que se entenda não existir nenhum sinal que, isoladamente, seja de capital importância no diagnóstico das asfixias mecânicas. Portanto, deve-se ter um critério baseado na somação das lesões estudadas, associando-se os sinais especiais de cada caso de asfixia em particular e o estudo das circunstâncias de cada evento".

Quanto aos sinais externos sobre as reações citadas anteriormente, as manchas de hipóstases ou *livor mortis*, comumente de tonalidade escura, são precoces e abundantes, e na asfixia por monóxido de carbono assumem tonalidade rósea. A congestão de face é um sinal que ocorre com maior frequência na compressão torácica, gerando como consequência a máscara equimótica da face. Já as equimoses da pele são arredondadas, pequenas e se agrupam, principalmente, na face, tórax e pescoço, possuindo coloração mais escura nas partes de declive. As equimoses das mucosas são mais frequentes na conjuntiva palpebral e ocular, nos lábios e, de forma menos frequente, na mucosa nasal. De acordo com Genival (2015, p. 329-30), essa apresentação ocorre em virtude da queda do sangue pela gravidade aos planos mais baixos do corpo e pelo peso da coluna sanguínea que rompe os capilares, extravasando-se nos tecidos vizinhos. Ainda, segundo o mesmo autor, nos fenômenos cadavéricos, ocorridos nas asfixias mecânicas, os livores de decúbito são mais extensos, mais escuros e precoces; o esfriamento do cadáver ocorre de forma mais lenta, da mesma forma que acontece com a rigidez cadavérica que se mostra mais intensa e prolongada; e a putrefação mais precoce e acelerada que nas demais causas de morte.

Além desses, há o cogumelo de espuma, que é a formação de uma bola fina de bolhas que cobre a boca e as narinas e continua pelas vias respiratórias inferiores, sendo esse tipo de sinal mais comum nas vítimas de afogamento. No entanto, esse cogumelo também pode ser verificado no edema agudo do pulmão e nos casos de morte precedida de grandes convulsões. Por fim, há projeção da língua e exoftalmia que são sinais externos comuns nas asfixias mecânicas, mas também podem ocorrer em cadáveres putrefeitos na fase gasosa ou enfisematosa.

Outro sinal característico e inicial é a cianose, precedido pela dilatação das pupilas, representando bem a ausência de perfusão, ou seja, ausência de oxigenação nos tecidos corporais, manifestando-se pela coloração azul arroxeada nas extremidades de dedos, ponta de nariz e boca (Saukko e Knight, 2004). Seguindo-se a classificação de Afrânio Peixoto, citada por Genival (2015, p. 333), dividem-se as asfixias mecânicas em três grupos: puras, complexas e mistas.

As asfixias puras são manifestadas pela anoxemia e hipercapnia, oriundas por asfixia em ambientes por gases irrespiráveis, do qual fazem parte o confinamento e a asfixia por monóxido de carbono e por outros vícios de ambiente; pela obstaculação à penetração do ar nas vias aéreas, o que ocorre na sufocação direta, por ação humana, e na sufocação indireta, por compressão do tórax; na transformação do meio gasoso em meio líquido, a exemplo do afogamento; e, por fim, na transformação do meio gasoso em meio sólido ou pulverulento, em casos de soterramento.

Os tipos de asfixias puras são:

Asfixia por confinamento – ocorre sempre que um ou mais indivíduos forem colocados em um ambiente restrito ou fechado, sem que haja renovação do ar respirável, causando o rápido consumo do oxigênio e acúmulo do gás carbônico. Os sinais encontrados são aqueles já explicados nas asfixias em geral, mas podem existir outros decorrentes do desespero dos indivíduos causando escoriações do pescoço, ferimentos na face, lesões de defesa, desgaste das unhas e erosão das extremidades dos dedos.

Asfixia por monóxido de carbono – o monóxido de carbono (CO) fixa-se na hemoglobina dos glóbulos vermelhos e impede o transporte do oxigênio para vários tecidos, acarretando a asfixia por carboxi-hemoglobinemia. Vale ressaltar que o CO possui maior afinidade com a hemoglobina e a consequência dessa ligação é a rápida instalação da carboxi-hemoglobinia.

Asfixias por outros vícios de ambientes – é causada por ambientes saturados por gases como os de iluminação, de esgoto e de fossas, de pântano, e, mormente, por agentes irritantes, como o gás de pimenta e lacrimogêneo.

Sufocação – pode ocorrer de forma direta ou indireta, no entanto, ambas são produzidas pela obstrução da passagem de ar respirável. Sua forma direta acontece pela obstrução dos orifícios ou dos condutos respiratórios, e a sua forma indireta, através da compressão do tórax (caso seja por fratura de costelas, por exemplo, judicialmente se considera morte acidental) e a sufocação posicional.

Soterramento – possui um efeito através da asfixia por obstrução das vias respiratórias por terra ou substâncias pulverulentas. Comumente provocadas por acidentes de desmoronamento ou desabamento do ambiente.

Afogamento – afogamento é um tipo de asfixia mecânica, produzido pela penetração de um meio líquido ou semilíquido nas vias respiratórias, impedindo a passagem do ar até os pulmões (Genival, 2015, p. 340).

As asfixias complexas, conforme Genival (2015, p. 333), acontecem pela "constrição das vias respiratórias com anoxemia e excesso de gás carbônico, interrupção da circulação cerebral e inibição por compressão dos elementos nervosos do pescoço"; pela constrição passiva do pescoço exercida pelo peso do corpo, idêntico ao que acontece com o enforcamento; e pela constrição ativa do pescoço exercida pela força muscular, a exemplo do estrangulamento.

As asfixias mistas são caracterizadas pela intensa confusão que causa nos fenômenos circulatórios, respiratórios e nervosos, tendo a esganadura como exemplo.

Outro autor, Delton (2012), utiliza a classificação de Thoinot, que classifica as asfixias como mecânicas por constrição do pescoço através do enforcamento, estrangulamento por mão e por laço; asfixia mecânica por oclusão dos orifícios respiratórios externos; asfixia mecânica por aspiração de líquidos ou elemento pulvurulento; e asfixia mecânica por oclusão das vias respiratórias por corpos estranhos. O mesmo autor também apresenta outra classificação, a de Oscar Freire, que traz definições que consideram a modificação física do ambiente, de modo quantitativo, no caso da alteração na quantidade de oxigênio e gás carbônico e da alteração da temperatura e umidade. Na qualitativa, o ambiente gasoso é substituído pelo líquido ou pelo sólido. Cita ainda o bloqueio mecânico do aparelho respiratório, seja narina, seja boca ou glote, podendo ser por enforcamento, estrangulamento, sufocação direta ou esganadura. Em seguida, inclui em sua classificação a asfixia pelo monóxido de carbono e a supressão da expansão torácica como sufocação indireta.

Lembrando que o reconhecimento dos sinais precoces ajuda na identificação, os mais comuns são: dilatação da pupila, livores roxos e escuros, cianose de extremidades e as petéquias nas vísceras. Esses sinais são respostas imediatas da estimulação do centro respiratório bulbar pelo aumento de gás carbônico circulante, elevando a pressão arterial e em consequência rompe capilares sanguíneos (Durão et al., 2016).

No âmbito legal, o código penal é claro em afirmar que a asfixia está enquadrada em homicídio qualificado, possuindo uma pena – reclusão de seis a vinte anos, escrito no artigo 121 do código penal:

> § 2º Se o homicídio é cometido:
> III – com emprego de veneno, fogo, explosivo, asfixia, tortura ou outro meio insidioso ou cruel, ou de que possa resultar perigo comum.

O reconhecimento dos sinais diretos e indiretos de asfixia, associado à história contada, torna-se importante a fim de qualificar e iniciar as investigações especificamente desse processo de morte, considerado uma forma cruel de morte. Refletindo, assim, o sofrimento da vítima, bem como a impossibilidade de defesa do indivíduo devido ao conhecimento das fases da asfixia. Não existem sinais patognomônicos pós-morte, porém com os sinais abordados neste capítulo é possível justificar o dolo do ato.

REFERÊNCIAS

Código Penal. Decreto Lei nº 2.848 de 07 de dezembro de 1940. In: Vade mecum penal e processual penal. 3ª ed. Niterói: Rio de Janeiro; 2012.

Croce D, Croce D Jr. Manual da medicina legal. 8ª ed. São Paulo: Saraiva; 2012.

Durão CH, Durão D, Pedrosa F. Mortes por asfixias com alimentos em crianças: aspectos médico legais da sufocação direta por engasgamento. Brazilian Journal of Forensic Sciences, Medical Law and Bioethics. 2016;5(3):308-13. Disponível em: http://www.ipebj.com.br/forensicjournal/edicoes?volume=5&numero=3&artigo=217.

França GV. Medicina legal. 10ª ed. Rio de Janeiro: Guanabara Koogan; 2015.

Zillo AB. Asfixiologia forense, Jusbrasil, 2019. Disponível em: http://barbarazillo.jusbrasil.com.br/artigos/677028062/as_xiologia-forense. Acessado 05 de abril de 2019.

Saukko P, Knight B. Knight's Forensic Pathology, 3rd ed. London UK: Arnold, 2004.

capítulo 34

CONFINAMENTO

José Ricardo Silvestre Teles Filho
Rodrigo Lima Cavalcanti
Felipe José de Souza Mafra

O confinamento caracteriza-se por ser uma asfixia de categoria mecânica em ambiente fechado com aumento de gás carbônico e redução de oxigênio devido à troca gasosa na respiração. Isso ocorre porque a renovação de ar atmosférico é restrita ou ausente nesses locais. Desse modo, progressivamente, esse efeito inviabiliza a permanência humana no local (França, 2017). Em consonância, percebe-se que durante esse processo o ar acumula vapor d'água e nessa situação sua eliminação pelos pulmões e pela transpiração torna-se difícil, levando ao quadro de asfixia (Pereira e Gusmão, 2012).

Outrossim, a Norma Regulamentadora 33 define espaço confinado em área ou ambiente não projetado para permanência humana por longo período. Isso ocorre porque a limitação na saída e entrada de ar impede uma ventilação circulante suficiente para retirar contaminantes e/ou repor a deficiência nos níveis de oxigênio (Ministério do Trabalho e Emprego, 2012).

> A causa clássica para a incapacidade de os tecidos usarem oxigênio é o envenenamento por cianeto, em que a ação da enzima citocromo oxidase é completamente bloqueada pelo cianeto – em extensão tal que os tecidos simplesmente não podem usar o oxigênio, até mesmo quando grande quantidade está disponível. [...] A hipóxia, se grave o suficiente, pode causar a morte celular por

todo o corpo, mas, em graus menos graves, causa principalmente (1) depressão da atividade mental, algumas vezes culminando em coma e (2) redução da capacidade de trabalho muscular (Hall, 2011, p. 547).

A afinidade da hemoglobina pelo monóxido de carbono é cerca de 200 vezes maior do que pelo oxigênio. Dessa forma, a curva de dissociação oxigênio-hemoglobina é modificada e desviada para a esquerda, comprometendo a oferta de oxigênio aos tecidos por diminuição da capacidade carreadora de oxigênio da hemoglobina e por liberação ineficiente da molécula de O_2 ao nível tecidual. Sintomas de intoxicação com monóxido de carbono incluem cefaleia, náuseas, mal-estar inespecífico, alteração cognitiva, dispneia, *angina pectoris*, convulsões, coma, arritmia e até insuficiência cardíaca. [...] Ao contrário do monóxido de carbono, que prejudica a oferta de oxigênio, o cianeto produz hipóxia por bloqueio da cadeia respiratória (complexo IV) na mitocôndria e assim intensa limitação da produção de compostos de fósforo de alta energia. Dessa forma, ocorre grave hipóxia tecidual, com acidose láctica e saturação venosa central de oxigênio elevada (Bassi et al., 2014, p. 426-7).

Espaços de ventilação adequada apresentam oxigênio na proporção de 21% em relação aos outros gases atmosféricos, sendo que a redução abaixo de 18% já é capaz de desencadear mortes por confinamento (Silva, 2009). Outro fato que chama atenção é a associação de asfixias pela baixa concentração de oxigênio e presença de gases tóxicos e/ou inertes, como gás carbônico, argônio, cianeto, hélio. A exposição a ambientes fechados por acidentes, atividades laborais, assassinatos, desabamento de mina, prisões de crianças em malas são causas de falecimento por esse tipo de morte. As principais características identificadas nesse acometimento são sinais de asfixia, escoriações e equimoses pela tentativa de fuga (Souza, 2005). É difícil estabelecer uma evolução dos acontecimentos para asfixia por confinamento, contudo é possível elencar situações associadas a esse tipo de morte, tais como quadro hipoxêmico com calor excessivo, exaustão, hipercapnia, taquicardia, elevação de pressão arterial, pânico, convulsões, coma, choque e morte (Vasconcelos, 2013).

O acidente da boate Kiss em 2013 que vitimou centenas de pessoas foi um exemplo recente de morte por confinamento, pois a espuma para isolamento acústico utilizada no revestimento das paredes foi capaz de liberar cianeto e monóxido de carbono, responsáveis pela hipoxemia por diferentes razões (Acosta, 2015). Isso porque o cianeto, originado a partir do gás cianídrico, é capaz de bloquear a cascata respiratória quando se liga à enzima citocromo oxidase das mitocôndrias, enquanto o monóxido de carbono apresenta maior afinidade pela hemoglobina do que o oxigênio e é capaz de se ligar diretamente à hemácia (Vasconcelos, 2013). A principal razão para morte em ambientes confinados são trabalhos de conserto de ambientes fechados (por exemplo: tanques, bueiros, poços, cisternas, minas), construção, pintura, operações de resgate e inspeção (Araújo, 2006). A Osha (*Ocuppacional Safety and Administration*) publicou um relatório com a investigação de 122 acidentes envolvendo espaços fechados entre os anos de 1974 e 1982, sendo a asfixia atmosférica responsável por 173 mortes (Araújo, 2006). O Censo Anual de Mortes no Trabalho compilado pelo *Bureau of Labor Statistics* revelou que 136 trabalhadores morreram por incidentes ocasionados por espaços confinados em 2015 (Department of Labor U.S., 2016). Ou seja, passados 33 anos entre os estudos, a realidade no número de mortes pouco se alterou apesar dos avanços tecnológicos. Desse modo, normas técnicas de prevenção, como a NBR 16577 no Brasil, foram criadas com intuito de padronizar projetos novos e espaços confinados já existentes para reduzir ou eliminar os incidentes em espaços confinados (Marciano, 2017).

A maneira adequada de identificar possível episódio de confinamento é por meio da distinção de sinais por lesões externas ou internas. Entre as externas temos: 1. manchas de hipóstases, em geral, precoces, abundantes e de tonalidade escura; 2. cianose facial, frequente nos casos relatados; 3. equimoses na pele que se caracterizam como arredondadas, de pequenas dimensões e agrupadas em regiões do corpo, como em face, pescoço e tórax; 4. equimoses em mucosas observadas, geralmente, nas conjuntivas, região palpebral e no bulbo dos olhos, além de lábios, e com menor frequência na região nasal. Verificando as lesões internas notamos particularidades como as equimoses viscerais (manchas de Tardieu), a congestão polivisceral, a distensão e edemas dos pulmões, sangue escuro e líquido (Pereira e Gusmão, 2012).

Entretanto, muitas vezes o óbito por confinamento não apresenta especificidade de sinais, tornando difícil seu diagnóstico. A conclusão de causa pode ser estabelecida, por meio do ambiente no qual se encontra o indivíduo, pela análise da possibilidade de o ambiente estar fechado, verificação dos sinais gerais de asfixia e descarte de outras causas para a morte. Vale ressaltar que esse tipo de morte, frequentemente, retrata situações acidentais (Silveira, 2015).

Por fim, faz-se necessário salientar que, para fins diagnósticos, os sinais isolados pouco representam quanto à importância dessa questão. Por isso, o perito em medicina legal deve basear-se na averiguação da quantidade de achados lesivos que o indivíduo apresenta associada ao ambiente (Pereira e Gusmão, 2012).

REFERÊNCIAS

Acosta ES. Tecnologias para prevenção de incêndios: a tragédia da boate Kiss. Trabalho de Conclusão de Curso. Universidade Federal de Santa Catarina. Araranguá; 2015.

Araújo AN. Análise do trabalho em espaços confinados: o caso da manutenção de redes subterrâneas. Dissertação submetida ao Programa de Pós-Graduação em Engenharia de Produção. Porto Alegre, 2006. Disponível em: <www.lume.ufrgs.br/handle/10183/8925>. Acessado 23 mar. 2019.

Bassi E, Miranda LC, Tierno PF, Ferreira CB, Cadamuro FM, Figueiredo VR, et al. Assistance of inhalation injury victims caused by fire in confined spaces: what we learned from the tragedy at Santa Maria. Rev Bras Ter Intensiva, São Paulo, 2014;26(4) 421-9. Dec. Disponível em: <http://www.scielo.br/scielo.php?script=sci_arttext&pid=S0103-507X2014000400421&lng=en&nrm=iso>. Acessado 22 mar. 2019.

Brasil. Ministério do Trabalho e Emprego. NR-33 Segurança e Saúde nos Trabalhos em Espaços Confinados. Portaria MTE nº 1.409, 29 de agosto de 2012. Disponível em: <http://trabalho.gov.br/images/Documentos/SST/NR/NR33.pdf>. Acessado 19 mar. 2019.

Coelho BF. Histórico da medicina legal. <http://www.unla.mx/iusunla42/reflexion/HISTORICO%20DA%20MEDICINA%20LEGAL%20Bruna%20Fernandes.htm>. Acessado 17 abr. 2019.

França GV. Medicina legal. 11ª ed. Rio de Janeiro: Guanabara Koogan; 2017.

Hall JE. Tratado de fisiologia médica. 12ª ed. Rio de Janeiro: Elsevier; 2011.

NBR 16577: 2017 – Espaço confinado – prevenção, procedimentos e medidas de proteção. Associação Paulista de Medicina do Trabalho [site]. São Paulo, 2017. Disponível em: <www.apmtsp.org.br/nova-nbr-165772017-espaco-confinado-prevencao-procedimentos-e-medidas-de-protecao/>. Acessado 16 mar. 2019.

Pereira GO, Gusmão LCB. Medicina legal orientada. 2ª ed. Maceió: Nossa Livraria; 2012.

Silva DF. Saúde e segurança nos trabalhos em espaços confinados nas usinas sucroalcooleiras. Uberaba-MG. 2009. 28 f. Trabalho de Conclusão de Curso de técnico de segurança do trabalho – Serviço Nacional de Aprendizagem Comercial, Minas Gerais, 2009. Disponível em: <https://scholar.google.com.br/scholar?hl=pt-BR&as_sdt=0%2C5&q=Sa%C3%BAde+E+Seguran%C3%A7a+Nos+Trabalhos+Em+Espa%C3%A7os+Confinados+Nas+Usinas+Sucroalcooleiras&btnG=>. Acessado 23 mar. 2019.

Silveira PR. Fundamentos da medicina legal. 2ª ed. Rio de Janeiro: Lumens Juris Ltda; 2015. Disponível em: <https://rl.art.br/arquivos/5270218.pdf?1433804653>. Acessado 19 mar. 2019.

Souza DZ. Diagnóstico diferencial de mortes por asfixia. Saúde, Ética & Justiça. 2005;10(1/2):19-25. Disponível em: <http://www.revistas.usp.br/sej/article/view/43501>. Acessado 22 mar. 2019. U.S. Departament of Labor. National Census of Fatal Occupacional of Injures in 2015. Washington, 2016. Disponível em: <www.bls.gov/news.release/archives/cfoi_12162016.pdf>. Acessado 16 mar. 2019.

Vasconcelos F. Por que o cianeto mata? Esquadrão do conhecimento – a dúvida não passa por aqui. Brasil, 2013. Disponível em: <www. esquadraodoconhecimento.wordpress.com/2013/02/02/por-que-o-cianeto-mata/>. Acessado 22 mar. 2019.

capítulo 35

AFOGAMENTO

Alana Gabrielle de Souza Caxico
Carla Mariana Xavier Ferreira
Marília Ambrósio Cavalcante Leitão

Segundo a Organização Mundial da Saúde (OMS), 0,7% de todas as mortes no mundo – ou mais de 500.000 mortes a cada ano – são devidas ao afogamento não intencional. O afogamento é responsável em média, todos os anos, por pelo menos 500.000 mortes em todo o mundo, incluindo aproximadamente 4.000 mortes nos Estados Unidos (Peden, 2002). A morte é decorrente do processo de asfixia mecânica produzido pela penetração de um meio líquido ou semilíquido nas vias respiratórias, impedindo a passagem do ar até os pulmões, por permanência da vítima totalmente ou apenas com a extremidade anterior do corpo imersa nesses. Dessa maneira, o termo "submersão" não deverá mais ser utilizado como sinônimo, visto que significa imersão total do corpo, já que para que haja de fato o afogamento é necessário apenas a introdução dos orifícios respiratórios e da boca no meio líquido ou semilíquido.

Além disso, o indivíduo pode vir a se afogar através do próprio sangue, como ocorre no esgorjamento com entrada de conteúdo hemático nos alvéolos pulmonares devido à secção da laringe ou pelo conteúdo gástrico regurgitado em certas ocasiões.

ETIOLOGIA

A causa do afogamento pode ser acidental, suicida e homicida.

Afogamento acidental – é o mais comum em indivíduos que adentram em águas com grande profundidade e sofrem asfixia devido a problemas como convulsões, luxações, traumatismo cranioencefálico. É considerado importante causa de morte na infância, pois ocasionalmente as crianças são inadequadamente supervisionadas, sendo mais prevalente em locais onde praias e piscinas são mais acessíveis e durante os meses de verão.

Afogamento suicida – mostra-se, muitas vezes, com características peculiares, sendo confundido com o homicídio pela excentricidade dos fatos, como, por exemplo, amarrar os membros superiores e inferiores, pesos ao corpo, entre outras. Segundo Genival França, em seu livro "Medicina Legal – 13ª edição", o suicídio típico por afogamento é teoricamente quase impossível, o que revela, na verdade, um suicídio-acidente, ou seja, depois de o indivíduo procurar a morte e na ausência das condições de sobrevivência, terminaria por afogar-se.

Afogamento homicida – mais raro entre os adultos, pois exige superioridade de forças do agressor em relação à vítima. Entretanto, há registros na literatura acerca de infanticídios pela imersão da criança no meio líquido.

FISIOPATOLOGIA

Em resumo, quando uma pessoa que está se afogando não consegue mais manter suas vias aéreas desobstruídas, a água que entra na boca é voluntariamente cuspida ou engolida. Desse modo, a próxima resposta consciente é prender a respiração, mas isso não dura menos de um minuto. Se o *drive* inspiratório está muito alto para resistir, um pouco de água acaba sendo aspirada pelas vias aéreas, e a tosse ocorre como uma resposta reflexa, podendo ocorrer o laringoespasmo, porém é logo terminado pelo início da hipóxia cerebral. Caso a pessoa não seja resgatada, a aspiração de água continua e a hipoxemia leva rapidamente à perda de consciência e apneia. A sequência de deterioração do ritmo cardíaco é frequentemente taquicardia seguida de bradicardia, atividade elétrica sem pulso e, finalmente, assistolia (Grmec, 2009).

Assim, pode-se afirmar que a morte por afogamento ocorre em três fases ou períodos, são eles: fase de defesa, fase de resistência e fase de exaustão.

Fase de defesa – essa fase subdivide-se em dois períodos, o de surpresa e o de dispneia, sendo esta última caracterizada pela parada dos movimentos respiratórios como mecanismo de defesa, estando geralmente a vítima lúcida e com movimentos reflexos.

Fase de resistência – a vítima continua em apneia voluntária.

Fase de exaustão – nessa, a hipercapneia estimula os centros nervosos bulbares, desencadeando dispneia com inspirações profundas e expirações curtas, havendo o início do processo de asfixia com perda de consciência, convulsões e morte.

Entretanto, há casos em que o indivíduo ao tocar na água morre por inibição por uma condição constitucional que pode ser agravada pela ação térmica, o que constitui os afogados brancos de Parrot ou afogados secos. Em contraste, há o afogamento verdadeiro, caracterizado pelos afogados úmidos ou afogados azuis, os quais morrem devido ao processo de asfixia, podendo variar em dois grupos (França, 2017):

1. Forma rápida – o indivíduo submerge rapidamente, permanecendo no interior da água, sucedendo-se as fases de asfixia em um período de 5 minutos aproximadamente.
2. Forma lenta – a vítima luta, reage, vai ao fundo, retorna à superfície, entra em fadiga e, por fim, entra em asfixia.

Zangani et al. ainda dividem o processo de morte por afogamento nas seguintes fases:

Primeira fase – de surpresa, havendo profunda inspiração fora da água.

Segunda fase – de apneia, como mecanismo protetor para evitar a entrada de água nas vias respiratórias.

Terceira fase – de dispneia, na qual há inalação de água e em seguida uma expiração por reflexo da laringe em contato com a água.

Quarta fase – de convulsões asfíxicas, na qual o líquido continua penetrando de forma descontínua nas vias respiratórias.

Quinta fase – estágio terminal, formada por uma ou mais inspiração profunda precedidas de uma pausa respiratória pré-terminal.

Nesse processo fatal, ocorre a hipoxemia, que, por sua vez, afeta todos os sistemas de órgãos, sendo o principal componente de morbidade e mortalidade relacionado à hipóxia cerebral (Olshaker, 1992). Há algum tempo se acreditava que a morte por afogamento ocorresse apenas por esse mecanismo. Porém, pesquisas sugerem que as alterações eletrolíticas têm grande peso na fisiopatologia.

A hipertonicidade da água salgada em relação ao plasma faz com que a água seja atraída para o interstício pulmonar e alvéolos, ocupando-os e aumentando a osmolaridade do sangue, levando a hipovolemia, hemoconcentração e edema pulmonar maciço, enquanto o afogamento em água doce criava o efeito oposto, com o fluido hipotônico aspirado passando rapidamente pelos pulmões e no compartimento intravascular, levando à sobrecarga de volume e efeitos de diluição nos eletrólitos séricos.

Existem outras teorias em que afirmam que a parada cardíaca resulta de um conjunto de alterações que agem sob a fisiologia cardíaca, são elas: hipóxia prolongada, alterações graves do equilíbrio acidobásico, descarga de catecolaminas e, algumas vezes, influência da hipotermia por baixa temperatura da água.

SINAIS EXTERNOS

À inspeção externa de uma vítima de afogamento, podemos observar os chamados sinais típicos e atípicos. Os atípicos dão uma ideia do tempo de permanência do cadáver no meio líquido, enquanto os típicos mostram que a vítima ainda estava viva quando adentrou no meio.

Entre os principais sinais atípicos temos: pele anserina, que também é chamada de sinal de Bernt e consiste na saliência dos folículos pilosos devido à contração dos músculos eretores do pelo. Podem ser frequentemente observados nos ombros, lateral das coxas e dos antebraços. Para alguns esse é simplesmente um fenômeno cadavérico, sem nenhum significado de reação vital (França, 2015). A retração dos mamilos possui o mesmo significado da pele anserina. Já a retração dos testículos e do pênis é causada por um desequilíbrio térmico inicial entre o corpo e a massa líquida por estímulo cremastérico.

Outros sinais também característicos são a rigidez cadavérica precoce, a queda fácil dos pelos e a temperatura baixa da pele, uma vez que os cadáveres de vítimas de afogamento baixam a temperatura mais rapidamente devido ao equilíbrio térmico mais eficiente no meio líquido. É um sinal relativo. Perde seu valor se o cadáver for retirado de imediato da água.

Na maceração epidérmica, fenômeno mais acentuado em mãos e pés por embebição da pele, a epiderme espessa-se, enruga-se e torna-se esbranquiçada, posteriormente destaca-se e desprende-se junto com as unhas, formando dedos de luva.

Na face, temos a apresentação azulada ou pálido-cinzenta nos afogados brancos de Parrot e cianosada nos mortos por submersão-asfixia. É comum também encontrarmos a destruição das partes moles e cartilaginosas por animais da flora aquática e projeção da língua além das arcadas dentárias, encontrada no processo inicial da putrefação.

Quanto às lesões, temos as de arrasto ou de Simonin que são causadas pelo ato de roçar partes do corpo no leito dos rios em movimentos de vaivém, e as lesões devido à resistência da vítima ao se debater no plano profundo de onde ocorreu a submersão. Nesses tipos, podemos notar a presença de erosões das polpas digitais e entre os dedos e, sob as unhas, de lama ou grãos de areia e, nos lábios, de corpos estranhos.

Sobre os sinais típicos, que caracterizam a asfixia-submersão, temos o sinal da cabeça de negro, na qual a pele da cabeça assume uma tonalidade verde-bronzeada. É característica de afogados por submersão em estado de putrefação.

Os livores cadavéricos assumem um tom vermelho-claro devido às alterações ocorridas no sangue durante a asfixia-submersão, tornam-se mais claros e podem ser mais bem observados nas regiões de maior declive do corpo.

A putrefação em ambientes líquidos é um processo lento que se torna acelerado quando exposto ao meio externo. Inicia-se na parte superior do corpo e progride em direção descendente, tornando o corpo insuflado. No esterno ou na parte superior do pescoço é possível notar manchas esverdeadas. Um marco característico das mortes por afogamento são os chamados cogumelos de espuma, de coloração brancacenta ou rósea, a espuma surge sobre boca e narinas nas vítimas que reagiram dentro do ambiente líquido. Sua formação é resultado da entrada de água no interior das vias respiratórias.

SINAIS INTERNOS

O líquido nas vias respiratórias, que sempre é em forma de espuma branca ou rósea, amarelada ou sanguinolenta, poderá orientar o tipo do meio líquido no qual houve o afogamento e avaliar se ocorreu o afogamento em águas salinas, doces ou pântanos. É importante ressaltar que quanto maior a agonia do afogado, maior a quantidade de líquido encontrada nas vias respiratórias (França, 2017).

Podem-se encontrar corpos estranhos no líquido das vias respiratórias dos afogados, com avaliação desses, principalmente os elementos microscópicos, minerais, vegetais e animais que podem estar presentes nesse líquido (plâncton) vistos pelo exame histológico. Os pulmões podem ter aspecto de aumento de volume e peso, com crepitações, enfisema aquoso e equimoses subpleurais.

O sinal de Brouardel dignifica o enfisema aquoso subpleural, podendo ser sentido como uma esponja molhada à palpação do pulmão. Ocorre devido ao pulmão estar embebecido de água decorrente da aspiração pelo afogado. É mais acentuado nos lobos superiores e próximos ao hilo pulmonar. Sinal de Tardieu são as equimoses subpleurais, que são raras no afogamento. No entanto, é comum aparecer manchas maiores ou iguais a 2cm, de cor vermelho-clara e contornos irregulares, chamadas de manchas de Paltauf. Essas são decorrentes dos capilares sanguíneos e das paredes dos alvéolos rompidos (França, 2017).

A cor do sangue muda, fica mais vermelho-clara, devido a uma diluição do sangue pela entrada de água no sistema circulatório. Por isso, observa-se essa diluição principalmente nas cavidades esquerdas do coração, as quais são provenientes da circulação pulmonar. Faz-se necessário destacar que o sangue é mais fluido e incoagulável.

Pode-se encontrar líquido em outras partes do corpo, como no sistema digestório, orelha média, nas cavidades pleurais, no coração – o qual se encontra aumentado pela dilatação do ventrículo direito devido à hipervolemia.

Na base do crânio, tem-se hemorragia temporal (sinal de Niles), zona azulada na face anterossuperior da parte petrosa do osso temporal; hemorragia etmoidal, com o sinal de Vargas-Alvarado, com uma zona azulada no compartimento anterior da base do crânio de cada lado da apófise crista *galli*. No entanto, se houver traumatismo craniano, não há valor nesses sinais (França, 2017).

Com relação à putrefação e flutuação dos afogados, dividimos em fases:

Primeira fase – tendência do cadáver de ir para o fundo, devido à densidade do corpo ser maior que a do líquido.

Segunda fase – flutuação do cadáver, devido aos gases da putrefação, a qual diminui a densidade corporal. Geralmente o corpo flutua após 24 horas da morte ou até 5 dias. No mar ocorre uma flutuação mais precoce devido ao maior peso específico da água salgada.

Terceira fase – observa-se a segunda imersão, devido ao esvaziamento dos gases e à ruptura dos tecidos moles.

Quarta fase – segunda flutuação, com a evolução para adipocera, em que ocorre a diminuição do peso específico do corpo.

Além disso, podem-se observar sinais gerais de asfixia, como a congestão dos rins e do fígado, chamada de fígado asfíxico de Étienne Martin. Isso é gerado devido à tentativa do indivíduo em evitar o afogamento, gerando esforços intensos, os quais geram equimoses nos músculos do pescoço e tórax e também devido à hipertensão da veia cava e da pequena circulação (Croce, 2012).

Com relação à cronologia do afogamento, ou seja, o tempo de permanência do cadáver dentro da água, deve-se levar em consideração o estado de maceração e putrefação do cadáver. É importante lembrar que nos afogados esses processos são mais rápidos, e a porção cefálica, pescoço e tórax são os que inicialmente sofrem a putrefação. Depois de um mês da morte, tem-se pele amarelada ou pardacenta, rugosa e friável. Já no terceiro mês, pode-se encontrar sais calcários, em forma de crostas arredondadas pequenas (França, 2017).

REFERÊNCIAS

Croce D, Croce D Jr. Manual de medicina legal. 8ª ed. São Paulo: Saraiva; 2012.

França GV. Medicina legal. 11ª ed. Rio de Janeiro: Guanabara Koogan; 2017.

Grmec S, Strnad M, Podgorsek D. Comparison of the characteristics and outcome among patients suffering from out-of-hospital primary cardiac arrest and drowning victims in cardiac arrest. Int J Emerg Med. 2009;2(1):7-12.

Olshaker JS. Near drowning. Emerg Med Clin North Am. 1992;10(2):339-50.

Peden M, Mcgee K, Sharma K. O livro de gráficos de lesões: uma visão gráfica da carga global de lesões. Genebra: Organização Mundial da Saúde; 2002.

capítulo 36

SOTERRAMENTO

Brenda Aguiar Melo
Ênio Saldanha Santos Prado
Ítalo Dantas Rodrigues

O Brasil passou nos anos de 2015 e 2019 por dois grandes desastres socioambientais da sua história. O rompimento das barragens de Mariana e Brumadinho deixaram centenas de mortos e desaparecidos devido à grande quantidade de rejeitos minerais, água e material terroso que se arrastaram por quilômetros e soterraram grande parte das pessoas que estavam em seu percurso, entre elas, as vítimas fatais.

O soterramento é um tipo de asfixia que significa "sem pulso", mas que define os efeitos provocados pela redução/ausência na taxa de oxigênio enviada aos tecidos. No caso, o tema deste capítulo é um tipo de asfixia mecânica, a qual é classificada por diversos estudiosos: a de Afrânio Peixoto, Thoinot e Oscar Freire; essas classificações colocam o soterramento como sendo: asfixia pela transformação do meio gasoso em meio sólido, asfixia mecânica por respiração em um meio pulverulento e pela modificação física do ambiente (sólido em lugar de gasoso), respectivamente. Isso leva à obstrução direta das vias aéreas por resíduos sólidos ou semissólidos, como terra, lama, farinha, gesso e outros e consequentemente impede a passagem do ar.

Acontece frequentemente de forma acidental em desabamentos, por exemplo. Sendo raramente homicida, nesses casos, quando ocorre geralmente está relacionada ao infanticídio.

Segundo Silveira (2015, p. 258):

> A sobrevida nesta modalidade de asfixia pode ser grande, variando não só coma resistência da vítima como com fatores ligados ao próprio meio, a saber: quanto maiores os fragmentos, quanto menos espessa a camada sobre a vítima; quanto menor a unidade do material, mais fácil a passagem do ar, aumentando a sobrevivência. Se o material for cáustico, como cal, a morte será rápida.

A causa de morte no soterramento é diagnosticada pelo estudo do local e pela avaliação da vítima.

Costumeiramente são encontradas substâncias pulverulentas na parte interna da árvore respiratória e no trato digestório, como boca, esôfago e estômago. Esses achados mostram que a vítima estava viva no momento do acontecimento e que aspirou e respirou o material e dificulta um processo natural do organismo denominado hematose, que nada mais é que uma troca gasosa, que acontece nos capilares entrelaçados aos alvéolos, e onde o corpo libera o CO_2 e capta o O_2. Além disso, serão encontrados sinais gerais de asfixia – cianose e equimose de face, por exemplo – e lesões pelo próprio acidente como: fraturas, escoriações, contusões. Em alguns casos, essas lesões traumáticas podem acelerar e contribuir com a morte do indivíduo.

As asfixias podem acontecer de duas maneiras, direta ou indireta. Na direta, também chamada de ativa, está o soterramento porque existe o bloqueio direto das vias aéreas, já na indireta ou passiva existe a compressão do tórax que também ajuda a levar o indivíduo à morte nos casos de grande quantidade de terra sobre ele.

Sabe-se que o processo de morte por asfixia pode ser dividido em 4 fases. A primeira é a fase cerebral, com vertigens, visão ofuscada, taquicardia e perda da consciência. A segunda fase é conhecida como de excitação cortical e medular em que o acometido apresenta relaxamento esfincteriano, convulsões e aumento da pressão sanguínea, sendo que esse processo pode levar de 1 a 2 minutos aproximadamente. Na próxima etapa cessam os movimentos respiratórios e inicia-se insuficiência ventricular direita, fato que já inicia a última fase em que a pessoa começa a apresentar arritmias e por fim a parada cardiorrespiratória. Por fim, é importante reforçar para que não confundamos as lesões por achatamento, que levam à asfixia, com o soterramento.

De acordo com França (2017, p. 255)

> Lesões por achatamento, também chamadas "por esmagamento", são provenientes de violenta ação por pressão ou compressão sobre o corpo ou parte dele, e que tem como exemplo

mais comum aquelas produzidas pela passagem de um veículo em movimento. Estas lesões apresentam escoriações de arrastão, feridas contusas com desgarramento de retalhos de pele, hematomas, fraturas costais, cranianas e dos membros superiores e inferiores, e rupturas viscerais. Quando esta forma de ação se dá no segmento toracoabdominal, a morte pode ser por asfixia, na modalidade sufocação indireta.

Levando-se os aspectos citados neste capítulo, é necessário ressaltar o quanto ele está presente em nossos dias, principalmente em períodos de grandes desastres e que o soterramento em si está englobado no grande grupo das asfixias, a qual traz todas as consequências anteriormente citadas e em muitos casos a morte.

REFERÊNCIAS

Croce D, Croce D Jr. Manual de medicina legal. 8ª ed. São Paulo: Saraiva; 2012. p. 432-3.

França GV de. Medicina legal. 11ª ed. Rio de Janeiro: Guanabara Koogan; 2017.

G1. Há 3 anos, rompimento de barragem de Mariana causou maior desastre ambiental do País e matou 19 pessoas. Disponível em: https://g1.globo.com/mg/minas-gerais/noticia/2019/01/25/ha-3-anos-rompimento-de-barragem-de-mariana-causou-maior-desastre-ambiental-do-pais-e-matou-19-pessoas.ghtml. Acessado 23 mar. 2019.

Passei Direto. Medicina legal e perícia. Disponível em: https://www.passeidireto.com/arquivo/26144495/asfixiologia-forense-prof-monara-bittencourt. Acessado 23 mar. 2019.

Silveira PR. Fundamentos da medicina legal. 2ª ed. Rio de Janeiro: Lumen Juris; 2015. p. 258-9.

capítulo 37

ASFIXIA POR GASES

Amanda Nogueira Calfa
Danielle Leão Diniz
Marcos Falcão Farias Monte

É indubitável que para o processo respiratório ocorra de forma fisiologicamente segura, exige-se que o ambiente externo seja gasoso, com um teor de oxigênio de aproximadamente 21%, nitrogênio 78%, gás carbônico 0,03%, sendo aceitas pelo organismo pequenas alterações em tais concentrações. Porém, quando tais alterações alcançam níveis não suportados, dá-se início o processo de asfixia.

A asfixia por gases é compreendida em dois momentos: o de irritação e o de esgotamento. Na fase de irritação encontram-se dois estados, o de dispneia respiratória, no qual a consciência dura cerca de 1 minuto, e o estado de dispneia expiratória, caracterizado por perturbações da sensibilidade, inconsciência e convulsões tônico-clônicas, que podem durar aproximadamente 3 minutos. Já a fase de esgotamento é caracterizada por um estágio inicial ou de morte aparente e outro terminal (França, 2004). Logo, o tempo total de um processo asfíxico típico beira os 7 minutos, podendo resultar em perturbações psíquicas (amnésia) ou neurológicas (convulsões), quando obtém êxito, porém não provoca morte (Croce, 2012).

A asfixia por gases é considerada como a "asfixia pura", enquadra-se na classificação das síndromes motivadas por causas não mecânicas, sendo uma asfixia do tipo celular provocada por gases tóxicos. Essa modalidade de asfixia pode ser classificada como asfixia por gases de combate, tóxicos, industriais e anestésicos.

Entre os gases de combate estão os lacrimogêneos, esternutatórios (constituídos de agentes tóxicos que contêm arsênio), vesicantes e sufocantes. Com relação aos gases lacrimejantes, são frequentemente utilizados por policiais em situações de descontrole; esses, quando em concentração de 0,86mg por litro de ar, podem levar à morte em 10 minutos de exposição; assim como ocorre quando há exposição a gases constituídos de agentes que contêm arsênio. Quando se analisa os gases vesicantes, encontramos a iperita, o famoso gás mostarda, amplamente utilizado como arma química na Primeira Guerra Mundial, elemento mais destruidor ao ter efeito sobre a pele, olhos e aparelho respiratório. Já nos gases sufocantes observamos apenas a intoxicação por cloro, manifestando-se por meio de dor intensa, espasmos laríngeos e da musculatura brônquica, dispneia, hipotensão arterial, hepatização dos pulmões, ingurgitamento venoso geral, grave acidose, cianose, náuseas e vômitos, síncope, inconsciência, falência do ventrículo esquerdo e morte por edema agudo do pulmão (Croce, 2012).

Dessa forma, podem ser citados como gases tóxicos o ácido cianídrico, o monóxido de carbono, os gases industriais (vapores nitrosos, formeno, metano e grisu ou gás dos pântanos) e os gases anestésicos. Com relação a esse último, existe grande responsabilidade por parte dos profissionais médicos anestesiologistas no que diz respeito à sua responsabilidade sobre a administração desses gases sedativos que podem, mediante a um pequeno descuido, levar o paciente à morte (França, 2017).

Além dos supracitados, existem os gases que são produtos resultantes de materiais domésticos e profissionais que são asfixiantes em potencial, como o amoníaco, que pode provocar danos aos lábios, mucosa oral e esôfago; o antimônio, amplamente utilizado em indústrias de semicondutores – revestimento de cabos e baterias; e o chumbo, cujas partículas, após serem inaladas, depositam-se nas vias respiratórias, e é utilizado na produção de pigmentos suaves, forros para cabos, na construção civil e na fabricação de munição (Croce, 2012).

Por fim, em uma situação em que a asfixia evolui para óbito, alguns sinais característicos de asfixia por gases podem ser observados, tendo como sinais externos cianose facial, protrusão da língua e equimoses conjuntivas, e como sinais internos sinal de Tardieu, fluidez do sangue e congestão visceral, bem como, em necropsia de um cadáver que evoluiu para óbito por asfixia por gases, podem ser observados:

a) Pulmões hepatizados, com grandes edemas.
b) Locais de enfisema e de atelectasia.
c) Presença de exsudato consequente à inflamação dos brônquios.
d) Dilatação aguda, especialmente no ventrículo esquerdo.
e) Líquido serossanguinolento, muitas vezes, em grande quantidade nas vias respiratórias (Croce, 2012).

REFERÊNCIAS

Croce D, Croce D Jr. Manual de medicina legal. 8ª ed. São Paulo: Saraiva; 2012.

França GV. Medicina legal. 7ª ed. Rio de Janeiro: Guanabara Koogan; 2004.

França GV. Medicina legal. 11ª ed. Rio de Janeiro: Guanabara Koogan; 2017.

Gomes H. Medicina legal. Atualizador Hygino Hercules. 33ª ed. Revista e Atualizada. Rio de Janeiro: Freitas Bastos; 2004.

capítulo 38

ENFORCAMENTO

André Albino da Silva Filho
Álvaro Geydson Feitosa Silva
Artur Valdez dos Santos

O enforcamento é uma forma de asfixia mecânica, por constricção cervical, realizada através da suspensão completa ou incompleta do corpo do indivíduo, na qual a força aplicada ao pescoço advém da força gravitacional que age como força ativa na compressão do pescoço contra um laço em corda (Knight e Saukko, 2015).

Essa prática pode ser identificada em diversas situações. O enforcamento judicial, por exemplo, foi uma prática comum na Inglaterra até o século XIX, onde a vítima era entrangulada na porção final de uma corda por meio do seu próprio peso. No clássico local de execução de Tyburn, dezenas de milhares de pessoas foram enforcadas. Normalmente, o método consistia na colocação de um laço de corda no pescoço dos condenados, que ficavam em pé sobre um suporte. Este, então, era removido, deixando a vítima suspensa até a morte (Knight e Saukko, 2015).

Alguns aperfeiçoamentos foram feitos para que a morte ocorresse da maneira mais rápida possível, principalmente o uso de um alçapão que fazia com que o corpo da vítima tivesse uma queda súbita, levando a um deslocamento da espinha cervical que resultava em tração da medula espinhal com consequente rompimento da medula espinhal ou do tronco encefálico. Porém, essa forma de enforcamento judicial é cada vez mais rara. Nos dias de hoje, a maioria dos casos de enforcamento é decorrente de situações que envolvem acidentes ou suicídio, este sendo de longe o mais comum (Knight e Saukko, 2015).

Entre os casos acidentais, existem duas causas principais. O primeiro é mais comum em crianças e bebês, sendo caracterizado por um entrelaçamento em cordas ou cabos. Em numerosas ocasiões, apoios e arnês que são utilizados pelos pais para suportar e conter os bebês já causaram morte em momentos que nenhum adulto estava presente, pois os bebês ficaram emaranhados nas rédeas que estão presentes nesses instrumentos. Mais raramente, existem casos de adultos infortunados que caem de cabeça enquanto trabalham em fábricas, fazendas ou embarcações, onde existem cordas e cabos que acabam enforcando ou estrangulando a vítima (Knight e Saukko, 2015).

Enforcamentos homicidas são raros. Para um indivíduo enforcar outro, presume-se que deve haver grande diferença de força física ou vulnerabilidade específica da vítima, como no caso de ela se encontrar bêbada, drogada ou incapacitada por algum tipo de medo ou doença. Considerando o caso de uma vítima consciente e relutante ser pendurada e enforcada por outro indivíduo, inevitavelmente poderão ser notados sinais de resistência, como marcas e contusões nos braços, punhos ou pernas da vítima, indicando que ela foi segurada ou amarrada pelo agressor (Knight e Saukko, 2015).

Há uma série de mecanismos pelos quais o enforcamento pode causar morte. Esses mecanismos podem agir de maneira isolada ou conjunta. Entre eles estão: estiramento do seio carotídeo, causando parada cardíaca reflexa, oclusão das artérias vertebrais e/ou carótidas, oclusão venosa, obstrução das vias aéreas por meio de oclusão da laringe e/ou da traqueia e, finalmente, por rompimento da medula espinhal ou do tronco encefálico (Knight e Saukko, 2015).

Com relação ao modo de execução, deve-se considerar a natureza e a estruturação do laço, o ponto de inserção superior e o ponto de suspensão do corpo. O laço que envolve o pescoço pode ser de várias naturezas, classificado em laços moles, duros e semirrígidos. Os denominados laços moles são constituídos por tecidos, materiais pouco rígidos, como cortinas, lençóis e gravatas. Já os laços considerados duros (arame, corda, fios elétricos, cordões, correntes e punhos de rede) são compostos por materiais rígidos, como ferro e aço. Laços considerados semirrígidos, a exemplo, cintos e alças de bolsas, são constituídos por materiais de rigidez intermediária, como o couro (França, 2015).

O arranjo do laço é sempre em torno do pescoço, sendo normalmente observada a presença de uma única volta, mas existem casos nos quais são realizadas várias voltas. Os enforcamentos poderão ser classificados em típicos ou atípicos a partir da localização do nó. Em casos típicos, a posição do nó é sempre na região posterior do pescoço, já nos casos atípicos, o nó pode assumir uma posição anterior ou lateral do pescoço. Algumas vezes não é necessária a existência do nó, pois basta que o meio constritivo comprima os vasos laterais do pescoço com pressão suficiente para inibir a circulação sanguínea (França, 2015).

O sulco, marca do material que foi utilizado como laço para ocasionar o enforcamento, assume sempre a característica do meio mecânico que determinou a constrição do pescoço, seja em casos de suicídio, seja morte acidental. Ele aparece em baixo relevo, delineando o instrumento que comprimiu o pescoço e é caracterizado por ser oblíquo ascendente, possuir profundidade variável de acordo com a zona do pescoço atingida, descontínuo e ser interrompido na altura do nó, ficando por cima da cartilagem tireóidea (França, 2015).

Os locais que servem como ponto de apoio para prender o laço são variados e vão desde telhados, ramos de árvores, trinco de portas, espaldar de camas, armadores de redes, entre outros (França, 2015).

Já com relação à evolução, deve-se considerar que as lesões causadas pelo enforcamento dependerão da gravidade e podem ser classificadas como lesões locais ou a distância, determinando a velocidade da morte por enforcamento. A morte pode surgir rápidamente (nesses casos, causada pelo choque que afeta a laringe e pela irritação dos seios carotídeos) ou tardiamente (com até 10 minutos para o óbito) (França, 2015).

Os fenômenos apresentados durante o enforcamento surgem de acordo com a evolução da lesão. O período inicial começa no momento em que o corpo, abandonado e sob ação de seu próprio peso, leva, a partir da constrição do pescoço, a sensação de zumbidos, calor, luminosidade na vista e perda da consciência produzida pela interrupção da circulação sanguínea cerebral. Já o período intermediário é caracterizado por convulsões e excitação do corpo que surgem em decorrência dos fenômenos respiratórios, pela impossibilidade da circulação – entrada e saída – do ar, diminuindo o oxigênio (hipoxemia) e aumentando o gás carbônico (hipercapneia). Relaciona-se a esses fenômenos a pressão do feixe vasculonervoso do pescoço, constringindo o nervo vago. Por sua vez, o período final é o momento em que surgem os sinais de morte aparente, até o aparecimento da morte real, com cessação da respiração e da circulação sanguínea (França, 2015).

Fenômenos da sobrevivência: existem casos de indivíduos que, ao serem retirados ainda com vida, morrem logo após, sem voltar à consciência devido à grande lesão causada às células cerebrais. Ou caso de pessoas que, ainda que retornem à consciência, tornam-se fatais algum tempo depois. Por fim, há os que sobrevivem, mas adquirem algumas desordens. Essas manifestações são classificadas em locais ou gerais (França, 2015).

As locais são caracterizadas pelo sulco, inchado e de cor arroxeada, ferindo profundamente a pele, dor, afasia e disfagia relacionadas à compressão dos órgãos cervicais e congestão dos pulmões. Já as gerais são referentes aos fenômenos asfíxicos e circulatórios, ocasionando, algumas vezes, o coma, amnésia, perturbações psíquicas (relacionadas à confusão mental e à depressão), paralisia da bexiga, do reto e da uretra (França, 2015).

REFERÊNCIAS

França GV. Medicina legal. 10ª ed. Rio de Janeiro: Gen, Guanabara Koogan; 2015.

Saukko P, Knight B. Knights's forensic pathology. 4ª ed. Boca Raton: CRC Press; 2015.

capítulo 39

ESTRANGULAMENTO

Ana Beatriz Vasconcelos de Medeiros
Gerson Odilon Pereira
Matheus Barbosa de Melo

INTRODUÇÃO

Neste capítulo, será abordado o estrangulamento enquanto forma de asfixia por constrição, inserido, portanto, nos rols de traumas de natureza físico-química, de acordo com as noções de medicina legal. Nesse sentido, serão demonstrados, de forma objetiva, a definição do estrangulamento de acordo com a literatura médica, bem como seus mecanismos de ação, as lesões provocadas por essa espécie de asfixia mecânica, sua etiologia, o prognóstico da vítima e como identificar seus sinais.

DEFINIÇÃO

O estrangulamento é definido como a forma de asfixia mecânica onde um laço provoca a constrição do pescoço da vítima de forma ativa, e o corpo da própria vítima atua de forma passiva. Dessa forma, a morte da vítima pode ser provocada por oclusão das vias respiratórias, interrupção do fluxo sanguíneo das carótidas e, ainda, pela inibição vagal, cujas etapas se assemelham às demais modalidades de asfixias mecânicas (resistência, perda da consciência, convulsões, asfixia, morte aparente e morte real).

Nesse diapasão, mecanismos relevantes são provocados pela ação mecânica de um corpo estranho sobre o pescoço da vítima: o fluxo sanguíneo para o encéfalo é interrompido, obliterando as carótidas; o retorno venoso do encéfalo é obstado, prejudicando a ação das jugulares; os seios carótidos são estimulados, alterando a pressão sanguínea do indivíduo; ocorrem alterações cardíacas e hemodinâmicas provocadas pela compressão dos ramos do nervo vago; o fluxo aéreo até os alvéolos é interrompido pela compressão da laringe.

NATUREZA JURÍDICA E LEGISLAÇÃO APLICÁVEL À ESPÉCIE

Assim, o estrangulamento é frequente em casos de homicídio e infanticídio, sendo provocado por um objeto, ou ainda pela ação do braço ou antebraço do agente sobre a laringe. O enforcamento, por outro lado, quase sempre ocorre nos casos de suicídio. Um ponto importante a se destacar quanto à ocorrência dessa forma de asfixia é a necessidade de desproporção de forças entre agressor e vítima ou a presença de fatores externos que dificultem a reação da vítima (por exemplo, imobilização, sedação, multiplicidade de agentes). Assim, é raro que seja por suicídio, mas ainda pode ocorrer, por garrote, peso amarrado no laço ou outros artifícios.

Nesse sentido, o indivíduo que pratica estrangulamento contra outra pessoa com a intenção de matar (*animus necandi*) pode incorrer no crime de homicídio na forma qualificada pelo emprego de asfixia, previsto no art. 121, § 2º, inciso III do Código Penal, na modalidade consumada, caso a vítima venha a óbito, ou tentada, com redução de 1/3 a 2/3 da pena, caso a vítima não morra por circunstâncias alheias à vontade do agente.

Por conseguinte, sendo o agente do sexo feminino no estado puerperal e a vítima seu próprio filho recém-nascido, a mulher incorrerá em crime de infanticídio, na forma do art. 123 do Código Penal, na forma consumada ou tentada, com a redução de pena prevista no art. 14, II, do mesmo diploma normativo.

SINAIS EXTERNOS E INTERNOS

As vítimas de estrangulamento apresentam, externamente, o sulco na direção horizontal, que reproduz o número de voltas do laço e a presença de nós, cuja profundidade é uniforme por toda a lesão e suas bordas apresentam tonalidade violácea, ao passo em que o leito da lesão está pálido. Destaque-se, por oportuno, que o sulco excepcionalmente pode apresentar-se de forma ascendente, caso o agente que tracionou o laço esteja posicionado por detrás da vítima.

A face da vítima, em geral, apresenta-se tumefeita e violácea, com hemorragias puntiformes (esquimoses), as quais também estão presentes no pescoço e na face anterior do tórax. Assim, ocorre a projeção externa da língua da vítima, a qual possui características cianóticas, podendo ocorrer também otorragia, com ou sem ruptura da membrana timpânica, bem como espuma sanguinolenta recobrindo a boca e as narinas.

Internamente, os sinais do estrangulamento devem ser observados nos planos profundos do pescoço. Dessa forma, ocorre a infiltração hemorrágica do tecido celular subcutâneo e dos músculos longos do pescoço, bem como da adventícia das artérias carótidas (sinal de Friedberg) e pode ser observada também a ruptura transversal das carótidas (sinal de Amussat). Todavia, ainda pela ausência dos sinais de Amussat e Friedberg, as lesões das artérias carótidas podem ser detectadas histologicamente pelo achatamento, pela deformidade e pela ruptura (sinal de Etienne Martin). Por oportuno, também podem ocorrer fratura e/ou luxação das vértebras cervicais, normalmente V e VI, bem como rupturas musculares e lesões na laringe.

Também é possível diferenciar o enforcamento e o estrangulamento a partir das lesões internas e externas provocadas na vítima. No enforcamento, normalmente é encontrado na pele apenas um sulco alto e oblíquo acima da laringe, de profundidade variável, o qual se interrompe próximo ao nó e é mais profundo na parte da alça, provocando, ainda, o pergaminhamento da pele na região da lesão. Por outro lado, no estrangulamento, o sulco pode ser único ou múltiplo (laço com mais de uma volta), cuja profundidade é uniforme e contínua na direção horizontal, provocando, ainda, escoriações na pele em razão do atrito, sem, contudo, apresentar pergaminhamento.

CONCLUSÃO

O diagnóstico da morte por estrangulamento é realizado no plano macroscópico da necrópsia a partir dos sinais gerais e externos das asfixias, mormente pelo estudo da região do pescoço. Por conseguinte, orienta-se pela presença do sulco de forma diferencial com o sulco do enforcamento e da esganadura. Assim, é importante verificar, além da presença do sulco, sua direção, quantidade de voltas, profundidade e aspecto, disposição da hipóstase da vítima, diferenciando os sulcos resultantes da ação estrangulatória dos sulcos naturais de obesos e fetos, bem como observar a inexistência de reação vital.

Nesse sentido, a perícia assume modalidade penal, feita, normalmente, em cadáveres, a partir da seguinte sequência: quantidade, tipo e sede das lesões apresentadas; instrumento ou meio de produção das lesões; estudo do laço ou outro instrumento utilizado; presença de lesões indicativas de luta contra a constrição produzida; nexo causal; tempo de óbito.

Quando o resultado morte é interrompido para a vítima do estrangulamento, ocorrem diversas complicações, tais quais a congestão e a cianose da face, disfagia e dor cervical, a despeito das demais perturbações de ordem psíquica.

REFERÊNCIAS

Croce D, Croce D Jr. Manual de medicina legal. 8ª ed. São Paulo: Saraiva; 2012. p. 1023-38.

Ferreira WLP. Medicina legal. Salvador: Editora Juspodivm; 2016. p. 245-51.

Gomes H. Medicina legal. Vol. 1. 5ª ed. Rio de Janeiro: Livraria Freitas Bastos; 1958.

Pereira GO, Gusmão LCB de. Medicina legal orientada. Maceió: Nossa Livraria; 2012.

Woelfert AJT. Introdução à medicina legal. Canoas: Editora Ulbra; 2003. p. 79-85.

capítulo 40

ESGANADURA

Davi Fonseca Ferreira Silva
Débora Cristina da Silva Batista
Paulo Breno Alves

INTRODUÇÃO

Esganadura é o termo definido quando ocorre suporte inadequado de oxigênio aos tecidos e órgãos necessário aos processos metabólicos vitais, desencadeado pela constrição do pescoço pelas mãos, interrompendo a passagem de ar pelas vias respiratórias. É uma desordem mecânica, pois o processo leva a uma alteração que impede a passagem do ar às vias respiratórias, alterando a composição bioquímica do sangue, produzindo um fenômeno chamado asfixia (França, 2017). É um ato de caráter essencialmente homicida e requer, para sua execução, superioridade de forças, ou que a vítima não possa, por qualquer motivo, opor resistência. É comum no infanticídio, no atentado ao pudor e no estupro (Croce, 2012).

FISIOPATOLOGIA

O pescoço contém importantes estruturas anatômicas cuja integridade de funcionamento é essencial para a oxigenação adequada dos tecidos (faringe, laringe, traqueia superior), e os vasos que irrigam e drenam o sangue do cérebro (respectivamente, artérias carótidas e vertebrais e veias jugulares).

Quando o pescoço é constringido mecanicamente, o estreitamento de uma dessas estruturas ou de ambas pode levar à morte. A compressão dos seios carotídeos também interfere significativamente na pressão arterial e no ritmo do coração (Prahlow e Byard, 2012). Segundo Knight (1998) e França (2017), a compressão de fibras do nervo vago, seja no seio carotídeo, seja em outras partes do corpo, pode levar o coração a parar por inibição reflexa.

Apesar de França (2017) destacar os fenômenos desencadeados pela asfixia e pela compressão nervosa como os mais importantes desencadeadores da morte por esganadura, além de descrever como mínima a importância da compressão vascular cervical, segundo Byard (2015), para que haja compressão da traqueia é necessária uma força cerca de 3 a 7,5 vezes a força necessária para a oclusão das veias jugulares e das artérias carótidas, de forma que a obliteração vascular ocorre antes da traqueal.

A anoxia é um agravante da hipóxia. É definida como a ausência completa de oxigênio que irá nutrir o encéfalo. A constrição do pescoço leva à obliteração traqueal, impedindo a livre passagem de ar. Assim, os processos de hematose nos pulmões são impedidos.

Parada cardíaca por inibição reflexa nos seios carotídeos – quando os barorreceptores localizados nos seios carotídeos detectam aumento da pressão arterial média nas artérias, acontece diminuição reflexa da pressão arterial, devido à redução da resistência vascular sistêmica, do débito cardíaco e da frequência cardíaca, como afirmado por Guyton (2016). No processo de asfixia mecânica, o reflexo carotídeo é forte ao ponto de induzir parada cardíaca, levando o indivíduo à morte.

Isquemia encefálica – acontece quando há diminuição do fluxo sanguíneo para o encéfalo e morte dos neurônios por necrose, devido à falência nutricional.

SINAIS EXTERNOS

Sinais externos a distância

Cianose ou palidez da face – a cianose nada mais é do que a coloração azulada (de azul claro a lilás intenso) da pele e mucosas. A hemoglobina saturada de oxigênio chama-se de oxi-hemoglobina e tem coloração vermelho vivo, ao passar pelos capilares parte do oxigênio é fornecido aos tecidos e a hemoglobina é reduzida formando-se uma quantidade de desoxi-hemoglobina que possui cor azulada. Quando 5 gramas ou mais de hemoglobina do sangue arterial se encontram sem oxigênio, costuma surgir a cor azulada.

Logo a constrição do pescoço leva à obliteração traqueal, impedindo a livre passagem de ar. Assim, os processos de hematose nos pulmões são impedidos, o que faz reduzir a oferta de oxigênio do corpo, aumentando, assim, a concentração da desoxi-hemoglobina, gerando, dessa forma, a cianose ou palidez de face encontrada, condizente ao relatado por França (2017).

Congestão das conjuntivas – ocorre hemorragia na conjuntiva ocular resultante da ruptura de pequenos vasos sanguíneos dentro do globo ocular. Há intenso aumento da pressão nos vasos sanguíneos e extravasamento de sangue na região da conjuntiva. Muito raramente ocorre o fenômeno de exoftalmia (França, 2017).

Equimoses puntiformes da face e do pescoço – são chamadas de *pontilhado escarlatiniforme de Lacassagne*, sendo descritas como pequenos extravasamentos de sangue puntiformes por área extensa da face e do pescoço (França, 2017).

Espuma sanguinolenta e protrusão da língua – raramente ocorrem. Esse fenômeno quando acontece forma uma bola de finas bolhas de espuma que cobre a boca.

Otorragia – de acordo com França (2017), é possível que haja otorragia, principalmente quando há ruptura do tímpano, decorrente do aumento da pressão na região da cabeça.

Sinais externos locais

Estigmas digitais e escoriações – são lesões equimóticas decorrentes da ação compressiva das polpas digitais do agressor no pescoço da vítima. França (2017) aborda que as escoriações podem ocorrer de várias dimensões e sentidos, devido à reação da vítima ao defender-se. Além disso, descreve que os estigmas digitais podem não existir se o agente conduziu a constrição do pescoço protegido por lençóis, luvas, toalhas ou lenços.

Estigmas ungueais – França (2017) descreve como lesões semilunares na região anterolateral do pescoço, causadas pela borda livre das unhas do agressor, comumente formando pergaminhos, são chamadas de estigmas ou marcas ungueais, variam em número e são encontradas à esquerda da linha média do pescoço no caso de o agente ser destro, ou em forma de verdadeiros rastros escoriativos, de diferentes tamanhos e direções, pois são geradas pela reação da vítima ao defender-se.

SINAIS LOCAIS PROFUNDOS

Infiltrações hemorrágicas

Aparecem como lesões coagulativas nas regiões do pescoço. De acordo com França (2017), são mais acentuadas e mais constantes que no estrangulamento, apresentando-se de forma difusa ou localizada na tela subcutânea e na musculatura da região cervical.

Fraturas do osso hioide, cartilagens cricoide e tireoide

O hioide é um osso único, em formato de U, que tem por característica não se articular a outro osso, sua fratura é muito comum. Em relação à fratura de traqueia, é raro ser encontrada, já que ela é uma estrutura anatômica protegida naturalmente pela mandíbula na porção superior, lateralmente pelos músculos esternocleidomastóideos, inferiormente pelas clavículas e pelo manúbrio esternal, e posteriormente pela coluna cervical. Em situações em que as fraturas acontecem antes da morte, confirma-se pela existência de sangue (hemácias) na área lesada. São mais frequentes que no estrangulamento (Croce, 2012).

Lesões dos vasos do pescoço

Lesões pouco comuns. São as marcas ungueais na túnica interna da carótida, próximas à bifurcação. Conhecidas como *marcas de França* (Croce, 2012).

SINAIS A DISTÂNCIA

Segundo França (2017), esses sinais são os mesmos estudados na asfixia geral.

REFERÊNCIAS

Traumatologia médico-legal: energias de ordem físico-químicas. In: França GV de (ed). Medicina legal. Vol. 4. 11ª ed. Rio de Janeiro: Guanabara Koogan; 2017. p. 507-78.

Asphyxia: pathological features. In: Byard R, Payne-James J. Encyclopedia of forensic and legal medicine. 2ª ed. Adelaide: Elsevier; 2015;1(28):252-60.

Asphyxial deaths. In: A Prahlow J, Byard RW. Atlas of forensic pathology, for police, forensic scientists, attorneys and death investigators. 1ª ed. New York: Humana Press; 2012;15:633-92.

Vagal inhibition (reflex cardiac arrest). In: Knight B. Lawyer's guide to forensic medicine. 2ª ed. Londres: Cavendish Publishing Limited; 1998;242-3.

Causalidade médico-legal do dano: energias de ordem físico-química. In: Croce D, Delton CD Jr. Manual de medicina legal. 8ª ed. São Paulo: Saraiva; 2012;6:392-540.

Hall JE. Tratado de fisiologia médica. 13ª ed. Rio de Janeiro: Elsevier; 2017.

Bruch TP, et al. Trauma transfixante. Relato de caso. Arquivos Catarinenses de Medicina. 2008; v.37, n 2.

capítulo 41

SUFOCAÇÃO DIRETA

Artur Valdez dos Santos
Bruno Ramos de Araújo
André Albino da Silva Filho

INTRODUÇÃO

Entende-se por sufocamento direto uma modalidade de asfixia mecânica em que ocorre oclusão direta dos condutos respiratórios, o que impede, dessa maneira, a ventilação pulmonar e consequente hematose, ao nível do alvéolo. Por outro lado, o termo sufocação é uma maneira geral de se indicar morte por privação de oxigênio, seja por falta desse gás no ar inspirado do ambiente, seja pela obstrução propriamente dita de vias aéreas (Croce, 2012).

Apesar de a "asfixia" não ser um termo específico e frequentemente entendido como a falta de oxigênio, sua raiz etimológica significa "ausência de pulsação", devido ao fato de que os antigos acreditavam que a pulsação das artérias levava o "pneuma" ao corpo, uma espécie de "força vital", sem a qual o indivíduo seria asfixiado. Entretanto, modernamente, sabe-se que a premissa básica do aparelho respiratório é proporcionar a hematose, isto é, a conversão de sangue escasso em oxigênio e rico em dióxido de carbono proveniente do metabolismo celular, a sangue oxigenado, necessário às funções corpóreas e à homeostasia celular. Assim, qualquer processo fisiopatológico que interfira nessa premissa básica de transferência de oxigênio pode ser dito "asfixia", apesar de a "hipóxia" ou "anoxia" serem termos mais acurados. É dessa maneira, portanto, que os autores se referirão à "asfixia" (Knight e Saukko, 2016).

MODALIDADES

Existem duas formas possíveis pelas quais se dá o sufocamento direto: pela oclusão direta da boca e das fossas nasais ou pela oclusão das vias aéreas (França, 2015).

A primeira modalidade está muito relacionada ao infanticídio ou ao assassinato de idosos ou indivíduos em estados de rebaixamento de nível de consciência, pois é necessária uma discrepância muito grande entre a força do agressor e da vítima, ao ponto de esta não exibir luta ou outras reações que levem ao uso de maior violência por parte do agressor. Embora essa modalidade tenha, quase sempre, caráter criminoso, pode ocorrer, também, no suicídio, por intermédio da utilização de saco plástico envolvendo a cabeça, o que, por meios ainda obscuros, leva a uma morte extremamente rápida por um mecanismo cardioinibidor ainda não elucidado (Knight e Saukko, 2016).

Já no sufocamento por oclusão de vias aéreas, a perviedade dessas é perdida em decorrência de corpo estranho alojado ao longo dos condutos respiratórios, o que impede a ventilação pulmonar. Por ser muito difícil de ocorrer esse tipo em casos de homicídio ou mesmo de suicídio, associa-se sua ocorrência, sobretudo, aos acidentes. Nesse sentido, o mecanismo fisiopatológico da morte ocorre em muitas vezes antes que haja tempo para manifestações de hipóxia (descritas adiante), ocorrendo, majoritariamente, por parada cardiorrespiratória, que pode ser de etiologia puramente neurogênica ou acelerada pelo excesso de liberação de catecolaminas e consequente ativação adrenérgica. Crianças são o grupo etário mais vulneráveis a essa modalidade de sufocamento, principalmente pelo tamanho reduzido de suas vias aéreas e por brincar inadvertidamente com brinquedos pequenos. Além disso, podem ser encontradas porções alimentares ao longo da árvore traqueobrônquica, o que não deve ser confundido com cardiopatias agudas – condição frequentemente citada como "*café coronary*" ou "infarto do restaurante" (Knight e Saukko, 2016; França, 2015).

ACHADOS CADAVÉRICOS

Os achados cadavéricos incluem sinais locais, sinais específicos e sinais de asfixia, tratados adiante (França, 2015).

Os sinais locais encontrados no cadáver compreendem impressões, lesões ou marcas ungueais nas asas nasais e ao redor dos lábios e do nariz, quando o agressor provoca o sufocamento com as próprias mãos, ocluindo os orifícios da vítima. Não obstante, quando são utilizados tecidos macios, travesseiros ou quaisquer objetos moles, esses sinais estão ausentes. Por outro lado, podem ser observadas, frequentemente, lesões na mucosa labial na região do vestíbulo oral, causadas pela compressão desta contra os dentes (França, 2015).

Já os sinais específicos dizem respeito à presença de corpo estranho obstruindo o conduto respiratório, principalmente o ádito da laringe. Outros locais frequentes são a carina e o brônquio principal direito, por favorecimento anatômico. Podem ser achados alimentos, majoritariamente em infantes, aspirado de vômitos e até mesmo animais (França, 2015).

Em relação aos sinais de asfixia, ocorrem controvérsias entre a maioria dos autores, sendo referidos até como "quinteto diagnóstico obsoleto". Isso se deve ao fato de tais sinais serem não específicos, ou seja, em vários casos de hipóxia fatal indubitável estavam ausentes e, por outro lado, presentes em certo grau em mortes não hipoxêmicas. Entretanto, faz-se imperioso ao patologista e ao legista o reconhecimento desses sinais, descritos a seguir (Knight e Saukko, 2016).

Petéquias – coleções sanguíneas puntiformes dispostas sob a pele, esclera dos olhos ou membranas serosas torácicas, como pleuras ou pericárdio. Seu tamanho é de, no máximo, 2 milímetros, pois coleções sanguíneas de maior dimensão são ditas equimoses. Além disso, as petéquias encontradas na pleura visceral podem ser chamadas de "pontos de Tardieu", especialmente nas fissuras interlobares, circundando o hilo pulmonar. Outrossim, são causadas pelo aumento súbito da pressão venosa, o que provoca a hiperdistensão e consequente ruptura das vênulas, sobretudo em tecidos frouxos, tais como pleuras e epicárdio. Neste, costumam se localizar no sulco atrioventricular e na parede posterior, embora tenham sido descritas como um fenômeno majoritariamente *post mortem*. Outro possível local onde as petéquias são encontradas é o timo de infantes e no encéfalo, especificamente na substância branca e no espaço subaracnóideo, como resultado do ingurgitamento venoso agudo. Entretanto, também podem ser observadas petéquias dispostas na face em casos de mortes em que a vítima caiu parcialmente de uma superfície pouco mais elevada, como uma cama, e permaneceu com a cabeça em posição mais baixa que os membros inferiores. Fora dessas posições, é urgente que sejam elucidadas outras evidências para o aparecimento das petéquias na face da vítima (Knight e Saukko, 2016).

Congestão e edema – conforme progride o ingurgitamento venoso causado pelo aumento pressórico venoso súbito, a pressão coloidosmótica é superada pela pressão hidrostática e, então, os tecidos adjacentes aos vasos se encharcam de plasma. Além disso, outro mecanismo possível para o desenvolvimento de edema é a permeabilidade vascular endotelial aumentada em condições de hipóxia (Knight e Saukko, 2016).

Cianose – derivada do grego, a palavra cianose significa "azul escuro" e, em medicina, é definida como a coloração azul violácea de pele e mucosas em virtude de oxigenação tecidual ineficaz ou insuficiente. Desse modo, sabe-se que a tonalidade da pele está intimamente relacionada à cor do sangue, que, por sua vez, depende da quantidade absoluta de oxi-hemoglobina e hemoglobina reduzida presentes nos eritrócitos, tendo relação direta com o processo de hematose (Knight e Saukko, 2016).

Ingurgitamento do coração direito – consiste em um sinal não específico para asfixia, pois inúmeros tipos de morte podem levar ao ingurgitamento de átrio e ventrículo direitos, como consequência do processo de aumento pressórico venoso súbito (Knight e Saukko, 2016).

CONCLUSÃO

Portanto, em virtude de não existir um marcador patognomônico para uma morte por sufocamento direto e asfixias em geral, o diagnóstico desse tipo de morte deve basear-se em análise cuidadosa da história e das circunstâncias em que ocorreu a morte, além da evolução dos sinais cadavéricos supracitados. Entretanto, é de fundamental importância elucidar-se uma causa para a obstrução das vias aéreas (Knight e Saukko, 2016).

REFERÊNCIAS

Croce D, Croce D Jr. Manual de medicina legal. 8ª ed. São Paulo: Saraiva; 2012.

França GV. Medicina legal. 10ª ed. Rio de Janeiro: Gen, Guanabara Koogan; 2015.

Saukko P, Knight B. Knight's forensic pathology. 4ª ed. Boca Raton: CRC Press; 2016.

capítulo 42

SUFOCAÇÃO INDIRETA

Ana Bárbara dos Santos Calazans
Anna Caroline Guimarães Gomes
Flavia Emanuelly Alves França Gomes

INTRODUÇÃO

Definição

De acordo com Pereira (2001, p. 84), a sufocação indireta consiste na asfixia mecânica em que a morte sobrevém por impedimento respiratório devido à compressão do tórax ou do abdome, França (2017, p. 512). Complementa o conceito acrescentando que a energia envolvida é de ordem físico-química caracterizada como asfixia mecânica que diz respeito aos casos de impedimento respiratório por compressão do tórax e sufocação posicional. Em certa intensidade, a compressão do tórax e abdome impede os movimentos respiratórios, consequentemente causando asfixia.

Para Croce (2012, p. 475), é sempre acidental ou criminosa. No entanto, a natureza jurídica será abordada adiante neste capítulo.

São exemplos de sufocação indireta acidental situações como desmoronamentos, crianças que dormiam no mesmo leito de adultos e grandes multidões em pânico. A exemplo desse último, tem-se o caso da "Boate Kiss", em 2013, na cidade de Santa Maria – RS, onde mais de 240 pessoas morreram por asfixia ou pisoteamento, visto que, de acordo com os investigadores do caso, o local comportava cerca de 750 pessoas e no dia do acidente estava superlotado, com aproximadamente 550 a mais do que a capacidade permitida (G1, 2013).

Em contrapartida, a modalidade homicida pode ser exemplificada com a crucificação (sufocação posicional) e utilizar o peso do corpo e/ou membros a fim de comprimir o tórax da vítima até matá-la. A sufocação posicional difere apenas pela ausência de lesões traumáticas observadas no tórax e abdome devido à compressão. Ocorre uma forma de asfixia mecânica decorrente da posição em que se encontra o indivíduo no momento da morte, dificultando ou impedindo a ventilação pulmonar (França, 2017).

Mecanismo de ação

É comumente vista em acidentes de veículos quando as vítimas ficam presas às ferragens, desabamentos, desmoronamentos ou em casos que o indivíduo fique em posição inadequada durante um tempo prolongado, por exemplo, de "cabeça para baixo".

De acordo com França (2017, p. 476), o mecanismo de morte acontece devido à fadiga aguda dos músculos da respiração, seguida de apneia e anoxia. Grande consumo de álcool, drogas, medicamentos, debilitação e idade avançada contribuem para a letalidade da sufocação.

Souza (2005, p. 19) esclarece que também pode ocorrer devido a uma ação homicida, onde o agressor pressiona a vítima contra uma superfície, parede ou chão, usando mãos, joelhos, pernas, braços para executar tal ação. Consequentemente, havendo, nesses casos, fraturas de costelas e/ou hemorragias de órgãos torácicos e abdominais.

Prognóstico

Nem sempre a sufocação indireta leva à morte. Seu prognóstico dependerá do tempo de compressão e da agilidade na prestação do socorro à vítima (Pereira, 2001).

DIAGNÓSTICO

Manifestações externas

Como manifestações comuns a esse tipo de sufocação, têm-se, principalmente, a máscara equimótica da face ou sinal de Morestin ou máscara equimótica de Morestin ou congestão cefalocervical ou, ainda, cianose cervicofacial de Le Dentut. Croce (2012, p. 476) esclarece que são várias nomenclaturas para definir a equimose produzida pelo refluxo e estase sanguínea proveniente da veia cava superior devido à compressão torácica.

Pereira (2001, p. 84) reforça que a máscara equimótica de Morestin se caracteriza por uma cor violácea intensa da face, do pescoço e da parte superior do tórax, acima do local de compressão. Além disso, podem-se encontrar sinais comuns às asfixias em geral, como exoftalmia, cogumelo de espuma e projeção da língua ou mesmo nenhum achado aparente. Alguns fenômenos cadavéricos podem ocorrer, a exemplo de esfriamento do corpo mais lento e putrefação mais acelerada em comparação com as demais causas de morte.

Manifestações internas

Os pulmões mostram-se distendidos (sinal de Valentin), congestos, com sufusões hemorrágicas subpleurais, podendo ocorrer também rupturas. O fígado é congesto, e o sangue do coração, escuro e fluido. Pode ocorrer fratura dos arcos costais (Pereira, 2001, p. 84).

Nesse cenário, França (2017, p. 514) menciona que podem ser encontradas equimoses viscerais (manchas de Tardieu).

Segundo o autor, são descritas como equimoses puntiformes localizadas em coração e pulmões. Há diversas teorias para seu aparecimento e a mais aceita é a de Brown-Séquard, Vulpian e Traube, de que o aumento da pressão sanguínea romperia os capilares produzindo essas equimoses viscerais. Outra teoria aceitável é a de Krahmer, em que os esforços respiratórios durante a asfixia seriam os responsáveis por romper os capilares devido tanto ao aumento da pressão sanguínea quanto à violência exercida no ato de sufocação (França, 2017). .

Se a sufocação indireta for tida como de cunho homicida, achados como fraturas em gradil costal e/ou hemorragia em órgãos torácicos e abdominais não são incomuns. Dessa forma, para Souza (2005, p. 19), se tida como posicional, provavelmente será diagnosticada por ausência de achados necroscópicos específicos, avaliação do posicionamento do corpo da vítima de forma que dificulte ou inviabilize os movimentos respiratórios e realização de exames toxicológicos e bioquímicos para investigar se o indivíduo possuía alguma substância em seu sistema.

Assim, a sufocação posicional pode ser considerada uma variante da indireta, porém com ausência de lesões traumáticas. Excluindo-se outros fatores que possam ter contribuído para aquele óbito, como morte violenta ou doenças, leva-se em consideração que o paciente se colocou em tal posição – seja por embriaguez, seja por drogas ilícitas, idade avançada ou debilitação – e dela não conseguiu se desvencilhar.

CONSIDERAÇÕES MÉDICO-LEGAIS

Natureza do evento e perícia

As modalidades jurídicas da sufocação indireta consistem em homicídios ou acidentes. De acordo com Pereira (2001, p. 84), sufocações indiretas de natureza homicida são raras, e um exemplo dessa modalidade seria o criminoso que senta sobre o tórax da vítima até matá-la. Com relação à sufocação acidental, ocorre com maior frequência, podendo ter caráter coletivo, quando uma multidão corre comprimindo e pisando os que a integram. É também encontrada quando sacos ou pesos desabam sobre trabalhadores. Em crianças recém-nascidas, pode ter sido causada pelas mãos ou pelo peso corporal de alguém.

No que diz respeito aos aspectos periciais, cabe ao perito ter em mente a importância, bem como a finalidade da perícia, que é produzir a prova, e a prova não é outra coisa senão o elemento demonstrativo do fato. O perito médico deve ser justo para não negar o que é legítimo nem conceder, graciosamente, o que não é de direito (Brasil, 2012, p. 27).

Assim, tem a perícia a faculdade de contribuir com a revelação da existência ou da não existência de um fato contrário ao Direito, dando ao magistrado a oportunidade de se aperceber da verdade e formar sua convicção (Brasil *apud* França, 2000, p. 27).

Para Pereira (2001), o perito deve se limitar ao que viu, daí a oportunidade da antiga denominação *visum et repertum*. Dessa forma, os vestígios da compressão do tronco serão revelados eficientemente nos exames externo e interno. É conveniente alertar para o registro de elementos identificadores, seja do cadáver, seja do vivo: impressões digitais (quando possível), sexo, estimativa da idade, investigação da cor, sinais particulares etc.

Por fim, Durão (2016, p. 308) ressalta que a etiologia médico-legal das sufocações em crianças é quase sempre acidental, mas não deve ser esquecida a modalidade homicida, como nos casos dos infanticídios, razão que a justiça sempre solicita a realização da necropsia médico-legal, esclarecendo dúvidas, determinando a causa *mortis* e colaborando na prevenção de novos casos.

REFERÊNCIAS

Brasil. Perícia médica/coordenação Salomão Rodrigues Filho [et al.]. Brasília: Conselho Federal de Medicina: Conselho Regional de Medicina do Estado de Goiás, 2012.

Croce D, Croce D Jr. Manual de medicina legal. 8ª ed. São Paulo: Saraiva; 2012. p. 475-8.

Durão CH. Mortes por asfixias com alimentos em crianças: aspectos médico-legais da sufocação por engasgamento. Brazilian Journal of Forensic Sciences, Medical Law and Bioethics. 2016;5(3):308-13. Disponível em: <http://www.ipebj.com.br/forensicjournal/download.php?arquivo=217>. Acessado em 12 de mar. 2019.

França GV. Medicina legal. 11ª ed. Rio de Janeiro: Guanabara Koogan; 2017. p. 512-27.

G1. Tragédia em boate no RS: o que já se sabe e as perguntas a responder. São Paulo: Rede Globo de Televisão, 2013. Disponível em: <http://g1.globo.com/rs/rio-grande-do-sul/noticia/2013/01/tragedia-em-santa-maria-o-que-ja-se-sabe-e-perguntas-responder.html>. Acessado em 19 de mar. 2019.

Pereira GO. Medicina legal. 2001. Disponível em: <http://www.geocities.com/irapa3/turma.html>. Acessado em 12 de mar. 2019.

Souza DZ. Diagnóstico diferencial das mortes por asfixia. Saúde, Ética e Justiça. 2005;10(1-2):19-25, São Paulo. Disponível em: http://www.revistas.usp.br/sej/article/download/43501/47123/. Acessado em 18 de mar. 2019.

capítulo 43

ENERGIAS DE ORDEM QUÍMICA

Alba Letícia Peixoto Medeiros
Matheus Gomes Martins
Willyam Barros Saraiva

INTRODUÇÃO

Em coadunância com o filósofo Aristóteles, energia significa uma força capaz de despertar uma potencialidade. Em termos químicos, ela é uma força que está armazenada em todas as reações e são liberadas através da sua quebra. Já no contexto médico-legal, energias de ordens químicas são substâncias que ao entrar em contato com os tecidos vivos provocam danos através de reações químicas. Sabe-se, ainda, que podem ser divididas em ações internas e externas, possuindo, daí, uma subdivisão dos tipos: cáusticos e venenos (Croce e Croce Jr, 2012).

CÁUSTICOS

Agentes cáusticos agem sobre os tecidos, desorganizando-os e destruindo-os, podendo agir interna ou externamente. Esses agentes se dividem em coagulantes e liquefacientes. Desse modo, são substâncias coagulantes os ácidos fortes que atuam por coagulação da albumina e desidratam os tecidos formando escaras endurecidas de diferentes cores que dependem da substância utilizada. Por exemplo, nos casos com ácido sulfúrico, as lesões são claras, e em casos de ácido clorídrico, lesões mais escuras, por não penetrarem nos tecidos e atuarem desidratando-os, eles não conseguem atravessar mais profundamente, o que resulta em uma limitação da lesão. Por outro lado, as bases possuem efeitos liquefacientes, isto é, agem por dissolução dos minerais, essas bases formam escaras úmidas e moles por ação de substâncias como soda cáustica e amônia (Croce e Croce Jr, 2012).

Além disso, as lesões dependem de alguns fatores como a região do contato e a concentração da substância, assim substâncias diluídas não causam danos à pele. Contudo, uma substância que não causaria dano à pele pode provocar lesões graves na córnea levando até à cegueira (Croce e Croce Jr, 2012).

Essas lesões geradas por agentes cáusticos são denominadas vitriolagem, independente da substância, devido ao nome popular do ácido sulfúrico, óleo de vitríolo, que foi bastante utilizado no passado. Entre as causas jurídicas de vitriolagem, podem-se dividir em 3: acidental, criminosa e suicida. Adentrando, desse modo, mais a fundo, as acidentais se dividem em acidentes domésticos e do trabalho, a autolesão é rara e, nos casos criminosos, a intenção é causar lesão corporal, por isso as regiões mais atingidas são face, pescoço, tórax e escápulas (Croce e Croce Jr, 2012).

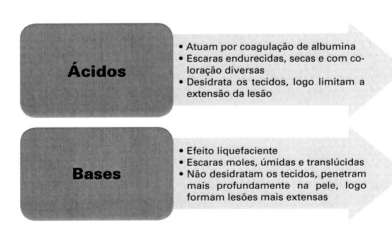

VENENOS (GERAL, FISIOPTO, CONDIÇÕES, ELIMINAÇÃO, DIAGNÓSTICO)

Observa-se, ainda, que os venenos são substâncias aplicadas ou ingeridas, sendo absorvidas e atuando química ou bioquimicamente no organismo.

Denomina-se, ainda, como lesões letais ou não provocadas por venenos, envenenamento. Além disso, podem-se encontrar substâncias venenosas em animais, vegetais e minerais (Croce e Croce Jr, 2012).

Ademais, existem várias formas de absorção dos venenos. Por exemplo, eles podem ser introduzidos igual medicações. Além de que a ação dessas substâncias dependem da via de acesso que podem ser: pele, pode ser afetada por inseticidas e gases de guerra; mucosas, como aparelhos digestivo, respiratório, ocular, nasal e geniturinário; serosa; tecido celular subcutâneo; vias musculares e sanguíneas (Croce e Croce Jr, 2012).

Desse modo, após absorvida, a substância vai para a corrente sanguínea em tempo variável, pois depende da substância e a via, como dito anteriormente, distribuindo-se pelos sistemas e causando as lesões (Croce e Croce Jr, 2012).

O veneno dentro do organismo humano passa por fases, tais como penetração, absorção, distribuição, fixação, transformação e eliminação.

A penetração engloba as vias de possível administração dos venenos. Entre elas, têm-se: oral, gástrica, inalatória, cutânea, intramuscular, intravenosa, retal, intra-arterial etc.

Naquilo que concerne à absorção, o meio mais comum que a substância se dissemina pelo corpo se dá por meio das mucosas. A velocidade de absorção depende de fatores que estão relacionados às próprias características físico-químicas do veneno em questão. Percebe-se também que a absorção mais grave é a pulmonar (uma vez que a substância se dissemina rapidamente pela corrente sanguínea); já a mais comum, a gastrintestinal (Croce e Croce Jr, 2012).

A fixação representa o tropismo que cada substância possui por determinado(s) órgão(s). A transformação, porém, relaciona-se à metabolização da substância dentro do corpo humano. Dessa forma, tenta-se transformar o veneno em um metabólito menos tóxico e/ou mais fácil de ser excretado (França, 2015).

Já na distribuição, o veneno se encontra na circulação e se distribui nos diversos tecidos.

Por fim, tem-se a eliminação. As vias de eliminação são: urinária (mais importante), digestiva, suor, saliva etc. (França, 2015).

O diagnóstico de envenenamento se dá por critérios clínicos, circunstanciais, anatomopatológicos e toxicológicos.

Na clínica, devem-se levar em conta a anamnese, os antecedentes e a história da doença atual. É preciso estar atento à atitude (de indiferença, de opistótono) do paciente, marcha (incoordenada), fácies (tetânica, bulbar, renal), odores anormais, sinais cutaneomucosos (alopecia, prurido, coloração da pele), além de sintomas e sinais psiconeurológicos.

Os critérios circunstanciais englobam os depoimentos das testemunhas, o ambiente, cartas ou pistas deixadas pela vítima e substâncias que se encontrem no local do crime.

Já o critério anatomopatológico, também chamado de exame externo, é mais útil em lesões cáusticas, uma vez que podem ser observadas tanto sua ação corrosiva, quanto a descoberta da substância que a causou. Com base nisso, cabe evidenciar os sinais como manchas vermelhas na intoxicação por monóxido de carbono, este é a principal fonte de morte acidental, pois ele possui 250 vezes mais afinidade pelo sangue que o O_2. Uma vez aspirado, ele solubiliza com o plasma e forma um composto com estabilidade, a oxi-hemoglobina, e esta, quando representar 1/3 do plasma transformado, causará morte. Notam-se ainda a cor cinza escura nas intoxicações por cloreto de potássio, bem como compostos fenólicos na química orgânica e ácido cianídrico na inorgânica, que possuem cheiro de amêndoas amargas, dilatação pupilar em caso de atropina, entre outros (França, 2015).

O critério toxicológico busca isolar, identificar e dosar as substâncias suspeitas do caso em questão de envenenamento. Ele é realizado com o cuidado necessário para não contaminar a amostra, como em temperaturas abaixo de 10°C. Cada órgão deve ser colhido em frasco separado e tratado de maneira diferente, a depender da situação, como, por exemplo, o sangue a ser colhido misturando-se fluoreto de sódio para evitar a coagulação. Porém não é um exame exato, as principais falhas observadas em pesquisas elucidam que um corpo com veneno não necessariamente representa a causa da morte, visto que ela pode ter se antecipado a esse evento ou simplesmente o organismo não chegou a absorvê-lo (Manual de Rotinas, 2014).

Em casos contrários, todavia, pode-se ter uma morte por envenenamento e não ter evidências do veneno no organismo. Os principais casos nos quais isso acontece são quando o veneno passou pela etapa da eliminação antes de a morte ocorrer, quando a causa foi veneno de cobra que não respondeu à pesquisa toxicológica, quando ocorre o mínimo de dose com capacidade fatal, que também prejudica a pesquisa posteriormente, entre outros (Manual de Rotinas, 2014).

SÍNDROME DO BODY PACKER

É uma síndrome que acontece em pessoas que transportam drogas (principalmente cocaína e anfetaminas) no estômago e/ou intestino. Os pacientes que portam essa síndrome podem ser divididos em 3 grupos: assintomáticos, em média 88%, síndrome por oclusão intestinal, 5-7%, e por intoxicação, 5%. As consequências cardiovasculares, metabólicas, cerebrovasculares e gastrintestinais ocorrem devido ao rompimento das bolsas que contêm as drogas. Além dessas consequências, as bolsas também podem causar obstrução intestinal (França, 2015).

O diagnóstico na pessoa viva é feito por meio de estudo radiológico mostrando múltiplos corpos radiopacos, bem definidos, densos, ovais ou cilíndricos e circundados por imagem radiotransparente, também chamados de sinal do duplo preservativo. A tomografia computadorizada pode ser útil, mostrando maior sensibilidade, que pouco permite a ultrassonografia e a ressonância nuclear magnética (Thali et al., 2007).

À necropsia, além da observação das bolsas, é perceptível a dilatação de áreas do trato gastrintestinal. A morte geralmente se dá por intoxicação aguda e o exame toxicológico demonstra importância nesses casos (Waters, 2009).

Observa-se, também, que o tratamento inclui atitudes conservadoras, com altas taxas de resolução e procedimentos cirúrgicos urgentes, em média 5%, em casos de intoxicação, hemorragia digestiva alta, perfuração de vísceras ocas, convulsões e/ou hipertensão sem tratamento médico e oclusão intestinal resistente ao tratamento conservador (Waters, 2009).

REFERÊNCIAS

Croce D, Croce D Jr. Manual de medicina legal. 8ª ed. São Paulo: Saraiva; 2012.

The Royal College of Pathologists. Guidelines on Autopsy Practice. London; 2002.

Collins KA, Hutchins GM. An introduction to autopsy technique. Washington, DC: College of American Pathologists; 2005.

França GV. Medicina legal. 10ª ed. Rio de Janeiro: Gen, Guanabara Koogan; 2015.

Waters BL. Handbook of autopsy practice. 4ª ed. Totowa: Humana Press; 2009.

capítulo 44

CONTRIBUIÇÃO DA RADIOLOGIA NA PROPEDÊUTICA MÉDICO-LEGAL

Elisangela Francisca Silva de Melo
Elvys dos Santos Pereira
Mateus Oliveira Santana

INTRODUÇÃO

Em 1895, o físico alemão Wilhelm Conrad Röntgen em seu laboratório na cidade de Wurzburg na Alemanha testou a capacidade dos raios catódicos de atravessarem o vidro. Para isso, Röntgen utilizou uma ampola de Hittorf e Crookes, um tubo de vidro com um condutor metálico interno aquecido que emitia elétrons, denominados raios catódicos, em direção a outro condutor. Acidentalmente, nesse dia, o cientista notou um brilho oriundo de uma tela revestida quimicamente, que estava próxima ao condutor. Ele chamou os raios que causaram esse brilho de raios X, justamente por causa de sua natureza desconhecida.

Após um ano da descoberta dos raios X, Röntgen percebeu que poderia ir mais além. Ele compreendeu que os raios X poderiam penetrar o corpo humano, mas que não passavam por ossos ou chumbo e, portanto, poderiam ser fotografados. Assim, o físico poderia demonstrar a presença de balas de chumbo na cabeça de uma vítima, o que significou, mais tarde, um avanço científico significativo que beneficiaria, principalmente, a medicina.

Um dos ramos da medicina que tomou grande proveito da técnica descoberta por Röntgen foi a medicina legal, que é uma especialidade médica e jurídica que utiliza conhecimentos técnico-científicos da medicina para o esclarecimento de fatos de interesse da justiça. Entre as subespecialidades da medicina legal encontra-se a radiologia forense, a qual depende intrinsecamente da descoberta do físico alemão e se beneficia dos avanços imaginológicos que têm se tornado constantes na contemporaneidade (Andrade, 2016).

RADIOLOGIA FORENSE

A radiologia forense teve início em 1896 e trouxe grande valia na área jurídica, por meio da análise e resolução de crimes, acidentes, investigação de mortes, casos de abuso sexual e agressões físicas.

Em 1927, foi relatada a primeira identificação radiológica completa e, em 1951, foi publicado o primeiro trabalho a respeito do emprego da técnica radiográfica em um processo de identificação de corpos de um desastre de grandes proporções (Silvestre, 2014).

A radiologia forense é uma área de conhecimentos técnico-científicos da Medicina Legal e envolve a física, a biologia e a química. Com isso, a radiologia forense pode atuar juridicamente na elaboração de pistas e provas, tendo como finalidade reunir imagens periciais que contribuam para constatar a prática de um delito, possibilitando a identificação de cadáveres através de radiografias comparativas.

Em casos suspeitos de homicídio, devem ser realizadas radiografias do corpo inteiro antes da necropsia. As radiografias *post-mortem* devem ser analisadas para a presença de doença preexistente, trauma recente e antigo, ou mesmo avaliação de corpos estranhos. Achados de fraturas múltiplas em distintos estágios e ocasiões podem estar relacionados a maus-tratos à vítima, geralmente crianças (Hilton e Edwards, 1996).

As imagens comparativas realizadas por meio de radiografias *ante-mortem* e *post-mortem* retratam o estudo morfológico dos dentes, os quais estão menos propensos às alterações nutricionais, hormonais, patológicas e a altas temperaturas, e também ao estado dos seios da face por, comumente, permanecerem intactos.

No exame de radiografia, também é possível identificar se um corpo carbonizado é feminino ou masculino por meio de variações anatômicas, sobretudo pélvicas e craniais, uma vez que essas são estruturas que apresentam grandes números de características anatômicas distintas entre os sexos.

A virtópsia, um conceito de "necropsia virtual", nasce com a introdução da tomografia computadorizada (TC) e da ressonância nuclear magnética (RNM) no exame cadavérico. A TC Multislice é útil para determinar a idade, mensurando o tecido ósseo em diversos ângulos, especialmente usando a reconstrução em 3D. É possível diagnosticar hemorragias extrapleurais, coleções aéreas provenientes de eventos embólicos, enfisema subcutâneo de natureza traumática, reconstruir lesões e avaliar patologias específicas. Por outro lado, a RNM é superior à TC para analisar patologias de tecido mole, a despeito de sua etiologia, além de detalhar tridimensionalmente os efeitos balísticos nas vítimas de disparos de arma de fogo (Badam et al., 2017).

Os usos da virtópsia são diversos, desde apontar o tempo do óbito, auxiliar na identificação de indivíduos queimados por análise craniana, até encontrar sinais de estrangulamento, afogamento. Suas principais vantagens são, principalmente, a digitalização das imagens, que podem inclusive propiciar um novo exame *post-mortem* sem a necessidade de exumação, ao passo que não dispõe de fatores subjetivos do profissional, como as experiências de toque e cheiro (Badam et al., 2017).

ATUAÇÃO DO TECNÓLOGO EM RADIOLOGIA NA ÁREA FORENSE

O profissional técnico e/ou tecnólogo em radiologia habilitado pelo conselho de radiologia pode atuar na área da radiologia forense como determina o CONTER:

> O Conselho Nacional de Técnicos em Radiologia no uso de suas atribuições legais e regimentais, que lhe são conferidas pela lei nº 7.394, de 29 de outubro de 1985, e pelo Decreto nº 92.790, de 17 de junho de 1986 e o Regimento Interno do CONTER.
>
> RESOLVE: Art. 3º – Os procedimentos na área de diagnóstico por imagem na radiologia veterinária, radiologia odontológica e radiologia forense, ficam também definidos como radiodiagnóstico (Conter, 04/05/2012).

São várias as modalidades radiológicas empregadas na área forense nas quais o técnico em radiologia pode atuar, tais como radiografia convencional, TC, RNM, entre outras, sendo que a TC e a RNM oferecem um protocolo de identificação de pontos craniométricos capaz de demonstrar com precisão estruturas esqueletizadas.

CONSIDERAÇÕES FINAIS

A atuação dos profissionais das técnicas radiológicas na área forense é de grande valia, pois os exames de imagem possibilitam maior acurácia na determinação de variáveis fundamentais para a determinação da causa da morte de um indivíduo, como a temporalidade e a identificação de lesões pouco nítidas em uma necropsia. O suporte tecnológico proporcionado pelos métodos de imagem, aliados a uma boa interpretação do médico radiologista e o trabalho conjunto com o médico legista, propiciam uma resolução mais completa e rápida do caso, bem como diminui a probabilidade da ocorrência de erros.

Outrossim, o avanço da imaginologia parece ser muito proveitoso à ciência forense, visto que pode auxiliar exames e laudos de maneira menos invasiva e com ferramentas que excedem a capacidade humana, todavia lhe complementando. Graças ao progresso tecnológico, tem-se tornado cada vez mais possível respeitar os sentimentos de vários grupos étnicos e religiosos, resguardando a privacidade e os direitos do ser humano em seu último capítulo, e o futuro da medicina legal vislumbra um horizonte promissor.

REFERÊNCIAS

Andrade SAF. A atuação do técnico e do tecnólogo em radiologia na área forense. UNILUS Ensino e Pesquisa. 2016;13(30):26-31.

Bontrager KL, Lampignano JP. Tratado de técnica radiológica e anatomia associada. 8ª ed. Rio de Janeiro: Elsevier; 2015.

Conter – Conselho Nacional de Técnicos em Radiologia. Resolução do Conselho nacional de técnicos em radiologia – Conter nº 2 de 04.05.2012. Disponível em: < http://www.normaslegais.com.br/legislacao/resolucao-conter-2-2012.htm>. Acessado em 22/04/2019.

Hilton SVW, Edwards DK. Radiologia pediátrica. 2ª ed. Rio de Janeiro: Guanabara Koogan AS; 1996.

Oliveira J. Dhiego Gumieri fala sobre Radiologia Forense – História, aplicações e mercado de trabalho. Conter – Conselho Nacional de Técnicos em Radiologia. Publicado em: 11/11/2014. Disponível em: < http://www.conter.gov.br/site/noticia/profissao-rx>. Acessado em 22/04/2019.

Raj Kumar Badam, Triekan Sownetha, DB Gandhi Babu, Shefali Waghray, Lavanya Reddy, Komali Garlapati, et al. Virtopsy: touch-free autopsy. J Forensic Dent Sci. 2017;9(1):42.

Silvestre AFS dos. O que faz a Radiologia Forense? Publicado em 07/01/2014. Disponível em: http://www.isaudebahia.com.br/noticias/detalhe/noticia/o-que-faz-a--radiologia-forense/. Acessado em 22/04/2019.

capítulo 45

EXAME DE CORPO DE DELITO/LESÃO CORPORAL

Carine Vilarins de Souza
Helena Caroline Lira Aragão
Jéssica Gomes Franco

EXAME DE CORPO DE DELITO

A expressão Corpo de Delito (*corpus delicti*), primariamente relacionada apenas ao cadáver da vítima, passou ao longo do tempo a indicar todo elemento sensível que tenha relação com o fato delituoso, ou seja, o corpo de delito é o próprio crime em sua tipicidade. Já o exame de corpo de delito objetiva evidenciar a infração penal e demonstrar a culpabilidade ou não do indivíduo, revelando-se como uma importante prova pericial, pois verifica todos os elementos que o cercam e que com ele tenham relação, sejam eles sensíveis e passíveis de exames. Além disso, a execução do exame de corpo de delito é, em regra, feita por perito oficial, e na sua ausência o exame poderá ser realizado por duas pessoas idôneas, portadoras de diploma de curso superior, escolhidas de preferência as que tiverem habilitação técnica, relacionada à natureza do exame, esses peritos não oficiais devem prestar o compromisso de bem e fielmente desempenhar o cargo (art. 159 CPP). É importante salientar que as partes envolvidas não podem indicar perito, sendo procedimento privativo da autoridade policial ou judicial (art. 278 CPP).

É sabido que a lei autoriza que o exame de corpo de delito se proceda em qualquer dia, mesmo aos domingos e feriados, em qualquer lugar que não seja a Delegacia de Polícia (para não ensejar suspeita de coação), a qualquer hora (art. 161 do CPP), mesmo à noite, desde que haja iluminação suficiente (art. 161 do CPP).

Dessa forma, para o reconhecimento da verdade jurídica que se quer restabelecer, o direito processual penal se vale das provas para a formação da convicção do julgador. Conforme o Código de Processo Penal, art. 158, quando a infração deixar vestígios, será indispensável o exame de corpo de delito, direto ou indireto, não podendo supri-lo a confissão do acusado. Ademais, de acordo com o art. 167, não sendo possível o exame de corpo de delito, por haverem desaparecido os vestígios, a prova testemunhal poderá suprir-lhe a falta.

Quando for necessária a existência de vestígios para caracterizar uma infração, será indispensável o exame de corpo de delito direto, não podendo supri-lo nem mesmo a confissão do suspeito. Tal fato se justifica na exigência da presença de provas, diretas ou indiretas, e na filosofia penal liberal que se inclina para salvaguardar as garantias individuais do acusado.

> O exame de corpo de delito direto pode ser suprido se desaparecidos os vestígios sensíveis da infração penal, por outros elementos de caráter probatório existentes nos autos, notadamente os de natureza testemunhal ou documental. Habeas Corpus. Exame de Corpo de Delito Indireto (STJ, Min. Felix Fischer, 5ª Turma, HC 23.898/MG).

Desse modo, em uma circunstância de *causa mortis* "indeterminada", com a ausência de vestígios internos ou externos de violência registrada em uma necropsia médico-legal, complementada por exames subsidiários negativos, não se pode cogitar de morte violenta, nem muito menos apontar-se uma autoria, por mais que as aparências possam insinuar.

Nessa perspectiva, o corpo de delito direto constitui-se de um elenco de lesões, alterações ou perturbações, e dos elementos causadores desse dano, em se tratando dos crimes contra a vida e a saúde do ser humano, desde que isso possa contribuir para provar a ação delituosa. E além de elementos físicos, tem sentido somático ou psíquico, composto de elementos percebidos pelos sentidos ou intuição humana. Logo, o corpo de delito direto é considerado a base residual do crime, podendo ser de caráter permanente (*delicta factis permanentis*) ou passageiro.

Em contrapartida, o exame de corpo de delito é indireto quando os vestígios materiais da infração inexistem, como na injúria verbal, desacato, rubefação. Nesses casos, a prova é suprida pela informação testemunhal, uma vez que há referências sobre o uso de prova documental existente nos autos como meio de suprir o corpo de delito direto. Referente ao exame de corpo de delito indireto, devido ao desaparecimento dos elementos materiais, ou por recusa da vítima em submeter-se ao exame pericial, a qual não é obrigada e para cuja lavratura não permite a lei condução coercitiva, sendo, nessa hipótese, inaplicável o art. 201 do Código de Processo Penal, é suprido no mesmo Código, art. 167, por prova testemunhal.

AUTO DE EXAME DE LESÃO CORPORAL

O auto de exame de lesão corporal é o documento emitido pelo Perito ou Instituto Médico Legal (IML), o qual atesta a ocorrência da lesão, sua extensão, bem como suas causas prováveis. É composto por questionamentos que devem ser obrigatoriamente respondidos, uma vez que são importantes para a classificação da lesão. Então pergunta-se 1º) há ofensa à integridade corporal ou à saúde do paciente; 2º) qual o instrumento ou meio que produziu a ofensa; 3º) se foi produzida por meio de veneno, fogo, explosivo, asfixia ou tortura, ou por outro meio insidioso e cruel (resposta especificada); 4º) resultou em incapacidade para as ocupações habituais por mais de 30 dias; 5º) culminou em perigo de morte; 6º) se houve debilidade permanente ou perda ou inutilização de membro, sentido ou função (resposta especificada); 7º) resultou em incapacidade para o trabalho ou enfermidade incurável ou em deformidade permanente (resposta especificada); nos casos indicados, será formulado mais o seguinte quesito: 8º) repercutiu em aceleração de parto ou aborto.

Por conseguinte, pode-se dizer que este documento médico-legal é imprestável para fins probantes, pois a lei processual penal reporta-se de maneira muito clara: "Não sendo possível o exame de corpo de delito, por haverem desaparecidos os vestígios, a prova testemunhal poderá suprir-lhe a falta". O perito ainda pode responder por infração ao art. 92 do Código de Ética Médica que assim se expressa: "É vedado ao médico: Assinar laudos periciais, auditorias ou de verificação médico-legal quando não tenha realizado ou participado pessoalmente do exame".

LESÃO CORPORAL

As lesões corporais são definidas pelo Decreto-Lei número 2.848 de 07 de dezembro de 1940 do Código Penal Brasileiro, art. 129 como: "Ofender a integridade corporal ou a saúde de outrem". Desse modo, sabendo que o conceito de saúde fixado pela Organização Mundial da Saúde (OMS) engloba o bem-estar físico, mental e social, as lesões corporais não estão restritas aos danos contra a integridade física do corpo humano.

No âmbito médico-legal, as lesões corporais são provocadas por causas violentas e externas, resultante de dolo, culpa, autolesão ou acidente que, consequentemente, deflagram prejuízos à saúde. É válido destacar que a prática de autolesão é caracterizada como lesão corporal passível de punição quando tem como objetivo lesar o corpo ou provocar enfermidade para obter vantagem ou indenização, correspondendo ao crime de estelionato e suscetível a penalidade de um a cinco anos e multa (França, 2017).

A legislação vigente classifica as lesões corporais em culposas e dolosas. Essa última ainda pode ser subdividida em lesões leves, graves ou gravíssimas. As lesões dolosas leves não podem ser classificadas de acordo com o art. 129 do Código Penal, sendo então definidas por eliminação, quando suas características não podem ser enquadradas nas lesões graves ou gravíssimas. Tendo como exemplo de lesão leve as lesões que atingem as camadas superficiais da pele, como as escoriações (França, 2017).

A legislação vigente caracteriza:

Lesão corporal de natureza grave:

§ 1º Se resulta:

I – incapacidade para as ocupações habituais, por mais de trinta dias;
II – perigo de vida;
III – debilidade permanente de membro, sentido ou função;
IV – aceleração de parto:
Pena – reclusão, de um a cinco anos.

§ 2º Se resulta:

I – incapacidade permanente para o trabalho;
II – enfermidade incurável;
III – perda ou inutilização do membro, sentido ou função;
IV – deformidade permanente;
V – aborto:

Pena – reclusão, de dois a oito anos.

Lesão corporal seguida de morte:

§ 3º Se resulta morte e as circunstâncias evidenciam que o agente não quís o resultado, nem assumiu o risco de produzi-lo:

Pena – reclusão, de quatro a doze anos.

Diminuição de pena:

§ 4º Se o agente comete o crime impelido por motivo de relevante valor social ou moral ou sob o domínio de violenta emoção, logo em seguida a injusta provocação da vítima, o juiz pode reduzir a pena de um sexto a um terço.

Substituição da pena:

§ 5º O juiz, não sendo graves as lesões, pode ainda substituir a pena de detenção pela de multa, de "duzentos mil réis a dois contos de réis":

    I – se ocorre qualquer das hipóteses do parágrafo anterior;
    II – se as lesões são recíprocas.

Lesão corporal culposa:

§ 6º Se a lesão é culposa:

Pena – detenção, de dois meses a um ano.

As lesões corporais são descritas no laudo do exame de corpo de delito, devendo ser realizadas de forma clara e objetiva, evitando interpretações duvidosas. Após o exame, caso o perito não conclua com certeza a avaliação da lesão, ele pode descrevê-la como incerta ou que faltam elementos que contribuam com a convicção do laudo que será emitido.

Além disso, por vezes é necessário que a conclusão do laudo seja efetiva com a realização de exame complementar após 30 dias, sobretudo para avaliação da debilidade de um membro, sentido ou função. Os peritos devem preencher os quesitos necessários para caracterizar a lesão, descrevendo-as detalhadamente e enriquecendo o laudo emitido para fornecer condições de decisão mais justas ao julgador da penalidade cometida.

REFERÊNCIAS

Brasil. Decreto-Lei nº 2.848, de 7 de dezembro de 1940. Código Penal, Brasília. 1940. Disponível em: http://www.planalto.gov.br/ccivil_03/decreto-lei/Del2848.htm. Acessado em 22 mar. 2019.

Croce D, Croce D Jr. Manual de medicina legal. 8ª ed. São Paulo: Saraiva; 2012.

França GV. Medicina legal. 11ª ed. Rio de Janeiro: Gen, Guanabara Koogan; 2017.

capítulo 46

VIOLÊNCIA CONTRA A CRIANÇA E O ADOLESCENTE

Martha Alves de Mendonça
Paula Estevam Pedrosa Toledo
Rafael Alves de Mendonça

A violência é um fenômeno social que se constitui em um problema de saúde pública (OMS, 1990). Tem maior gravidade quando praticada contra crianças e adolescentes, pois, pelo estágio único em que se encontram, são apontados como as vítimas mais vulneráveis. As consequências advindas da sua exposição são, muitas vezes, irreversíveis e resultam em danos físicos e psicológicos, além de prejuízo ao crescimento e desenvolvimento que podem causar traumas para o resto da vida do indivíduo (Souto, 2018).

> Mais do que qualquer outro tipo de violência, a cometida contra a criança não se justifica, pois, as condições peculiares de desenvolvimento desses cidadãos os colocam em extrema dependência de pais, familiares, cuidadores, do poder público e da sociedade (Nunes et al., 2016).

As iniciativas para combater essa violência se concretizaram com a Declaração de Genebra, em 1924, que afirmou "a necessidade de proclamar à criança uma proteção especial", abrindo caminho para importantes conquistas nas décadas seguintes. Em 1948, as Nações Unidas proclamaram o direito a cuidados e à assistência especial à infância, através da Declaração Universal dos Direitos Humanos. Além disso, os Pactos Internacionais de Direitos Humanos proporcionaram uma mudança de paradigmas nas décadas de 1980 e 1990 na área da proteção da infância.

Baseado nisso e em dados estatísticos sobre a violência contra criança e adolescente no Brasil até a década de 1980, foi criado o Estatuto da Criança e do Adolescente (ECA) pela Lei nº 8.069 de 13 de julho de 1990.

Segundo o ECA (1990), "considera-se criança, para os efeitos dessa Lei, a pessoa até doze anos de idade incompletos, e adolescente aquela entre doze e dezoito anos de idade".

> Os direitos enunciados nesta Lei aplicam-se a todas as crianças e adolescentes, sem discriminação de nascimento, situação familiar, idade, sexo, raça, etnia ou cor, religião ou crença, deficiência, condição pessoal de desenvolvimento e aprendizagem, condição econômica, ambiente social, região e local de moradia ou outra condição que diferencie as pessoas, as famílias ou a comunidade em que vivem (Brasil, 1990).

A Organização Mundial da Saúde (OMS) classifica a violência contra a criança em quatro tipos, sendo eles: abusos físico, sexual, emocional ou psicológico e negligência; cada um contribuindo para a formação de danos físicos, psicológicos, prejuízo ao crescimento, desenvolvimento e maturação das crianças (Organização Mundial da Saúde, 1946).

Negligência, do latim, *negligentia*, quer dizer: 1. falta de vigilância, descuido, deleixo; 2. sentimento de que algo ou alguma coisa não merece sua atenção ou respeito, desinteresse, menosprezo. Esse é um tipo de violência que envolve aspectos culturais, sociais e econômicos de cada família ou grupo social e é descrito como preocupante, pois esse tipo de abuso, apesar de não causar o mesmo grau de indignação dos demais, representa cerca de 65% de todos os casos de maus-tratos (Zambon et al., 2012).

Outra forma grave de violência é a violência física, cometida muitas vezes como forma de educação, cujo cuidador/agressor explica o ato de bater ou espancar remetendo-se às dificuldades sociais no dia a dia nas relações familiares com a criança e ao descontrole emocional destas (Nunes e Sales, 2016).

Segundo Gawryszewski et al., os maus-tratos físicos tendem a ocupar a primeira posição entre os tipos de violência atendidos em unidades de pronto atendimento, provavelmente por serem mais graves e exigirem atendimento de saúde.

Quanto à violência sexual, existe um predomínio de estupro e assédio, sendo significativa a diminuição do número de notificações dessas práticas após a promulgação da Lei nº 8.069/90 que sancionou o ECA (Pfeiffer e Salvagni, 2005). Entretanto, os dados ainda são preocupantes: entre 2011 e 2016, a distribuição percentual de vítimas de estupro menores de 13 anos manteve-se próxima aos 51,15%. Já para adolescentes entre 14 e 17 anos, o índice tem percentual de 30% (IPEA, 2018).

A violência psicológica, que difere das outras naturezas de violência, com definição e conceitos mais claros, é pouco diagnosticada apesar de ser muito prevalente. Existem cinco comportamentos parentais psicologicamente tóxicos para ajudar a identificar esse abuso: rejeitar – não reconhecer a importância da criança e as suas necessidades; isolar – separar a criança de experiências sociais normais fazendo-a acreditar estar sozinha no mundo; aterrorizar – ataques verbais à criança, criando um clima de medo e terror; ignorar – privar a criança de um desenvolvimento emocional e intelectual adequado e corromper quando o adulto conduz negativamente a socialização da criança (Gabarino et al., 1993 *apud* Abranches; Assis, 2011). A literatura aponta as meninas como as maiores vítimas de violência sexual e negligência, enquanto os meninos são as maiores vítimas de agressões físicas. Além disso, com exceção da negligência, os demais tipos de violência apresentam tendência de aumento proporcional à idade das vítimas (Nunes e Sales, 2016).

> Abuso físico ocorre em cerca de 50% das crianças menores de um ano, e chega a apresentar frequência próxima de 90% entre as crianças a partir de sete anos de idade. De maneira inversa, a negligência é mais prevalente entre as crianças com até dois anos de idade (Mascarenhas et al., 2010).

Nos casos de violência, o atendimento ideal deve ser feito por equipe multiprofissional, em um ambiente acolhedor, que respeite as demandas emocionais, sociais, protetivas e criminais da situação, e em um local onde haja um serviço de atendimento integral no qual a perícia médico-legal está inserida (Pelisoli et al., 2010). Porém, entendendo que existem vários modos de violência contra crianças e adolescentes, é racional deduzir que o atendimento médico, seja em um pronto-socorro, seja em um ambulatório, é, muitas vezes, a primeira oportunidade para identificação de violência contra eles, e o método clínico é a melhor ferramenta disponível para o diagnóstico dessa prática (de Paiva e Zaher, 2012).

O diagnóstico de violência infantil pode ser difícil e exige do médico perspicácia e experiência profissional. A investigação começa durante a avaliação da atitude da criança. Posturas temerosas, defensivas, apáticas, tristes devem servir de alerta (de Oliveira et al., 2006). A essa atitude podem se somar presença de desnutrição e atraso no desenvolvimento, equimoses ou abrasões na região do crânio e da face; lesões de pele sugestivas de intencionalidade tais como arranhões, lacerações, equimoses, queimaduras (de Oliveira et al., 2006).

Outro ponto que deve chamar atenção é o que diz respeito às características específicas das lesões. Raramente lesões em dorso, nádegas e órgãos genitais são decorrentes de acidentes. As equimoses com formato definido, que são aquelas que permitem definir o formato do instrumento que a provocou, são achados relativamente comuns, e as queimaduras aparecem em 10% das crianças submetidas a abuso físico (Pereira, 2014).

Lesões agudas ou cicatriciais em formato arredondado em mãos e pés podem sugerir queimaduras por cigarro. As queimaduras por imersão surgem mais em nádegas, mãos e pés e geralmente não mostram marcas de respingos (Oliveira et al., 2006).

As fraturas de ossos são lesões comuns e ocupam o segundo lugar em frequência. As fraturas estão presentes em 36% dos pacientes vítimas de abuso físico e devem ser avaliadas cuidadosamente por meio do exame clínico e radiológico (Coelho e Gikas, 2003).

Já as lesões do sistema nervoso central devem ser cuidadosamente investigadas, pois lesões intracranianas provocadas por abuso físico são as de maior gravidade, sendo as principais causas de morbidade e mortalidade. Uma das formas mais graves de lesão cerebral é aquela provocada por sacudidas violentas da criança com até dois anos de idade (Waksman e Hirschheimer, 2011). A síndrome do bebê sacudido, como esta forma de agressão ficou conhecida, é grave por suas sérias consequências. As lesões cerebrais por contusão, rompimento ou cisalhamento das estruturas podem causar alterações no nível de consciência, irritabilidade, convulsões, déficits motores, edema cerebral, problemas respiratórios, hipoventilação e coma, chegando, muitas vezes, à morte (Lopes et al., 2013).

As características dos achados de anamnese e exame físico devem subsidiar a utilização de exames complementares, o que permite ao médico diagnosticar sua suspeita de maus-tratos (Guzzo et al., 2010).

A partir da suspeita, o médico deverá realizar a notificação do caso às autoridades, pois essa é obrigatória por lei, sendo previstas penas para médicos, professores e responsáveis por estabelecimentos de saúde e educação que deixam de comunicar os casos desse tipo (Alves et al., 2017). A comprovação de maus-tratos é dever dos órgãos de proteção legal, mas ao médico caberá se responsabilizar pelo seguimento clínico da criança ou do adolescente, continuando a promover sua saúde física e mental.

Existe, então, importância fundamental de médicos e outros profissionais de saúde, não só reconhecer os sinais de violência contra crianças e adolescentes, mas também em realizar o correto manejo dessas situações, com notificação e encaminhamento para a autoridade local, inclusive solicitando perícia. Não negligenciar a criança ou adolescente vítima de violência é o principal papel desses profissionais (Lachica, 2010).

REFERÊNCIAS

Abranches CD de, Assis SGA. A (in)visibilidade da violência psicológica na infância e adolescência no contexto familiar. Cad. Saúde Pública, Rio de Janeiro. 2011; 5(27):843-54.

Alves JM, Vidal E, Fonseca F, Silva M, Pinto A, Aquino P. Notificação da violência contra crianças e adolescentes por profissionais de saúde. Revista da Faculdade de Ciências Médicas de Sorocaba. 2017;19(1):26-32.

Coelho Herlander MM, Gikas RMC. Recomendações para o atendimento de crianças e adolescentes vítimas de violência física (maus-tratos). Pediatria Moderna. 2003;39(9).

De Oliveira A, Naura L, et al. Abuso sexual em crianças e adolescentes: Revisão de 100 anos de literatura. Arch Clin Psychiatry. 2006;33(4):204-13.

de Paiva C, Zaher VL. Violência contra crianças: o atendimento médico e o atendimento pericial. Saúde, Ética & Justiça. 2012;17(1):12-20.

Federal Governo. Estatuto da Criança e do Adolescente. Lei Federal, 1990; v. 8.

Gawryszewski VP, Valench DMO, Carnevalle CV, Marcopito LF. et al. Maus-tratos contra a criança e o adolescente no Estado de São Paulo, 2009. Rev Assoc Med Bras. 2012;58(6):659-65.

Guzzo Ana Cristina Alvarez, et al. Protocolo de atenção integral a criança e adolescentes vítimas de violência: uma abordagem interdisciplinar na saúde. In: Protocolo de atenção integral a criança e adolescentes vítimas de violência: uma abordagem interdisciplinar na saúde. 2010.

Lachica E. Síndrome del niño maltratado: aspectos médico-legales. Cuadernos de Medicina Forense. 2010;16(1-2):53-63.

Lopes NRL, Eisenstein E, Williams LCA. Trauma craniano violento pediátrico: uma revisão da literatura. J Pediatr. (Rio J.) 2013;89(5):426-33.

Mascarenhas MDM, et al. Violência contra a criança: revelando o perfil dos atendimentos em serviços de emergência, Brasil, 2006 e 2007. Cad Saúde Pública. 2010;26:47-357.

Moura ATMS, Moraes CL, Reichenheim ME. Detecção de maus-tratos contra a criança: oportunidades perdidas em serviços de emergência na cidade do Rio de Janeiro, Brasil. Cad Saúde Pública. 2008;24:2926-36.

Nunes AJ, Sales MCV. Violência contra crianças no cenário brasileiro. Cien Saude Coletiva. 2016;21:871-80.

Organização Mundial da Saúde. Constituição da Organização Mundial da Saúde (OMS/WHO). 1946.

Pelisoli C, Pires JPM, Almeida ME, Dell'Aglio DD. Violência sexual contra crianças e adolescentes: dados de um serviço de referência. Temas em Psicologia. 2010;18(1):85-97.

Pereira CSJ. A importância da identificação, interpretação e documentação das lesões e a sua relevância para a investigação criminal e para os tribunais judiciais. 2014.

Pfeiffer L, Salvagni EP. Visão atual do abuso sexual na infância e adolescência. Jornal de Pediatria. Rio de Janeiro. 2005;81(5 Supl):S197-S204.

Souto DF, Zanin L, Ambrosano GMB, Florio FM. Violence against children and adolescents: profile and tendencies resulting from Law 13.010. Revista Brasileira de Enfermagem. 2018;71:1237-46.

Waksman RD, Hirschheimer MR. Manual de atendimento às crianças e adolescentes vítimas de violência. Núcleo de Estudos da Violência Doméstica contra a Criança e o Adolescente. Brasília: Conselho Federal de Medicina. 2011.

Zambon MP, Jacintho ACA, Medeiros MM, Guglielminetti R, Marmo DB. Violência doméstica contra crianças e adolescentes: um desafio. Revista da Associação Médica Brasileira. 2012;58(4):465-71.

capítulo 47

VIOLÊNCIA CONTRA A MULHER

Williamina Oliveira Dias Pinto
Maria Luisa Oliveira Dias Pinto
Gerson Odilon Pereira

A violência de gênero contra mulheres é considerada grave violação de direitos humanos e um problema de saúde pública de dimensões mundiais devido às consequências geradas (Hasse, 2016). A violência contra a mulher é uma das principais formas de violação dos direitos humanos, independente de etnia, raça, classe social, idade, profissão, escolaridade, orientação sexual, credo e religião (OMS, 2002).

Ela é definida como qualquer conduta (ação ou omissão) de discriminação, agressão ou coerção, ocasionada pelo fato de a vítima ser mulher e que cause dano (Vilela, 2009). Esse pode ser morte, constrangimento, limitação, sofrimento físico, sexual, moral, psicológico, social, político ou econômico ou perda patrimonial (Vilela, 2009).

No Brasil, quase 2,1 milhões de mulheres são espancadas por ano, sendo 175 mil por mês, 5,8 mil por dia, 4 por minuto e uma a cada 15 segundos (Vilela, 2009). E, na maioria das vezes, é praticada por uma pessoa com quem a vítima mantém ou manteve uma relação íntima afetiva (Acosta et al., 2015), sendo as agressões similares e recorrentes (Vilela, 2009). Além disso, ocorre, em sua maioria, em âmbito privado, ou seja, o local que deveria ser de acolhimento e conforto torna-se cenário para a prática dos atos violentos (Acosta et al., 2015).

Esse tipo de violência está inserido no patriarcado, que se constitui em um sistema sociocultural de subordinação e de dominação das mulheres (Delphy, 1995, *apud* Bochier, 2016). A violência contra a mulher envolve o conceito de gênero, definido na década de 1980, sendo este a maneira de compreender as relações sociais historicamente construídas que se estabelecem entre os homens e as mulheres referindo-se ao sexo social e historicamente construído (Fonseca, 2006).

Arendt (2009) recorre à noção de poder revelando que as relações geradoras de violência são aquelas que o poder tornou-se impotente. E Foucalt (1979) adiciona ao conceito à relação do poder a prática social constituída historicamente. A partir disso, entende-se que esse tipo de violência resulta da relação historicamente desigual entre homens e mulheres (Vilela, 2008).

Pode efetivar-se como violência psicológica, física, patrimonial, moral e/ou sexual (Brasil, 2006, *apud* Silva, 2011).

> Quanto à primeira, diz respeito à ação que cause agravo à saúde psicológica, como dano emocional, redução da autoestima e prejuízo ao desenvolvimento. A violência física trata-se de conduta que atinja a integridade ou saúde corporal. Já a violência patrimonial abarca a retenção, subtração, destruição parcial ou total de objetos, instrumentos de trabalho, documentos pessoais, bens, valores e direitos ou recursos econômicos. A violência moral se caracteriza pela calúnia, difamação ou injúria. Por fim, a violência sexual é compreendida como conduta que leve a mulher a presenciar, manter ou participar de relação sexual não desejada; comercializar ou utilizar, de qualquer modo, a sexualidade; não usar método contraceptivo; unir-se em matrimônio; engravidar; abortar; prostituir-se; limitar ou anular o exercício de seus direitos sexuais e reprodutivos (Brasil, 2006, 2011, *apud* Souza e Sousa, 2015).

No Brasil, a partir dos anos 1990, a preocupação com a violência de gênero foi formalizada por meio de duas recentes mudanças legislativas: a Lei nº 11.340/2006 (Lei Maria da Penha) e a Lei nº 13.104/2015 (Feminicídio) (Brasil, 2006; 2015 *apud* Brochier, 2016). A primeira representa um marco na proteção aos direitos das mulheres (Fonseca et al, 2018), pois tem intuito de coibir e prevenir a violência doméstica contra a mulher (Trindade, 2016).

Já a segunda define o feminicídio como o homicídio praticado contra a mulher, sendo considerado esse quando envolve violência doméstica e familiar, menosprezo ou discriminação à condição de mulher (Brasil, 2015). Essa lei altera o art. 121 do Código Penal (Decreto-Lei nº 2.848, de 7 de dezembro de 1940) para prever o feminicídio como circunstância qualificadora do crime de homicídio (artigo 121, § 2º, inciso VI) (Brochier, 2016). É importante frisar que essa modalidade de homicídio pode ser cometida não só pelo companheiro, mas também por qualquer homem ou mulher por razões de gênero (Brochier, 2016).

Além dessas, existe a Lei nº 12.845 de 01 de agosto de 2013, que institui o atendimento integrado das vítimas de violência sexual (Brasil, 2013). Ela conta com a criação das Delegacias Especializadas, que se propõem a oferecer um serviço que a sobrevivente se sinta mais confiante e confortável para realizar as denúncias (Bonnet e Cintra, 2014).

Alta prevalência da violência contra a mulher, problema de saúde pública, tem graves consequências que podem ter impacto direto sobre sua saúde, quando não chega a causar a morte (Lucena et al., 2017). Mesmo com elevada prevalência e risco de violência, a atenção em saúde ofertada às mulheres em situação de violência de gênero ainda é insatisfatória (Dias e Machado, *apud* Lucena, 2017).

Para Garbin et al. (2006), as mulheres maltratadas têm sua saúde prejudicada tanto pelas lesões resultantes do espancamento quanto por desenvolverem dores crônicas, depressão e baixa estima, causas que, muitas vezes, as levam ao suicídio. Além disso, o autor afirma que:

> As consequências da violência contra a mulher refletem desequilíbrios em todas as esferas da sociedade: econômica, emocional e familiar. Esse tipo de agressão não só causa danos físicos e psicológicos para as mulheres, mas também implica riscos à saúde de seus filhos, já que a criança ao presenciar a violência contra sua mãe poderá sofrer depressão, ansiedade e retardos em seu desenvolvimento.

Dentre os tipos de violência estão a lesão corporal e os maus-tratos, [...] aparecendo como socos, chutes, tapas, violência sexual ou agressões com qualquer tipo de objeto que possa machucá-la ou prejudicá-la (Garbin et al., 2006). Sendo essas de natureza leve ou grave de acordo com o Código Penal Brasileiro (2002), é definida lesão corporal como:

> Incapacidade para as ocupações habituais por mais de trinta dias; perigo de vida; debilidade permanente de membro, sentido ou função; aceleração de parto; incapacidade permanente para o trabalho; enfermidade incurável; perda ou inutilização de membro, sentido ou função; deformidade permanente; aborto (Brasil, 2002).

A região da cabeça e pescoço é a mais atingida por agressões físicas, resultando em fraturas, contusões, queimaduras, entre outras injúrias (Garbin, 2006). Já os maus-tratos mais comuns em mulheres incapazes (Garbin et al., 2006) são definidos como:

> Expor a perigo a vida ou a saúde de pessoa sob sua autoridade, guarda ou vigilância, para fim de educação, ensino, tratamento ou custódia, quer privando-a de alimentação ou cuidados indispensáveis, quer sujeitando-a a trabalho excessivo ou inadequado, quer abusando de meios de correção ou disciplina (Brasil, 2002).

Apesar das leis que protegem as mulheres, o atendimento médico-legal brasileiro apresenta diferenças em relação a outros países. A área física de atendimento se limita a Instituto Médico Legal, os equipamentos e instrumental não são padronizados, os recursos humanos são escassos (Bonnet e Cintra, 2014). Além disso, o aconselhamento e a assistência jurídica não têm caráter institucional e os protocolos de atendimento não são padronizados (Bonnet e Cintra, 2014).

REFERÊNCIAS

Bonnet FB, Cintra RB. Protocolos e iniciativas de atendimento médico-legal em casos de violência sexual em mulheres: comparação entre os achados no Brasil e no mundo. Saúde, Ética & Justiça. 2014;19(1):45-51.

Lei nº 12.845 de 01 de agosto de 2013.

Garbin CAS, Garbin AJI, Dossi AP, Dossi MO. Violência doméstica: análise das lesões em mulheres. Cad Saúde Pública, Rio de Janeiro. 2006;22(12):2567-73.

capítulo 48

ASPECTOS MÉDICO-LEGAIS DAS LESÕES CORPORAIS

Gerson Odilon Pereira
Marcos Roberto Campos Júnior

INTRODUÇÃO

As lesões corporais ou, como melhor seria sua denominação, lesões pessoais, quando estudadas quanto à quantidade e à qualidade do dano, têm o significado jurídico de configurar no dolo ou na culpa um crime contra a pessoa, como está disposto no artigo 129, *caput*, do Código Penal Brasileiro: "Ofender a integridade corporal ou a saúde de outrem: pena detenção de três meses a um ano".

Neste dispositivo, o que se quer proteger é não só a integridade corporal do indivíduo, mas também a saúde integral de cada um, como uma forma de evitar agravo à sua normalidade física ou funcional.

Entende-se também que a expressão "lesão", em medicina legal, tem um significado diferente, muito mais amplo do que em medicina curativa. Assim, pode-se dizer que as lesões corporais, sob o ponto de vista médico-jurídico ou legispericial, são quaisquer alterações ou desordem da normalidade, sempre de origem exógena e violenta.

As energias causadoras desses danos pessoais podem ser de ordem mecânica, física, química, físico-químico, bioquímica, biodinâmica e mista.

As energias de ordem mecânica são aquelas capazes de alterar o estado de repouso ou de movimento de um corpo, produzindo danos funcionais ou anatômicos. São representadas, em sua maioria, por objetos ou instrumentos e, de acordo com as características de sua configuração e das formas das próprias lesões, conhecidas como perfurantes, cortantes e contundentes, c nas suas modalidades combinadas, em perfurocortantes, perfurocontundentes e cortocontundentes. Consequentemente produzem ferimentos puntiformes, incisos ou cortantes, contusos, perfurocortantes, perfurocontusos e cortocontusos.

As energias de ordem física são aquelas que produzem lesões por meio da mudança do estado físico desses agentes causadores da ofensa corporal ou até da morte do indivíduo. Entre as formas de energias chamadas físicas as mais encontradas são: temperatura (calor, frio ou oscilação de temperatura), eletricidade, pressão atmosférica, radiatividade, luz e som.

As energias de ordem química estão representadas por toda forma de substância, seja ela sólida, líquida ou gasosa, capaz de, agindo por meio físico, químico ou biológico, provocar sérios danos à vida ou à saúde do indivíduo. Se elas agem externamente, chamam-se cáusticas, e se internamente, venenos.

Por sua vez, as energias de ordem físico-químicas são aquelas que, por ação mecânica e por alterações bioquímicas do sangue, produzem o fenômeno chamado "asfixia", alterando a função respiratória, perturbando a função da hematose, podendo ou não levar o indivíduo à morte. Entre essas formas de asfixias destacam-se as produzidas por confinamento, gases irrespiráveis, sufocação direta ou indireta, soterramento, afogamento, enforcamento, estrangulamento e por esganadura.

As energias de ordem bioquímica são aquelas que agem de forma combinada – química e biológica –, atuam por restrição (carência) ou positivamente (infecção), levando em conta as condições orgânicas da vítima. Incluídas nelas estão as perturbações alimentares (inanição, doenças carenciais e intoxicações alimentares), as autointoxicações e as infecções.

A energia de ordem biodinâmica está representada por uma síndrome conhecida por "choque", cujo surgimento é quase sempre devido a uma agressão orgânica, como se essa representasse um mecanismo de defesa destinado a proteger o organismo humano da agressão recebida. As modalidades de choque mais conhecidas são: cardiogênicas, obstrutivas, hipovolêmicas e periféricas.

Finalmente, as energias de ordem mista, como aquelas combinadas nas suas formas biodinâmica e bioquímica, capazes de produzirem danos à vida ou à saúde do indivíduo. As modalidades mais conhecidas dessas energias são: a fadiga, as doenças parasitárias e as sevícias.

CLASSIFICAÇÃO

As lesões corporais dolorosas, consideradas quanto à quantidade e à qualidade do dano, classificam-se em leves, graves e gravíssimas.

Lesões leves

São aquelas que estão representadas por danos de pouquíssima repercussão orgânica ou por perdas superficiais, de fácil recuperação individual.

São chamadas de "lesões insignificantes", em face da pouca significação que elas trazem à normalidade física ou funcional, e por isso passam a ser hodiernamente vistas como de menor importância jurídica, sendo até consideradas parte de uma criminalidade de "ninharia", que outra coisa não produz senão a congestão da burocracia judiciária.

Lesões graves

As lesões corporais de natureza grave são aquelas das quais resultaram:

Incapacidade para as ocupações habituais por mais de 30 dias

Tal conceito não se restringe apenas às situações em que a vítima fique impossibilitada de exercer seu trabalho, mas em todas as oportunidades que alguém, criança ou adulto, pobre ou rico, empregado ou desempregado, fique privado de exercer suas ocupações triviais ou habituais, mesmo que não venha a ser de forma integral ou absoluta (Gomes, 1987).

Todavia, essa incapacidade tem de ser real. Por exemplo, não há de ser aquela em que a vítima se recusa a aparecer publicamente até a cura integral.

Para se estabelecer alguns parâmetros, é preciso considerar o que seja "cura médico-legal" ou "cura social" e a "cura médica". Na primeira, o que se tem por alvo é a capacidade de o indivíduo, mesmo não tendo cicatrizado seus ferimentos, poder reintegrar-se às suas ocupações habituais. E a cura médica, como uma alta definitiva e sem necessidade dos cuidados assistenciais.

O prazo de 30 dias é um prazo clínico. Só a experiência médico-profissional é capaz de limitá-lo, desde que o indivíduo possa razoavelmente voltar a integrar-se com seu meio e com suas necessidades. O que se estabelece nesse critério é muito mais a cura funcional do que a cura física.

Alguns até admitem a distinção entre **atividade necessária** e **atividade acessória**: é claro que esse conceito tem sua vertente político-social, dando algumas vezes ao julgador o entendimento de que uma postura ociosa, embora lícita, não tem o mesmo significado econômico-social.

Nos casos em que o perito afirma existir tal incapacidade, o Código de Processo Penal, em seu artigo 168, § 2º, recomenda no trigésimo dia a realização do exame complementar.

Perigo de morte

O perigo de morte, aqui considerado, constitui-se em uma situação de possibilidade de iminência de morte, decorrente de agressão vultosa à vítima.

Esse dano deve ser efetivo e atual, e nunca apenas uma hipótese ou uma conjectura. É um fato presente ou passado, e jamais uma possibilidade de vir a ser um desenlace fatal. Deve ser caracterizado nos sintomas graves e sérios, onde as funções vitais estejam indiscutivelmente comprometidas.

Por isso, é necessário que se estabeleça a diferença entre perigo de morte e "risco de morte". Este último caracteriza-se como uma probabilidade, uma hipótese ou um prognóstico. O risco de morte seria, nesse particular, uma situação que possibilitasse, de forma mais ou menos remota, um dano grave à vida ou à saúde do indivíduo em questão. Um exemplo seria o de uma pessoa que trabalhe com habitualidade em setor de raios X.

Sabe-se, por exemplo, que sob a óptica médica, um ferimento, qualquer que seja sua insignificância, pode redundar em morte, como o de surgimento de infecção tetânica. Tal hipótese é tratada no âmbito médico-legal com o rótulo de "concausas". Nessa situação do tétano, uma concausa superveniente. Senão qualquer ferimento, por mais insignificante que possa parecer, levaria a perigo de morte, pois, em tese, mesmo excepcionalmente, poderia ele evoluir para uma infecção mais grave.

Outro fator a ser salientado é que para a existência do perigo de morte não é necessário ter o dano uma grande extensão, nem que seja de tempo mais prolongado. Basta que seja atual e concreto, por mais transitório e de pouco vulto físico que possa ser.

Também para configurar o perigo de morte não há necessidade de exame complementar, desde que durante a perturbação patológica oriunda da lesão tenha existido de fato uma possibilidade efetiva de morte.

Hoje, com a sistematização e a concretização de algumas situações admitidas como de perigo de morte, pelos critérios médico-legais, existe uma consolidação jurisprudencial que aponta algumas circunstâncias já caracterizadoras de tal ocorrência. Entre outras, a asfixia, o ferimento nas grandes cavidades com lesões viscerais, queimaduras em mais de 60%/70% de área atingida, hemorragias agudas e choque. Ou outra qualquer alteração ou perturbação orgânica que venha a influir na existência do perigo de morte.

Debilidade permanente de membro, sentido ou função

Nesse particular, deve-se entender debilidade como enfraquecimento e, portanto, sempre de caráter funcional.

Membros são os apêndices torácicos ou pélvicos; sentidos são os meios pelos quais nós nos relacionamos e interagimos com o meio ambiente; e função, o mecanismo pelo qual o órgão, aparelhos e sistemas desenvolvem suas atividades.

Assim, o que interessa avaliar sob tal prisma não é o aspecto físico decorrente do dano produzido e dos órgãos, aparelhos ou sistemas, mas a diminuição evidente da função dos membros, dos sentidos. De tal sorte, seria necessário apenas que se enunciasse "debilidade permanente de função" e estaria clara a intenção do legislador.

Assim, por exemplo, a perda de uma mão, de um pulmão ou de um olho não significa "perdas" propriamente ditas, mas debilidade funcional, considerando-se que tais órgãos contribuem no seu conjunto para uma função. O conceito de órgão, sentido ou função, dentro desta discussão, tem um significado fisiológico e não anatômico. O que se cogita avaliar aqui é uma determinada função.

Nas decisões da Justiça de terceiro grau, tem sido sempre dito que é desclassificado o crime de lesão corporal gravíssima para grave, quando ocorre perda ou inutilização apenas de um dos elementos componentes de determinada função ou sentido, como é o caso dos órgãos duplos, em que há apenas a diminuição funcional e não sua perda.

Aceleração do parto

Acelerar o parto, na concepção jurídico-penal que influenciou nosso Código substantivo, é o mesmo que antecipar ou induzir o parto. Na linguagem deste diploma legal, aceleração do parto seria sua antecipação da data prevista ou esperada. Seria, pois, a antecipação do parto, antes do termo convencional, motivada por uma agressão física ou psíquica capaz de influenciar o nascimento antes do prazo habitual de uma gravidez normal.

Lesões gravíssimas

As lesões gravíssimas são aquelas das quais resultaram:

Incapacidade permanente para o trabalho

Este tipo configura-se quando, em consequência do dano anatômico ou funcional, o ofendido torna-se inválido de forma total e permanente para o exercício da atividade laborativa. Fala-se agora de trabalho e não de ocupações habituais, já que, nesse caso, constitui uma forma mais agravada constante no § 1º, I neste mesmo artigo.

Entendem, na sua maioria, os doutrinadores que a incapacidade a qual se refere o texto legal é genérica (para qualquer trabalho) e não específica (para determinado trabalho).

Assim, um cirurgião que perde a mão, um jogador de futebol que tiver uma perna amputada ou um pianista que sofre a inutilização de um braço, genericamente, não estão incapacitados para o trabalho, pois sua potencialidade não impede outros afazeres.

O perito deverá tomar certas cautelas contra eventuais simulações e, além do exame de corpo de delito, proceder ao exame complementar para melhor conclusão.

A readaptação profissional da vítima não modificará o conceito médico-legal da incapacidade permanente e nenhum benefício poderá invocar o agressor.

Enfermidade incurável

Em medicina, os conceitos de enfermidade, moléstia, afecção e doença não têm o mesmo significado, mas, para efeitos da lei, nada obsta, vez por outra, que, para um melhor entendimento, esses vocábulos tenham o mesmo significado. O fato de o legislador ter usado a expressão "enfermidade" é que ela tem uma concepção muito generalizada ou talvez, pela acepção comum da palavra, o que torna fácil o uso e sua interpretação nos tribunais.

O necessário é não confundir enfermidade com debilidade permanente (§ 1º, 3º), posto que essa representa um resíduo, uma sequela, um estado já consolidado, enquanto a primeira é um processo de evolução variável e que repercute sobre todo o organismo, ou seja, a saúde.

Pelo que se deduz da lei, enfermidade ou doença é um déficit funcional ou orgânico de natureza congênita ou causado por uma ação lesiva, de evolução crônica ou permanente, que não chegou à cura total. Por exemplo, demência senil, epilepsia e diabetes, decorrentes de lesão.

É necessário também que essa enfermidade seja incurável. O legislador julgou que a enfermidade deva ser reforçada com o prognóstico da incurabilidade, competindo a palavra final ao médico legista.

O ofendido não está obrigado a tratamentos arriscados e excepcionais para beneficiar o agressor, assim como esse não deve ser prejudicado quando aquele, de modo proposital, dificulta o processo de cura.

Perda ou inutilização de membro, sentido ou função

Perda e inutilização são palavras que se explicam mutuamente. A lei não exige que o membro esteja amputado, basta sua inutilização, sua incapacidade. O elemento qualificador de que cuida esse inciso nada mais representa do que o agravo da debilidade permanente (França, 2017).

Perda é a amputação do membro ou do órgão, e inutilização, a falta de atividade do órgão à sua função específica. Membros, no sentido anatômico, são os braços e as pernas; os sentidos dão-nos a capacidade de percepção e relação com o mundo exterior (visão, audição, olfato), gustação e tato; e função, as atividades desenvolvidas pelos órgãos: rins, olhos, pulmões etc.

A questão dos chamados órgãos duplos, que têm causado tanta celeuma, já é entendida pelos doutrinadores que a perda ou grave comprometimento permanente de um só dos órgãos duplos (sem outra figura gravíssima) são considerados lesões graves (debilidade da função), e a perda de um deles acompanhada de grave comprometimento ou perda do outro, quando há compatibilidade, é lesão gravíssima.

Deformidade permanente

A deformidade permanente constitui a quarta espécie de lesão corporal gravíssima.

Apesar de a lei não definir essa qualidade de lesão, as dificuldades de interpretação já foram dirimidas pela doutrina e pela jurisprudência.

Para que exista a deformidade, na sua configuração jurídica, são exigidos requisitos imprescindíveis como aparência, permanência ou irreparabilidade pelos meios comuns, e que o dano estético seja capaz de causar uma impressão vexatória (Silveira, 1959) ou interfira negativamente na vida social ou econômica do ofendido. A visibilidade ou aparência do dano estético pode sofrer a influência de circunstâncias, locais e pessoais como religião, idade, sexo, cor (Favero, 1975).

São deformidades permanentes: paralisia facial, mutilação parcial ou total do nariz, pavilhão auricular, das mamas, do pênis, a vitriolagem, ablação do olho, encurtamento de um membro, cicatrizes extensas e visíveis e quaisquer lesões que causem um constrangimento, sentimento de repulsa ou piedade.

As vítimas não estão obrigadas a submeter-se a intervenções cirúrgicas perigosas, mas entendem os doutrinadores que, se consentirem e o dano estético desaparecer ou se tornar insignificante, desclassifica-se a lesão para leve.

Aborto

Como último agravante (elemento qualificador) das lesões corporais gravíssimas figura o resultado aborto.

Bem melhor deveria ter sido usada, pelo nosso legislador, a expressão abortamento (ato de abortar), uma vez que o aborto corresponde ao produto abortado.

No caso, a lei não quer saber se o ofensor sabia ou não da gravidez ou do tempo de gestação, o que pesa é a morte do embrião ou feto no útero ou sua expulsão violenta seguida de morte.

Com esse modo de pensar nem todos concordamos (Hungria, 1958; Almeida, 1991). Alguns admitem que seja indispensável que o agente tenha conhecimento da gravidez da ofendida ou que sua ignorância quanto a ela tenha sido inescusável. Nesse caso, ter-se-á um "erro de fato invencível", excludente de agravação.

É indispensável ao reconhecimento da figura a constatação pericial dos sinais de certeza da gravidez, do nexo de causa e efeito, da existência de vida fetal e da sua *causa mortis*.

É relevante salientar que, se a ação é autorizada ou produzida pela própria vítima, qualifica-se um novo tipo previsto no Código Penal (art. 125).

REFERÊNCIAS

Almeida AF Jr, Costa JBO Jr. Lições Medicina legal. 20ª ed. Rev. e Ampl. São Paulo: Editora Nacional; 1991.

Fávero F. Medicina legal. 11ª ed. Belo Horizonte: Itatiaia; 1975.

França GV. Medicina legal. 10ª ed. Rio de Janeiro: Editora Guanabara Koogan; 2017.

Gomes H. Medicina legal. 25ª ed. Rio de Janeiro: Freitas Bastos; 1987.

Hungria N. Comentários ao Código Penal Brasileiro. 1ª ed. São Paulo: Revista Forense; 1958.

Silveira EC. Direito penal. 1ª ed. São Paulo: Max Limonad; 1959.

capítulo 49

TANATOLOGIA FORENSE

Beatriz Arruda Coutinho
Mariana Enacles Fortes de Abreu
Natália da Hora Rodrigues

INTRODUÇÃO

A tanatologia forense é o ramo das ciências forenses que estuda a morte – identificação do cadáver, mecanismos, causa, diagnóstico diferencial médico-legal – e suas implicações jurídicas. No entanto, os objetivos da tanatologia nem sempre são alcançados em sua completude, devido a fatores como o avançado estado de decomposição do cadáver, escassez de dados ou necropsia má dirigida (Santos, 2003). Nesse sentido, assim como há complexidade na busca do bom exercício da tanatologia, há também, na conceituação de seu objeto de estudo soberano, a morte, o que torna necessário ir além da parada cardiorrespiratória e entender a morte não simplesmente como um momento ou um instante, como defendem os espiritualistas, mas um verdadeiro processo (França, 2017, p. 911).

Para isso é importante distinguir a morte encefálica e a morte cortical.

DEFINIÇÕES DE MORTE

Morte encefálica – a vida de relação e a coordenação da vida vegetativa estão comprometidas de modo irreversível (França, 2017).

Morte cortical – compromete a vida de relação, mas o tronco cerebral continua a regular os outros processos vitais como a respiração e a circulação sem a ajuda de meios artificiais (França, 2017).

A definição de morte encefálica tornou-se muito mais aceita e necessária, principalmente com o advento da doação de órgãos para fim de transplantação. Assim, apesar de divergências no decorrer do tempo, foram definidos critérios para que a morte encefálica seja corretamente atestada. O Conselho Federal de Medicina determina na Resolução CFM nº 1.480/97 os seguintes parâmetros clínicos para a determinação de morte encefálica: coma aperceptivo com ausência de atividade motora supraespinal e apneia persistente. Para tanto, é obrigatória a realização de:

a) Dois exames clínicos.
b) Teste de apneia.
c) Exame complementar.

Sobre os dois exames clínicos, os intervalos mínimos necessários para a caracterização da morte encefálica serão definidos por faixa etária, de acordo com o quadro 49.1.

Quadro 49.1 Intervalo entre os testes clínicos de acordo com a faixa etária do indivíduo em potencial morte encefálica.

Idade	Intervalo entre os testes clínicos
7 dias a 2 meses incompletos	48 horas
2 meses a 1 ano incompleto	24 horas
1 ano a 2 anos incompletos	12 horas
Acima de 2 anos	6 horas

Fonte: Resolução CFM nº 1.480/97.

Em relação ao teste de apneia, a Resolução determina que deverá ser realizado apenas uma vez – por um dos médicos responsáveis pelo exame clínico – e deve comprovar a ausência de movimentos respiratórios na presença de hipercapnia ($PaCO_2$ superior a 55mmHg). O teste é vedado em casos de causa extracraniana ou farmacológicas.

Por fim, os exames complementares deverão demonstrar de forma inequívoca: ausência de atividade elétrica cerebral, ou ausência de atividade metabólica cerebral, ou ausência de perfusão sanguínea cerebral. Os principais exames são:

a) Angiografia cerebral.
b) Eletroencefalograma.
c) Doppler transcraniano.
d) Cintilografia, SPECT cerebral.

Os exames complementares também serão utilizados por faixa etária, conforme quadro 49.2.

Quadro 49.2 Exame complementar de acordo com a faixa etária do indivíduo com potencial morte encefálica.

Idade	Exame complementar
7 dias a 2 meses incompletos	2 EEG com intervalo de 48 horas
2 meses a 1 ano incompleto	2 EEG com intervalo de 24 horas
1 ano a 2 anos incompletos	Qualquer; se EEG, realizar 2 exames com intervalo de 12 horas
Acima de 2 anos	Qualquer

Fonte: Resolução nº 1.480/97.

DOAÇÃO DE ÓRGÃOS

Quanto à doação de órgãos, o Congresso Nacional decretou a Lei dos Transplantes, que dispõe no Decreto 2.268, artigo 16, sobre a importância do diagnóstico de morte encefálica, a qual deverá ser constatada por dois médicos – a partir dos critérios já citados –, dos quais pelo menos um deverá ter título de especialista em neurologia (Brasil, 1997). Segundo o artigo 2 do decreto, o Sistema Nacional de Transplante – SNT – é o responsável pela captação, distribuição de tecidos, órgãos e partes retirados do corpo humano para finalidades terapêuticas (Brasil, 1997). É determinado, no artigo 14, que a retirada de tecidos, órgãos e partes, após a morte, poderá ser efetuada, independentemente do consentimento da família, se, em vida, o falecido a isso não tiver manifestado a vontade contrária. No caso de pessoa juridicamente incapaz, a lei diz no artigo 5 que a remoção *post mortem* de estruturas do corpo só poderá ser realizada por meio da autorização de ambos os pais ou de seus responsáveis legais. Além disso, de acordo com o artigo 14 do decreto já citado, a manifestação de vontade em sentido contrário à retirada de tecidos, órgãos e partes deverá ser plenamente respeitada se constar, na Carteira de Identidade Civil e na Carteira Nacional de Habilitação, a expressão "não doador de órgãos e tecidos" (Brasil, 1997).

DIREITOS DO CADÁVER

O processo de óbito é tão normal quanto o processo de nascimento, já que se baseia em uma mistura de processos/reações químicas e que é tão complexo quanto e inclui aspectos não somente fisiológicos, mas também jurídicos, onde verificamos se o sujeito ainda terá algum tipo de direito após sua morte.

Levando em conta o artigo 6º, a existência da pessoa natural termina com a morte; presume-se esta, quanto aos ausentes, nos casos em que a lei autoriza a abertura de sucessão definitiva. Então, pode-se presumir que a morte leva ao fim dos direitos da pessoa humana?

A constituição, norma de maior hierarquia da república brasileira, estabelece como direito fundamental o direito à vida (artigo 5º, *caput*). Nessa perspectiva, todos têm direito a uma existência digna, com respeito à sua integridade física e moral.

A personalidade de direito da pessoa física inicia-se com o nascimento com vida, mas a lei põe a salvo, desde a concepção, os direitos do nascituro (artigo 2º, Código Civil Brasileiro) e tem o seu fim determinado pela morte (artigo 6º, Código Civil Brasileiro).

O que pode-se concluir é que com o fim da vida não existe o fim dos direitos, pois o cadáver detém proteção jurídica, regida pelas leis existentes, tais como: Lei nº 8.501/92, que dispõe sobre a destinação de cadáveres não reclamados junto às autoridades públicas, Lei nº 9.434/1997, que dispõe sobre a remoção de órgãos, tecidos e partes do corpo humano para fins de transplante e tratamento e dá outras providências, bem como o artigo 12º do Código Civil Brasileiro, artigos 209 a 212 do Código Penal Brasileiro, artigo 1º inciso III da Constituição Federal.

Essa proteção jurídica existe por conta do respeito à dignidade e memória da pessoa falecida. Pois, sendo a dignidade um dos princípios básicos e fundamentais que rege a vida de todos os cidadãos, é ela que procede resguardada após a morte. Isso também se idealiza para que o corpo *post mortem* seja respeitado e para que o Estado tenha o dever de proteger esses direitos, punindo quem afronta o respeito a tais.

De acordo com Szaniawski (1993, p. 303), "O direito ao cadáver diz respeito ao próprio defunto, à sua memória, pois em certas ocasiões podem ocorrer atentados à memória do morto". Com isso, podemos concluir que os direitos inerentes ao corpo ficam mesmo após sua morte. A morte para o Direito é um fato jurídico denominado natural. A posição que tem maior predominância nos dias atuais é a que determina que a natureza jurídica do cadáver seja um direito pessoal.

TANATOGNOSE

Cabe à tanatognose, ramo da tanatologia, o estudo diagnóstico e a compreensão dos sinais de morte que podem ser divididos em fenômenos abióticos (imediatos e consecutivos) e transformativos (destrutivos e conservadores). Esses fenômenos serão abordados no próximo capítulo.

O que veremos a seguir é o que é feito e qual o destino do cadáver após a verificação da sua morte. Estudaremos, portanto, os processos conhecidos como inumação, exumação, cremação e embalsamamento.

DESTINOS DO CADÁVER

Inumação

Também conhecida como sepultamento, é o destino mais comum e depende de um sistema de controle e formalidades legais como o atestado de óbito e a certidão de óbito para que o cadáver seja levado ao cemitério. A inumação pode ocorrer em sepulturas comuns, em túmulos ou jazigos, desde que sigam as orientações do Código Sanitário ou da legislação de Uso do Solo do Município e seja realizada preferencialmente no intervalo entre 24 e 36 horas (França, 2017).

Exumação

Compreende o desenterramento do cadáver, independente do local onde se encontre sepultado, com um devido fim que varia desde diminuir as dúvidas obtidas em uma primeira necropsia acerca da causa da morte a verificar a identidade do indivíduo, visto que a exumação realizada sem estar de acordo com as disposições legais constitui infração penal.

Cremação

Nesse processo, o cadáver é transformado em cinzas, após ser posto em fornos elétricos em uma temperatura de 800 a 1.000°C por cerca de 1 a 2 horas. Apesar de ser considerada a forma ideal de destino do cadáver, por ser mais higiênica, mais prática e mais econômica, a cremação enfrenta um dilema sentimental dos familiares por ser uma forma abrupta de se encerrar uma vida e também tem restrições regulamentadas, visto que após o término do processo não se é possível realizar exumação para descobrir a causa da morte. A resolução do CFM nº 35/96 afirma que a cremação deve ser submetida "apenas ao cadáver daqueles que em vida manifestarem expressamente tal desejo através de instrumento público ou particular, após necropsia ou competente autorização, especialmente nos casos de morte violenta" (*apud* França, 2017, p. 1518).

Embalsamamento

"O embalsamamento objetiva impedir a decomposição putrefativa do cadáver e a consequente desconexão de suas partes, ou permitir o seu sepultamento em prazo maior que 4 dias após o falecimento (parágrafo único do artigo 5º do Decreto Estadual (SP) nº 10.139, de 18-4-1939), ou seu transporte para fora do município ou do país em que ocorreu o óbito (incisos IV e V da Lei nº 1.095, de 3-5-1968)" (Croce, 2012, p.577).

Para isso, são introduzidos líquidos desinfetantes com alto poder germicida nas artérias carótida comum e femoral e nas cavidades toracoabdominais e craniana. Pode-se optar por processos diferentes de acordo com a linha que se deseja seguir, no entanto, a composição do líquido é uma variação na proporção entre ingredientes como formol, álcool, glicerina, água e outros compostos.

CAUSAS DE MORTE

Por fim, a tanatologia ainda é responsável por distinguir as maneiras da morte. Essas podem ser natural, violenta, suspeita, súbita e agônica. Observe o quadro 49.3 para mais detalhes.

Quadro 49.3 Causas de morte.

Morte natural	Motivada por patologias ou por malformação fetal
Morte violenta	Resulta de um agente externo e pode ser classificada como homicídio, suicídio ou acidente
Morte suspeita	Causa desconfiança acerca de sua origem, podendo ocorrer em pessoas aparentemente saudáveis com ou sem lesões violentas
Morte súbita	Imprevisível, leva segundos ou até minutos e decorre normalmente de comprometimento cardiovascular, lesões encefálicas, tumores, asfixias, choques hemorrágicos e outros
Morte agônica	A extinção das funções vitais ocorre lentamente e se diferencia da morte súbita, sobretudo com exames complementares como a docimasia hepática e suprarrenal, em que se mede os níveis de glicogênio e adrenalina, por exemplo

REFERÊNCIAS

Barreto WP. In: Alvin A, Alvin T (coords). Comentário ao Código Civil Brasileiro. V1. Rio de Janeiro: Forense; 2005. p. 134.

Brasil. Resolução Nº 1.480, de 08 de agosto de 1997. Dispõe dos critérios para determinar morte encefálica. Conselho Federal de Medicina, Brasília, DF, 08 de ago. 1997. Disponível em: http://www.portalmedico.org.br/resolucoes/CFM/1997/1480_1997.htm. Acessado em 07 abr. 2019.

Brasil. Lei nº 9.434, de 4 de fevereiro de 1997. Dispõe da realização de transplantes no território nacional. Poder Executivo, Brasília, DF, 04 de fev. 1997. Disponível em: https://www2.camara.leg.br/legin/fed/decret/1997/decreto-2268-30-junho-1997--341459-normaatualizada-pe.html. Acessado em 07 abr 2019.

Brasil. Decreto 2268, de 30 de junho de 1997. Dispõe da realização de transplantes no território nacional. Poder Executivo, Brasília, DF, 30 de jun. 1997. Disponível em: <https://www2.camara.leg.br/legin/fed/decret/1997/decreto-2268-30-junho-1997--341459-normaatualizada-pe.html>. Acessado em 07 abr. 2019.

Brasil. Constituição (1988). Constituição da República Federativa do Brasil. Art 5º.

Canotilho JJG. Direito Constitucional. 6ª ed. Coimbra: Livraria Almeida; 1993.

Croce D, Croce D Jr. Manual de medicina legal. 8ª ed. São Paulo: Saraiva; 2012.

França GV. Medicina legal. 11ª ed. Rio de Janeiro: Gen, Guanabara Koogan; 2017.

Gomes O. Introdução ao Direito Civil. 19ª ed. Revista atualizada e aumentada, de acordo com o Código Civil de 2002, por Edvaldo Brito e Reginaldo.

Heidegger M. Ser e tempo. Petrópolis, RJ: Vozes; v.1. 2005.

Paranhos de Brito. Rio de Janeiro: Forense; 2008. p. 130.

Santos A. Tanatologia forense. Porto: Edição Faculdade de Medicina da Universidade do Porto; 2003.

Silva JAF da. Direito Penal Funerário. Porto Alegre: Livraria do Advogado; 1992. p. 81.

Szaniawski E. Direitos de personalidade e sua tutela. 1ª ed. São Paulo: Editora Revista dos Tribunais; 1993.

capítulo 50

CRONOTANATOGNOSE

Péricles Fernandes Souza da Gama Ataide
Thamires de Fátima Silva Araújo
Vanessa Ventura dos Santos

O termo cronotanatognose origina-se do grego a partir das palavras *kromos* (tempo), *thanatos* (deus grego relacionado com a morte) e *gnosis* (conhecimento), sendo, portanto, a parte da tanatologia que tem como objeto de estudo a determinação do tempo de morte (Garrido e Naia, 2014).

A cronotanatognose é relevante não apenas no âmbito do direito penal devido à determinação de responsabilidade criminal em casos de morte violenta, mas também repercute no direito civil devido a suas implicações quanto à sucessão (França, 2017).

Após a morte, os organismos estão sujeitos a modificações determinadas por fatores internos e externos, como condições ambientais. Tais fatores tornam o processo de deterioração individual e às vezes imprevisível, um desafio para o médico legista (Lucio, 2013). Os fenômenos cadavéricos abióticos são subsequentes à extinção das funções vitais e precedem a proliferação bacteriana, ocorrendo com pouca dependência da causa do óbito (Garrido e Naia, 2014).

O esfriamento do cadáver ou *algor mortis* é o fenômeno cadavérico decorrente da extinção dos mecanismos que mantêm a temperatura corporal (a circulação sanguínea e os processos metabólicos), desencadeando uma queda linear da temperatura na ordem de 0,5°C nas primeiras 3 horas e posteriormente de 1°C por hora até que o equilíbrio térmico com o meio seja alcançado (Croce e Croce Jr, 2012; Garrido e Naia, 2014).

A rigidez cadavérica ou *rigor mortis* é um estado de aumento da contratura muscular devido à anoxia celular e consequente perturbação irremediável do metabolismo, sendo interpretado como a ultimação das manifestações vitais desses tecidos (França, 2017). Esse fenômeno tem um *período de instalação*, entre 1 e 2 horas *post-mortem*, iniciando por musculaturas de menor massa como as da face, mandíbula e região cervical, progredindo pelos músculos do tórax e abdômen entre 2 e 4 hora, posteriormente afetando membros superiores entre 4 e 6 horas e por último os membros inferiores entre 6 e 8 horas, dando vez a um *período de estabilização*, que dura até o início da putrefação que ocorre após 24 horas, havendo ainda o *período de dissolução*, onde a rigidez cadavérica desaparece obedecendo a mesma ordem do seu surgimento, após 36 a 48 horas decorridas desde a morte do indivíduo (Croce e Croce Jr, 2012; França, 2017).

Os livores de hipóstase, o *livor mortis*, constituem outro fenômeno cadavérico caracterizado pela coloração violácea da pele nas regiões do corpo mais próximas ao solo, por ação da força de gravidade que tende a acumular o sangue nessas áreas, podendo ser indicativo da posição do indivíduo nas primeiras horas após a morte, pois surgem entre 2 e 3 horas após o evento letal e tornam-se fixas entre 8 e 12 horas (Croce e Croce Jr, 2012).

Outro fenômeno cadavérico que se deve à exposição do corpo às condições do ambiente e também aos fatores internos é a perda de peso, atribuída principalmente à desidratação, sendo mais acentuada em recém-nascidos, nos quais pode-se observar um decréscimo de 8g/kg de peso nas primeiras 24 horas, em média (França, 2017).

Os gases da putrefação e a mancha verde abdominal são fenômenos que indicam a putrefação do corpo, sendo o primeiro indicado pela presença do gás sulfídrico detectado de 9 a 12 horas após o óbito, enquanto a mancha verde abdominal surge mais tardiamente, entre 18 e 24 horas *post-mortem*, estendendo-se por todo o corpo até o quinto dia (Croce e Croce Jr, 2012).

A crioscopia é o ponto de congelação do sangue, seu valor está em torno de −0,55°C a −0,57°C (Sakuma, 2015). Esse ponto afasta-se à medida que evolui o tempo de morte. Para estimar o tempo de morte, a crioscopia tem validade relativa porque o abaixamento do ponto crioscópico do sangue após o óbito faz-se de modo irregular, dificultando o estabelecimento de correlações de ordem cronológica (França, 2017).

Nas primeiras horas após a morte, os pelos da barba na região mentoniana e bucinadora continuam crescendo à razão de 21 milésimos de milímetro por hora, com isso, bastaria dividir o comprimento encontrado depois da morte por essa razão. A dificuldade está em saber na hora exata em que o indivíduo se barbeou pela última vez (Sakuma, 2015).

Analisando o conteúdo estomacal, poderão ser constatados alimentos plenamente reconhecíveis, ou seja, em uma fase inicial de digestão, podendo-se afirmar que a pessoa faleceu 1 a 2 horas depois da sua última refeição. Se os alimentos se encontrarem em fase final de digestão, estipula-se um tempo de 4 a 7 horas. Constatando o estômago vazio, a estimativa de morte passa a ser de no mínimo 7 horas da última refeição realizada (Medea, 2016).

O estudo do conteúdo vesical é um critério que pode tornar-se útil em casos de mortes noturnas e quando se tem uma ideia mais ou menos precisa da hora que o indivíduo se recolheu. Assim, uma bexiga vazia induz à hipótese de morte nas primeiras 2 horas. Bexiga cheia, de 4 a 8 horas. E bexiga repleta pode indicar permanência prolongada em estado de inconsciência, o que pode sugerir coma, envenenamento ou efeito de soníferos (França, 2017).

Periciando o fundo do olho, poderá se constatar a fragmentação da coluna sanguínea, o surgimento do anel isquêmico perivascular e o desaparecimento dos vasos sanguíneos, decorrentes da interrupção da circulação retiniana. A partir dessas alterações é possível estimar o intervalo *post-mortem* (França, 2017).

Após a morte, o metabolismo tissular não cessa imediatamente, mas permanece por algumas horas. Durante esse período, é possível estimar o intervalo *post-mortem* por meio da avaliação das reações supravitais, que consistem em reações dos tecidos à estimulação externa após a morte. Entre essas reações, a excitação elétrica ou mecânica da musculatura esquelética e a excitação farmacológica da íris constituem as de maior importância para a prática forense, pois podem ser facilmente examinadas na cena do crime (Madea, 2016).

Além dessas, incluem-se reação das glândulas sudoríparas à excitação elétrica e farmacológica, vitalidade de leucócitos, motilidade dos espermatozoides, movimentos fibrilares do epitélio respiratório, embora não apresentem relevância na medicina forense (Madea, 2016; França, 2017).

Outro método para se estimar o tempo de morte compreende a análise das alterações das concentrações iônicas em fluidos corporais, como o liquor e o humor vítreo, sendo o aumento da concentração de potássio no humor vítreo *post-mortem* um dos parâmetros mais estudados (Medea, 2016). A análise do humor vítreo é preferível à do liquor devido à sua topografia isolada, sendo, assim, mais protegida contra contaminação (Swain et al., 2015; França, 2017).

Em vida, a concentração do potássio é baixa no humor vítreo, mas é elevada nos tecidos periféricos do olho, após a morte, no entanto, com a perda da seletividade da membrana celular, ocorre a inversão progressiva do gradiente de concentração (Swain et al., 2015; Medea, 2016).

O aumento da concentração de potássio do humor vítreo pode sofrer influência da temperatura, doenças crônicas e retenção de ureia (Medea, 2016). Além disso, seus valores podem variar conforme o tipo de óbito (França, 2017). Apesar de ser amplamente estudada na literatura, não é usualmente utilizada na prática (Medea, 2016).

A entomologia forense baseia-se no estudo do ciclo de vida de insetos saprófagos e de outros artrópodes para se estimar o tempo de morte, já que em cadáveres expostos ao ar livre ocorre colonização sucessiva de diferentes grupos de insetos, conforme o processo de decomposição avança (Garrido e Naia, 2014; Saukko e Knight, 2015). A colonização se dá de forma regular, com cada grupo tornando o ambiente propício para a chegada do grupo seguinte, sendo o processo composto por oito legiões ao todo (Croce e Croce Jr, 2012).

Deve-se atentar, contudo, para a influência de fatores ambientais no padrão de sucessão da fauna cadavérica, já que sua composição e sucessão podem ser modificadas conforme a região geográfica e o clima (Meira e de Barros, 2016).

Outra possibilidade para a estimativa do tempo de morte consiste no estudo de colônias fúngicas encontradas em cadáveres, a flora cadavérica (França, 2017). Embora possua potencial para se tornar uma ferramenta útil em casos de cadáveres encontrados ao ar livre, ainda há poucos dados acerca da taxa de crescimento fúngico em cadáveres em diferentes condições ambientais, sendo raramente utilizada na prática (Hawksworth e Wiltshire, 2011).

REFERÊNCIAS

Croce D, Croce D Jr. Manual de medicina legal. 8ª ed. São Paulo: Saraiva; 2012.

França GV. Medicina legal. 11ª ed. Rio de Janeiro: Gen, Guanabara Koogan; 2015.

Garrido RG, Naia MJT. Cronotanatognose: a influência do clima tropical na determinação do intervalo post-mortem. Lex Humana. 2014;6(1):180-95.

Hawksworth DL, Wiltshire PEJ. Forensic mycology: the use of fungi in criminal investigations. Forensic Science International. 2011;206(1-3):1-11.

Lucio JPV. Cambios postmortem y data de la muerte en ambientes tropicales. Medicina Legal de Costa Rica. 2013;30(2):51-7.

Madea B. Methods for determining time of death. Forensic Science, Medicine, and Pathology. 2016;12(4):451-85.

Meira KTR, de Barros RM. Padrões de sucessão da fauna cadavérica no Brasil, uma contribuição para a prática forense. Acta de Ciências e Saúde. 2016;1(1):1-37.

Saukko P, Knight B. Knight's forensic pathology. 4ª ed. Boca Raton: CRC Press; 2015.

Sakuma SM. Unificação e padronização do calendário tanatológico. Vol. 1. Piracicaba: Unicamp; 2015. p. 27-32.

Swain R, Kumar A, Sahoo J, Lakshmy R, Gupta SK, Bhardwaj DN, et al. Estimation of post-mortem interval: a comparison between cerebrospinal fluid and vitreous humour chemistry. Journal of Forensic and Legal Medicine. 2015;36:144-8.

capítulo 51

FENÔMENOS CADAVÉRICOS

Artur Belo Azevedo
Diego Sampaio Nascimento
Wilson Dantas Nazário Junior

INTRODUÇÃO

Definir o tempo de morte é uma tarefa bastante difícil e requer habilidades e conceitos importantes. Muitas vezes, faz-se necessário estabelecer uma aproximação tão exata quanto possível; estimar, assim, o intervalo *post-mortem*.

Nesse contexto, a cronologia da morte é o tempo em que aparecem as várias fases pelas quais passa o corpo após o óbito. O estudo desse intervalo em que ocorrem os fenômenos envolvendo o cadáver é denominado *cronotanatognose* e possibilita presumir o tempo de morte do corpo analisado. Quanto maior é esse período, mais complicada será a perícia (França, 2017).

Os fenômenos cadavéricos são sinais tanatológicos sucessivos e inerentes ao processo (Quadro 51.1). Dada a importância desse tema, estudaremos um conjunto de fenômenos que irão auxiliar na estimativa do tempo de morte.

ESFRIAMENTO CADAVÉRICO (*ALGOR MORTIS*)

O corpo tende, após a morte, a nivelar sua temperatura com o meio ambiente, consequência da falha do sistema termorregulador. Apesar de não

Quadro 51.1 Classificação dos fenômenos cadavéricos.

Denominação	Fenômenos
Imediatos	Inconsciência Insensibilidade Imobilidade Parada da respiração Parada da circulação
Consecutivos	Algidez Rigidez Hipóstase ou livor Mancha verde abdominal
Tardios destrutivos	Autólise Maceração Putrefação: coloração, Gasoso Coliquativo Esqueletização
Tardios conservadores	Mumificação Saponificação

perceber sempre uma homogeneidade severa precisa com a progressão desse esfriamento, esse inicia pelos pés, mãos e face. Já os órgãos internos permanecem aquecidos por volta de 24 horas.

O calor é levado pela ventilação local, umidade e renovação do ar, interferindo no curso do esfriamento do cadáver. O indivíduo que apresenta grande tecido adiposo entrega mais resistência a uma temperatura mais baixa. Os extremos de idade esfriam mais rapidamente. Quando o corpo está retido em um meio fechado ou envolto por roupas, suporta uma forma de esfriamento bem mais demorada do que em outras condições. No entanto, os que foram comprometidos por um esfriamento do seu cadáver mais depressa, provavelmente, morreram de grandes hemorragias, traumas cranianos, doenças crônicas, hipotermia, desidratação e lesões hipotalâmicas. E os que exibiram um esfriamento mais longo faleceram de doenças infecciosas agudas, intoxicação por venenos, insolação e intermação.

Já foi comprovado que na hora da morte a rapidez do esfriamento está relacionada com a maior diferença entre a temperatura do corpo e a do ambiente. E quanto mais próximas forem essas temperaturas, mais lento será o esfriamento. Existem termômetros específicos de hastes longas (necrômetro de Bouchut e tanatômetro de Nasse), os quais medem a temperatura no cadáver, de escolha no reto, a uma profundidade de 10cm.

RIGIDEZ CADAVÉRICA (*RIGOR MORTIS*)

Esse fenômeno se deve à coagulação da miosina das fibrilas do músculo, por meio da teoria química de Brucke e Kuhne. Já Lacassagne e Martin denominam sua relevância para a desidratação. Pela ação da gravidade, os líquidos se afastam das partes mais altas e chegam aos tecidos nas zonas baixas, portanto a rigidez é exibida, em última escala, pelos músculos dessa região. O que sustenta essa característica é o fato de a rigidez ser menos adiantada nos membros edemaciados. Segundo França (2017), o cadáver toma uma posição "atlética", com discreta flexão do antebraço sobre o braço, da perna sobre a coxa, com os polegares fletidos por baixo dos outros dedos e com os pés ligeiramente para fora.

Calcula-se que muitos fatores convergem para a rigidez cadavérica, como, por exemplo, a abolição de oxigênio celular, impossibilitando a criação de ATP (ácido adenosínico-trifosfórico) das transformações da absortividade de membranas celulares, da construção de actomiosina e da atividade da glicólise anaeróbia, com o inevitável aumento de ácido láctico.

De acordo com a lei de Nysten, a contratura é claramente observada primeiro na face, na mandíbula e no pescoço, prosseguindo nos membros superiores, no tronco e, por último, nos membros inferiores, dissipando pela mesma sequência nos corpos posicionados em decúbito dorsal.

O *rigor mortis* é observado entre 1 e 2 horas seguido da morte, atinge ao máximo depois de 8 horas e cessa após 24 horas com o início da putrefação, avançando de modo igual como se difundiu, pela coagulação das albuminas, pelo aumento da acidez gerada depois da morte e, por fim, pela ruptura do sistema coloidal. Logo, a rigidez transita por três estágios: período de instalação, período de estabilização e período de dissolução.

Não podemos dizer que seu valor médico-legal é restrito apenas ao diagnóstico de morte, bem como o estabelecido tempo aproximado de morte, apesar de estar submetida a algumas exceções apontadas por componentes extrínsecos e intrínsecos. Dessa maneira, quando o corpo é exposto a baixíssimas temperaturas, a rigidez cadavérica persiste.

LIVORES DE HIPÓSTASE

O aparecimento de livores de hipóstases (*livor mortis*) e a lividez são dois fenômenos com características distintas que ocorrem ao mesmo tempo e nunca isoladamente com uma causa em comum. Após a morte do indivíduo, naturalmente a circulação sanguínea é encerrada e, assim, o sangue parado no sistema tende a predominar em regiões inferiores mais próximas ao solo, devido à ação da força gravitacional (Souza et al., 2018).

Várias são as condições que interferem no curso desse fenômeno, como na desnutrição, nas anemias agudas, entre outras, não havendo, assim, uma cronologia exata (França, 2017). Além disso, essa manifestação é mais bem visualizada em indivíduos de cor branca do que em indivíduos de pele em tons mais escuros.

Podem-se analisar já na primeira hora pequenas manchas, entretanto, os livores surgem habitualmente entre 2 e 3 horas, fixando-se definitivamente no período de 8 a 12 horas após a morte (Croce e Croce Jr, 2012). Essas zonas evoluem para uma coloração muito intensa de tons arroxeados. Por outro lado, as regiões mais elevadas perderão o sangue e irão sofrer descoloração, denominada, portanto, de lividez cadavérica.

MANCHA VERDE ABDOMINAL

A mancha verde abdominal é manifestação da fase de coloração da putrefação e localiza-se, quase sempre, na fossa ilíaca direita. Justifica-se essa região devido ao ceco ser o segmento intestinal de maior proporção, mais distendido e mais próximo à parede abdominal e, ainda, pela maior concentração gasosa nessa parte do intestino. A pigmentação verde é atribuída à reação e à combinação entre o gás sulfídrico, resultante da atividade bacteriana, e a hemoglobina, formando sulfo-hemoglobina ou sulfometa-hemoglobina (Souza et al., 2018).

A cronologia do aparecimento é influenciada pela temperatura ambiente, em média 24 a 36 horas posterior ao óbito, apresentando o curso mais acelerado em regiões de clima mais quente. Com o decorrer do tempo, essa mancha dissemina-se pelo tronco, cabeça e membros, atribuindo uma coloração bastante escurecida ao corpo por volta do 3º ao 5º dia pós-morte, além da presença de vesículas contendo líquido hemoglobínico, e, pelo destacamento de amplos retalhos de epiderme, surgindo os desenhos vasculares em forma arborescente, conhecidos como "circulação póstuma de Brouardel" (França, 2017).

GASES DE PUTREFAÇÃO

As transformações microbianas produzem grande quantidade de gases no cadáver, têm início a partir de 24 horas, invadem os tecidos progressivamente, tanto o tecido subcutâneo, originando o enfisema da putrefação, como as diversas vísceras, e também geram o odor cadavérico, principalmente pelo gás sulfídrico. O cadáver apresenta-se inchado, sofre uma deformação com aspecto gigantesco, a face, o pescoço, o pênis e o escroto aumentam de tamanho, a língua e globos oculares projetam-se para fora, aumenta-se a pressão abdominal com protrusão retal uterina e na mulher grávida até o chamado parto *post-mortem*, podem também ocorrer eliminação de fezes, urina ou esperma. Dura em torno de 96 horas, quando começam a se romper as áreas mais distendidas (Pinheiro, 2006).

- Primeiro dia – gases não inflamáveis (CO_2), bactérias aeróbias produtoras de gás carbônico.
- Segundo ao quarto dia – gases inflamáveis (H_2 e hidrocarbonetos), bactérias aeróbias e aeróbias facultativas.
- A partir do quinto dia – gases não inflamáveis (N2 amônia), bactérias aeróbias, facultativas e anaeróbias.

DECRÉSCIMO DE PESO

Observações comprovam que os cadáveres perdem em média 8kg por dia nas primeiras 24 horas *post-mortem*, mas a precisão do peso no momento da morte é um desafio.

REFERÊNCIAS

Croce D, Croce D Jr. Manual de medicina legal. 8ª ed. São Paulo: Saraiva; 2012.

França GV. Medicina legal. 11ª ed. Rio de Janeiro: Guanabara Koogan; 2017.

Souza PHS, Pedroso CFP, Ribeiro MP, Bonin JGB, Timoteo ALM, Meneguette C. A tanatognose por observação dos fenômenos cadavéricos. Revista Científica Multidisciplinar Núcleo do Conhecimento. 2018;6:28-42.

Pinheiro J. Decay process of a cadaver. In: Schmitt A, Cunha E, Pinheiro J (eds). Forensic anthropology and medicine. New Jersey: Humana Press; 2006.

capítulo 52

NECROPSIA

Jozef César Vrijdags Dacal
Matheus Custódio da Silva
Victor Meneses Oliveira

INTRODUÇÃO

Os termos necropsia (do grego *nekrós*: morto e *opsis*: observar) e autópsia (*autós*: a si mesmo e *opsis*: observar) são usados frequentemente nos textos de Patologia e Medicina Legal. Apesar de o primeiro parecer mais adequado por se tratar de um exame cadavérico, ele tem sido mais associado ao escopo da medicina veterinária na literatura mundial, ao exame *post-mortem* de animais. O uso do termo autópsia, nesse sentido, justificar-se-ia com um significado próximo de "exame de um semelhante", restringindo seu valor semântico ao exame em cadáveres humanos (Knight e Saukko, 2016).

Consiste em um conjunto de técnicas e procedimentos que são realizados para esclarecimento da causa da morte, seja ela clínica ou por causa externa. Tem, por isso, importante papel epidemiológico, médico e sanitarista, bem como judicial, contribuindo com investigações de diversas naturezas (França, 2017).

Desde as mais remotas civilizações, a humanidade demonstra curiosidade sobre a morte e seus motivos, principalmente quando súbita ou inesperada. Há relatos de exames externos de cadáveres humanos na China Antiga, por volta de 2000 anos antes de Cristo. Na Itália do século 13 foram escritos os primeiros relatos de dissecção forense, na Universidade de Bologna (Knight e Saukko, 2016).

A contribuição de Carl von Rokitansky (1804-1878) e Rudolf Virchow (1821-1902) delineou os avanços da autópsia clínica, que vinha sendo cada vez mais realizada. Suas contribuições para os conceitos modernos de fisiopatologia e patologia celular culminaram com um avanço e padronização da patologia de autópsia (Knight e Saukko, 2016).

Há, basicamente, dois tipos de autópsia. A autópsia clínica, realizada preferencialmente por médicos patologistas em hospitais ou Serviços de Verificação de Óbitos – SVOs e a autópsia forense, realizada por médicos legistas em Instituto Médico-Legais – IMLs. A primeira tem cunho acadêmico, clínico, sanitarista e epidemiológico, sendo fundamental no estabelecimento da prevalência de diversos agravos e na notificação de surtos e epidemias. A segunda tem cunho jurídico, tornando-se, eventualmente, peça chave no esclarecimento de crimes e questões de repercussões nas esferas cível e penal (França, 2017; Guidelines on Autopsy Practice, 2002).

PERTENCES E ROUPAS

Idealmente, o médico legista deveria examinar o corpo de qualquer morte suspeita na provável cena do crime. Como isso não é possível na maior parte dos serviços no Brasil, deve-se haver um esforço para conscientizar os profissionais a não retirarem roupas e pertences dos cadáveres antes de serem encaminhados ao serviço de autópsia médico-legal. Nos casos em que essa retirada for inevitável, como quando o indivíduo é socorrido com vida e segue a um hospital de emergência, falecendo depois do atendimento, roupas e pertences devem ser encaminhados juntos com o corpo. O conteúdo dos bolsos, bilhetes, carteiras, chaves, telefones celulares e demais aparelhos podem ser fundamentais na identificação e também podem atuar como evidências de eventuais crimes (Knight e Saukko, 2016).

Em mortes com suspeição de violência, vestígios de sangue, saliva, sêmen devem ser procurados nas vestimentas. Da mesma forma, danos às roupas devem ser comparados com as lesões apresentadas nos corpos, como em casos de lesões por armas de fogo, armas brancas e lesões autoinfligidas (Knight e Saukko, 2016; Manual de Rotinas, 2014).

INTRUMENTAL

Para que o exame de autópsia seja realizado, é de fundamental importância a disponibilidade e o bom estado de conservação do instrumental básico. O arsenal de instrumentos e de equipamento de proteção individual varia de serviço para serviço, mas é constituído basicamente de:

- Capote cirúrgico, avental de plástico, luvas de borracha, luvas veterinárias, máscara, touca e protetor facial.
- Facas, bisturis, tesouras longas de extremidades em ponta e romba.
- Pinças de dissecção anatômica e pinças "dentes de rato".
- Costótomos e cisalhas.
- Serra de lâmina, serras elétricas ou serrotes.
- Martelo, escopro e rugina.
- Balanças e réguas.
- Agulhas de sutura e linha (França, 2017; Waters, 2009).

A figura 52.1 ilustra algum dos materiais básicos utilizados nas autópsias.

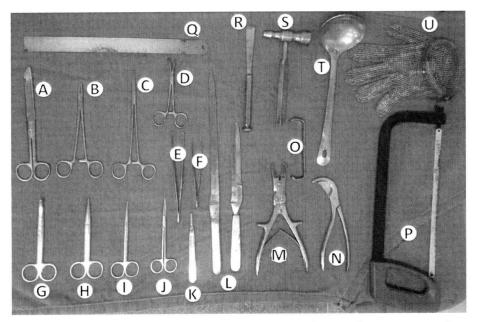

Figura 52.1 Instrumentais básicos utilizados em autópsias. **A)** tesoura enterótomo; **B)** porta-agulhas; **C)** pinça hemostática; **D)** pinça de Backhaus; **E)** pinça de dissecção tipo dente de rato; **F)** pinça de dissecção tipo anatômica; **G)** tesoura de Mayo curva; **H)** tesoura de Mayo reta; **I)** tesoura de Metzenbaum reta; **J)** tesoura de íris reta; **K)** bisturi; **L)** facas de Virchow; **M)** cisalha; **N)** costótomo de Collin; **O)** afastador de Farabeuf; **P)** serra manual (arco de serra); **Q)** régua; **R)** escopro de Virchow; **S)** martelo de Richard; **T)** concha; U) luva de aço.

EXAME EXTERNO

A observação externa do cadáver se faz importante tanto nas autópsias anatomopatológicas quanto nas autópsias forenses. Nessa última, porém, ela ganha ainda maior relevância ao fornecer informações que permitem precisar a causa da morte, o tempo aproximado de morte, a identificação do corpo e o local onde ele permaneceu antes da transferência ao Instituto Médico Legal (França, 2017).

O padrão de análise e a descrição das informações variam entre serviços e localidades diferentes, mas devem fornecer um conjunto mínimo de elementos que serão abordados neste texto. Sexo, idade presumível, estado de nutrição devem ser anotados. Impressões digitais devem ser coletadas em cadáveres desconhecidos. Estado de rigidez muscular e presença e localização dos livores de hipóstase devem ser notados, principalmente nos casos em que o tempo desde a morte gira em torno de 6 horas (Collins e Hutchins, 2005).

Os diversos segmentos do corpo devem então ser verificados sequencialmente. Cabeça, pescoço, tórax, abdome, membros superiores, membros inferiores, dorso e genitália externa devem ser visualizados e palpados conforme necessidade. Deve-se procurar por lesões cutâneas, hematomas, deformidades, abaulamentos, cicatrizes, tatuagens, alterações da mobilidade articular, do aspecto de pelos e unhas. O couro cabeludo deve ser palpado à procura de lesões da pele, restos de sangue ou outras substâncias. Olhos, cavidade nasal e oral devem ser analisados, anotando-se a presença de qualquer secreção eventualmente presente. A arcada dentária deve ser observada e registrada (Manual de Rotinas, 2014; França, 2017).

A genitália externa deve ser cuidadosamente estudada, principalmente em casos suspeitos de violência, sobretudo quando envolvem mulheres e menores. A anatomia dos grandes e pequenos lábios, períneo, ânus, hímen, clitóris e vestíbulo vaginal deve ser observada à procura de indícios de violência. A coleta de material pode ser realizada em casos suspeitos (Manual de Rotinas, 2014; França, 2017).

EXAME INTERNO

Deve ser o processo seguinte a inspeção externa e segundo o artigo 162 do Código de Processo Penal: "deve ser feita pelo menos 6 (seis) horas depois do óbito salvo se os peritos, pela evidência dos sinais de morte, julgarem que pode ser feita antes daquele prazo". Esses sinais são os fenômenos cadavéricos (*livor mortis*, *algor mortis* e *rigor mortis*), que surgem paulatinamente com o tempo de óbito, bem como traumas que comprometam estruturas de órgãos vitais e apresentem sinais incompatíveis com a vida.

Do ponto de vista técnico, apesar de não haver legislação que proíba que necropsias sejam feitas à noite, recomenda-se que elas, sempre que possível, ocorram à luz do dia, para evitar sombras provenientes da iluminação artificial que incorram em erros e más interpretações das evidências (França, 2017).

Existem quatro técnicas básicas de necropsia à escolha do perito médico que podem ser modificadas mediante suas necessidades:

Técnica de Rokitansky (1842) – preza pela avaliação das estruturas no próprio sítio anatômico (*in situ*) para preservar suas relações e em seguida retirando os órgãos isoladamente em sentido cefalocaudal, cuja sequência pode ser alterada mediante avaliação do perito (Prestes, 2009).

Técnica de Ghon (1890) – preza pela evisceração de monoblocos relacionados anatômica e/ou funcionalmente de acordo com a seguinte ordem:
- Abertura do crânio.
- Abertura da cavidade toracoabdominal e remoção do:
  - 1º monobloco: órgão da boca e do pescoço (língua, faringe, traqueia, esôfago), mediastino, coração e pulmão.
  - 2º monobloco: esôfago (terço posterior), duodeno, estômago, pâncreas, fígado, sistema biliar e baço.
  - 3º monobloco: glândulas suprarrenais, reto e sistema urogenital (rins, ureteres, bexiga, próstata, vesícula seminal, útero, tubas uterinas e ovário).
  - 4º monobloco: segmento terminal do duodeno, jejuno, íleo, cólon (Prestes, 2009).

Técnica de Virchow (1893) – órgãos serão removidos um a um com posterior exame particularizado de cada um. Método de grande valia na patologia forense (Prestes, 2009).

Técnica de Letulle (1900) – a partir da abertura da cavidade toracoabdominal faz-se a evisceração completa de todos os órgãos desses compartimentos de uma única vez em um só bloco (Prestes, 2009).

Assim, a inspeção interna deve contemplar os exames da(s):
- Cavidade craniana.
- Cavidades acessórias da cabeça.
- Cavidades torácica e abdominal.
- Cavidade vertebral.
- Estruturas do pescoço.

Cavidade craniana

Com o cadáver em decúbito dorsal e colocação de algum apoio para elevar a cabeça, realiza-se a incisão bimastóidea (ligando os dois processos mastoides). Rebatem-se anterior e posteriormente os retalhos do couro cabeludo e expõe a calvária. Segue o procedimento desinserindo o músculo temporal de ambos os lados para facilitar a craniotomia e, se necessário, retira-se o periósteo para melhorar a visualização da fratura de crânio. Não se deve aprofundar muito a incisão sobre o crânio para evitar lesionar o cérebro. Nos vértices do corte pode-se finalizar o descolamento do segmento ósseo com o auxílio de martelo e escopro. Retirar a porção da calvária expondo o cérebro. Para removê-lo, afasta-se o polo frontal do cérebro do osso frontal do crânio expondo os nervos cranianos e vasos da base do cérebro que devem ser seccionados. Posteriormente, corta-se a tenda do cerebelo em ambos os lados e leva-se o bisturi o mais distante possível em direção ao forame magno para cortar a medula espinal, liberar o cérebro e retirá-lo. Em seguida, removem-se as meninges para facilitar a visualização de possíveis fraturas na face interna do crânio. Durante todo o exame da cavidade craniana, busca-se por fraturas ósseas, coleções sanguíneas atípicas, presença de corpo estranho (exemplo: projétil) e outras anormalidades anatômicas e/ou patológicas dignas de nota.

Em casos de autópsias de recém-nascidos, a craniotomia não é usual, tendo em vista a não consolidação das suturas ósseas cranianas desses indivíduos. Nessa situação, a abertura das peças ósseas se faz mediante incisões nas suturas e afastamento das peças ósseas.

Cavidades acessórias da cabeça

São órbitas, fossas nasais, orelhas, seios frontais, maxilares e esfenoidais. Na rotina são pouco exploradas, salvo em casos de lesões a serem investigadas nas respectivas regiões. O acesso deve então ser viabilizado mediante as condições particulares de integridade das regiões.

Cavidades torácica e abdominal

Com o cadáver em decúbito dorsal, deve-se fazer uma incisão contínua que abarque as duas cavidades simultaneamente, desviando a cicatriz umbilical. As mais utilizadas são a biacromioesternopubiana e a mentopubiana. Durante a abertura da cavidade abdominal, não aprofundar demais o bisturi para preservar as estruturas intraperitoneais. Após a incisão, rebatem-se os retalhos cutâneos lateralmente expondo o gradil costal e a cavidade peritoneal. Com o costótomo ou cisalha, cortam-se as costelas uma a uma e com o bisturi cortam-se os discos articulares entre o manúbrio do esterno e as clavículas. Traciona-se o plastrão condroesternal para cima para cortar o diafragma e remover a peça, expondo, assim, a cavidade torácica. A partir de então, o perito observa as anormalidades encontradas realizando a evisceração, se necessário, do que achar pertinente. Durante todo o exame da cavidade torácica e abdominal, busca-se por fraturas ósseas, coleções sanguíneas atípicas (exrmplo: hemopericárdio, hemotórax ou hemoperitônio) ou outras coleções líquidas (exemplo: ascite, derrame pleural, empiema), presença de corpo estranho (exemplo: projétil, arma branca), rotura de vasos importantes, conteúdo gástrico suspeito, lesões de órgão induzidas por trauma e outras anormalidades anatômicas e/ou patológicas dignas de nota. Em casos de cadáveres do sexo feminino, faz-se útil examinar o útero para identificar estado gravídico ou traumas por tentativa de aborto.

Cavidade vertebral

Área pouco explorada na rotina médico-legal. Realizada com cadáver em decúbito ventral. Faz-se uma única incisão cutânea desde a protuberância occipital até o cóccix. Dissecam-se as partes moles até chegar às vértebras que serão cortadas uma a uma na extensão do arco bilateralmente – usando serra ou raquítomo – para expor a medula espinal. Busca-se por traumas medulares, corpos estranhos, aspecto do liquor (claro, turvo, sanguinolento), descontinuidade medular e outras anormalidades anatômicas e/ou patológicas dignas de nota.

Estruturas do pescoço

Acessadas a partir da extensão da incisão utilizada para exame das cavidades torácica e abdominal. Podem ser examinadas no local (*in situ*) ou retiradas em monobloco com a secção do assoalho da boca e remoção juntamente com a língua. Buscam-se por sufusões hemorrágicas ou marcas vasculares traumáticas, principalmente em torno da carótida comum, bem como equimoses retroesofágicas indicativas de estrangulamento, enforcamento e esganadura (França, 2017). Procura-se ainda presença de corpos estranhos – obstrutivos ou não – nas vias respiratórias superiores e no esôfago e outras anormalidades anatômicas e/ou patológicas dignas de nota.

Caso o perito julgue necessário, serão coletadas amostras para análise laboratorial, seja para avaliação toxicológica, seja anatomopatológica ou de análise de DNA.

Após os procedimentos, deve ser realizada a rafia das cavidades abertas procurando manter ao máximo, quando possível, a integridade anatômica do cadáver.

Os achados de autópsia devem ser detalhados em relatório de autópsia específico da instituição onde o procedimento foi realizado.

INVESTIGAÇÕES AUXILIARES

Corriqueiramente, faz-se necessária a complementação do exame macroscópico de autópsia por meio de exames complementares de investigação. Os materiais colhidos devem ser selecionados de forma específica e direcionada para a investigação auxiliar desejada.

Microbiologia

Mostra-se como uma ferramenta usual em autópsias clínicas, porém menos comum em estudos forenses. As amostras para culturas bacterianas *post-mortem* são preferivelmente colhidas no baço e coração, devido ao baixo valor preditivo positivo de culturas realizadas com material pulmonar (Knights, 2016).

Ainda segundo Tsokos e Püschel, deve ser padrão a coleta de pelo menos dois sítios diferentes em caso de infecção subjetiva anteriormente presumida. Realizar-se-á coleta de materiais utilizando *swab* imerso em meios de transporte.

Culturas de sangue, por sua vez, devem ser retiradas de grandes vasos com o uso de seringa e agulhas estéreis antes do início da autópsia. Alternativamente, o material coletado poderá vir das câmaras cardíacas, abertas posteriormente com material estéril.

A contaminação *post-mortem* é o principal artefato para avaliação microbiológica (Knights, 2016).

Toxicologia

Os materiais coletados podem provir do sangue, urina, líquido cefalorraquidiano (LCR), bile, conteúdo ocular ou algum outro material suspeito. Esse material deve ser armazenado em recipientes quimicamente isolados, preferencialmente fornecidos pelo laboratório responsável.

O responsável pelo envio deverá encaminhar, também, informações que corroborem para a melhoria da análise – suspeita de substâncias, patologias previamente conhecidas etc.

Histologia

É interessante realizar estudo histopatológico de forma padronizada em todas as autópsias, de forma a confirmar ou excluir patologias prévias.

Um exame histológico deve ser feito, pelos próprios patologistas, dos principais órgãos (supondo que eles não estão fortemente decompostos) em todas as mortes suspeitas. A histologia é valiosa, confirmando, avaliando e, às vezes, revisando o curso de processos de doenças naturais que podem ter contribuído para a causa da morte. Outras amostras devem ser tomadas para exame histológico, dependendo das circunstâncias do caso e para efeitos de lesões causadas pelo envelhecimento. O exame deve ser adequadamente registrado, a fim de que o médico perito possa estar em posição de defender esta decisão, se necessário (Knights, 2016, p. 33).

É imprescindível registrar no formulário de autópsia o local topográfico do fragmento coletado, possibilitando, assim, uma correlação com achados macroscópicos. Vale ainda ressaltar que a forma de retirada e o método de conservação variam de acordo com as diretrizes locais para avaliação histopatológica.

EXAMES DE IMAGEM *POST-MORTEM*

Os exames de imagem vêm avançando ao longo dos anos e sua aplicação em diversas áreas médicas é quase que obrigatória. A virstópsia, com a modernização dos exames de imagem, vem sendo cada vez mais utilizada. Trata-se de um método complementar onde existe a vantagem de não necessitar de dissecação para o estudo *post-mortem* (Cavallari, 2016).

A tomografia computadorizada (TC) e a ressonância magnética (RM) são os métodos mais utilizados. A TC é um método de obtenção de imagem que utiliza radiação ionizante em várias direções para se obter uma imagem radiográfica em plano axial, com reconstruções em 3D (Rodriguez, 2014). A RM utiliza-se de um princípio de comunicação entre campos magnéticos e prótons de hidrogênio, obtendo-se um pulso de radiofrequência, o qual é recebido e interpretado em forma de imagem (Mazzola, 2009).

Rosado (2013) estipulou uma indicação para a aplicação da TC antes da realização da autópsia, para que o médico legista pudesse fazer uma programação completa do estudo – identificação do trajeto de ferimentos, fraturas, queimaduras, afogamentos etc. Há, também, a vantagem de evitar contaminação em caso de acidentes radiológicos, infecções bacteriológicas, produtos tóxicos etc. (Rosado, 2013).

A RM é comumente empregada na avaliação de partes moles, pois apresenta sensibilidade elevada para o estudo de trauma neurológico, hemorragias e doenças não traumáticas (Thali et al., 2007).

É possível afirmar, dessa forma, que a TC e a RM constituem um método auxiliar na investigação *post-mortem*, porém, não há estudos suficientes para demonstrar a possibilidade da substituição da autópsia pelos métodos de imagem.

REFERÊNCIAS

Brasil. Decreto-Lei nº 2.848, de 7 de dezembro de 1940. Código Penal. Brasília, 1940. Disponível em: http://www.planalto.gov.br/ccivil_03/decreto-lei/Del2848compilado.htm. Acessado em 18 mar. 2019.

Cavallari EF, Picka MCM. O uso da tomografia computadorizada e da ressonância magnética na virtópsia. v. 8, n. 1. Botucatu, SP: Tekhne e Logos; 2017.

Collins KA, Hutchins GM. An introduction to autopsy technique. Washington, DC: College of American Pathologists; 2005.

Croce D, Croce D Jr. Manual de medicina legal. 8ª ed. São Paulo: Saraiva; 2012.

França GV. Medicina legal. 10ª ed. Rio de Janeiro: Gen, Guanabara Koogan; 2015.

Instituto de Medicina Legal Leonídio Ribeiro. Manual de Rotinas. Polícia Civil do Distrito Federal. 2014. Disponível em: <https://Www.Tjdft.Jus.Br/Institucional/Administracaosuperior/Corregedoria/ManualderotinasIML.pdf>. Acessado em 19 mar. 2019.

Knight B, Saukko P. Knight's forensic pathology. London: Arnold; 2016.

Prestes LCL Jr, Ancillotti RV. Manual de técnicas em necropsia médico-legal. 1ª ed. Rio de Janeiro: Rubio; 2009.

Rodriguez DA. Robôs e técnicas 3D melhoram as investigações de causas de óbitos e ajudam a aperfeiçoar o tratamento de quem está vivo. Galileu, [s. L.], mar, 2014. Disponível em: <http://revistagalileu.globo.com/Revista/noticia/2014/03/tecnologia-apos-morte.html>. Acessado em 23 mar. 2019.

Rosado G. IML-SP inova na tomografia computadorizada em cadáver. Jun, 2013. Disponível em: <http://www.ssp.sp.gov.br/noticia/lenoticia.aspx?id=31331.Acessado em 18 marc. 2019.

Thali MJ, Yen K, Schweitzer W, Vock P, Boesch C, Ozdoba C, et al. Virtopsy, a new imaging horizon in forense pathology: virtual autopsy by postmortem multislice computed tomography (MSCT) and magnetic resonance imaging (MRI) – a feasibility study. Journal Forensic Sciences [s.l.]. 2003;48(2):386-403.

The Royal College Of Pathologists. Guidelines on Autopsy Practice. London. 2002.

Tsokos M, Puschel K. Postmortem bacteriology in forensic pathology: diagnostic value and interpretation. Leg Med (Tokyo). 2001;3(1):15-22.

Waters BL. Handbook of autopsy practice. 4ª ed. Totowa: Humana Press; 2009.

capítulo 53

O MÉDICO LEGISTA, A EXUMAÇÃO E O PROCESSO PENAL

Wellisson Rodrigues Silva
Aída Maria Ferrario de Carvalho Rocha Lobo
Gerson Odilon Pereira

Neste capítulo serão abordados orientações técnicas e aspectos legais na seara da exumação de corpos, dentro da medicina legal. É imperioso ao profissional conhecer não somente os ditames penais, mas também ter em mente a empatia e a ética ao executar o ato.

DEFINIÇÃO

Existem cinco destinos para o sepultamento: túmulo de alvenaria, cova rasa, imersão, cremação e frigorificação. Os dois primeiros são enterrados no chão, assim podem ser chamados de inumação, palavra que se origina de dois radicais, *in* (dentro), *humos* (terra). Nesse contexto, pode-se definir exumação como o ato de desenterrar o inumado de seu sepulcro, pois somente poderá assim ser denominado caso a retirada dos despojos seja em um cadáver que teve seu fim na terra.

EXUMAÇÃO LEGAL

Existem dois tipos de exumação: a forma administrativa e a jurídica. A primeira decorre da mudança do corpo para outra sepultura dentro do mesmo cemitério, podendo também ser denominada pelo ato de translação do corpo para outro sepulcrário (seja no mesmo país ou no exterior); pela retirada dos restos mortais para cremação; resgate de objetos de valor; substituição da urna funerária ou para encaminhar ao ossuário do próprio cemitério após dois ou três anos de permanência sem ter ocorrido a abertura do túmulo.

Por sua vez, o tipo jurídico ocorrerá em casos especiais que visam à identificação do cadáver, conforme previsto pelo artigo 166, do Código de Processo Penal:

> Havendo dúvida sobre a identidade do cadáver exumado, proceder-se-á ao reconhecimento pelo Instituto de Identificação e Estatística ou repartição congênere ou pela inquisição de testemunhas, lavrando-se auto de reconhecimento e de identidade, no qual se descreverá o cadáver, com todos os sinais e indicações.

Nesses casos, são averiguadas informações que possam ser úteis à resolução de crimes caracterizados pela suspeita de morte violenta e que não tenham sido solucionados à necropsia. Além disso, a exumação jurídica também pode ser realizada em casos de inumação efetuada em locais não autorizados ou de ausência de certidão de óbito, ocorrência de erros ou contradição da necropsia, omissão ou autópsia falha (com detalhamento apenas das lesões externas) ou em caso de análise de DNA para comprovação de paternidade.

A exumação fora desses padrões legais é considerada crime (art. 210, do Código Penal), visto que não é prática cotidiana na perícia médico-legal, sendo necessária apenas em caráter especial.

Sobre o procedimento disposto no Código de Processo Penal, é previsto em seu artigo 163 que a autoridade deve providenciar dia e hora previamente marcados para a realização da diligência, com a posterior elaboração de auto circunstanciado. É disposto, ainda, que o administrador do cemitério deve indicar o lugar da sepultura, sob pena de desobediência. No caso de recusa ou de falta de quem indique a sepultura, ou de encontrar-se o cadáver em lugar não destinado a inumações, a autoridade procederá às pesquisas necessárias, o que tudo constará do auto.

Junto ao administrador, devem-se encontrar a autoridade policial, o escrivão e o perito. Se possível, também devem estar presentes familiares e testemunhas que estiveram no ato da inumação do cadáver. Sobre a presença das entidades legais para o ato da exumação, essa é imperiosa, sendo a realização do ato na ausência dos representantes legais considerada infração penal, conforme disposto no artigo 67, da Lei das Contravenções Penais.

Na seara criminal, podem ser citadas algumas causas de exumações: morte violenta indiscutível, corpo inumado sem a ocorrência de autópsia prévia ao sepultamento, suspeita de morte violenta, surgimento de algum elemento no processo que necessite de dados adicionais para a confirmação da morte violenta, identificação dúbia do corpo ou falsa identificação. Destacam-se, ainda, os casos em que a necropsia já foi realizada no cadáver, porém existe a necessidade premente de informações adicionais acerca da compreensão das circunstâncias da morte.

Execução

Todos os passos da exumação devem ser devidamente documentados e fotografados. Inicia-se então com identificação do local e deve-se atentar se realmente a sepultura condiz com o corpo que será avaliado. Podem também ser documentadas as adjacências da sepultura, sendo descritas entre quais sepulcros ela se encontra.

Após, deve-se proceder com a retirada do caixão e buscar a confirmação de que se trata da urna correta. Em seguida, abre-se a tampa, descreve-se a posição e as vestes em que o cadáver se encontra naquele momento, documentando também a presença de detalhe e adornos que estejam dentro do esfíque.

Posteriormente, colhem-se restos de terra que porventura estejam dentro da urna, bem como coleta-se uma parte do forro interno, correspondente à área do abdômen. É indicado coletar um pouco de terra ao redor de onde se encontrava o caixão, para que seja feita comparação dos componentes presentes, sendo esta parte crucial à averiguação de suspeita de morte por envenenamento. Caso se julgue necessário, podem-se coletar partes moles, órgãos, unhas, cabelos, ossos e adornos.

Toda a coleta deverá ser armazenada em potes para que seja encaminhada ao setor anatomopatológico e laboratório de análise. Nesse momento, cabe aos peritos fazer o exame mais detalhado possível, visando não ser necessária a realização de uma nova exumação. Assim, devem-se associar fotografias, rabiscos de desenhos e esquemas feitos à mão e rubricados, detalhamento da posição do corpo como encontrado, estado de decomposição e sinais de lesões e localização, cabendo ao médico legista esse detalhamento.

Mister se faz observar que a fotografia é imprescindível à perícia como forma de verificação de fatores inerentes à investigação, conforme previsto no artigo 164, do Código de Processo Penal, especialmente no que concerne às mortes traumáticas ou necessidades de esclarecimentos.

A avaliação dos restos cadavéricos deve ser feita no próprio local a céu aberto, algo que auxilia o perito e as testemunhas a suportar o odor. Caso haja *morgue*, este também pode ser utilizado. Além disso, não é indicado utilizar materiais de limpeza no local em que o corpo será avaliado, visando à não ocorrência de comprometimento dos resíduos que serão avaliados.

Por fim, cabe ao legista solicitar que os restos mortais sejam repostos no esfíque, com sua posterior vedação, e assistir junto aos demais a reinumação do corpo.

LAUDO DA EXUMAÇÃO

A redação é denominada laudo caso seja feita pelo perito ou ditada para o escrivão. Sua composição é dividida em:

1. Preâmbulo.
2. Histórico dos fatos correlacionados à exumação.
3. Redação propriamente dita.
4. Exame das vestes que compunham o cadáver.
5. Exame dos despojos.
6. Amostras recolhidas para o exame laboratorial e histopatológico.
7. Comentários.
8. Respostas aos quesitos clássicos ou especialmente formulados para o caso.

O laudo deve ser feito com a máxima cautela na descrição dos detalhes. Conforme previsto no artigo 160, do CPP, "os peritos elaborarão o laudo pericial, onde descreverão minuciosamente o que examinarem, e responderão aos quesitos formulados". Tal documento deve ser elaborado de forma ágil, visto que os dados fornecidos serão utilizados como embasamento para a confirmação de hipótese criminal ou mesmo formulação de novas pistas para a elucidação do crime. Nesse contexto, ressalta-se que o laudo pericial deve ser elaborado dentro do prazo máximo de 10 dias, podendo ocorrer sua prorrogação, conforme requerimento do perito (art. 160, do CPP).

Pelo exposto, observa-se que as exumações contribuem diretamente à solução de pontos controvertidos constantes às causas da morte, seja por meio do diagnóstico conciso, seja por meio do detalhamento das condições em que ocorreram o óbito, ocasionando, assim, sentenças fundamentadas em prova inconteste e menos dispêndio processual.

Destarte, fica evidente a necessidade de o médico legista entender os ditames legais relacionados à prática da exumação, visando obter o devido embasamento e respaldo da legislação, bem como atuar com ética e cautela no momento da realização da necropsia, efetuando o detalhamento em sua forma mais plena.

REFERÊNCIAS

Brasil. Decreto-Lei nº 3.689, de 3 de outubro de 1941. Código Processo Penal. Brasília, 1941. Disponível em: https://presrepublica.jusbrasil.com.br/legislacao/91622/codigo-processo-penal-decreto-lei-3689-41. Acessado em: 22 mar. 2019.

Brasil. Decreto-Lei nº 2.848, de 7 de dezembro de 1940. Código Penal. Brasília, 1940. Disponível em: https://presrepublica.jusbrasil.com.br/legislacao/91614/codigo-penal-decreto-lei-2848-40. Acessado em 22 mar. 2019.

Brasil. Decreto-Lei nº 3.688, de 3 de outubro de 1941. Lei das Contravenções Penais. Brasília, 1941. Disponível em: https://presrepublica.jusbrasil.com.br/legislacao/110062/lei-das-contravencoes-penais-decreto-lei-3688-41. Acessado em 22 mar. 2019.

Croce D Jr, Croce D. Manual de Medicina Legal. 8ª ed. São Paulo: Saraiva; 2012.

França GV. Medicina Legal. 11ª ed. Rio de Janeiro: Guanabara Koogan; 2017.

Gomes H. Medicina Legal. 33ª ed. Rio de Janeiro: Freitas Bastos; 2004.

Nucci GS. Código de Processo Penal Comentado. 18ª ed. Rio de Janeiro: Forense; 2019.

Nucci GS. Curso de Direito Processual Penal. 16ª ed. Rio de Janeiro: Forense; 2019.

Pereira GO, Gusmão LCB. Medicina Legal Orientada. 2ª ed. Maceió: Nossa Livraria; 2008.

capítulo 54

DESTINAÇÃO DO CADÁVER

Gerson Odilon Ferreira
Ana Beatriz Vasconcelos de Medeiros
Matheus Barbosa de Melo
Yasmin Almeida Conde Vidal

NOÇÕES PRELIMINARES: CONTEXTUALIZAÇÃO HISTÓRICA

Este capítulo tem por escopo expor qual a destinação dos cadáveres, de acordo com as regras do ordenamento jurídico pátrio. Para tanto, será demonstrado elucidativamente, ainda que de forma concisa, quais são os tipos de sepultamentos conhecidos, bem como a forma como ocorre o procedimento da inumação, baseados na legislação brasileira.

Inicialmente deve-se destacar que o ato de destinar os corpos a algum lugar específico remete às próprias origens da humanidade. Prova disso é que existem indícios de que na pré-história foram descobertos cemitérios em que havia chifres de animais sobre os restos morais, demonstrando que o enterro e a demarcação do seu local já eram costumeiramente utilizados.

É preciso pontuar que as razões pelas quais tal ritual era realizado distingue-se da fundamentação atual, tendo em vista que zelava pela própria sobrevivência do povo, já que os corpos em putrefação, isto é, em decomposição natural, atraíam animais selvagens. É somente a partir do povo hebreu que a tradição religiosa com relação ao sepultamento surgiu, sendo adotado posteriormente pela Igreja Católica.

Após a difusão do costume pelos povos e o avanço da medicina, surgiram novos meios de destinação dos cadáveres, os quais foram legitimados pelo ordenamento, objeto deste estudo.

O CADÁVER

O cadáver passa por um processo natural de decomposição, o qual deve ser entendido para auxiliar os peritos na identificação do tempo da morte do indivíduo.

Tal processo se divide em três fases. A primeira delas, dita autólise, consiste no processo de autodestrutivo do organismo por meio de suas próprias enzimas. Este fenômeno é mais comum em recém-nascidos ou no início da putrefação (Palermo, 2016, p. 310). O segundo é a putrefação e se trata de uma forma de matéria orgânica por bactérias. Por fim, a maceração consiste no fenômeno de transformação destrutiva em que a pele e os órgãos do cadáver, quando submersos em meio líquido, tornam-se enrugados e amolecidos, sendo a pele facilmente destacável em grandes retalhos, devido à diminuição da sua consistência.

LEGISLAÇÃO

Após a morte, o indivíduo deve ser inumado. É preciso destacar que muitos dos conceitos empregados em nosso ordenamento advêm de outros sistemas, como português. O conceito de inumação, por exemplo, inexiste no cenário brasileiro, sendo extraído da legislação supracitada.

Inumar um corpo significa colocar o cadáver em sepultura, jazida ou local de consumpção aeróbia[1]. A inumação simples é o procedimento mais comum a se realizar e, verificado o óbito, procede-se à confecção do atestado de óbito pelo médico que assistiu o paciente ou realizou a necropsia e a aquisição da certidão de óbito pela família no cartório.

Somente após é que o corpo pode ser sepultado. Com a morte de uma pessoa, várias são as consequências desse fato jurídico nos mais diversos ramos do Direito, como, por exemplo, no Direito Civil e Previdenciário. Dispõe o art. 77 da Lei nº 6.015/73 somente após a emissão da certidão de óbito é que os cemitérios estão autorizados a realizar o sepultamento dos cadáveres.

---

[1] Artigo 2º, letra *e*, Decreto-Lei nº 411/98 de Portugal.

Realizando uma análise crítica acerca da destinação do cadáver por meio da inumação no Brasil, é necessário salientar a ausência de lei específica federal que regule completamente a matéria. Nesse diapasão, tal deficiência é refletida no âmbito concreto, visto que o vácuo da lei enseja não somente procedimentos insatisfatórios, como também dá brecha à ocorrência de fraudes e irregularidades que prejudicam toda a sociedade.

MORREU E AGORA?

Vários são destinos que podem ser dados aos cadáveres. Ressalta-se que o mais comum é que eles sejam sepultados.

O sepultamento é um direito da personalidade do morto e de seus herdeiros e as formas de sepultá-los são distintas, as quais variam de acordo com a religião e a cultura. Ressalta-se que a mais conhecida e comum é o sepultamento em cemitérios, normalmente administrados pelas Prefeituras, onde os corpos são colocados em jazidas. Outra forma de sepultamento é a cremação do cadáver, sendo ideal que, ainda em vida, seja exposto pelo indivíduo seu desejo em ser cremado.

DESTINO DOS CADÁVERES: LEI Nº 8.501/1992

Outro dispositivo legal que merece destaque se refere à utilização de cadáver não reclamado, para fins de estudos ou pesquisas científicas, promulgado em novembro de 1992. O primeiro critério estabelecido na Lei Federal nº 8.501 é de que o cadáver não pode ser reclamado junto às autoridades no prazo de 30 dias e apenas após decorrido tal período é que o corpo pode ser destinado às escolas de medicina.

Acerca do cadáver identificado, porém sem informações relativas a parentes, o § 1º, art. 3º da Lei nº 8.501/92 determina que a autoridade competente publique, nos principais jornais da cidade, pelo menos 10 dias, a notícia do falecimento, a título de utilidade pública. O § 2º, por sua vez, adverte que "se a morte resultar de causa não natural, o corpo será, obrigatoriamente, submetido à necropsia no órgão competente"; o resultado dessa necropsia será mantido pela autoridade ou instituição responsável com a finalidade de facilitar o reconhecimento.

Ressalte-se que esses elementos que serão mantidos pela autoridade ou instituição responsável sobre o falecido poderão ser acessados por familiares ou representantes legais, em virtude do que prescreve o art. 5º da Lei nº 8.501/92. Saliente-se que a Lei não determina o prazo em que devem ser mantidos os referidos elementos, mas tem-se entendido que é pelo menos enquanto permanecerem na instituição de ensino partes identificáveis do cadáver.

CONCLUSÃO

Corolário do exposto é o entendimento que o tratamento dos cadáveres é fruto de um longo estudo, o qual é observado pela seara jurídica, de modo a garantir que o corpo seja preservado e tratado da maneira mais correta.

Por fim, cumpre sublinhar que a Lei Federal nº 8.501, a qual dispõe sobre a utilização de cadáver não reclamado, para fins de estudos ou pesquisas científicas, é de grande importância, visto que o uso de cadáver para fins de pesquisas e estudos científicos pode proporcionar descobertas e avanços significativos no âmbito da saúde, beneficiando toda a sociedade.

REFERÊNCIAS

Brasil. Lei nº 8.501 de 30 de novembro de 1992. Dispõe sobre a utilização de cadáver não reclamado, para fins de estudos ou pesquisas científicas e dá outras providências. Disponível em: < http://www.planalto.gov.br/ccivil_03/leis/l8501.htm>. Acessado em 27 de jun. 2019.

Portugal, Decreto-Lei nº 411/98, Artigo 2º, letra e, de Portugal.

Ferreira WLP. Medicina legal. Salvador: Juspodvim; 2016. p. 250-350.

Marrey Neto JA. O aproveitamento de cadáveres para estudo de natomia. In: Migalhas. Jan. 2006. Disponível em <http://www.migalhas.com.br/arquivo_artigo/art20060130.htm>. Acessado em 01 out. 2013.

Pereira GO, Gusmão LCB de. Medicina legal orientada. Maceió: Nossa Livraria; 2012.

capítulo 55

NATUREZA JURÍDICA DA MORTE

Mateus Oliveira Santana
Giovana Bonfim Almeida

A personalidade se inicia ao nascimento (sendo o primeiro bem pertencente ao indivíduo) e, com ela, o sujeito adquire direitos de personalidade, sendo esses personalíssimos e necessários ao desenvolvimento da pessoa humana. Portanto, como detentor de direitos, a personalidade se torna a qualidade jurídica inerente a todas as pessoas, sendo o pressuposto prévio para todos os direitos e deveres.

Segundo Diniz (2010):

> Os direitos da personalidade são inatos, absolutos, intransmissíveis, indisponíveis, irrenunciáveis, ilimitados, imprescritíveis (apesar da omissão legal, assim tem entendido a doutrina), impenhoráveis e inexpropriáveis, apesar de o novo Código Civil ter feito referência apenas a três características: intransmissibilidade, irrenunciabilidade e indisponibilidade. O direito da personalidade é o direito da pessoa de defender o que lhe é próprio como a vida, a identidade, a liberdade, a imagem, a privacidade, a honra etc.

Conforme o artigo 6º do Código Civil (CC), a existência da pessoa natural termina com a morte e, com ela, a sua personalidade. Com isso, desaparecem os direitos e deveres de natureza personalíssima (por exemplo, dissolução do vínculo matrimonial, término das relações de parentesco, entre outros); já os de natureza não personalíssima (por exemplo, os de natureza patrimonial) são transferidos aos seus sucessores. Entretanto, alguns direitos são mantidos mesmo com a morte do indivíduo. Como exemplo, pode-se citar o testamento, que perpetua a vontade do falecido, os direitos à imagem e autorais, entre outros.

Ainda de acordo com o Código Civil, existem três tipos de morte: a real, a civil e a presumida.

MORTE REAL

Prevista no artigo 6º do Código Civil, "A existência da pessoa natural termina com a morte; presume-se esta, quanto aos ausentes, nos casos em que a lei autoriza a abertura de sucessão definitiva". A morte real se dá a partir da comprovação do óbito do sujeito, sendo a morte encefálica o critério jurídico de morte no Brasil (Lei nº 9.434/97). A comprovação do evento morte é certificada por meio do atestado de óbito, e esse é utilizado para que a certidão de óbito seja posteriormente lavrada. Para que o atestado de óbito seja emitido, é necessário o corpo; na ausência desse, recorrem-se aos meios indiretos de comprovação da morte real (ou "justificação judicial de morte real"), determinados no artigo 88 da Lei nº 6.015/73:

> Poderão os juízes togados admitir justificação para o assento de óbito de pessoas desaparecidas em naufrágios, incêndio, terremoto ou outra qualquer catástrofe, quando estiver provada a sua presença no local do desastre e não for possível encontrar o cadáver para exame.

> Se um avião explode matando todos os passageiros, há o óbito comprovado de todos; entretanto, pode ser que não tenhamos os corpos de todos os passageiros. Mesmo assim podemos dizer que houve a morte real, pela justificação judicial: não foram encontrados todos os corpos, mas há certeza da morte de todos.

MORTE CIVIL

No passado, a morte civil era uma pena acessória atribuída a indivíduos condenados criminalmente por situações especiais e graves, sendo esses considerados mortos, mesmo em vida ("civilmente mortos"); com isso, o condenado perdia seus direitos civis e políticos. Contudo, atualmente, esse tipo de morte não existe mais, havendo somente resquícios dessa. Um exemplo seria os casos de exclusão de herança por indignidade do filho. Conforme o artigo 1.814 do Código Civil, o herdeiro é excluído da sucessão quando pratica atos contra a vida, contra a honra e contra a liberdade de testar do autor da herança. Os descendentes do herdeiro excluído sucedem, como se ele morto fosse.

MORTE PRESUMIDA

Assim como a morte real, está prevista no *caput* do artigo 6º do Código Civil, e ocorre após a declaração de ausência de uma pessoa, gerando efeitos patrimoniais e pessoais.

Sobre a ausência, dispõe o artigo 22 do Código Civil:

> Desaparecendo uma pessoa do seu domicílio sem dela haver notícia, se não houver deixado representante ou procurador a quem caiba administrar-lhe os bens, o juiz, a requerimento de qualquer interessado ou do Ministério Público, declarará a ausência e nomear-lhe-á curador.

Após a abertura da sucessão provisória, o desaparecimento é presumido, com efeitos semelhantes ao do falecimento. Dez anos após a abertura da sucessão provisória, pode ser declarada a morte presumida do desaparecido, a requerimento de qualquer interessado, convertendo-se a sucessão provisória em definitiva (ou cinco anos após as últimas notícias daquele que conta com 80 anos de idade).

A morte presumida pode ser decretada sem declaração de ausência em circunstâncias excepcionais, quando for extremamente provável a morte de alguém que se encontrava em perigo de morte (em acidentes, naufrágio, incêndio, sequestro, inundação, desastre); ou em situação de guerra, se alguém desaparece em campanha ou é feito prisioneiro, não sendo encontrado em até dois anos após o término da guerra. Conforme o artigo 7º do Código Civil, a morte só será presumida após esgotadas as buscas e averiguações, devendo a sentença fixar a data provável do falecimento.

Entretanto, afirma Diniz (2017, p. 255):

> A sentença declaratória de morte presumida, apesar de ter eficácia contra todos, não fará coisa julgada material, sendo suscetível de revisão, a qualquer momento, desde que apareçam provas relativas à localização do desaparecido, que, se retornar ao seu meio, voltará ao estado anterior, na medida do possível, deixando de existir a declaração judicial de seu óbito.

COMORIÊNCIA

De acordo com o artigo 8º do Código Civil, "Se dois ou mais indivíduos falecerem na mesma ocasião, não se podendo averiguar se algum dos comorientes precedeu aos outros, presumir-se-ão simultaneamente mortos". Ou seja, a comoriência é o instituto que considera a simultaneidade da morte de duas ou mais pessoas em ocasiões nas quais não se pode determinar quem morreu em primeiro lugar.

Como consequência desse instituto, se os comorientes possuírem vínculo sucessório, não haverá transferência de bens e direitos entre eles, ou seja, um não herdará nada do outro. Esse instituto é aplicado somente em situações de vínculo sucessório entre os falecidos. Portanto, se não houver essa relação, não haverá interesse jurídico na questão.

O vocábulo "mesma ocasião", presente no artigo supracitado, diz respeito a eventos cuja determinação da ordem cronológica dos óbitos seja inviável, não necessariamente ocorrendo no mesmo local.

REFERÊNCIAS

Brasil. Lei nº 10.406, de 2002 (Código Civil). Disponível em: <http://www.planalto.gov.br/ccivil_03/LEIS/2002/L10406.htm>. Acessado em 23/03/2019.

Diniz MH. Código Civil Anotado. 15ª ed. São Paulo: Editora Saraiva; 2010.

Diniz MH. Curso de Direito Civil Brasileiro. Teoria Geral do Direito Civil. 27ª ed. São Paulo: Editora Saraiva; 2017.

capítulo 56

EFEITOS JURÍDICOS DA MORTE

Tullazy Cavalcante Torres
Wesley Bruno Ferreira Santos
José Robson Casé da Rocha

A morte compõe o processo de desenvolvimento humano e está presente no cotidiano de qualquer sociedade. Apesar disso, a cultura ocidental moderna nega sua existência e imprime uma separação radical entre o indivíduo doente e a doença, como também no processo viver/morrer. Este assunto compõe uma asserção muito delicada, visto que é um paradoxo histórico cultural se compararmos alguns grupos sociais (Combinato e Queiroz, 2013). O processo do morrer compreende ideias, hipóteses e argumentos que perpassam o modelo biopsicológico que é ensinado na academia, pois possui estreita relação com as características histórico-culturais do meio em que o ser está inserido (Morais, 2014).

Segundo Santos (2010), ao exemplo, a antiga civilização Grega significava a morte como perda do individualismo, a transformação transcendental do indivíduo e sua incorporação ao "cosmo". Por outro lado, a civilização Romana possuía ritos fúnebres, nos quais a família e a própria cidade ostentavam sua glória, riqueza ou, em sentido inverso, exprimiam sua inquietação e fragilidade. Provida de reconhecimento social, cujo protagonista era o morto que marcava no imaginário antigo o encerramento de um ciclo "vital", assinalado por etapas de transição tais como a puberdade, o ingresso na vida pública e o casamento (Omena, 2014).

Se estabelecermos uma cisão entre as civilizações antigas e modernas, não se pode negar que a morte continua sendo um tema complexo para o ser humano, que suscita questões existenciais sobre o sentido da vida e o porquê da morte. Isso instiga a sociedade moderna, que é biologicista, a tentar pôr fim à morte, por meio do desenvolvimento de estudos e pesquisas para prolongar a vida ou promover a possibilidade utópica de imortalidade do humano (Menezes, 2013).

Contudo, fomos concebidos em um mundo fragmentado, no qual tanto a identidade individual como seu referente corporal muitas vezes são percebidos e vividos de modo fracionado. As propostas recentes de construção de modelos de morte e do morrer podem então ser compreendidas como tentativas de acesso a uma totalidade perdida, em um resgate neorromântico, como resposta à fragmentação do mundo e do corpo. Indo além, aventa-se a hipótese de uma ressacralização do mundo, da vida, do corpo e da pessoa através do atual processo de morte (Combinato e Queiroz, 2013).

Neste contexto, a Medicina Legal está relacionada com a esfera da Medicina e Ciências Biológicas. Além disso, está envolvida com as dimensões jurídicas e sociais, cooperando com Direito Penal no que diz respeito a crimes contra a liberdade sexual, aborto, lesão corporal, entre outros. Com o Direito Administrativo ao examinar os funcionários públicos. Auxiliando o Direito Trabalhista ao verificar as condições de insalubridade. Como também Direito Penitenciário, Direito Internacional Público, Direito dos Desportos e tantos outros. Logo, a Medicina Legal atua em diversas áreas do Direito, bem como diversas ciências.

A morte está relacionada a diversos efeitos jurídicos previstos no direito positivo e configura ao fim da personalidade. Assim, alcança todos os âmbitos do direito onde os *de cujus* se relacionavam com a vida, como: civil, previdenciário, penal, trabalhista, tributário, eleitoral, empresarial, processual, securitário e outros.

No Código de Direito Civil Brasileiro (2002), a morte gera dissolução do vínculo conjugal (art. 1571, I), abertura da sucessão do falecido (art. 1784). E no que diz respeito à esfera penal, ocorre a extinção da punibilidade pela morte do agente (art. 107, I, Código Penal). Neste capítulo vamos nos ater aos Efeitos Jurídicos da Morte à luz do Direito Civil.

Quando são abordados os efeitos legais da morte, faz-se necessário compreender os aspectos relacionados ao início e a duração da vida, tendo em vista que a morte, por sua vez, finda a vida, refletindo diretamente no mundo jurídico ao encerrar a submissão de direitos e deveres da pessoa natural, finaliza obrigações e negócios e dá efeito a testamentos, contratos de seguro e transmissão patrimonial.

O artigo 6º é o primeiro artigo que disserta sobre a morte no Código Civil Brasileiro:

"Art. 6º A existência da pessoa natural termina com a morte; presume-se esta, quanto aos ausentes, nos casos em que a lei autoriza a abertura de sucessão definitiva".

Entende-se que a personalidade se dá ao nascimento com vida, acompanhando o indivíduo durante toda a sua vida. E termina com o fim da existência da pessoa natural, ou seja, com a morte (art. 6º, Código Civil). Assim, a personalidade jurídica está relacionada à duração da vida e, consequentemente, o encerramento do processo vital extingue a personalidade jurídica do sujeito.

Judicialmente, em uma visão ampla, a morte pode ser classificada em três espécies: Morte Civil, Morte Real e Morte Presumida (Gonçalves, 2012). Esta última é classificada ainda em: sem Decretação de Ausência ou com Decretação de Ausência. Ocorrendo também o fenômeno jurídico da comoriência. Conceitos que serão explanados a seguir. Para integrar-se dos aspectos dos efeitos jurídicos da morte, faz-se necessário entender o início da vida que está diretamente relacionado à aquisição da personalidade.

Inicialmente vale compreender que a pessoa natural corresponde à pessoa física, ou seja, o ser humano independente de qualquer adjetivação (sexo, idade, raça). Todo ser humano possui personalidade, que pode ser nomeada como Personalidade Jurídica ou Personalidade Civil, sendo esta última a terminologia adotada pelo Código Civil.

"Art. 2º A personalidade civil da pessoa começa do nascimento com vida; mas a lei põe a salvo, desde a concepção, os direitos do nascituro" (Código Civil).

A Personalidade Civil reflete na aptidão para titularizar as relações jurídicas. A primeira parte do art. 2º do Código Civil refere que a personalidade da pessoa natural tem início no nascimento com vida.

O termo nascimento refere-se à finalização da gestação, ou seja, o momento em que ocorre a separação do feto e o útero materno. Contudo, a personalidade só é adquirida após a primeira troca oxicarbônica, não basta que o feto saia do ventre, exige que aconteça a vida, ou seja, começa com a presença de ar nos pulmões (nascimento com vida). A Lei, por sua vez, deixa a salvo desde sua concepção os direitos do nascituro.

Versado a respeito do início da personalidade para o Código Civil, compreenderemos o extremo oposto do fim da personalidade. A personalidade da pessoa natural termina com a morte. Como consequência, extinguem-se as obrigações, como a obrigação de pagar pensão alimentícia, de contratos personalíssimos, e de usufruto, em direitos previstos na legislação vigente.

Segundo Silva (2005), a ocorrência da morte e a declaração desse fato, na maioria dos casos, dão-se mediante o acompanhamento médico, senão em casos da evolução de doença, mas pela declaração da sua ocorrência mediante atestado de óbito.

Ao médico compete atestar a morte, visando a confirmação do evento, definição da *causa mortis* e satisfação do interesse médico sanitário. A confirmação pode ser feita ainda por duas testemunhas capacitadas que tenham presenciado ou verificado o falecimento (Silva, 2005).

O atestado de óbito serve para fins epidemiológicos e jurídicos. Conforme o art. 77 da Lei nº 6.015/77 Registros Públicos, para sepultamento é necessária a Certidão de Óbito, documento este emitido pelo Cartório de Registro Civil das Pessoas Naturais, mediante apresentação do atestado de óbito. Confirmada a morte, extinguem-se os direitos e as obrigações de natureza personalíssima, como, por exemplo, dissolução do vínculo matrimonial. Por sua vez, os direitos não personalíssimos serão transmitidos aos seus sucessores, como os de natureza patrimonial.

As espécies de morte serão explanadas a seguir.

MORTE CIVIL

A morte civil diz respeito ao fim da personalidade de um ser humano vivo por indignidade, válida apenas para o Direito das Sucessões. Exemplo: uma pessoa que pratica crime contra a outra, no qual o criminoso seria herdeiro da vítima.

Atualmente, pode-se dizer que a morte civil é inexistente, no entanto há menção de morte civil no art. 1.816 do Código Civil, o ser humano está vivo, porém é ignorado para efeitos de herança.

MORTE REAL

Na morte real há prova de materialidade e também, portanto, um corpo com cessação total e permanente das funções vitais (funções cardíacas, respiratórias, cerebrais, encefálicas). A presença de materialidade na morte real permite que seja uma morte atestada por médicos (atestado de óbito), sucessivamente lavrada em cartório responsável por emitir a Certidão de Óbito.

É importante ressaltar que, para doação de órgãos, basta que cesse uma função vital, sendo essa a função encefálica, como está disposto na Lei nº 9.434/97 de transplante de órgãos.

MORTE SIMULTÂNEA OU COMORIÊNCIA

Modalidade da Morte Real, baseado no art. 8º do Código Civil:

"Art. 8º Se dois ou mais indivíduos falecerem na mesma ocasião, não se podendo averiguar se algum dos comorientes precedeu aos outros, presumir-se-ão simultaneamente mortos".

Condiz com a morte simultânea na mesma ocasião, não havendo transferências de bens e direitos sucessórios entre os comorientes. Aplica-se sempre que houver uma relação de sucessão hereditária entre os mortos.

MORTE PRESUMIDA

No Código Civil a morte presumida é referenciada em dois momentos. Primeiro no art. 7º relacionado à Morte Presumida sem Decretação de Ausência. E em um segundo instante nos art. 22 ao art. 39 na manifestação do procedimento de ausência, pertencente à Morte Presumida com Declaração de Ausência.

Morte presumida sem decretação de ausência

"Art. 7º Pode ser declarada a morte presumida, sem decretação de ausência:

I – se for extremamente provável a morte de quem estava em perigo de vida;

II – se alguém, desaparecido em campanha ou feito prisioneiro, não for encontrado até dois anos após o término da guerra.

Parágrafo único. A declaração da morte presumida, nesses casos, somente poderá ser requerida depois de esgotadas as buscas e averiguações, devendo a sentença fixar a data provável do falecimento" (Código Civil).

É o oposto da Morte Real, tendo em vista que na Morte Presumida não há corpo. Pode ser declarada a morte presumida sem decretação de ausência como referido no *caput* do art. 7º quando atende aos incisos:

"I – se for extremamente provável de quem estava em perigo de vida".

Mais relacionado a tragédias como queda de avião, naufrágios, terremoto, incêndio ou qualquer catástrofe, quando estiver provada a presença do sujeito no local do desastre e não for possível encontrar o cadáver para exame. Haverá, então, Declaração de Morte presumida com base no art. 7º, I, do Código Civil e disciplinado no art. 88 da Lei nº 6.015/73, lei de Registros Públicos, o juiz considera que o sujeito está presumidamente morto, anexando na sentença a data provável do seu falecimento.

"II – se alguém, desaparecido em campanha ou feito em prisioneiro, não for encontrado em dois anos após o fim da guerra".

É uma segunda situação prevista no Código Civil no qual não há necessidade de abrir o procedimento de ausência. É importante evidenciar o parágrafo único do art. 7º, um requisito que deve ser preenchido para que haja declaração de morte presumida sem decretação de ausência, válido tanto para o inciso I quanto II, a exigência de esgotar todas as buscas e averiguações.

Morte presumida com decretação de ausência

Relativo ao procedimento de Ausência referido nos art. 22 ao art. 39 do Código Civil, onde são observadas duas hipóteses que autorizam a abertura do procedimento da ausência.

A primeira hipótese ocorre quando a pessoa desaparece do seu domicílio sem deixar vestígios, está prevista no art. 22 do Código Civil, ou seja, há um desaparecimento e é relativamente mais frequente. A segunda hipótese decorre quando a pessoa desaparece do seu domicílio deixando um mandatário, porém esse não quer ou não pode continuar com os poderes que lhes foram outorgados ou esses poderes não são suficientes, como referido no art. 23 do Código Civil.

"Art. 22. Desaparecendo uma pessoa do seu domicílio sem dela haver notícia, se não houver deixado representante ou procurador a quem caiba administrar-lhe os bens, o juiz, a requerimento de qualquer interessado ou do Ministério Público, declarará a ausência, e nomear-lhe-á curador" (Código Civil).

"Art. 23. Também se declarará a ausência, e se nomeará curador, quando o ausente deixar mandatário que não queira ou não possa exercer ou continuar o mandato, ou se os seus poderes forem insuficientes" (Código Civil).

Dessa forma, opera o Procedimento da Ausência. Inicialmente, é necessário que algum interessado ou o próprio Ministério Público informe ao Poder Judiciário o desaparecimento da pessoa natural, é aberto o procedimento com a Declaração de Ausência e realizada a arrecadação de bens do ausente, sendo nomeado um curador baseado no art. 25 do Código Civil para a administração desses bens, o que corresponde à Fase de Curadoria dos Ausentes. Ocorre um lapso temporal de 1 ou 3 anos, a depender da hipótese que deu início ao procedimento de ausência. O prazo de 1 ano no procedimento aberto na hipótese baseada no art. 22 e o prazo de 3 anos no procedimento iniciado segundo o art. 23.

A segunda fase é chamada Fase da Sucessão Provisória e está prevista no art. 26 da Constituição Civil, entende-se como uma confirmação da declaração de ausência. Vale lembrar que a Fase de Sucessão Provisória não ocorre automaticamente, é necessário que um sujeito mencionado no art. 27 realize o requerimento. Nesse momento é dada apenas a posse aos herdeiros.

Transcorrido o prazo de 10 anos, procede a fase final correspondente à Fase de Sucessão Definitiva, onde a posse se transforma em propriedade, baseado no art. 37. Considerando-se rompido o vínculo matrimonial previsto no art. 1.571, I, do Código Civil.

Pode ocorrer a abertura da Fase da Sucessão Definitiva de forma independente, conforme o art. 38, quando o sujeito ausente tenha desaparecido há no mínimo 5 anos e tenha idade igual ou superior a 80 anos.

É na Fase de Sucessão Definitiva que há a Declaração de Morte Presumida do Ausente, conforme o art. 37, observada na linha do tempo supracitada ou no art. 38 que independe do lapso de temporal quando atendida aos requisitos necessários.

Voltemos então ao art. 6º do Código Civil, que presume ausentes nos casos que a lei autoriza a abertura da sucessão definitiva, referido nos arts. 37 e 38.

A decisão de morte presumida pode ser reversível se for encontrada a pessoa ou pode ser revisto o momento da morte caso seja encontrado o corpo da pessoa.

Atenção para não confundir a Declaração de Morte Presumida que ocorre na Fase de Sucessão Definitiva com a Declaração de Ausência que ocorre no início do Procedimento de Ausência, sendo confirmado na Fase de Sucessão Provisória. Ou seja, a Declaração de Ausência é diferente da Declaração de Morte Presumida.

Assim, observa-se que os principais efeitos jurídicos da morte estão relacionados à dissolução do vínculo conjugal e do regime matrimonial, extinção do poder familiar e extinção dos contratos personalíssimos, com o falecimento do credor. Deve-se atentar que, no caso da morte do devedor, os herdeiros deste assumem a obrigação segundo o Direito das Sucessões.

REFERÊNCIAS

Brasil. Código Civil. Lei nº 10.406, de 10 de janeiro de 2002. 1ª ed. São Paulo: Revista dos Tribunais; 2002.

Brasil. Código Penal Brasileiro: Decreto nº 2.848, de 07 de dezembro de 1940. Disponível em: <http://www.planalto.gov.br/ccivil_03/decreto-lei/Del2848compilado.htm>. Acessado em 23 mar. 2019.

Combinato DS, Queiroz Marcos de Souza. Morte: uma visão psicossocial. Estudos de Psicologia. 2006;11(2);209-16. Disponível em: <http://www.scielo.br/pdf/%0D/epsic/v11n2/a10v11n2.pdf> Acessado em 23 mar. 2019.

Combinato DS, Queiroz MS. Um estudo sobre a morte: uma análise a partir do método explicativo de Vigotski. Ciênc. Saúde Coletiva, Rio de Janeiro. 2013;16(9)3893-3900. Disponível em: <http://www.scielo.br/scielo.php?script=sci_arttext& pid=S1413-81232011001000025&lng=en&nrm=iso>. Acessado em 23 mar. 2019. http://dx.doi.org/10.1590/S1413-81232011001000025.

França GV de. Medicina legal. 11ª ed. Rio de Janeiro: Guanabara Koogan; 2017.

Gonçalves CR. Direito Civil Brasileiro: parte geral. Vol. 1. 10ª ed. São Paulo: Saraiva; 2012. p. 123.

Gonçalves CR. Direito civil esquematizado. Vol. I. São Paulo: Saraiva; 2011. Disponível em: http://www.suaaltezaogato.com.br/arq/Gavetao/Direito_Civil_Esquematizado_(Parte_Geral_Obrigacoes_Contratos)_Carlos_RG_V1.pdf. Acessado em 23 mar. 2019.

Jusbrasil. Fim da personalidade da pessoa natural. Disponível em: <https://douglascr.jusbrasil.com.br/noticias/179350050/fim-da-personalidade-da-pessoa-natural >. Acessado em 23 mar. 2019.

Menezes RA. Tecnologia e "morte natural": o morrer na contemporaneidade. Physis, Rio de Janeiro. 2013;13(2):367-85. Disponível em: <http://www.scielo.br/scielo.php?script=sci_arttext&pid=S0103-73312003000200008&lng=en&nrm=iso>. Acessado em 23 mar. 2019. http://dx.doi.org/10.1590/S0103-73312003000200008.

Morais YB. A morte, o luto e a memória: Possibilidade de compreensão sociocultural e histórica. Revista da Universidade Federal do Paraná, Caderno Clio. 2014;5. Disponível em: <https://revistas.ufpr.br/clio/article/download/40217/24580>. Acessado em 23 mar. 2019.

Negrin M. A significação da morte: um olhar sobre a finitude humana. Sociais e Humanas, Santa Maria. 2014;27(01):29-36. Disponível em: <https://periodicos.ufsm.br/sociaisehumanas/article/viewFile/6592/pdf>. Acessado em 23 mar. 2019.

Omena LM de, Carvalho MM de. Morte e gênero em Sêneca: um diálogo com os vestígios da cultura material. Revista de Estudos Clássicos, Campinas. 2014; p. 01-19. Disponível em: https://revista.classica.org.br/classica/article/view/341. Acessado em 23 mar. 2019.

Pereira JB. Extinção da punibilidade. Uma abordagem sinóptica. Revista Jus Navigandi, ISSN 1518-4862, Teresina, ano 23, nº 5318, 22 jan. 2018. Disponível em: <https://jus.com.br/artigos/62187>. Acessado em 23 mar. 2019.

Santos MCCL. Conceito médico-forense de morte. Revista da Faculdade de Direito, Universidade de São Paulo. 1997;92:341-80. São Paulo: Disponível em: <http://www.revistas.usp.br/rfdusp/article/view/67369>. Acessado em 23 mar. 2019.

Santos SF. Ritos Funerários na Grécia Antiga: Um Espaço Feminino. In I Congresso Internacional de Religião, Mito r Magia no Mundo Antigo & Ix Fórum de Debates em História Antiga, 2010. Rio de Janeiro. Anais. Rio de Janeiro: Universidade do Estado do Rio de Janeiro, 2010. ISSN: 1984-3615. Disponível em: <http://http://neauerj.com/Anais/coloquio/sandraferreira.pdf>. Acessado em 23 mar. 2019.

Silva RG. Aspectos legais da morte. Medicina (Ribeirão Preto). 2005;38(1):60-2. Disponível em: <http://revista.fmrp.usp.br/2005/vol38n1/9_aspectos_legais_%20morte.pdf>. Acessado em 23 mar. 2019.

capítulo 57

HOMICÍDIO

Johnas Constantino Leite Assis
Letícia Holanda Pessoa de Almeida Correia
Naiara Rebouças Terra Nova

As causas jurídicas da morte são divididas em homicídio, suicídio e acidente. Deve-se atentar que a morte, no âmbito do direito brasileiro, pode ser decretada como presumida, tal como trata o Código Civil em seus artigos 6º e 7º. Assim, parte da doutrina jurídica acrescenta a morte por decisão judicial como uma 4ª causa possível, por não se enquadrar em nenhuma das anteriores (França, 2015).

Conforme o professor Nélson Hungria (2007), o homicídio é "o crime por excelência". A essa oração deve-se atentar ao que evoca o artigo 5º da constituição federal, o qual diz que a vida é um direito inviolável do ser humano, que, sem vida, não é nada, nem ser.

Rogério Sanches Cunha (2018) diz que o homicídio "é a injusta morte de uma pessoa (vida extrauterina) praticada por outrem (destruição da vida humana, por outro homem)".

Entre as causas de homicídio destacam-se: marginalidade, consumo de álcool, miséria, jogos, adultério, transtornos psiquiátricos graves, vingança, política, religião.

O artigo 121 do Código Penal diz "matar alguém". Tal preceito, ao entabular o crime de homicídio, também abre o rol de espécies relativas ao ato de ceifar a vida de outrem. Pode ser praticado nas formas dolosa (art. 18 do Código Penal:

"Diz-se o crime doloso quando o agente quis o resultado ou assumiu o risco de produzi-lo") e culposa (quando o agente deu causa ao resultado por imprudência, negligência ou imperícia). Isso deve ser levantado, pois, o parágrafo único do artigo 18 diz que: "Salvo os casos expressos em lei, ninguém pode ser punido por fato previsto como crime, senão quando o pratica dolosamente". E, como veremos, o homicídio admite a forma culposa (artigo 121, § 3º).

ESPÉCIES DO HOMICÍDIO

Homicídio simples – diz-se aquele que é executado segundo o verbo do *caput* do artigo 121 do Código Penal. É entendido como crime comum, pois não exige do agente nenhuma condição específica relativa a ele próprio (ou seja, aquele praticado por qualquer pessoa). Quem sofre a ação (sujeito passivo) é o próprio ser da mesma espécie (o homem).

Homicídio privilegiado (minorante) – há três formas de privilégio (diminuição de pena):

   a) Motivo de relevante valor social – "diz respeito aos interesses de toda uma coletividade, sendo praticado com intuito nobre e altruístico (exemplo: indignação contra um traidor da pátria)" (Cunha, 2018).
   b) Relevante valor moral – refere-se à esfera íntima do sujeito ativo que o pratica, movendo-se muitas vezes por compaixão. Exemplo: "homicídio praticado com o intuito de livrar um doente, irremediavelmente perdido, dos sofrimentos que o atormentam (eutanásia)" (Cunha, 2018).
   c) Domínio de violenta emoção – a emoção deve ser intensa, calorosa e súbita. Sendo ainda imediata, pois não se admite interregno. E, finalmente, deverá haver injusta provocação da vítima.

Homicídio qualificado – segundo o Código Penal (art. 121, § 2º), é cometido mediante paga ou promessa de recompensa, por motivo fútil, com emprego de veneno, fogo, explosivo, asfixia, tortura ou outro meio insidioso ou cruel, ou que possa resultar em perigo comum; de emboscada, à traição; para assegurar execução, ocultação ou impunidade a outro crime. Deve-se destacar que o homicídio qualificado é etiquetado como hediondo, sofrendo, pois, os consectários da Lei nº 8.072/90.

Homicídio culposo – ocorre pela quebra do dever objetivo de cuidado (imprudência, negligência e imperícia), sendo previsto (culpa consciente) ou previsível (culpa inconsciente), mas o resultado, em hipótese alguma, querido pelo agente.

O homicídio pode ser realizado de:

- Forma livre – pode ser praticado por qualquer meio, não vinculando o tipo ou agente a determinado modo de praticar o delito.
- Por ação – quando o agente pratica a conduta fazendo algo.
- Por omissão – quando o agente, ao realizar a conduta, deixa de fazer algo.
- Meio direto – praticando o agente a ação de forma imediata, usando artifícios hábeis para tanto. Exemplos: mãos, arma de fogo.
- Meio indireto – intencionando o agente atiçar outro meio a se tornar capaz de realizar a ação. Exemplo: atiçar um animal.
- Meio físico – exemplo: arma de fogo.
- Meio patológico – exemplo: transmissão de doenças infectocontagiosas.
- Meio psíquicos – exemplo: sabendo que a vítima é propensa a ter eventos coronarianos, causa provocação capaz de ocasioná-los.
- Meio químico – exemplo: ministrar substâncias tóxicas.

PERÍCIA MÉDICO-LEGAL NO HOMICÍDIO

Auxilia no diagnóstico diferencial entre as outras causas jurídicas da morte, por meio da realização do exame do corpo e da inspeção do local da morte.

Vão auxiliar nessa diferenciação nexo de causalidade, mecanismo de morte, idade do agressor, lesões na vítima, direção da ferida, número de ferimentos encontrados no cadáver, perfil psicológico da vítima, mudança de local da vítima, arma utilizada. Se cometido por projétil de arma de fogo, deve-se atentar para a distância do tiro que pode ser estudada pelo residuograma.

Alguns instrumentos utilizados são mais característicos em cada uma das causas jurídicas da morte. Instrumentos cortantes, contundentes, perfurocortantes e perfurocontundentes, esganadura e estrangulamento são mais comuns nos homicídios; enforcamento e envenenamento nos casos de suicídio; esmagamento, sufocação e queimadura em acidentes (Croce e Croce Jr, 2014).

Segundo França (2015), o estudo da causa jurídica da morte é mais criminalístico do que médico-legal. A função da Medicina Legal são identificação da *causa mortis*, determinação do tempo da morte, descrição das lesões traumáticas e alterações presentes e solicitação de exames que auxiliem.

DENOMINAÇÕES ESPECIAIS

Feminicídio (art. 121, VI) – contra a mulher por razões da condição do sexo feminino. Conforme o § 2º A do artigo, considera-se que há razão quando envolve violência doméstica e familiar e menosprezo ou discriminação à condição de ser mulher.

Instigação ou auxílio a suicídio (art. 122) – induzir ou instigar alguém a suicidar-se ou prestar-lhe auxílio para que o faça.

Infanticídio (art. 123) – matar, sob a influência do estado puerperal, o próprio filho.

Abortamento (aborto):
- Aborto provocado pela gestante ou com seu consentimento (art. 124): provocar aborto em si mesma ou consentir que outrem lhe provoque.
- Aborto provocado por terceiro sem ou com o consentimento da gestante (arts. 125 e 126).

Genocídio (Lei nº 2.889 de 1956, artigo I) – intenção de destruir, no todo ou em parte, grupo nacional, étnico, racial ou religioso.

REFERÊNCIAS

Brasil. Decreto-Lei nº 2.848, de 7 de dezembro de 1940. Código Penal. Rio de Janeiro, 7 dez. 1940. Disponível em: www.planalto.gov.br/ccivil_03/decreto-lei/Del-2848compilado.htm. Acessado em 23 mar. 2019.

Croce D, Croce D Jr. Manual de medicina legal. 8ª ed. São Paulo: Saraiva; 2012.

Cunha RS. Manual de direito penal. 7ª ed. Salvador: JusPODIVM; 2018.

França GV. Medicina legal. 10ª ed. Rio de Janeiro: Gen, Guanabara Koogan; 2015.

Hungria N. Comentários ao Código Penal. 13ª ed. Rio de Janeiro: Forense; 2007.

capítulo 58

SUICÍDIO

Alice dos Santos Mattos
Isabella Carvalho de Paula

CONCEITO

O termo "suicídio" foi utilizado pela primeira vez, em língua francesa, pelo abade Desfontaines em 1734 ou 1737, tendo como significado "o assassinato ou morte de si mesmo" (Werlang, 2000).

Para Shneidman (1994, *apud* Werlang, 2000, p. 40), o suicídio é "o ato humano de cessação autoinfligida, intencional", que é mais bem compreendido "como um fenômeno multidimensional, em indivíduo carente, que define uma questão, para a qual o suicídio é percebido como a melhor solução". Para ele, é um evento exclusivamente humano, constante em todas as culturas, sendo o valor que se dá a ele a variável do fenômeno.

Durkheim, 1982 (*apud* Ribeiro, 2004), argumenta que o suicídio é um fenômeno social, assim, não pode ser avaliado meramente à luz da individualidade. Para ele, o suicídio é explicado, principalmente, por causas externas, ou seja, as causas internas como distúrbios mentais e do comportamento aparecem em segundo plano.

Kalina e Kovadloff, 1983 (*apud* Werlang, 2000), acreditavam na existência de uma cultura suicida e definiram o suicídio como resultado de dois fatores: uma reação psicótica e uma indução. Para eles, as ações autodestrutivas baseiam-se inteiramente nos modelos sociofamiliares.

CORRENTES DOUTRINÁRIAS

A partir de uma análise histórica, é possível detectar três correntes doutrinárias que sustentam os estudos sobre o tema:

a) Doutrina psiquiátrica – correlaciona o suicídio com transtornos ou patologias mentais e psiquiátricas. Para essa corrente, nenhuma pessoa em perfeito estado mental seria capaz de cometer suicídio, ou seja, todos que cometem suicídio são acometidos por uma desordem mental, mesmo que seja apenas no momento em que o ato é cometido.

b) Doutrina sociológica – segundo essa doutrina, o suicídio é fruto de uma determinação social. Nesse entendimento, fatores externos ao indivíduo são responsáveis por uma estabilidade nas taxas de suicídio. A variação dessa taxa seria reflexo de eventos sociais de grande impacto, como guerras e crises econômicas. A pessoa notável dessa doutrina é Durkheim, que foi contra a ideia de um fator unicamente interno, como o transtorno psiquiátrico.

c) Doutrina psicológica – defende que a presença de distúrbios mentais e fatores sociais não basta para justificar o suicídio. Freud é o expoente da doutrina, para ela, as razões pessoais e as motivações particulares são as condições necessárias para que o suicídio ocorra (Ribeiro, 2004). Além disso, segundo essa linha de pensamento, o suicídio tem suas causas nas depressões oriundas de estados emocionais variados, a exemplo da agressividade, medo, vingança e frustração (França, 2017).

AUTÓPSIA PSICOLÓGICA

É um exame retrospectivo, que objetiva a compreensão do suicídio e dos fatos que o cercam, sendo realizada por meio de parentes e testemunhas (Ribeiro, 2004).

Para Shneidman, a autópsia psicológica consiste em uma investigação imparcial, que tem como objetivo a compreensão de aspectos psicológicos de uma morte em particular, de forma que esclareça o modo da morte, que pode ser natural, acidental, por suicídio ou homicídio, e que vai considerar o plano a intenção fatal ou não do falecido. Para isso, sofrem análise:

> [...] o estilo de vida, a história comportamental e os elementos caracterológicos, como: grau de ambivalência, qualidade das funções cognitivas, estado de organização ou obsessão, estado de fúria e/ou agitação, a quantidade de dor psíquica [...] (Shneidman, 1994, *apud* Werlang, 2000, p. 142).

Para França (2017, p. 1575), "este método nem sempre é aceito como de valor absoluto. Seu risco está na valorização de fatos aos quais todas as pessoas estejam sujeitas".

PERFIL SUICIDA

Durkheim, 1982 (*apud* Ribeiro, 2004), sugeriu a existência de três categorias de suicídio: o egoísta, o altruísta e o anômico:

a) Egoísta – seria a categoria mais comum. É caracterizada pela perda de ligação com a sociedade e por um individualismo extremo, nessa categoria, o indivíduo se afasta dos demais.

a) Altruísta – é definido por uma assimilação social forte, dessa forma, o indivíduo se compromete com seus ideais e, para ele, o suicido é um ato moral e necessário (França, 2017).

b) Anômico – para França (2017), o suicídio anômico é o mais frequente e é alarmante na atualidade, visto que está subordinado à ausência de maior imposição social dita moderna, cada vez mais egoísta e mais indiferente. Souzã Neto expressa sobre o suicídio anômico:

> [...] decorre de conflitos sociais internos, como a emigração, desorganização social e dificuldades econômicas, que frustrariam as aspirações do indivíduo, levando-o ao suicídio [...] (Souzã Neto, 1995, *apud* Ribeiro, 2004, p. 13).

PERÍCIA

A perícia é realizada para diferenciar os casos de suicídio dos homicídios e acidentes. Para isso, é necessário que ocorra a necropsia em conjunto com a análise do perito criminal acerca do ambiente no qual foi encontrado o corpo. É importante frisar que atualmente não é necessária a presença de um médico legista no local da morte, já que essa competência apresenta caráter mais criminal. O local da morte, apesar de essencial, pode ser explorado apenas pelo perito criminal, que irá determinar a causa jurídica de morte (França, 2017).

Necropsia

O papel do médico legista em casos de suicídio é a necropsia, na qual haverá a identificação tanto do corpo do morto como pela forma que ocorreu a morte. Nessa etapa, ocorre a análise minuciosa tanto interna quanto externa do corpo (França, 2017).

Durante a necropsia, é prudente determinar se a morte foi causada por suicídio, homicídio ou acidentes, e algumas características são excludentes nesse processo. Nos casos de lesão de defesa e lesões de luta, por exemplo, são raros os casos de suicídio, já que é difícil a vítima apresentar algumas dessas lesões. Também, lesões provocadas pelo agressor, como escoriações, afastam as hipóteses para o suicídio (França, 2017).

Uma característica importante, apesar de não ser regra geral, é o fato de que as vítimas que cometem suicídio tentam minimizar os sofrimentos, escolhendo zonas fatais, conhecidas como zonas de eleição (Ribeiro, 2004). Por isso, a observação pela sede dos ferimentos é essencial. Por exemplo, regiões escapulares e interescapulares são dificilmente atingidas pela própria vítima, enquanto membros superiores, punhos e cabeça são as preferências dos suicidas (França, 2017).

A quantidade e o tipo de lesões também contribuem muito para a identificação de um suicídio. É comum, nesses casos, o aparecimento de um ferimento, apesar de que podem ser encontrados casos de vítimas com dois ou mais ferimentos. No entanto, caso ocorra lesões em locais vitais muito distintos, como coração e cabeça, é muito difícil cogitar a hipótese de suicídio (França, 2017). A respeito do tipo de lesão, é comum em regiões de acesso mais fácil, como as já descritas acima, e são mais comuns ferimentos por armas de fogo, instrumentos de corte e lesões por enforcamento.

INSTRUMENTOS E MEIOS

Alguns instrumentos e meios são recorrentes e comuns, já que o ato é planejado e de forma a causar menos sofrimento na vítima. Por isso, são comuns o uso de venenos, armas de fogo, monóxido de carbono para intoxicação, cordas usadas em enforcamentos, armas brancas, afogamento e o uso do fogo, entre muitos outros (Ribeiro, 2004).

FATORES DE RISCO PARA O SUICÍDIO

Como o suicídio é algo recorrente, já foi traçado um perfil dos fatores que mais influenciam para a ocorrência de suicídios. Segundo Ribeiro (2004), as principais causas são:
- Sexo, onde, segundo Werlang (2000), há predomínio de homens como suicidas.
- Idade.

- Classe social, sendo que, em países desenvolvidos, a incidência é maior nas classes altas.
- Estado marital. Pesquisas apontam mais suicídios entre pessoas sós.
- Profissão.
- Desemprego.
- Alteração social.
- Momento histórico.
- Fatores genéticos e biológicos.
- Convivência com uma família abusiva, que gere o desejo de suicídio na pessoa.
- Saúde física.

REFERÊNCIAS

França GV. Medicina legal. 11ª ed. Rio de Janeiro: Guanabara Koogan; 2017; p. 1575.

Ribeiro DM. Suicídio: critérios científicos e legais de análise. Jus Navigandi, Teresina. 2004;9(423):13.

Werlang BSG. Proposta de uma entrevista semi-estruturada para autópsia psicológica em casos de suicídio. Tese (Doutorado em ciências médicas na área de saúde mental) – Faculdade de Ciências Médicas, Universidade Estadual de Campinas, Campinas, São Paulo; 2000. p. 40 e 142.

capítulo 59

INFANTICÍDIO

Júlia Lopes de Castro
Anderson Moura Duarte
Lais Záu Serpa de Araújo

ASPECTOS HISTÓRICOS DO INFANTICÍDIO

Cronologia conceitual e normativa

O infanticídio tem sido praticado em sociedades que, geograficamente, vão do Taiti à Groenlândia, em culturas tão variadas quanto as que vão dos aborígenes nômades australianos às sofisticadas comunidades urbanas da Grécia antiga ou da China dos mandarins (Singer, 1998). Portanto, um exame sobre o infanticídio deve começar com a observação de que tem sido largamente praticado em todo o mundo, não apenas como modo de dispor de recém-nascidos defeituosos, mas para controlar o crescimento da população (Engelhardt, 1998). Não matar um recém-nascido doente ou deformado era quase sempre visto como um erro, e o infanticídio talvez tenha sido a primeira forma de controle da população, ou a única, no caso de várias sociedades (Singer, 1998).

A prática do infanticídio sofreu múltiplas oscilações valorativas ao longo dos tempos, ora sendo aceita como uma prática social, ora sendo cruelmente apenada (Silva, 2010). De modo mais contundente, o infanticídio manteve-se por toda a Idade Média na categoria de delito de extrema gravidade. Essa repulsa alcança a modernidade, até os primeiros registros de sua conversão em homicídio privilegiado (França, 2008).

A Áustria, em 1803, foi o primeiro país a considerar o infanticídio crime privilegiado, isto é, aquele que envolve condições em que o executor é incapaz de avaliar a intensidade do delito que se está cometendo – no caso do infanticídio, as alterações fisiológicas ocasionadas durante ou logo após o parto (Souza, 2008).

O Brasil, em 1830, seguindo a orientação dominante a partir do século XIX, sancionou o Código Criminal do Império, o qual passou a considerar o infanticídio crime excepcional, com pena sensivelmente atenuada, em virtude de configurar-se na espécie *honoris causa* (Souza, 2008). Tal tipificação, fundada em razão da preservação da honra sexual da parturiente, recebeu severas críticas por menosprezar a existência do nascente ou recém-nascido) em nome do aspecto subjetivo da reputação da mãe (Silva, 2010). No Código Penal da República, em 1890, a pena para o infanticídio foi aumentada e o crime passou a ser considerado morte dada a infante até sete dias de vida, pela mãe, por motivo de honra, ou por terceiro (Souza, 2008).

O Código Penal Brasileiro de 1940, em seu artigo 123, modificou o entendimento do crime de infanticídio e, em sua definição, substituiu o critério psicológico pelo fisiológico, qualificando-o como "matar, sob a influência do estado puerperal, o próprio filho, durante o parto ou logo após", o que é considerado menos grave que o homicídio simples, merecendo tratamento diferenciado. A partir de então, o sujeito ativo só é considerado a própria mãe, e o sujeito passivo somente pode ser o próprio filho, caso contrário, o crime ou sua tentativa é considerado homicídio (Souza, 2008).

EVOLUÇÃO DA RESPOSTA ESTATAL À REPROVAÇÃO POPULAR

À luz do paradigma ético-contemporâneo ocidental, a narrativa dos crimes contra a vida encontra um ponto de máxima reprobabilidade, no delito tipificado homicídio doloso, quando a vítima é um recém-nascido e o agente do crime é a mãe. Nesse caso, o anátema que interdita a violência contra as crianças, notadamente a que cause a morte, ganha contornos de tragédia traumática para a coletividade.

A dimensão perturbadora desse delito tem implicado, na história do direito, profundo interesse dos juristas em lavrar uma cominação definitiva, no mínimo capaz de pontuar uma resposta do Estado que transmita à sociedade a certeza da justa repulsa a ato tão reprovável.

Estima-se, em diversos registros da literatura acadêmica, que a conversão/invenção desse delito para um tipo penal menos gravoso deve-se ao grau de rejeição social para com a conduta homicida de uma parturiente que dê fim à vida de seu filho ao qual há pouco deu à luz. Essa aparente contradição explica-se pela não aceitação da naturalidade de delito. É certamente mais confortável considerar que uma mãe capaz de tal crime não se encontra em plenas condições de entender a realidade circunstancial e as consequências de sua conduta.

Ao Estado, porém, cabe enfrentar as evidências e, por seus agentes, determinar as condições do praticante do crime e de sua vítima, executar os procedimentos investigativos e, se for o caso, processar, julgar e afastar do convívio social o criminoso.

INFANTICÍDIO INDÍGENA NO BRASIL

O infanticídio, antropologicamente definido, mas não tipificado, é um hábito arraigado em muitas culturas indígenas brasileiras. Desde Lévi-Strauss, o tema é objeto de debate, com miríades de ensaios e teses a abordá-lo. O conflito entre o respeito a tradições e o direito à vida como cláusula fundamental do ordenamento constituinte do País, todavia, não implicou nenhuma ação estatal de interdito jurídico ou social. No Brasil, o direito ao sacrifício humano, seja religioso, seja compassivo ou utilitarista, sobrepujou-se ao direito das crianças à vida, teoricamente tutelado, de forma cristalina, pelo Estado, nos termos da legislação pátria (Santos, 2018; Jesus e Pereira, 2017).

Tecnicamente, o infanticídio indígena distingue-se do termo inscrito na lei. No Código Penal a influência do estado puerperal é condição para o enquadramento no tipo delituoso próprio. Nos casos das práticas indígenas, o assassinato pode alcançar crianças em qualquer idade e ser efetivado por outro membro autorizado da tribo, quando a mãe coagida não o pratique. É frequente o suicídio dos parentes próximos, antes ou depois da perpetração do homicídio, pelo sofrimento psíquico provocado pela iminência ou consumação da prática tradicional (Moura, 2016).

As diversas justificativas dessas mortes tribais, desde proporção de homens e mulheres, até controle populacional, filhos bastardos, gêmeos ou deficientes, não elidem as obrigações constitucionais e legais tanto dos agentes estatais quanto dos demais brasileiros civilmente capazes e penalmente imputáveis (Moura, 2016).

Claro está que o infanticídio indígena implica uma compreensão antropológica, mas a sociologia, pura ou aplicada, informa a possibilidade de coibir a conduta e imputar responsabilidade a quem dever.

O contexto social no qual as comunidades aborígenes enfrentam a questão, com taxa de mortalidade infantil quatro vezes maior que a média nacional, devido às baixíssimas condições sanitárias, à expropriação territorial e à desassistência à saúde, não exime a responsabilização (Schramm, 2016). Ao contrário, as crianças portadoras de deficiências graves, em princípio, destinadas a morrer ou, caso sobrevivam, a ter uma qualidade de vida seriamente comprometida, seja em razão da sua doença, seja pela exclusão social que se segue, têm o direito de serem salvas, e o país tem o poder e o dever de salvá-las. Assim, o homicídio dessas crianças que poderia ser enquadrado, na visão dos agentes, como um ato de benevolência, visto que estariam poupando-as de uma vida de sofrimento, deve ser visto como fato criminoso, restando aos brasileiros capazes e inocentes identificarem os agentes responsáveis e culpados.

O médico legista tem como papel primordial auxiliar a justiça no desvendamento dos crimes, entre os quais o infanticídio, comumente tipificado e compreendido, em prol da justiça, diante de situações trágicas isoladas, decorrentes de responsabilidade individualizada. Nos casos de infanticídios indígenas, a Medicina Legal pode, ainda que de modo coadjuvante, contribuir para se apurar os crimes de homicídio contra crianças, para que seus agentes sejam identificados e os responsáveis punidos.

ESTADO PUERPERAL

O estado puerperal é considerado por alguns estudiosos uma ficção jurídica, por não ter nem mesmo um período de duração definido, inexistindo como patologia própria em tratados médicos, a exemplo do Manual Diagnóstico e Estatístico de Transtornos Mentais (DSM-V) e da Classificação Internacional de Doenças (CID-10) (França, 2008).

Guimarães (2003) estabelece a diferenciação entre o puerpério e o estado puerperal e explica que o primeiro compreende o período de tempo entre a dequitação placentária e o retorno do organismo materno às condições pré-gravídicas, tendo duração média de 6 semanas, enquanto o segundo seria uma alteração temporária em mulher previamente sã, com colapso do senso moral e diminuição da capacidade de entendimento seguida de liberação de instintos, culminando com a agressão ao próprio filho. Assim, essa definição justifica a semi-imputabilidade para o crime de infanticídio, como é considerado pelo Direito (Souza, 2008).

Para França (2008), a expressão "durante ou logo após o parto" compreende o período que vai desde a rotura das membranas e expulsão do feto até os primeiros cuidados ao infante nascido, tendo um sentido mais psicológico do que propriamente cronológico. Segundo esse autor, o estado puerperal, como admitido na legislação vigente, encontraria sua justificativa no trauma psicológico e nas condições associadas a um parto sem assistência e/ou indesejado. Nessa situação, a angústia, as dores, o sangramento e a extenuação resultariam em um estado confusional capaz de levar à prática do crime.

É relevante destacar que, sendo o infanticídio um crime exclusivo da parturiente contra o filho, caso a mãe mate um adulto sob a influência do estado puerperal, essa responderá por homicídio. Porém, se a mãe, sob a influência do estado puerperal, por erro *in personam*, matar o filho alheio, supondo ser o seu, pratica infanticídio, pois não são consideradas as condições ou qualidades da vítima real (Prado, 2006).

PERÍCIA MÉDICO-LEGAL

O infanticídio representa um grande desafio para a perícia médico-legal, que deve buscar os seguintes elementos para a caracterização do crime (França, 2008):

- Diagnóstico do tempo de vida – estados de natimorto, o de feto nascente, o de infante nascido ou o de recém-nascido.
- Diagnóstico de nascimento com vida – provas de vida extrauterina.
- Diagnóstico do mecanismo de morte – identificação do meio ou instrumento que provocou a lesão ou lesões fatais à vítima.
- Diagnóstico do "estado puerperal" – o estado psíquico da mulher.
- Diagnóstico de puerpério ou parto recente – comprovação de parto pregresso.

DIAGNÓSTICO DO TEMPO DE VIDA

É fundamental apurar se a criança é um natimorto ou se nasceu viva e morreu durante o parto (feto nascente) ou logo após o parto (infante nascido ou recém-nascido). Isto porque, caso a mãe pense que cometeu o crime, mas na realidade deu à luz a um natimorto, tal conduta da agente é impunível, pois, para a configuração do infanticídio, é necessário que o sujeito passivo esteja vivo no momento da ação criminosa, sendo indiferente sua capacidade de viver fora do útero (Maranhão, 2000; Souza, 2008; Ribeiro, 2004).

NATIMORTO

Para a Medicina Legal, o natimorto é o feto que morre durante o período perinatal que, de acordo com a CID-10, inicia-se na 22ª semana de gestação, quando o peso fetal é de aproximadamente 500 gramas. As causas dessa morte podem ser naturais, sendo as mais comuns asfixia, prematuridade, anomalias congênitas e doença hemolítica fetal, ou violentas, que, por sua vez, dividem-se em *tóxicas* e *mecânicas* (França, 2008).

FETO NASCENTE E INFANTE NASCIDO

O feto nascente é aquele que começou a nascer e ainda está dependente do organismo materno. Apresenta todas as características do infante nascido, exceto a faculdade de ter respirado. No infanticídio de feto nascente, as lesões causadoras de morte estão situadas nas regiões onde o feto começa a se expor e têm características de feridas encontradas *in vitam* (França, 2008).

O infante nascido é aquele que completou o nascimento e possuiu vida autônoma, isto é, iniciou o processo respiratório, porém não recebeu cuidado algum, como tratamento do cordão umbilical e higiene corporal. Apresenta proporcionalidade de suas partes, peso e estatura habitual, desenvolvimento dos órgãos genitais e núcleos de ossificação fêmur-epifisária e as seguintes características (França 2008):

- Estado sanguinolento – o sangue que recobre o corpo, total ou parcialmente, representa o elemento mais significativo para o diagnóstico de infante nascido, pois evidencia a ausência de qualquer cuidado de limpeza logo após o parto (França, 2008).
- Induto sebáceo – presença de vérnix caseoso, secreção branco-amarelada de consistência untuosa que serve de proteção à pele do feto (França, 2008).
- Tumor de parto – trata-se de um edema no local da insinuação fetal, geralmente na cabeça, provocado pelas compressões contra as paredes do canal de parto. Desaparece em torno de 24 a 36 horas após o nascimento. Este elemento é indício de circulação no organismo fetal (França, 2008).
- Cordão umbilical – tem importância fundamental na diferenciação entre infante nascido e recém-nascido. A rotura espontânea do cordão sem ligadura e ausência de lesões violentas indicam infanticídio por omissão de cuidados, enquanto o simples corte do cordão umbilical e seu tratamento habitual podem descaracterizar infanticídio pela evidente lucidez da mãe (França, 2008).
- Presença de mecônio – matéria fecal estéril verde-escura produzida pelos intestinos antes do nascimento, podendo estar presente durante o parto ou na cavidade uterina em caso de sofrimento fetal (Benfica e Vaz, 2012).

- Respiração autônoma – elemento fundamental, a respiração é atestada pelas docimásias, que serão descritas adiante (França, 2008).

RECÉM-NASCIDO

O conceito médico-legal de recém-nascido é o estágio que vai desde os primeiros cuidados após o parto até aproximadamente o 7° dia de nascimento. Embora atenuadas, o recém-nascido pode apresentar as mesmas características do infante nascido, menos o estado sanguinolento e o não tratamento do cordão umbilical (França, 2008).

A estimativa da idade à data da morte de fetos e recém-nascidos baseia-se essencialmente no estudo do padrão de mineralização dentária e na avaliação de aspectos associados ao desenvolvimento e ao crescimento do esqueleto, cabendo assim ao odonto-legista e ao médico-legista a tarefa de determinar a idade e a data da morte daquela criança. Em vários estudos, o grau de mineralização dentária se mostrou superior ao grau de erupção dentária na determinação da idade cronológica do cadáver (Carneiro, 2014).

O estabelecimento da idade em restos cadavéricos a partir do esqueleto fetal baseia-se fundamentalmente no desenvolvimento, crescimento e estimativa osteométrica da idade de fetos humanos e maturação dos ossos, sendo os dois métodos mais utilizados o aparecimento dos centros de ossificação e a avaliação do comprimento das diáfises de ossos longos. Os ossos longos mais utilizados em estudos são: rádio, ulna, úmero, fêmur, tíbia e fíbula, sendo o comprimento da diáfise do fêmur o que melhor demonstrou resultados satisfatórios (Carneiro, 2014).

As principais características cranianas para detectar um recém-nascido são a fontanela anterior (bregmática) que está aberta, a fontanela lambdática que está provavelmente aberta, as fontanelas laterais anteriores e posteriores estão fechadas ou em processo de encerramento, pois encerram pouco após o nascimento, a sínfise mandibular não está fundida e o anel timpânico está ausente ou parcialmente formado (Carneiro, 2014).

DIAGNÓSTICO DE NASCIMENTO COM VIDA

Descrições de critérios de vida extrauterina são baseadas na existência de um sistema circulatório efetivo e, principalmente, de eventos respiratórios após o nascimento, cuja comprovação é feita através das *docimásias* e de *provas ocasionais*. Docimásias são provas baseadas na possível respiração e seus efeitos. São classificadas em docimásias *pulmonares* e *extrapulmonares* (França, 2008).

DOCIMÁSIAS PULMONARES

Docimásia hidrostática pulmonar de Galeno – a mais antiga e também a mais usada por sua praticidade, baseia-se no princípio de que o pulmão que respirou e se expandiu é menos denso que a água e, portanto, flutua nela. Essa prova deve ser considerada prejudicada após 24 horas, quando se inicia o estágio de putrefação, e nos casos de respiração artificial, congelação, asfixia e afogamento (Benfica e Vaz, 2012).

Docimásia diafragmática de Ploquet – se houve respiração, observa-se horizontalidade diafragmática (França, 2008).

Docimásia óptica de Bouchut – o pulmão que não respirou tem aspecto hepatizado, enquanto aquele que respirou apresenta desenho de mosaico alveolar (França, 2008).

Docimásia táctil de Nerio Rojas – à palpação, o pulmão que respirou apresenta crepitações e sensação esponjosa, e o que não respirou, consistência carnosa (França, 2008).

Docimásia epimicroscópica pneumoarquitetônica de Veiga de Carvalho – visualização, à epimicroscopia, da superfície externa dos pulmões para determinar se eles distenderam ou não (França, 2008).

Docimásia radiológica de bordas – estuda-se a radiopacidade do parênquima dos pulmões que não respiraram (França, 2008).

Docimásia histológica de Balthazard – é a mais perfeita das provas, pois é útil até mesmo nos pulmões putrefeitos. Consiste no estudo microscópico do tecido pulmonar que evidencia cavidades alveolares colabadas no pulmão que não respirou (França, 2008).

DOCIMÁSIAS EXTRAPULMONARES

Docimásia gastrointestinal de Breslau – consiste em verificar a presença de ar no tubo digestório, observando-se sua flutuação na água. Utilizada quando chega à perícia apenas o abdome do infante (França, 2008).

Docimásia auricular de Wreden-Wendt – com a respiração, o ar penetra no ouvido médio através da tuba auditiva. Assim, quando se faz uma incisão na membrana timpânica dentro de recipiente com água, observam-se bolhas. Utilizada quando se consegue apenas a cabeça do infante (Maranhão, 2000).

Entre as provas ocasionais de respiração, podemos citar: presença de corpos estranhos nas vias aéreas e de substâncias no aparelho digestório, lesões (reações vitais) encontradas no cadáver, indícios característicos de recém-nascido ou de infante nascido (França, 2008).

DIAGNÓSTICO DO MECANISMO DE MORTE

O objetivo do perito aqui é distinguir a *causa mortis*, principalmente se ela ocorreu durante ou após o parto, a fim de classificar o incidente como infanticídio. Primeiramente, devem-se afastar causas acidentais, como enrolamento do cordão, distocia do ombro, pelve estreita ou traumatismo por partos surpresa (geralmente prematuros). A investigação deve envolver testemunhas, como pacientes, familiares e profissionais de saúde do local do incidente (França, 2008).

Uma vez afastada a causa acidental, cabe ao perito médico-legista descobrir o mecanismo da morte e, diante desse resultado, a autoridade policial ou judiciária poderá estabelecer se foi um caso de infanticídio. Vale lembrar que abandono de incapaz também se configura no crime de infanticídio, visto que o recém-nascido é incapaz de se alimentar sozinho e de se proteger das intempéries e dos animais (França, 2008).

No Brasil, apesar de não haver levantamentos estatísticos oficiais sobre infanticídio, entre as principais causas noticiadas sobre esse tipo de crime constam: sufocamento, afogamento, espancamento e abandono.

DIAGNÓSTICO DO "ESTADO PUERPERAL": O ESTADO PSÍQUICO DA MULHER

A constatação do estado puerperal é bastante dificultada, pois, em geral, a possível agente do crime é submetida à avaliação do perito psiquiatra forense apenas quando já se passou um longo período do fato. Ademais, não existe um elemento psicofísico que forneça à perícia a segurança para afirmar que uma mulher matou seu próprio filho sob a influência do referido estado (Maranhão, 2000; França, 2008).

Segundo Maranhão (2000), o estado puerperal é um transtorno transitório, incompleto, caracterizado por atenção e sensopercepção deficientes, escassa memória, tanto de fixação como de evocação, e que confunde o objetivo com o subjetivo, assemelhando-se aos estados crepusculares.

As parturientes que cometem esse delito não têm histórico de doenças mentais, sendo consideradas hígidas sob a óptica da psiquiatria. O estado puerperal não é uma psicose puerperal, pois tal entidade deriva de alguma manifestação psicopatológica, como a esquizofrenia ou transtorno bipolar, que possui quadro clínico bem definido e encontra no puerpério condições propícias para sua instalação. A psicose puerperal configura inimputabilidade criminal, mas não é o caso do estado puerperal (Maranhão, 2000).

A lei dá um relevante valor ao grau de entendimento da infanticida durante ou logo após o parto. França (2008) lista os elementos que devem ser investigados no exame pericial da parturiente: 1. se o parto transcorreu de forma angustiante ou dolorosa; 2. se a parturiente, após ter realizado o crime, tratou ou não de esconder o cadáver do filho; 3. se ela lembra ou não do ocorrido ou se simula; 4. se a mulher tem antecedentes psicopáticos ou se suas consequências surgiram no decorrer do parto; e 5. se há vestígios de outra perturbação mental cuja eclosão, durante o parto ou logo após, foi capaz de levá-la a praticar o crime.

DIAGNÓSTICO DE PUERPÉRIO OU PARTO RECENTE

A fim de ter resultados consistentes na perícia e que possa prestar os devidos esclarecimentos técnico-científicos à justiça em relação ao infanticídio, é essencial que o perito médico-legal verifique se a mulher realmente teve um parto recente ou se ela se encontrava em fase de puerpério.

Entre as principais características de um parto recente, podemos destacar:

Sinais externos – edema de pequenos e grandes lábios, rotura de períneo, eventuais sinais de episiotomia, lóquios (de coloração *rubra* até o terceiro dia, *flava* até o oitavo dia e *alba* até o décimo segundo dia), mamas túrgidas eliminando colostro e involução uterina pela altura do fundo (Benfica e Vaz, 2012).

Sinais internos – edemas, roturas e equimoses da mucosa vaginal, colo uterino amolecido, grosso e com orifício entreaberto, cavidade uterina globosa, com muitos coágulos e posteriormente lóquios (Benfica e Vaz, 2012).

O puerpério é caracterizado por:

Sinais externos – pigmentação dos mamilos e linha alba, cicatrizes no períneo (eventualmente), restos de hímen e alterações do colo uterino (Benfica e Vaz, 2012).

Sinais internos – útero globoso, maior e mais pesado, com paredes mais espessas que a normalidade (Benfica e Vaz, 2012).

CONSIDERAÇÕES FINAIS

A distinção do infanticídio em relação ao homicídio simples se consagrou na legislação brasileira em face da apreciação psiquiátrica de quadros de perturbação mental transitória das parturientes enquanto agentes do crime. Há também os quadros verificados entre tribos indígenas brasileiras de homicídio contra crianças. Essas situações têm provocado um debate intenso em que a dimensão das características culturais desses povos se opõe ao direito à vida inscrito na Constituição Federal e à obrigação de proteção do Estado às pessoas, em particular, aos neonatos. A função da medicina legal é de verificar o ato criminoso e as suas circunstâncias: a constatação do nascimento com vida, para configurar o crime, e a condição mental da agente. Para os casos que ocorrem entre as tribos indígenas brasileiras, a investigação apresenta bastante dificuldade do ponto de vista do acesso geográfico, da resistência das populações e do levantamento dos elementos de prova, além da própria complexidade da aferição da capacidade civil e responsabilidade penal do agente, parecendo que o conjunto normativo apresenta lacunas na tipificação do delito ou nas excludentes de ilicitudes.

REFERÊNCIAS

Benfica FS, Vaz M. Medicina legal. 2ª ed. Rev. e atual. Porto Alegre: Livraria do Advogado Editora; 2012.

Carneiro CFR. Estimativa osteométrica da idade de fetos humanos: método baseado em medições radiográficas de ossos longos. Coimbra: [s.n.], 2014. Tese de doutoramento. Disponível em: <http://hdl.handle.net/10316/26973>. Acessado em 5 abr. 2019.

Engelhardt HT Jr. Fundamentos da bioética. São Paulo: Edições Loyola; 1998.

França GV de. Medicina legal. 8ª ed. Rio de Janeiro: Guanabara Koogan; 2008.

Guimarães R. O crime de infanticídio e a perícia médico-legal: uma análise crítica. Jus Navigandi, Teresina A. 2003;7:n. 65.

Jesus Marcus Mendonça Gonçalves de, Pereira Erick Wilson. Infanticídio indígena no Brasil: o conflito entre o direito à vida e à liberdade cultural e religiosa dos povos indígenas. Pensar – Revista de Ciências Jurídicas. 2017;22(1)353-80. Fortaleza: jan./abr. 2017 DOI: 10.5020/2317-2150.2017.v22n1p353

Maranhão Odon Ramos. Curso básico de medicina legal. 8ª ed. São Paulo: Malheiros Editores; 2000.

Moura Lya de Oliveira. O infanticídio indígena no estado democrático de direito. In: Elda Coelho de Azevedo Bussinguer (ed). Direitos Humanos Fundamentais I. Vitória: FDV Publicações; 2016. p. 173-85.

Prado Luiz Regis. Curso de direito penal brasileiro: parte especial – arts. 121 a 183. 5ª ed. Atual. e ampl. Vol. 2. São Paulo: Revista dos Tribunais; 2006.

Ribeiro Gláucio Vasconcelos. Infanticídio: crime típico; figura autônoma; concurso de agentes. São Paulo: Pillares; 2004.

Rocha GBG, Rocha ESG, Elquisson Rocha. Determinantes para a caracterização do crime de infanticídio: Paradigmas do laudo pericial. Revista Jus Navigandi, ISSN 1518-4862, Teresina, ano 19. 2014; n. 3959. Disponível em: <https://jus.com.br/artigos/27692>. Acessado em 6 abr. 2019.

Santos CR dos. A desconstrução do "infanticídio indígena": um estudo sobre as teorias de (ir)responsabilização penal aplicadas aos interditos de vida. Salvador: 2018.

Schramm FR. A controvérsia sobre o infanticídio em populações indígenas. Sociedade Brasileira de Bioética.

Silva LP. O estado puerperal e suas interseções com a bioética. São Paulo: Cultura Acadêmica; 2011.

Singer P. Ética prática. 2ª ed. São Paulo: Martins Fontes; 1998.

Souza KF de. Infanticídio: homicídio privilegiado no código penal brasileiro (2008). Disponível em:< http://www.jurisway.org.br/v2/dhall.asp?id_dh=3894>. Acessado em 4 abr. 2018.

capítulo 60

ACIDENTES: VISÃO MÉDICO-LEGAL

José Francisco Manhães Pinto Neto
Beatriz Evangelista Leal Medina da Paz

CONSIDERAÇÕES GERAIS

Como relatado no livro Gênesis, os primeiros seres humanos, aqueles que habitavam o Paraíso, eram puros, viviam em um meio de paz e felicidade. Como punição pelo pecado original, sua desobediência ao Arquiteto, foram expulsos do Éden, levando-os a conviver com as mais diversas tribulações (A Bíblia, Gênesis 1-3). A partir daí, desenvolveram o afã pela sobrevivência, conhecendo as diversas energias vulnerantes, como físicas, mecânicas, químicas etc., energias essas capazes de causarem lesões leves, graves e, muitas vezes, fatais, nas suas diversas naturezas: homicídio, suicídio e acidentes, estes, sendo os mais comuns, mereceram por nós, autores, a atenção, devido as suas dantescas proporções. Eles, que, se expressam desde uma simples lesão punctória, até danos fatais, mudaram ao longo do tempo, mas até hoje afetam a população de forma incalculável. Portanto, ao longo do texto serão abordadas as principais causas de acidentes não catastróficos no presente: os relacionados ao trabalho e em seguida os relacionados ao trânsito.

ACIDENTES DE TRABALHO

Antigamente, o trabalho servia meramente para satisfazer as necessidades humanas básicas, mas, com a evolução das sociedades e das tecnologias, e o advento da Revolução Industrial e do capitalismo, os desejos mudaram.

Assim, o ser humano começou a construir mais artefatos que não estavam necessariamente ligados à necessidade da sobrevivência da espécie, e sim para satisfazer desejos pessoais. Com isso, a forma de trabalho também mudou, as máquinas adentraram nas fábricas e o vínculo empregatício tornou-se cada vez mais impessoal, muitas vezes com exploração e insalubridade do local de trabalho. Por esse motivo, as leis precisaram mudar, para acompanhar a realidade em que se encontravam até chegar nos dias atuais, de forma que não cometa injustiças, e é aí que entra a perícia médica permitindo elucidar questões que sem as ciências médicas permaneceriam obscuras.

Com base no art. 19 da Lei nº 8.123/91, pode-se definir acidente de trabalho como aquele "ocorrido pelo exercício de uma atividade laboral que venha a provocar acometimento das atividades fisiológicas ou psíquicas, que cause morte, perda ou redução da capacidade de trabalho do indivíduo acometido, podendo esta ser permanente ou temporária".

Ainda no que tange à delimitação jurídica dos acidentes de trabalho, de acordo com o artigo 20 da Lei nº 8.213, de 24 de julho de 1991, existem duas principais classes:

"I – doença profissional, assim entendida a produzida ou desencadeada pelo exercício do trabalho peculiar a determinada atividade e constante da respectiva relação elaborada pelo Ministério do Trabalho e da Previdência Social;
II – doença do trabalho, assim entendida a adquirida ou desencadeada em função de condições especiais em que o trabalho é realizado e com ele se relacione diretamente, constante da relação mencionada no inciso".

Inserido na mesma lei, o artigo 21 adiciona algumas situações que são consideradas equivalentes aos acidentes laborais, a exemplo das doenças indiretamente profissionais, tais como: acidente ligado ao trabalho, quando ele tenha contribuído diretamente para a morte, incapacitação ou lesão grave com difícil recuperação do trabalhador; acidente no horário e local de trabalho, mesmo que por pessoa privada de razão ou por terceiros; doenças advindas de contaminação devido ao exercício do labor; acidentes fora do horário de trabalho, nos quais o empregado tenha realizado ação em prol da empresa, mesmo que por livre e espontânea vontade ou a serviço da empresa, como viagens a trabalho; e, por fim, acidentes ocorridos no trajeto de casa ao trabalho e vice-versa.

Assim, percebe-se que para que seja considerado acidente de trabalho, esse deve estar diretamente relacionado com a atividade laboral, sendo essa crucial para o adoecimento do indivíduo. Sob essa óptica, é possível definir quais moléstias não se encaixam nessa classe, sendo elas doenças degenerativas, as de acometimento endêmico da região e as que não tenham ligação com a natureza do trabalho, além das que forem inerentes a determinados grupos etários (Croce e Croce Jr, 2012; França, 2015).

Assim, os elementos que caracterizam um acidente laboral são:

- existência de lesão;
- incapacidade para o trabalho;
- nexo de causalidade entre a enfermidade e o trabalho.

Outrossim, é importante adentrar na evolução das leis que regulamentam a infortunística acidentária, a fim de compreendê-las.

Inicialmente, tais leis se sustentavam nos conceitos de culpa objetiva (*in concreto*) e subjetiva (*in abstrato*), as quais fazem parte da culpa contratual, que se caracteriza como violação de uma obrigação preexistente, fundamentada em um contrato legal.

Tais conceitos exigem os seguintes pressupostos: ação ou omissão, dano, nexo de causalidade entre a ação ou omissão e o dano, dolo ou culpa do causador do dano no que tange à culpa objetiva, e comprovar a ação ou omissão, o dano e o nexo de causalidade, para a culpa subjetiva (França, 2015).

A respeito das doutrinas *in abstrato* e *in concreto*, vale salientar que elas responsabilizam o funcionário, e parcial ou totalmente o patrão, contudo, as leis atuais baseiam-se na doutrina do risco profissional. Caso haja dúvida quanto à relação entre a atividade laboral e a moléstia, a atual jurisprudência recomenda que, na dúvida, sempre em prol do lesado (*in dubio semper pro laeso*) (Croce e Croce Jr, 2012).

O risco profissional, de acordo com a Portaria nº 3.214, do Ministério do Trabalho do Brasil, de 1978, pode ser classificado em cinco tipos, sendo eles: riscos de acidentes, ergonômicos, químicos, físicos e, por fim, biológicos. Podem-se, então, catalogar diversos empregos que fornecem tais riscos ao empregado, como mineração, produção de tinta e cola sintética, siderurgia, manuseio de organofosforados e trabalho em indústria automobilística, por exemplo (Croce e Croce Jr, 2012; França, 2015).

Por fim, é função da perícia médica do Instituto Nacional do Seguro Social (INSS) considerar caracterizada "a natureza acidentária da incapacidade, quando constatar ocorrência de nexo técnico epidemiológico entre o trabalho e o agravo, decorrente da relação entre a atividade da empresa ou do empregado doméstico e a entidade mórbida motivadora da incapacidade elencada na Classificação Internacional de Doenças (CID), em conformidade com o que dispuser o regulamento", como consta no art. 21-A da Lei Complementar nº 150, de 2015.

ACIDENTES DE TRÂNSITO

Os acidentes de trânsito representam a maioria das mortes acidentais ao redor do mundo, sendo papel primordial do perito criminal analisar o acidente em três principais pontos: corpo, veículos envolvidos e cena do acidente.

Embora as mortes no trânsito ocorram frequentemente devido aos danos causados no impacto, suicídios e homicídios também devem ser incluídos no caso de um diagnóstico diferencial. Ainda que a morte súbita antes do acidente possa ocorrer, conforme será abordado mais adiante, grande parte das patologias permitem que um acidente fatal seja evitado. Observa-se normalmente que o motorista que sofreu um ataque cardíaco ainda é capaz de parar o carro, sendo achado depois no acostamento da estrada sem vida, outro ponto que torna o exame *post mortem* imprescindível para obter mais detalhes do ocorrido (Kernbach-Wighton e Wehner, 2014).

Ao tratar de uma morte categorizada como incomum, é dever do perito responsável analisar todas as evidências de forma acurada, podendo então adequar a essa situação a expressão *visum et repertum*, lema da criminalística do Estado de São Paulo.

Segundo Monteiro e Barreto Filho (48-55,1999), os acidentes envolvendo veículos automotores são, em sua grande maioria, causados por desrespeito às leis impostas, como excesso de velocidade, embriaguez do condutor, além de imperícia, imprudência e negligência.

A presença de uma patologia anterior ao acidente deve sempre ser considerada em todas as mortes de trânsito como possível contribuição para o acidente, podendo categorizá-la em doenças que causem a morte do motorista, como infarto agudo do miocárdio, rompimento de aneurisma de aorta, acidentes vasculares cerebrais, entre outros; e ainda doenças que afetem o comportamento do motorista, tais como transtorno bipolar, epilepsia, hipoglicemia assintomática; e doenças que causem o adormecimento súbito, como narcolepsia e síndrome da apneia obstrutiva do sono (Kibayashi, Shimada e Nakao, 2014; Kernbach-Wighton e Wehner, 2014).

No que concerne aos acidentes de trânsito envolvendo os veículos automotores, há três principais divisões de ferimentos: os que atingem pedestres, motoristas e passageiros.

Em pedestre, dividem-se as lesões em primárias aquelas por contato direto com o veículo, secundárias as pelo contato com outros objetos do veículo e terciárias as relacionadas ao contato do pedestre com o solo após o choque. Os traumas mais comuns nos pedestres são os de membros inferiores, correspondendo a até 85% dos casos, seguido por lacerações na coxa e joelho, e fraturas na base do crânio. Tais padrões são imprescindíveis para auxiliar os peritos a identificar o veículo em casos de fuga (Kibayashi, Shimada e Nakao, 2014).

Em relação aos motoristas e passageiros, as lesões mais comuns são as causadas por ejeção na estrada, fratura de coluna cervical, fratura de perna e quadril, choque contra vidros e painel, e ainda as causadas pelo volante, cinto de segurança e *airbags* (Kibayashi, Shimada e Nakao, 2014).

De acordo com Knight e Saukko (277-295, 2016), a causa da morte pode ser facilmente identificada em lesões graves como esmagamentos de crânio com extrusão do cérebro e ruptura da aorta, entretanto, quando o caso é mais complexo, é indicado usar o termo lesões múltiplas, listando em seguida as provavelmente mais letais.

O procedimento de autópsia do corpo envolvido em acidente de trânsito é geralmente igual ao padrão, com algumas exceções: o corpo deve ser levado ao necrotério vestido e coletadas amostras de DNA em casos de fuga do motorista, já que isso pode facilitar a identificação de amostras de tecido que eventualmente tenham ficado no veículo; no motorista deve-se investigar a possível presença de alguma doença anterior, além de coletar amostras de sangue para analisar intoxicação por álcool, combinação de remédios sedativo-hipnóticos ou anti-histamínicos (Knight e Saukko, 2016; Kibayashi, Shimada e Nakao, 2014).

REFERÊNCIAS

Croce D, Croce D Jr. Manual de medicina legal. 8ª ed. São Paulo: Saraiva; 2012.

França GV. Medicina legal. 10ª ed. Rio de Janeiro: Gen, Guanabara Koogan; 2015.

Kibayashi K, Shimada R, Nakao K. Fatal traffic accidents and forensic medicine. Iatss Research, [s.l.]. 2014;38(1)71-76. Elsevier BV. http://dx.doi.org/10.1016/j.iatssr.2014.07.002. Disponível em: <https://www.sciencedirect.com/science/article/pii/S0386111214000211#bi0005>. Acessado em 15 mar. 2019.

Monteiro JC, Barreto Filho RC. Acidentes de trânsito: uma visão médico-legal. Saúde, Ética & Justiça. 1999;4(1/2):48-55. <http://www.revistas.usp.br/sej/article/view/41562/45160>. Acessado em 18 mar. 2019.

Saukko P, Knight B. Knight's forensic pathology. 4th ed. Abingdon, Oxon: CRC Press; 2016.

Wehner HD, Kernbach-Wighton G. Traffic accidents. Handbook of Forensic Medicine. 2014;1108-39. doi:10.1002/9781118570654.ch62.

capítulo 61

PERÍCIA EM ACIDENTES CATASTRÓFICOS – EM MASSA

Andriele Araújo Pereira
Eveline Borges
Isabella Carvalho de Paula

Desastres ou acidentes em massa podem ser conceituados como eventos desastrosos, inesperados, abruptos e com duração curta, acarretando danos e perdas materiais e humanas em grandes proporções (Biancalana, 2015). Acontecimentos dessa magnitude necessitam de ajuda externa e movimentação da sociedade, já que é característica a escassez ou inexistência de recursos, sejam eles de caráter assistencialista, socorrista ou técnico (Biancalana, 2015). Ademais, pode-se conceituar catástrofe como fenômenos com amplo potencial destrutivo e que ocorrem no âmbito ecológico (Cerri, 2012).

CLASSIFICAÇÕES DOS DESASTRES EM MASSA

Os desastres em massa são divididos em oriundos de fenômenos naturais ou antropogênicos (França, 1994). Dessa forma, classificam-se:

Desastres em massa resultantes de fenômenos naturais – são de ordem ecológica, sendo datados há séculos na história do homem (Funabashi, 2009). Podem ser maremotos, tsunamis, terremotos, alagamentos, tornados, entre outros.

Desastres provocados pela ação humana – podem ser acidentais, os quais não são provocados (Biancalana, 2015), ou aqueles que são causados intencionalmente. Entre os acidentais, existem:

- Acidentes impactantes na natureza, como consequências do rompimento de barragens de mineradoras.
- Acidentes por omissão ou ações irregulares, como queda de aviões e incêndios de grandes proporções.

Já os causados intencionalmente ocorrem por desajustes da segurança de ordem coletiva, como bombardeios e guerras (Biancalana, 2015).

RECOMENDAÇÕES ANTES DAS CATÁSTROFES

Como desastres catastróficos em massa são comuns, algumas medidas podem ser tomadas antes mesmo que ocorram. Para tanto, a Organização Internacional de Polícia Criminal (Interpol) criou o *Disaster Victim Identification* (DVI), Identificação das Vítimas de Desastres, que é um documento que prevê diretrizes comuns para todos os países, que propõe padronizar ações, o que facilita a perícia e torna o processo mais rápido e eficiente (Biancalana, 2015).

O DVI propõe que cada país disponha previamente de uma equipe interdisciplinar, composta por médicos, policiais, psicólogos e odontólogos (Biancalana, 2015). Essa formação antecipada é necessária para que os profissionais passem por treinamentos adequados, já que os desastres em massa necessitam de qualificação e habilidades únicas para a situação (Biancalana, 2015).

OBJETIVOS PERICIAIS

Após a ocorrência de um desastre em massa, são feitas perícias para analisar a extensão dos danos, tanto materiais como humanos. Deve-se percorrer a área afetada, identificando se há riscos futuros, localizar e, sobretudo, identificar cadáveres (Biancalana, 2015). Estabelecer o número de mortos e quem são é importante, já que define melhor a magnitude do evento e auxilia as perícias criminais subsequentes (Funabashi, 2009).

Ao encontrar cadáveres, deve-se identificá-los, sendo que as principais formas são perícias odontológicas e análise de DNA.

PERÍCIAS

Antes de tudo, é necessário esclarecer que a perícia médico-legal dos corpos é um trabalho técnico-científico com comprovação individual e de forte fundamentação material; logo, ela não deve ser confundida com o reconhecimento dos cadáveres, já que este é de caráter empírico e subjetivo, sendo fundamentado apenas em informações dos familiares e amigos sobre a vítima (França, 1994).

Previamente ao início dos procedimentos periciais mais específicos, há, geralmente, uma divisão dos profissionais em dois grupos: um para o transporte dos corpos a um ponto próximo da coleta e outro para levá-los para as áreas de identificação e armazenamento. Essa metodização objetiva rápida resolução, já que, além de haver desastres em massa – levando mais tempo para o fim do caso –, é um momento traumático e repleto de instabilidade emocional para os familiares das vítimas, sendo necessária uma veloz finalização (Cepedes, 2019).

Por haver diferentes níveis de dificuldade na identificação de vítimas, França (1994) realiza uma classificação:

> Os facilmente identificáveis, não desfigurados e sem documentação.
>
> Os relativamente identificáveis, não desfigurados e sem documentação.
>
> Os dificilmente identificáveis, reduzidos a despojos e dependentes de técnicas especiais de identificação.
>
> Os de identificação impossível, face às precárias condições físicas, à falta dos recursos necessários e ao fracasso dos métodos utilizados.

É necessário pontuar que muitas dessas dificuldades foram superadas graças ao advento das técnicas de manipulação do DNA.

Perícia odontológica

Quando há acidentes em massa, muitas vezes a identificação cadavérica fica comprometida, pois os corpos se encontram em estados deteriorados, podendo estar carbonizados, mutilados ou em outras condições que impossibilitem a obtenção de registros (Bittencourt et al., 2009). Como os dentes são tecidos resistentes, sobretudo à temperatura e à ação do tempo, a análise odontológica tem muito a contribuir em situações como essas, sendo, inclusive, um dos métodos mais viáveis.

Métodos

A perícia da odontologia forense segue um modelo comparativo, ou seja, no estudo do crânio e da arcada dentária da vítima, o profissional deve possuir radiografias, fotografias do sorriso, fichas clínicas e outras informações cruciais sobre o paciente em vida, para que seja possível e viável realizar uma correlação de dados *ante-mortem* e *post-mortem* (Terada et al., 2011).

Para que todo esse processo ocorra de modo rápido, as ações da odontologia criminal são subdivididas em três, sendo cada uma realizada por uma equipe distinta, sendo elas: equipe *post-mortem*; equipe *ante-mortem*; equipes de confronto.

A equipe *post-mortem* (PM) é a responsável pelos exames periciais propriamente ditos, detalhando sobretudo o crânio e a cavidade bucal. O grupo *ante-mortem* (AM) é o encarregado pela pesquisa e a coleta de dados odontológicos, os quais são geralmente realizados com os familiares, cônjuges e outras pessoas próximas da vítima. Por fim, as equipes de confronto realizam a combinação de informações fornecidas pelas equipes PM e AM, tirando as conclusões sobre o caso, que podem ser: identificação positiva ou exclusão. Caso haja a identificação positiva, todos os odontolegistas envolvidos preenchem o documento *Identification-Report*, o qual serve como um requisito tanto para a liberação do corpo para o sepultamento, como para a emissão do atestado de óbito (Interpol, 2014).

Perícias com DNA

Como a maior parte das amostras de DNA permanece preservada em condições muito específicas, como em refrigeração adequada, por muito tempo acreditou-se que o estudo do DNA não traria benefícios para a área forense. Porém, a partir da descoberta de autopreservação do DNA da arcada dentária, a situação se reverteu e hoje esse tipo de investigação tem diversas aplicações, inclusive no que diz respeito aos desastres em massa. Uma das aplicações nesse segmento mais conhecidas foi a identificação de vítimas do Tsunami da Ásia em 2004 (Silveira, 2006).

O estudo do DNA traz consigo um grande poder discriminatório, fator este importante para a identificação em situações que não há delimitação de população. Além disso, o DNA pode ser extraído de toda e qualquer fonte de material biológico, já que este será constituído de células (Bonaccorso, 2005). Uma das vantagens da aplicação de perícias com o DNA é, portanto, a identificação de corpos que se encontram em decomposição e deterioração, ou seja, quando a identificação por outras vias se torna impossível (Silveira, 2006).

É válido pontuar que a análise de DNA, por ser um método mais custoso e demorado, é usado em casos muito específicos, quando realmente a identificação por outros métodos (mais rápidos e tão eficazes quanto), como a análise da arcada dentária, estão impossibilitados por grandes alterações cadavéricas (Funabashi, 2009).

Métodos

Antes de analisar o DNA e, posteriormente, identificar as vítimas, é necessário coletar o material. Essa coleta é feita principalmente de ossos e dentes, haja vista que são regiões onde há mais preservação do material genético. Esse processo geralmente é demorado e laborioso.

Para compreender como ocorre a análise do material genético propriamente dito, é necessário conhecer um pouco sobre DNA microssatélites. Essas estruturas são regiões variáveis do genoma pelo qual é possível identificar uma pessoa ou sua linhagem, haja vista que diferentes indivíduos possuem um perfil gênico único. Elas compõem-se de 1 a 7 pares de base (pb) repetidas de modo sequencial pelo genoma e, por isso, podem ser chamados de *Short Tandem Repeat* (STR). A análise do material genético é realizada pela ampliação de marcadores obtidos em reações em cadeia da polimerase (PCR) de STR. Por ter sensibilidade adequada e alto poder discriminativo, esse procedimento é o padrão-ouro (Carvalho, 2009).

Após isso, é feito um cruzamento de dados *ante-mortem* e *post-mortem*, ou seja, é comparado o DNA coletado do cadáver com amostras biológicas da vítima antes da morte, como saliva presente na escova de dente, fios de cabelo, análises de parentesco com os familiares, entre outros. Caso haja a consolidação do resultado positivo, será emitida a declaração de óbito (Funabashi, 2009).

PARTES NÃO IDENTIFICADAS

Apesar de toda organização da equipe, bem como o uso de técnicas avançadas na identificação de vítimas, é preciso lidar com o fato de que podem ter corpos ou partes de corpos não identificadas. Nesses casos, é orientada a inumação, devendo esta ser feita em local conhecido, respeitando as legislações sanitárias.

CONSIDERAÇÕES FINAIS

Independentemente das técnicas, normas e protocolos utilizados para identificar as vítimas de acidentes catastróficos, é necessário, antes de tudo, humanização e empatia.

Para França (1994):

> Mesmo se entendendo que a existência da pessoa natural termina com a morte, tem-se de admitir que não estão dispensados o nosso respeito, a nossa piedade e a nossa reverência, pois tudo isso tem um significado muito transcendente. Nem mesmo o tumulto de uma catástrofe, ou o anonimato do cadáver, recomenda a alguém um tratamento diferente.

REFERÊNCIAS

Bittencourt EAA, et al. Disaster carbonized victims identification in State of Rondonia, Brazil. Forensic Science International: Genetics Supplement Series, [s.l.], 2009;2(1):248-9. Elsevier BV. http://dx.doi.org/10.1016/j.fsigss.2009.08.143.

Bonaccorso Norma Sueli. Aplicação do exame de DNA na elucidação de Crimes, 2005. Tese (Mestrado em Medicina Forense e Criminologia) – Universidade de São Paulo, São Paulo. 2005.

Carvalho Hérika Geovânia de Araújo. Extração de DNA de ossos humanos, sem pulverização, para uso em identificação forense, 2009. Tese (Mestrado em Ciências Biológicas) – Universidade Federal de Pernambuco, Recife. 2009.

Cepedes. Manejos de vítimas em massa. Fundação Oswaldo Cruz (Cepedes/Fiocruz). Disponível em: <http://andromeda.ensp.fiocruz.br/desastres/content/manejo-de-vitimas-em-massa>. Acessado em 29 mar. 2019.

Damasceno MCTD, Ribera JM. Desastres e incidentes com múltiplas vítimas. Plano de Atendimento – Preparação Hospitalar, Pronto Socorro. cap. 2. São Paulo: Manole; 2012.

Feliciano DV, Mattox KL, Moore EE. Trauma. 6ª ed. 2008; 29: p. 769. Book Reviews.

França GV de. Desastres em massa: sugestões para um itinerário correto de auxílios. Revista Bioética, Brasília. 1994; v. 2: n. 2. Disponível em: <http://www.revistabioetica.cfm.org.br/index.php/revistabioetica/article/view File/471/340>. Acessado em 26 mar. 2019.

Funabashi KS, Monteiro AC, de Moraes DA, Rocha MR, Moreira PCF, Iwamura ESM. A Importância da Identificação Humana nos Desastres de Massa Naturais, Acidentais ou Provocados: Uma Abordagem Multidisciplinar. Revista Saúde, Ética & Justiça, Instituto Oscar Freire – FMUSP, São Paulo. 2009;14(2)54-64.

Interpol. Disaster Victim Identification Guide. 2014. Disponível em: <www.interpol.int/Interpolexpertise/Forensics/DVI-pages/DVI-guide>. Acessado em 29 mar. 2019.

Koenig KL, Schultz's CH. Disaster medicine. Comprehensive principles and practices. New York: Cambridge University Press; 2010.

Roberto Cesar Biancalana, Maria Gabriela Duarte Morais Vieira, Beatriz Marques de Jesus Figueiredo, Sergio Augusto de Freitas Vicente, Thaís Uenoyama Dezem,

Ricardo Henrique Alves da Silva. Desastres em massa: a utilização do protocolo de DVI da Interpol pela Odontologia Legal. 2015;2(2)48-62. Disponível em: <http://www. portalabol.com.br/rbol>. Acessado em 28 mar. 2019.

Silveira Emanuela Maria Sartori Zenóbio Sena Franco. Odontologia legal: A importância do DNA para as perícias e peritos. Saúde, Ética & Justiça, São Paulo. 2006;8(12):12-8.

Terada Andrea Sayuri Silveira Dias, Leite Noemia Luisa Pitelli, Silveira Teresa Cristina Pantozzi, Secchieri José Marcelo, Guimarães Marco Aurélio, et al. Identificação humana em odontologia legal por meio de registro fotográfico de sorriso: relato de caso. Revista de Odontologia da Unesp, Araraquara. 2011;4(40):199-202.

Willems A, et al. Disaster management and emergency preparedness course. American College of Surgeons. 2011. p. 380-6.

capítulo 62

PERÍCIA EM CADAVERES EM DECOMPOSIÇÃO

Ingrid Nogueira Calfa
Giovanni Nogueira Calfa

A elaboração de laudos periciais em cadáveres em decomposição, assim como todas as outras naturezas periciais, tem como objetivo a elaboração de um laudo com qualidade técnica e científica, no qual seja possível estabelecer um nexo causal ou não, com o delito em apuração. No entanto, a decomposição cadavérica apresenta aspectos específicos de seu processo transformativo destrutivo.

O processo de decomposição cadavérica compreende fenômenos transformativos destrutivos. Os fenômenos destrutivos são marcados pelo processo de autólise, putrefação e maceração. Além disso, entre os mais influentes fatores que podem modificar o processo de decomposição cadavérica são: temperatura, aeração, higroscopia do ar, peso do corpo, condições físicas, idade do morto e causa da morte, devendo ainda se considerar a presença de lesões na pele ou feridas no cadáver, as quais podem funcionar como porta de entrada para larvas, acerando o processo de decomposição das partes do cadáver (França, 2014).

O período após a morte é marcado pelo fenômeno de autólise, caracterizada por fenômenos fermentativos anaeróbios, no qual ocorre o fim das trocas nutritivas teciduais intracelulares, determinando assim a lise desses tecidos, seguida de um processo de acidificação do pH em que há aumento da concentração iônica de hidrogênio. Por menor que seja a acidez, inicia-se os processos intracelular e extracelular de putrefação. Os tecidos se desintegram devido ao rompimento das membranas celulares e floculação protoplasmática em decorrência das alterações bioquímicas provocadas pelo término das trocas nutritivas e consequente acidificação tecidual, provocadas pelas próprias enzimas celulares após a morte, não se fazendo necessário nenhuma interferência bacteriana (Croce, 2012).

A autólise se trata do mais precoce fenômeno cadavérico, sendo marcado por uma fase lenta e necrótica. A verificação do pH dos tecidos é evidência da morte, podendo ser avaliadas por meio da colorimetria e do sangue de forma indireta. Na prática, são utilizadas técnicas mais simples a fim de identificar a causa da morte por meio da acidez dos tecidos. Utilizam-se técnicas como o sinal de Labord, sinal de Brissemoret e Ambard, sinal de Lecha-Marzo, sinal de De-Dominices, sinal de Sílvio Rebelo, sinal da forcipressão química de Icard (França, 2014).

Nem todas as células do organismo sofrem lise ao mesmo tempo, algumas estruturas vão depender do grau de influência das enzimas, podendo continuar com sua atividade bioquímica certo período após a morte, a depender do tipo de morte e das condições ambientais. Dessa forma, as pesquisas *post-mortem* vão priorizar os fluidos como líquido cefalorraquidiano, sangue, humor vítreo e humor aquoso durante as investigações para identificação do tempo aproximado de morte, bem como sua causa (Croce, 2012).

Outro fenômeno de transformação destrutivo é o estágio da putrefação, o qual consiste em um processo que sucede a autólise das células teciduais cadavéricas, onde ocorre o processo de fermentação da matéria devido à ação de alguns germes anaeróbios, aeróbios e facultativos e alguns fenômenos decorrentes que provocam a decomposição tecidual em substâncias mais simples. A putrefação ocorre a partir do intestino, exceto nos recém-nascidos e fetos, nos quais a putrefação invade o cadáver pelas cavidades do corpo por via externa. Dessa maneira, o primeiro sinal de putrefação cadavérica se dá no abdome, provocando uma mancha verde abdominal. Alguns fatores podem influenciar no processo de decomposição, como temperatura, peso do corpo, condições físicas, aeração do ambiente, idade do morto, além da própria causa da morte. Esse processo ocorre de forma mais rápida nos recém-nascidos e nos fetos. Além disso, quanto maior a quantidade de tecido adiposo no indivíduo, mais acelerada é a putrefação. As vítimas de graves infecções e grandes mutilações também têm esse processo de forma acelerada. Já as temperaturas altas e baixas são fatores que retardam o processo de decomposição cadavérica (França, 2014).

A decomposição quando ocorre em lugares com certa acidez pode provocar o desaparecimento total do cadáver. Dessa forma, a perícia deve ser feita por meio de estudos microscópicos das vestes ou de outras evidências. Nesses casos, deve ser observada a "sombra cadavérica", que é uma mancha no terreno onde ocorreu a decomposição, a qual contorna o corpo (França, 2014).

Embora o processo de putrefação não transcorra de forma rigorosa, podendo, em alguns casos, ocorrer de forma variada, o processo segue, de alguma forma, uma evolução, passando por alguns estágios. O primeiro deles é o período cromático, marcado inicialmente pela mancha verde abdominal, nos afogados, esse processo se inicia pela cabeça e região superior do tórax, assim como nos fetos devido à esterilidade intestinal, seguido então pelo período gasoso, marcado pelo enfisema putrefativo, que provoca o aparecimento de bolhas na epiderme formada de conteúdo hemoglobínico. Nesse estágio, o cadáver adquire aspecto gigantesco, principalmente das regiões da face, do abdome e do órgão genital masculino. Nesses casos, a perícia pode utilizar sais de chumbo neutro para identificar a presença desses gases, os quais, mediante a reação, originam um composto de tonalidade enegrecida. O período coliquativo ou de liquefação é o estágio sucessor, ocorrendo a dissolução pútrida, as partes moles do cadáver vão perdendo volume, o corpo perde sua morfologia, havendo desagregação da epiderme, surge grande número de larvas e insetos, esse estado pode durar longo período a depender das condições do corpo e do terreno. Já o período seguinte, de esqueletização, é marcado pela ação dos elementos que surgem durante a desintegração e atuação do meio ambiente, tornando os ossos do cadáver livres, com algumas articulações e ligamentos, esse período vai até 5 anos. Nessa situação, quando ocorrida em locais ácidos, pode haver desintegração completa do cadáver, devendo o estudo pericial ser microscópico (França, 2014).

A maceração também é um processo que marca a decomposição cadavérica de fetos no útero materno em torno do sexto ao nono mês, podendo também variar seus graus de acordo com a progressão do estado de decomposição do feto (França, 2014).

Diferentemente dos cadáveres mortos recentes, no qual o material coletado é a amostra de sangue de cavidade, grandes vasos ou vísceras do corpo, no cadáver, o qual apresenta estágios de transformação destrutivo, a perícia deve ser realizada por meio da coleta de, pelo menos, duas fontes diferentes. Em caso de coleta de cartilagem, essa deve se apresentar íntegra, além de se fazer em quantidades suficientes, o que é possível apenas se o processo de decomposição não tenha ainda afetado esses tecidos. Para isso devem ser utilizados materiais específicos, como pinça, cabo de bisturi, lâmina de bisturi e tesoura, sendo necessário que estejam esterilizados ou então sejam de natureza descartável. Já para a coleta de dentes, preferencialmente, esses devem ser coletados sem sinais de tratamentos odontológicos, nem lesões ou cáries, utilizando, para isso, instrumentos odontológicos esterilizados. Os dentes caninos ou incisivos devem ter sua coleta evitada, pois podem ser utilizados para odontologia forense em situações de reconhecimento de pessoa desaparecida por meio de comparação fotográfica. Recomenda-se que sejam coletados dois dentes para análise de material. Os ossos longos também são uma opção para a realização da perícia em cadáveres em decomposição, sendo coletado prioritariamente o fêmur, uma amostra de cerca de 4-8 centímetros no meio do eixo longo do osso. O corte para a amostra é realizado em forma de janela, visando a não interferência no processo de análise antropológica do cadáver. Para a realização do procedimento, indica-se a utilização de uma serra osciladora médica esterilizada (Brasil, 2013).

Caso não seja possível coletar amostras do fêmur, dar prioridade a osso longos do corpo. No entanto, na impossibilidade de ser feita a coleta a partir desses ossos, podem-se utilizar quaisquer outros ossos disponíveis, em uma quantidade de aproximadamente 20 gramas, se possível. Em casos de restos humanos em decomposição e também fragmentados, a coleta dos ossos disponíveis é indicada, dando prioridade para aqueles que possuem ainda sua camada cortical densa íntegra. As amostras coletadas devem ser acondicionadas em recipientes plásticos apropriados, além de serem identificados com etiquetas impermeáveis, contendo dados como datas, tipo de amostra e responsável pela coleta do material. Devem, em seguida, ser armazenadas em congelamento a 20 graus negativos, entretanto, se não for possível, armazenar à temperatura de 4 graus Celsius. Em nenhum dos procedimentos supracitados deve ser utilizado formol ou qualquer outra substância que possa danificar o material genético interferindo em sua análise (Brasil, 2013).

Dessa forma, para perícia em cadáveres que iniciaram seu processo de decomposição, são indicados procedimentos especiais, os quais são necessários para a coleta de impressão de corpos que passaram por processos transformativos destrutivos como autólise, putrefação e em casos específicos, maceração, nos quais os métodos periciais tradicionais já não surtem mais o resultado esperado. Com isso, as técnicas e preparos de tecidos são diversos, podendo incluir injeção de líquidos, modelagens, excisões, secagens ou hidratação. Técnicas de microadesão podem ser utilizadas, ou então a fotografia direta. Esses processos podem ainda ser utilizados de forma associada, tendo em vista a obtenção de resultados mais precisos e rápidos, visando estabelecer a cronologia dos eventos, sendo um resumo objetivo, no entanto, real e lógico.

REFERÊNCIAS

Brasil. Ministério da justiça. Procedimento Operacional Padrão Perícia Criminal. Brasília, DF. 2013.

Croce D, Croce D Jr. Manual de medicina legal. 8ª ed. São Paulo: Saraiva; 2012.

França GV. Medicina legal. 10ª ed. Rio de Janeiro: Gen, Guanabara Koogan; 2015.

capítulo 63

PERÍCIA NO CADÁVER CARBONIZADO

Isabela Kawao Bredariol
Vinícius Moreira Pacheco de Souza
Ibirajara Barrel Neto

INTRODUÇÃO

A carbonização de cadáveres, segundo Hofmann, é quando se atinge o grau máximo de queimadura. Entre as causas acidentais mais recorrentes desse processo, há carbonização por incêndios, muitas vezes provenientes de acidentes rodoviários com explosão da ignição de veículos ou outras causas, acidentes com raios e queimaduras elétricas. A carbonização de um cadáver também é um método constantemente utilizado por criminosos, na tentativa de ocultar ou impedir a identificação de um corpo, sendo muito comum, atualmente, em crimes relacionados ao tráfico de drogas no estado do Rio de Janeiro (Brito et al., 2019). Apesar da complexidade de periciar e identificar um corpo carbonizado, pontuaremos neste trabalho que isso não é algo impossível, pois esse procedimento pode ser realizado com base em alguns achados minuciosos, os quais serão discutidos neste capítulo.

CARBONIZAÇÃO

Hofmann classifica a carbonização como o quarto grau de queimadura, em que há a destruição de todos os tecidos moles – pele, tecido subcutâneo e músculos – e do plano ósseo, podendo ser local ou generalizada e acarretando a morte.

Em indivíduos que sofrem carbonização generalizada, há redução significativa de peso e volume corporal devido à condensação tecidual, podendo um adulto retrair-se à estatura de 100 a 120cm. O cadáver pode apresentar a "posição de pugilista" ou "posição de lutador", caracterizada pela flexão dos membros superiores e inferiores e fechamento das mãos em garra na altura do tórax, ou ainda a "posição em opistótono", em que se observa hiperextensão da cabeça sobre o pescoço e do tronco em concavidade posterior, devido à retração dos músculos da nuca, da goteira vertebral e da região lombar (Croce e Croce Jr, 2012; França, 2017).

A ação intensa do calor provoca deformações por todo o corpo. Os sulcos nasogenianos desaparecem e a boca mostra-se entreaberta possibilitando a observação dos dentes salientes, que ocasionalmente estão fendidos e/ou calcinados. O couro cabeludo apresenta fendas extensas, deixando à mostra os ossos do crânio, que muitas vezes também possuem fraturas de onde se herniam massas encefálicas. No espaço extradural, encontra-se frequentemente uma coleção hemática. Os cabelos tornam-se quebradiços e chamuscados. Na face, observam-se pálpebras semicerradas com córneas opacas, como em uma catarata. No interior das cavidades torácica e abdominal formam-se gases pela ação do calor, que se expandem violentamente de forma a abrir largas fendas na superfície do corpo, que muitas vezes se confundem com outros tipos de ferimentos. O fígado necrosa, enquanto as glândulas adrenais se mostram hipertrofiadas com áreas de infarto hemorrágico. A pele pode permanecer íntegra nos locais onde é protegida pelas vestes, mas mostra-se negra, seca e ressoante à percussão quando atingida pelo calor. Por vezes, são observadas bolhas de putrefação e soluções de continuidade da pele e do panículo adiposo. Os ossos podem apresentar rachaduras e até mesmo se quebrar nas regiões mais finas, podendo levar à ideia errônea de que foram propositalmente fraturados e/ou amputados. Para diferenciar amputações térmicas de traumáticas, devem-se analisar as extremidades: nas primeiras, estas se mostram lisas e arredondadas, sem tecidos moles, enquanto nas segundas são pontiagudas e irregulares, circundadas por músculos (Croce e Croce Jr, 2012; França, 2017; Fetisov et al., 2017).

PERÍCIA EM CADÁVER CARBONIZADO

A perícia em cadáver carbonizado deve iniciar-se pelo processo de identificação. Devido às dificuldades em relação a uma perícia de caráter mais ordinária, esse processo recorre bastante aos campos da odontologia legal e da genética forense. Entretanto, a determinação do sexo é feita mais facilmente pela observação do útero ou da próstata, pois são estruturas que permanecem relativamente preservadas, mesmo em carbonizações de caráter mais intensas. A utilização de amostras da bexiga para extração de DNA, recomendada pela ISFG (Sociedade Internacional de Genética Forense) e Interpol (Organização Internacional de Polícia Criminal) desde 2009, apesar de não muito utilizada, mostrou algumas vantagens relacionadas tanto à praticidade (transporte, armazenagem e coleta) quanto à qualidade, apresenta-se até superior às amostras de referência (Brito et al., 2019).

A identificação pela arcada dentária torna-se de grande relevância pela alta resistência dos elementos dentais, que são os órgãos mais duráveis do corpo, podendo permanecer intactos mesmo após a incineração dos demais tecidos. Assim, os métodos convencionais muitas vezes se mostram ineficientes em cadáveres carbonizados, sendo necessário o estudo dos dentes, próteses, alterações dentárias etc., utilizando o sistema odontológico de Amoedo, no qual se coletam e analisam as impressões dentárias. É importante ressaltar que, nesse processo de identificação, será necessária a disposição de ficha dentária anterior ou outros tipos de registros odontológicos, como exames radiográficos, fotografias intraorais e modelos de gesso, fornecidos pelo cirurgião-dentista da vítima. Há, na literatura recente, um relato de identificação de vítima que sofreu carbonização com somente dois dentes que permaneceram intactos (Bellotti et al., 2015).

Caso a família não disponha de documentação odontológica e não seja possível realizar a identificação por meio de análise genética ou das impressões papiloscópicas (impressões digitais), outros tipos de documentações médicas mostram-se de extrema utilidade, como, por exemplo, exames tomográficos que evidenciem próteses metálicas ou outras especificidades individuais.

> A identificação seguiu através da comparação de exames tomográficos do ombro esquerdo, que foram trazidos pela família. [...] Neste, foi identificado um fragmento metálico no úmero, o qual foi também encontrado no cadáver, em forma e posição idêntica aquelas da tomografia. Desta forma, foi considerado suficiente para confirmar positivamente a identidade do indivíduo (Bellotti et al., 2015).

O processo de investigação de lesões prévias também traz novos empecilhos, já que, como relatado anteriormente, a carbonização provoca extensa degeneração em relação a pele, crânio, ossos, tecido adiposo etc. Portanto, é de vital importância a diferenciação da fonte das lesões, para que não existam erros na perícia, ao analisar tais eventos.

Outro ponto importante da perícia em corpos carbonizados é a investigação para determinar se o indivíduo morreu em decorrência da carbonização ou se isso foi um processo posterior. Esse achado é de grande validade no Direito Civil e na esfera penal, pois é possível qualificar o crime pela crueldade, além de somar à ocultação de cadáver.

Para determinar se a carbonização foi durante a vida, devem-se procurar lesões distintas às das queimaduras, presença de óxido de carbono e o sinal de Montalti, investigando as vias respiratórias em busca da presença de fuligem. A alta temperatura da fumaça, ao ser aspirada, provoca hiperemia e edema de diversas regiões das vias aéreas, desde a laringe até a mucosa traqueobrônquica, acarretando aumento excessivo do muco. Outra característica a ser observada nos corpos queimados durante a vida é a presença de hemácias descoradas, migração leucocitária e edema das papilas dérmicas nas flictenas observado microscopicamente. Essas flictenas também podem ser provocadas em cadáveres, porém, neles elas não possuirão o conteúdo seroso com exsudato leucocitário, advindo da danificação tecidual, também chamado de *sinal de Janesie-Jeliac* (França, 2017).

REFERÊNCIAS

Belotti L, Rabbi R, Pereira SDR, Barbosa RS, Carvalho KS, Pacheco KTS. É possível identificar positivamente um corpo carbonizado somente por dois dentes? Relato de um caso pericial. Rev Bras Odontol Leg RBOL. 2015;2(2):105-15.

Braga BE, Santos IC, Rodrigues Filho S, Nakano SMS. Perícia Médica. Brasília: Conselho Regional de Medicina do Estado de Goiás; 2012.

Brito FCA, Nunes MR, Prata DRBM, Martha SFP, Bottino C, Garrido RG. DNA extraction of urinary bladder swabs collected from carbonized and decomposing corpses: possible application in disaster victim identification. Legal Medicine (Tokio). 2019;37:15-7.

Croce D, Croce D Jr. Manual de medicina legal. 8ª ed. São Paulo: Saraiva; 2012.

Fetisov VA, Makarov IY, Kovalev AV, Gusarov AA, Sarkisyan BA, Yankovsky VE. The possibilities for the expert diagnostics of the injuries for the purpose of examination of the remains of the strongly burnt and carbonized corpses. Sudebno-Meditsinskaia Ekspertiza. 2017;60(5):44-8.

França GV. Medicina legal. 11ª ed. Rio de Janeiro: Guanabara Koogan; 2017.

capítulo 64

PERÍCIA EM FETOS MORTOS

Arthur Porto Cruzeiro
Deborah Leopoldo Rodrigues
Gustavo Paranhos de Castro Netto

INTRODUÇÃO

De acordo com o pensamento de Croce (2009, p.12), as perícias podem ser realizadas em objetos, substâncias, animais, pessoas vivas e cadáveres. Em relação às pessoas, elas visam definir a identidade, a idade, a raça, o sexo, a altura. Além disso, diagnosticam gravidez, parto e puerpério, lesões corporais, sociopatias, doenças venéreas, estupro, determinam exclusão da paternidade e investigam, ainda, envenenamentos, intoxicações, doenças profissionais e acidentes de trabalho.

As que são feitas em cadáveres têm como finalidade a identificação do morto, o diagnóstico de produtos tóxicos em suas vísceras, a presença de um projétil ou qualquer que seja o procedimento necessário. Somados a isso, têm-se a necessidade de diagnóstico da causa da morte, a causa jurídica que move tal exame e o tempo aproximado da morte.

Toma-se como base a perícia no infanticídio. A definição do infanticídio é o maior de todos os desafios da prática médico-legal pela sua complexidade e pelas diversas dificuldades de descrever o crime. Logo, essa perícia foi chamada de *crucis peritorum* – a cruz dos peritos (França, 2017).

OBJETIVO PERICIAL

O exame pericial buscará os elementos integradores do delito, com a finalidade de caracterizar: os estados de natimorto, de feto nascente, de infante nascido ou de recém-nascido (diagnóstico do tempo de vida) e a vida extrauterina (diagnóstico do nascimento com vida) (França, 2017).

Natimorto – qualifica-se como tal o feto morto no decorrer do período perinatal que, de acordo com a CID-10, começa a partir da 22ª semana de gestação, na qual, geralmente, o peso fetal é de 500g.

> A decomposição deve ser diferenciada de maceração intrauterina, pois esta última é uma prova definitiva de morte fetal.
>
> Se a morte ocorreu em 2-3 dias antes do parto, a aparência do feto será praticamente normal, além de amolecimento geral e evidência histológica de autólise celular. Quando já estiver morto há muitos dias, o feto macerado normalmente é amarronzado, em vez do tom esverdeado da putrefação. A superfície é viscosa, empastada, descamada e às vezes quase gelatinosa. As articulações são grotescamente soltas e as placas cranianas podem ser praticamente separadas por baixo do couro cabeludo (Knights, 2016, p. 33).

Feto nascente – o infanticídio se verifica também durante o parto, logo é preciso determinar nessa circunstância o estado de feto nascente. A modalidade de delito nesse estágio recebe o nome de *feticídio,* em outras legislações. Esse feto apresenta todas as características do infante nascido, no entanto, a respiração está ausente.

Infante nascido – pertence ao grupo daqueles que acabaram de nascer, respiraram, mas não receberam nenhum cuidado especial. Possui peso e estatura regular, órgãos genitais e núcleos de ossificação habituais e desenvolvidos, proporcionalidade de suas partes e, somado a isso, outras características como estado sanguinolento, cordão umbilical, presença de mecônio, respiração autônoma, induto sebáceo (*vernix caseosum*), tumor do parto (nem sempre presente).

Recém-nascido – esse estado possui os indícios comprobatórios da vida no útero como características. O recém-nascido tem um estágio que compreende desde os primeiros cuidados pós-parto até o 7º dia de nascimento, aproximadamente. Tal conceito é apenas médico-legal, pois possui a finalidade de atender à exigência pericial referente à permanência de elementos de prova do estado de recém-nascido. Ao fim do primeiro dia, o recém-nascido pode apresentar: regressão do tumor de parto, induto sebáceo presente, coto do cordão achatado e início da formação do rebordo de eliminação, início da mielinização do nervo óptico e expulsão de mecônio. No segundo dia, tumor do parto com maior regressão, presença de mecônio, dissecação do coto do cordão umbilical mais destacada e descamação epidérmica do tórax e do abdome iniciada. No terceiro dia, coto do cordão umbilical totalmente dissecado e endurecido, fino e mumificado, tumor do parto quase inexistente, eliminação do mecônio e descamação epidérmica mais acentuada. No quarto e quinto dia, descamação da epiderme, queda do coto umbilical, tumor do parto totalmente regredido, mielinização completa do nervo óptico. No sexto e sétimo dias, cicatriz umbilical recente, descamação epidérmica, obliteração dos vasos umbilicais iniciada. Do oitavo dia em diante, vasos umbilicais obliterados e epiderme com descamação até o décimo dia.

Provas de vida extrauterina – a vida extrauterina apresenta modificações que oferecem ao perito condições de um diagnóstico de vida independente. Entre tais modificações, temos, principalmente, a respiração autônoma do infante nascido ou do recém-nascido. Realiza-se esse diagnóstico por meio da comprovação da respiração pelas *docimásias* e pelas *provas ocasionais* (França, 2017).

EXAMES EXTERNO E INTERNO

Observar por inteiro o cadáver, tanto interno como externo, é importante em qualquer que seja a autópsia. Em relação à perícia em fetos mortos, é de extrema necessidade determinar o peso do corpo e da placenta, verificar o sexo e o tamanho, mensurar os diâmetros cefálicos e investigar a membrana pupilar (desaparece até o oitavo mês intraútero). Verificam-se também os fâneros, o grau de descida testicular, nos recém-nascidos de sexo masculino o coto do cordão umbilical (uso de pinças, tipo de ligaduras, forma do nó, instrumento utilizado para secciná-lo) e pesquisam-se lesões traumáticas nas diferentes regiões do cadáver.

Além disso, é importante analisar outros segmentos do corpo, como crânio, pescoço, tórax, abdome e extremidades. No exame do crânio, verificam-se equimoses e sufusões sanguíneas na superfície cefálica, busca-se a existência de tumor serossanguíneo e faz-se exploração cuidadosa da boca e vias respiratórias superiores à procura de vestígios do infanticídio. No couro cabeludo faz-se uma incisão transversal, bimastóidea, como na necropsia de adulto. A abertura da cavidade craniana dá-se pela utilização de tesouras e não de serra, seccionando em uma única vez ossos e dura-máter. Em casos de hemorragias, em que resulta de interesse a conservação da foz do cérebro e da tenda do cerebelo, a abertura craniana segue a técnica de Beneke, que secciona as suturas membranosas, bilateralmente, e alcança a foice do cérebro por ambos os lados. Nesse tempo, pode praticar-se a docimásia óptica de Vreden-Wendt-Gelé.

No exame do pescoço, segue-se a mesma técnica usada no adulto, mediante sua dissecação por planos, apresentando interesse pela ocorrência de lesões de esganadura ou estrangulamento, resultantes de manobras infanticidas habituais. Em seguida, no exame do tórax, realiza-se uma abertura que se dá de forma idêntica à do adulto, as vísceras toracoabdominais são retiradas em bloco e faz-se prévia ligadura da traqueia, para a realização da docimásia de Galeno. Deverá atentar-se para o coração e grandes vasos, visando constatar malformações fetais. O timo deverá ser medido e pesado separadamente, realizando-se, a seguir, alguns cortes no seu parênquima. Caso se suspeite de morte por asfixia, manchas de Tardieu deverão ser pesquisadas nas superfícies pleurais, bem como petéquias epicárdicas.

Em relação ao exame de abdome, estudam-se localização, forma, tamanho e cores das vísceras. Utiliza-se tal exame para permitir a realização da docimásia gastrintestinal de Breslau, em que se retira o estômago e o duodeno, em bloco. É importante observar a presença de mecônio e a altura que atinge no intestino. Por fim, analisar as extremidades é relevante para o estudo dos pontos de ossificação compatível com a maturidade fetal, entre os quais o de Béclard. Tais pontos se localizam na epífise distal do fêmur e realizam-se cortes delgados e sucessivos, paralelos ao plano articular.

PROVA DE VIDA EXTRAUTERINA

A vida extrauterina apresenta modificações que oferecem ao perito condições de um diagnóstico de vida independente. Entre tais modificações, temos, principalmente, a respiração autônoma do infante nascido ou do recém-nascido. Realiza-se esse diagnóstico por meio da comprovação da respiração pelas *docimásias* e pelas *provas ocasionais*.

Docimásias

As docimásias consistem em provas baseadas na respiração ou nos seus efeitos. Logo, classificam-se em docimásias pulmonares e extrapulmonares (França, 2017).

Docimásias pulmonares

Docimásia hidrostática de Galeno – é a mais antiga, com maior praticidade e simplicidade, além de ser a mais utilizada na perícia médico-legal corrente. Devido aos seus cuidados e limites, é uma das mais seguras docimásias. A densidade do pulmão que respirou e do que não respirou é a fundamentação necessária para a investigação. Fetos possuem pulmões compactos e com densidade que varia de 1,040 a 1,092. No entanto, a respiração e a expansão alveolar provocam aumento de volume, mantendo o peso igual, que altera o valor de sua densidade, oscilando de 0,70 a 0,80. Certamente, o pulmão de um feto que respirou não irá flutuar. Já o pulmão daquele que não respirou irá flutuar. A técnica desse procedimento possui quatro etapas diferentes. Se houver flutuação na primeira etapa, constata-se que o feto respirou consideravelmente. Caso a segunda e terceira etapas forem positivas, é sinal de que houve respiração insuficiente. Se apenas a quarta etapa for positiva, indica que o experimento é duvidoso ou houve presunção de respiração quase inexistente. Por fim, se as quatro etapas forem negativas, é sinal de que o infante não respirou. Esses experimentos valem apenas até 24 horas depois da morte do feto, já que começarão a surgir gases originários da putrefação, ocasionando resultado falso-positivo.

Docimásias hidrostáticas de Icard – complementam a docimásia hidrostática de Galeno em casos de dúvidas ou se somente a quarta etapa for positiva. Nessa análise, há provas feitas por aspiração e por imersão em água quente. Outras docimásias de Icard, como a química e a óptica, também são utilizadas como prova.

Como complementação experimental, acrescenta-se a **docimásia diafragmática de Ploquet**, a **docimásia óptica ou visual de Bouchut**, a **docimásia tátil de Nerio Rojas**, a **docimásia radiológica de Bordas**, a **docimásia histológica de Balthazard** e a **docimásia epimicroscópica pneumoarquitetônica de Hilário Veiga de Carvalho** (França, 2017).

Docimásias extrapulmonares

Docimásia gastrintestinal de Breslau – realiza-se essa prova quando se tem acesso apenas ao abdome do infante, e é dada como positiva quando segmentos do aparelho gastrintestinal flutuam no recipiente com água, pois constata-se que nas primeiras incursões respiratórias o ar penetra no tubo digestório.

Docimásia auricular de Vreden, Wendt e Gelé – essa docimásia é realizada apenas quando se tem acesso à cabeça do infante. Tem-se como característica de respiração a presença de ar dentro da cavidade timpânica, pois o ar penetra nessa cavidade ao respirar e ao deglutir.

Além dessas docimásias, também são dignas de nota a **docimásia hematopneumo-hepática de Severi**, a **docimásia siálica de Souza-Dinitz**, a **docimásia pneumo-hepática de Puccinotti**, a **docimásia traqueal de Martin**, a **docimásia ponderal de Pulcquet**, a **docimásia plêurica de Placzek**, a **docimásia hematopulmonar de Zalesk**, a **docimásia do volume deslocado de Bernt**, a **docimásia alimentar de Beoth**, a **docimásia úrica de Budin-Ziegler**, a **docimásia do nervo óptico de Mirto**, a **docimásia hematoarteriovenosa** e a **docimásia bacteriana de Malvoz** (França, 2017).

Provas ocasionais

As provas ocasionais são muito importantes para confirmar a existência de vida intrauterina. A seguir, seguem as mais comuns.

Presença de corpos estranhos nas vias respiratórias – algumas formas de infanticídios por sufocação ou soterramento deixam presentes nas vias respiratórias alguns vestígios de que houve respiração pelo infante, como lama, substâncias fecais, areia, entre outros.

Presença de substâncias alimentares no tubo digestório – a presença de substâncias alimentares no trato digestório do feto comprovam vida extrauterina.

Lesões – segundo França (2017, p. 1268), as reações vitais encontradas em lesões no cadáver do infante são sinais de vida extrauterina, se associadas às provas que concluam pela respiração.

A partir das discussões, nota-se a fundamental importância da perícia médico-legal em fetos mortos, auxiliando de forma contundente a Justiça em casos de infanticídio, a partir de técnicas com grande embasamento científico a respeito das características de natimortos, fetos nascentes, infantes nascido e recém-nascido, além das provas de vida extrauterina, como as docimásias pulmonares e extrapulmonares e outras provas ocasionais. Assim, a Justiça consegue, de forma conclusiva, distinguir se o infanticídio ocorreu ou não (França, 2017).

REFERÊNCIAS

Croce D, Croce D Jr. Manual de medicina legal. 6ª ed. São Paulo: Saraiva; 2009.

França GV. Medicina legal. 10ª ed. Rio de Janeiro: Gen, Guanabara Koogan; 2015.

Knight B, Saukko P. Knight's forensic pathology. London: Arnold; 2016.

capítulo 65

ANTROPOLOGIA FORENSE

Paula Galvão Duarte
Rafaela de Almeida Lara
Sarah de Pádua Calisto

Antropologia Forense (AF) corresponde à aplicação prática ao Direito de um grupo de conhecimentos específicos da Antropologia Geral, direcionados, especialmente, às questões referentes às identidades médico-legal e judiciária ou policial. Cabe-lhe, estudar a identidade e a identificação, seus métodos, procedimentos e técnicas, no âmbito da Medicina Legal (Croce e Croce Jr, 2012). A esfera de ação da AF é bastante ampla, e o conhecimento sob seu domínio é essencial na análise de ossadas, cadáveres em nível avançado de decomposição, corpos carbonizados e algum segmento corporal, materiais para cujas perícias apresentam dificuldades técnicas relevantes (Bordoni et al., 2018; Silva et al., 2018).

Define-se por identidade o conjunto de propriedades particulares de cada pessoa, animal ou coisa que promovem sua individualização, sendo responsáveis por sua distinção em relação aos demais (Croce e Croce Jr, 2012). Ela é, portanto, a soma de atributos que faz de algo ou alguém exclusivamente igual a si próprio. No âmbito da AF, o foco não está na identidade subjetiva, mas sim na objetiva, a qual viabiliza que se afirme tecnicamente que determinada pessoa é, de fato, ela mesma, mediante a presença de elementos positivos e mais ou menos perenes que a tornam única. Nesse contexto, o termo identificação refere-se ao processo de definir a identidade de uma pessoa ou de uma coisa – ou seja, determinar sua individualidade –, ou a um conjunto de diligências que tem o fito de levantar uma identidade. Diferentemente de reconhecimento, que diz respeito apenas ao ato de certificar-se ou afirmar conhecer, a identificação é um conjunto de meios científicos ou técnicas específicas usados na obtenção de uma identidade, caracterizando-se como um procedimento médico-legal que busca afirmá-la efetivamente mediante elementos antropológicos ou antropométricos (França, 2017).

No tocante ao ser humano, a identidade atribui a cada indivíduo uma situação própria no tempo e no espaço, bem como *status* social singular, e responsabilizar alguém por algo só é possível após prévia identificação, o que torna a identidade (que é passível de simulação e dissimulação) muito importante nos foros civil e criminal (Croce e Croce Jr, 2012). Com a humanização dos costumes, a identificação foi perdendo suas formas arbitrárias e desumanas ao longo da história, como a encontrada no Código de Hamurabi, e ganhando uma estrutura científica, inicialmente a partir dos recursos antropológicos e antropométricos e, atualmente, por meio das técnicas aperfeiçoadas da hemogenética forense (França, 2017). O método da identificação habitualmente faz uso de um processo médico, o qual requer conhecimentos de Medicina e demais ciências correlacionadas, e outro policial, que se refere à Antropometria e à Dactiloscopia (Croce e Croce Jr, 2012).

A Dactiloscopia exige a conservação das cristas papilares e seu registro prévio em algum banco de dados oficial, e o avançado estado de putrefação de um cadáver pode impossibilitar sua identificação por esse método. Nesse caso, bem como em situações de muita fragmentação do corpo, como ocorre em explosões ou acidentes aéreos, devem-se procurar outras possibilidades para essa identificação. A existência de registros dentários, como radiografias prévias, pode ser uma alternativa ou forma de triagem para a análise genética. O estudo de DNA por meio de amostras de tecidos biológicos coletados tem contribuído na solução desse entrave médico-legal (Durão, 2012).

Os processos de identificação podem ser feitos no vivo, no morto e no esqueleto. Quando se trata desse último, exige-se rigorosa investigação da espécie, da raça, da idade, do sexo, da estatura e, principalmente, de aspectos individuais, entre os quais os dentes são os mais relevantes (França, 2017).

A técnica da perícia de identificação abarca três etapas: um primeiro registro, no qual se dispõe de propriedades imutáveis do indivíduo e que tornam possível sua distinção; um segundo registro de tais características, a fim de que haja uma comparação; e a identificação propriamente dita, a partir da qual a identidade procurada é negada ou afirmada por meio da comparação dos outros dois registros. A identificação divide-se em médico-legal e judiciária ou policial. Em ambos os casos, para um método ser aceitável, ele precisa ser preenchido pelos fundamentos técnicos e biológicos da unicidade ou individualidade, imutabilidade, perenidade, praticabilidade e classificabilidade (França, 2017).

A identificação médico-legal exige, em seu processo, a atuação de um legista, que utilizará tanto os conhecimentos médico-legais, quanto suas ciências acessórias (França, 2017). Para que a identificação seja feita, vários aspectos são examinados, entre eles: raça, idade, estatura, sangue, tatuagens, sinais individuais e profissionais, má-formações, dentes, radiografias, peso, dinâmica funcional, sinais psíquicos e prosopografia (Croce e Croce Jr, 2012). Além desses, também podem ser avaliados biotipo, espécie, cicatrizes, pavilhão auricular, palatoscopia, queiloscopia, artroplastia, registro de voz, impressão digital genética do DNA e banco de dados de DNA (França, 2017).

As raças possuem várias classificações, e os principais elementos que as caracterizam são a forma do crânio, o índice cefálico, a capacidade do crânio, o ângulo facial, as dimensões da face, a envergadura e os cabelos (Croce e Croce Jr, 2012). O índice tibiofemoral e o radioumeral também são utilizados para essa classificação (França, 2017). Já em relação à idade, são objetos de avaliação a aparência, a pele, os pelos, o globo ocular, os dentes, as radiografias, as suturas do crânio e o ângulo mandibular (França, 2017). A estatura pode ser determinada mediante o uso da tábua osteométrica de Brocca ou da tabela de Étienne-Rollet. A análise de tatuagens consiste no estudo de suas representações na identidade do indivíduo, assim como os sinais individuais e profissionais também constituem bons elementos de análise, já que o caracterizam em relação aos seus hábitos pessoais e profissionais, respectivamente (Croce e Croce Jr, 2012).

Quanto à identificação dos dentes, esta é relevante tanto para o foro civil quanto para o criminal, principalmente quando outros métodos forem considerados ineficientes (Croce e Croce Jr, 2012). O uso de radiografias é utilizado tanto para a comparação com antigas, quanto pela observação da presença de próteses e má-formações (França, 2017). O processo de identificação integra, ainda, a dinâmica funcional, que envolve hábitos do indivíduo relacionados a seus gestos e atitudes, e os sinais psíquicos, os quais fornecem dados referentes ao comportamento mental. Por fim, a prosopografia constitui a descrição da face do sujeito, realizada por superposição de fotos do indivíduo em vida com fotos do crânio (Croce e Croce Jr, 2012).

Já na identificação judiciária, peritos em identificação buscam meios de identificar criminosos. Ela não depende de conhecimentos médicos e utiliza, principalmente, conhecimentos antropológicos e antropométricos. Seus processos antigos, que constituíam atos desumanos, envolviam marcações por ferro e mutilações. Posteriormente, utilizou-se o assinalamento sucinto, o qual compreendia a identificação de algumas características físicas do indivíduo. Tal tática, porém, mostrou-se falha. Já a criação da fotografia trouxe muitas facilidades para os policiais, e o método antropométrico de Bertillon ofertou ainda mais estabilidade e precisão para a identificação judiciária (França, 2017). Outros métodos que compreendem esse tipo de identificação podem ser listados, entre os quais podem-se citar o retrato falado, a fotografia sinalética, a dactiloscopia e a digitofotograma (Croce e Croce Jr, 2012).

O método antropométrico de Bertillon supracitado utiliza dados antropométricos, descrição e sinais individuais (França, 2017). O retrato falado engloba as descrições de detalhes – principalmente da face – dados pelas testemunhas. A fotografia sinalética constitui uma fotografia comum que passa por processos para que se possa conseguir, a partir dela, o tamanho do indivíduo. A dactiloscopia engloba o estudo das impressões digitais que, por serem perenes, imutáveis e variáveis, possibilitam que tal método seja mundialmente utilizado pela polícia, além de ser de baixo custo, seguro e fácil. Por sua vez, o digitofotograma caracteriza-se como um novo método para a tomada das impressões digitais, possuindo muitas vantagens, como o fato de ser mais econômico e mais rápido (Croce e Croce Jr, 2012).

REFERÊNCIAS

Bordoni LS, Silva AJ, Santos DC. Identificação de segmento corporal: relato de caso e discussão dos aspectos médico-legais. Revista Brasileira de Criminalística. 2018;7(2):26-33. 03 jun. Disponível em: <http://rbc.org.br/ojs/index.php/rbc/article/view/260/pdf>. Acessado em 20 mar. 2019.

Croce D, Croce D Jr. Manual de medicina legal. 8ª ed. São Paulo: Saraiva; 2012.

Durão CH. Importância do registro nacional de artroplastias na identificação médico-legal. Revista Brasileira de Ortopedia. 2012;47(5):651-5. Disponível em: <http://www.scielo.br/pdf/rbort/v47n5/18.pdf>. Acessado em 21 mar. 2019.

França GV. Medicina legal. 11ª ed. Rio de Janeiro: Guanabara Koogan; 2017.

Silva AD, Santos FC, Castro MM, Bordoni PHC, Bordoni LS. Identificação papiloscópica em cadáveres carbonizados: Considerações médico legais e a importância da integração pericial. Brazilian Journal of Forensic Sciences, Medical Law and Bioethics. 2018;7(3):205-22. 24 jun. 2018. Disponível em: <http://www.ipebj.com.br/forensicjournal/download.php?arquivo=325>. Acessado em 20 mar. 2019.

capítulo 66

PERVERSÕES SEXUAIS

José Wilton da Silva
Wilson Dantas Nazário Junior

INTRODUÇÃO

Trata-se de um comportamento sexual que foge aos padrões previstos e "permitidos" pela sociedade, como uma pessoa que tem fixação sexual por determinado objeto ou que sente prazer ao espiar outra pessoa (França, 2017).

São distúrbios do instinto sexual, fantasias ou de comportamento recorrente e intenso que ocorrem de forma incomum, podem ser chamados de parafilias. Esses distúrbios são quantitativos e qualitativos e podem existir como alterações psíquicas ou sintomas. Isso não tem nada a ver com preferência sexual, como é o caso da homossexualidade (França, 2017).

Assuntos envolvendo a sexualidade devem ser abordados com cuidado. Recentemente tem sido comum as pessoas dialogarem sobre assuntos envolvendo sexo/sexualidade com motivos ou sem motivos. Ultimamente estão surgindo várias literaturas que envolvem o erotismo e o sexualismo, vedando-se de falsos conceitos para tais atos (França, 2017).

Os relacionamentos atuais envolvem muito mais que os instintos carnais ou apenas a satisfação, às vezes esse relacionamento ultrapassa esses instintos. O risco é que os indivíduos buscam inovações, relacionadas ao sexo e erotismo, procurando outras formas de realizações que, algumas vezes, podem resultar em frustrações ou se tornarem dependentes de tais feitos sexuais (Rosolato, 1990).

TRANSTORNOS DA SEXUALIDADE

Segundo Kaplan (2017), o CID-10 da OMS e o DSM-V de Sociedade Americana de Psiquiatria são as principais classificações das doenças mentais. É necessário ter em mente que qualquer classificação de transtornos sexuais é sempre parcial e passageira, estando vinculada à cultura daqueles que a criaram. Não existem verdades absolutas em ciência, muito menos em sexologia. Além disso, é necessário se fazer o diagnóstico diferencial de transtornos orgânicos e ter certeza de que esses são uma situação crônica (> 6 meses) e não uma condição passageira e normal que não requer tratamento, seja ele medicamentoso ou não (Kaplan, 2017; Nunes, 2019).

TRANSTORNOS DA IDENTIDADE SEXUAL

Os transtornos da identidade de gênero que englobam travestis, transexuais e transtorno de identidade sexual na infância já foram abordados por Sigmund Freud nas suas teorias que englobam o desenvolvimento sexual, e hoje foram atualizados e permanecem classificados na CID-10, considerando que, nesses casos, terapias hormonais e/ou cirurgia de redesignação de sexo são, algumas vezes, indicadas pela medicina (Kaplan, 2017; Jorge, 2007).

- Transexualismo: é o desejo de viver e ser aceito como um membro do sexo oposto. Usualmente acompanha-se por uma sensação de desconforto ou impropriedade de seu próprio sexo anatômico.
- Travestismo de duplo papel: caracteriza-se pelo uso de roupas do sexo oposto durante um breve período, para desfrutar a experiência temporária de ser do sexo oposto. Não há desejo de mudança de sexo.
- Transtorno de identidade sexual na infância: é o desejo persistente e invasivo da criança de ser do sexo oposto. Acompanha-se de intensa rejeição pelo comportamento, atributos e/ou vestimentas do sexo original. Em geral começa nos anos pré-escolares.

TRANSTORNOS DE PREFERÊNCIA SEXUAIS

- Fetichismo – dependência de alguns objetos inanimados, em geral artigos de vestuário ou calçados, como estímulo para excitação e satisfação sexuais. O fetichismo só deve ser diagnosticado quando é a fonte mais importante ou única de excitação sexual.

- Travestismo fetichista – é o uso de roupas do sexo oposto para obter excitação sexual, distingue do travestismo transexual por sua associação à excitação sexual, com forte desejo de tirar a roupa assim que o orgasmo acontece.
- Exibicionismo – tendência recorrente ou persistente de expor a genitália a estranhos ou a pessoas em lugares públicos, sem convite ou pretensão de um contato mais íntimo.
- Voyeurismo – é o comportamento recorrente ou persistente de olhar pessoas envolvidas em comportamentos sexuais ou íntimos, tais como despir-se, sem que a pessoa observada tome conhecimento.
- Pedofilia – preferência sexual por crianças, usualmente em idade pré-puberal ou no início da puberdade.
- Sadomasoquismo – é a preferência por atividade sexual que envolve servidão ou a inflição de dor ou humilhação.

CRITÉRIOS DIAGNÓSTICOS DAS PARAFILIAS

São fantasias ou anseios sexuais compulsivos, recorrentes, intensos e sexualmente excitantes, com objetos não humanos ou que envolvam sofrimento e/ou humilhação de crianças ou indivíduos adultos, mas sem seu consentimento. Duram mais de 6 meses, podem ser obrigatórias ou episódicas e trazem sofrimento ou prejuízo social (Kaplan, 2017).

Fazem diagnóstico diferencial com fantasias sexuais, condição médica geral, intoxicação por substâncias, deficiência mental, doenças mentais como a mania e a esquizofrenia (Taborda, 2004).

ANOMALIAS SEXUAIS

Formas relativas à quantidade

Hiperestesia ou aumento

- Temperamento vaginal.
- Onanismo – conhecido como coito solitário de Onan, é o desejo compulsivo pela excitação dos órgãos genitais, costumeiro na puberdade. Quando atinge a idade adulta, essa obsessão tem sentido de psicopatia.
- Erotismo – provocado pelo prazer excessivo dos atos sexuais.
- Priapismo – ereção patológica dolorosa e persistente do pênis, desacompanhada do desejo sexual ou sem ejaculação.

- Satiríase – no homem, marcada pelo ardor sexual, ereção e consumação do ato com ejaculação.
- Ninfomania ou uteromania – na mulher, deixa expor a doente ao escândalo, ao crime e à prostituição, satisfazendo seus apetites de qualquer forma, independente das consequências.
- Crises genitais momentâneas.
- Exaltação por motivo de certos atos fisiológicos.
- Autoerotismo – o gozo sexual em que dispensa a presença do sexo oposto.
- Erotografomania – gosto de escrever assuntos eróticos.

Diminuição

- Anafrodisia – redução do instinto sexual no homem relacionada a uma doença nervosa ou glandular, associada ao sintoma de pré-impotência.
- Frigidez – diminuição do apetite sexual na mulher, em virtude do vaginismo ou doenças psíquicas ou glandulares. As causas mais frequentes são religiosas, culturais, dispareunia, traumas emocionais, falta de identificação sexual, transtornos mentais e causas circunstanciais.
- Impotência – masculina e feminina.
- Ausência congênita do apetite sexual.
- Erotomania – tipo de erotismo extremamente mórbido em que a pessoa é atraída por uma ideia fixa de amor e tudo nela gira em torno desse sentimento, que comanda todos os seus instantes. É o exagero do amor platônico.

Formas relativas à qualidade

Inversão

- Uranismo – forma de homossexualidade de aspecto exclusivo.
- Sodomia – prática anal com mulher.
- Pederastia – prática viciosa do coito anal entre indivíduos do sexo masculino.
- Tribadismo, lesbianismo, safismo – prática homossexual feminina.
- Ambissexualidade – preferência sexual por ambos os sexos.
- Narcisismo – deslumbramento pelo próprio corpo ou idolatria da própria personalidade, com indiferença para o sexo oposto.
- Topoinversão (coito ectópico) – prática sexual por indivíduos do sexo oposto em partes diversas do corpo (oral, anal, vestibular, axilar, intermamário).

- Felação – sucção do pênis por mulher.
- Cunilíngua – sucção dos genitais femininos por homem.
- Gerontofilia – chamada também de cronoinversão ou presbiofilia, é caracterizada pelo fascínio sexual exclusivo do sexo oposto com grande diferença de idade.
- Pedofilia – conhecida também como paidofilia, efebofilia ou hebefilia, é qualificada pela atração sexual de pessoas adultas por crianças ou menores pré-púberes, que vai de atos obscenos até atentados violentos ao pudor e ao estupro.
- Etnoinversão – acentuada preferência sexual por pessoas de raça diferente.
- Cromoinversão – atração sexual forte por pessoas de cor diferente.
- Pigmalianismo – admiração exagerada e patológica pelas estátuas, conhecido também como agalmatofilia.

Desvio do instinto

- Sadismo – satisfação sexual realizada com o sofrimento da pessoa amada, praticado pela crueldade do pervertido, levando muitas vezes à morte.
- Masoquismo – prazer sexual com sofrimento físico e moral, mais comum em mulheres na sua forma física.
- Sadomasoquismo – o prazer é obtido pela produção da dor no próprio indivíduo e no parceiro.
- Ecatofilia – a relação sexual está ligada a coisas sujas.
- Vampirismo – obsessão em sugar o sangue do parceiro.
- Riparofilia – atração sexual por mulheres desasseadas, sujas, de baixa condição social e higiênica, até mesmo em época da menstruação.
- Necrofilia – prática sexual com cadáveres.
- Coprolalia – excitação sexual em proferir ou ouvir de alguém palavras obscenas, estas poderão ser ditas antes do coito para a estimulação ou durante o ato para alcançarem o orgasmo.
- Coprofagia – excitação sexual em comer as fezes do parceiro.
- Urolagnia – prazer sexual pela excitação de ver alguém no ato da micção ou em ouvir o ruído do jato urinário, chamada também de undinismo.
- Urofagia – consiste no prazer em beber a urina do parceiro.
- Espermofagia – o prazer sexual que consiste em deglutir o esperma.
- Picacismo – prazer sexual em ingerir alimentos após colocá-los na parte sexual do parceiro (ânus, vulva, pênis).

- Bestialismo – prática de atos libidinosos entre o ser humano e um animal, também conhecido como zoofilismo ou *coitus bestiarum*. Muitas vezes, esses indivíduos são impotentes com mulheres.
- Fetichismo – fixação da libido em certos objetos ou determinada parte do corpo alheio à esfera sexual normal, a lembrança de objetos se tornam elementos de excitação e desejo.
- Travestismo – desvio no qual o indivíduo se sente atraído pelas vestes do sexo oposto.
- Sexo grupal – quando participam mais de três pessoas *ménage a trois* (suruba, bacanal).
- Troca interconjugal (*swing*) – caracteriza-se pela realização do ato sexual entre vários casais.
- Exibicionismo – necessidade que tem a pessoa de mostrar seus órgãos genitais.
- Mixoscopia – prazer sexual em presenciar o coito de terceiros, também chamado de voyeurismo, essa anomalia leva o indivíduo a buscar vários locais para observar a sexualidade de terceiros, maridos induzem as mulheres a copular com homens desconhecidos ou amantes para se satisfazerem observando o espetáculo sexual.
- Fonocópula – é uma variação do ato sexual que consiste em conversas picantes. Imorais ao telefone que levam os parceiros que ouvem à satisfação sexual.
- Frotagem – prazer em se esfregar em terceiros, em ônibus, lotação ("bater cartão").

REFERÊNCIAS

American Psychiatric Association. Diagnostic and Statistical Manual of Mental disorders (DSM-V). 5th ed. Washington: American Psychiatric Association; 2013.

França GV. Medicina legal. 11ª ed. Rio de Janeiro: Guanabara Koogan; 2017.

Jorge MAC. A teoria freudiana da sexualidade 100 anos depois (1905-2005). Psychê. 2007;11(20):29-46.

Kaplan HI, Sadock BJ. Compêndio de psiquiatria. 11ª ed. Porto Alegre: Artmed; 2017.

Nunes M. Quando o psicanalista fala sobre sexualidade. Psicanálise & Barroco em Revista. 2019; v. 16: n. 2.

Rosolato G. Estudo das perversões sexuais a partir do fetichismo. In: Clavreul J, Aulagnier-Spairini P, Perrier F, Rosolato G, Valabrega J-P. O desejo e a perversão 1990. p. 113-42.

Taborda JGV, Chalub M, Abdalla-Filho E. Psiquiatria forense. Porto Alegre: Artmed; 2004.

capítulo 67

SEXOLOGIA FORENSE

Luiz Paulo de Souza Prazeres
Beatriz Pereira Braga
Renato Evando Moreira Filho

"Era um gosto meio doloroso que subia do baixo-ventre e arrepiava o bico dos seios e os braços vazios sem abraço. Tornava-se toda dramática e viver doía" ("A Hora da Estrela" – Clarice Lispector)

CONCEITOS E DIVISÕES

Sexologia forense é o ramo da medicina legal que estuda a sexualidade humana e os resultados criminosos que dela podem advir (Croce, 2012).

De outra forma, trata-se de divisão da medicina forense que aborda os problemas médico-legais ligados ao comportamento sexual, portanto, inserida em uma intersecção do conhecimento médico e o saber jurídico aplicáveis em tal seara.

Não é recente a percepção que, entre os instintos poderosos e primordiais que norteiam o ser humano, situam-se dois em particular: saciedade da fome e impulso sexual. O primeiro assegura, pela nutrição, a conservação do indivíduo; o segundo, pela reprodução, garante a perpetuidade da espécie.

Do instinto sexual depende, e não do acaso, a conservação da espécie. Os conhecimentos científico e artístico se inspiram em tal impulso, sublimados no amor e na afetividade. Neles se fundamenta a obra da contínua renovação humana. Não obstante, conforme categorização descrita desde a Grécia antiga, há o amor anômalo e o amor criminoso. Esses dois representam a face oculta e doentia da sexualidade humana.

É de elevada relevância o estudo da sexologia forense. Neste campo são descritos os distúrbios sexuais de interesse jurídico, para demonstrar e prevenir os tenebrosos desvios do instinto. Esclarece a médicos, juristas e sociedade em geral sobre os meios de identificar as anomalias e crimes sexuais, como julgar seus autores e proteger suas vítimas. Nesse cenário, é facilmente perceptível que a violência sexual é um fenômeno universal e independe de sexo, idade, religião, classe social ou grau de instrução.

A sexologia jurídica estuda, ainda, o casamento, o divórcio, a fecundação, a gestação, o parto, a investigação da paternidade, o aborto, o infanticídio, as perversões sexuais, os crimes sexuais e a exposição a perigo de contágio venéreo. Subdivide-se, *a priori*, em três itens:

Sexologia criminal – cuidados problemas médico-legais relacionados com a conjunção carnal, atos libidinosos diversos e aborto.

Obstetrícia forense – estudo diante da fecundação, gestação, parto, aborto, infanticídio e investigação de paternidade.

Erotologia forense – ocupa-se do comportamento e perversões sexuais, além da exposição ao perigo de contágio por via sexual.

NORMATIVAS E LEGISLAÇÃO

As normas que incidem nas situações de interesse da sexologia forense são diversas e espraiadas em variados diplomas normativos.

Dessas, assume destaque o exposto no Código Penal Brasileiro (CPB), em seu Título VI – "Dos Crimes Contra a Dignidade Sexual", notadamente o Capítulo I – "Dos Crimes Contra a Liberdade Sexual" e o Capítulo II – "Dos Crimes Sexuais Contra Vulnerável". Tais tipos penais estão insculpidos do artigo 213 (Estupro) ao artigo 218-C (Divulgação de cena de estupro ou de cena de estupro de vulnerável, de cena de sexo ou de pornografia).

Por se tratar das mais recorrentes condutas criminosas de natureza sexual, destacamos o crime exposto no artigo 213 do CPB, é dizer, o tipo penal de estupro.

Trata-se da ocorrência de ato sexual não consentido, mediante violência ou forte ameaça (Paulino, 2017). Tratando-se de vítima sem capacidade plena de consciência, a exemplo dos menores de 14 anos de idade, deficientes mentais ou indivíduo incapaz de reagir, o consentimento não é levado em consideração e é tipificado como estupro de vulnerável, nos termos do artigo 217-A, *caput* e parágrafos, do CPB.

Do ato sexual criminoso poderá resultar gravidez. Nessa hipótese, a prática abortiva é amparada legalmente, também no mesmo diploma penal (art. 128). Assim, o que se afastar dessa regra será caracterizado como aborto criminoso (arts. 124 a 127). Considerando ser as situações de aborto desamparadas pela lei, ou sua tentativa, legisladas como crime, caberá ao médico legista a análise de tais casos. Oportuno lembrar a divergência conceitual entre a medicina legal e a obstetrícia no que se refere ao aborto. Na primeira ciência, não se considera o tempo gestacional, ao passo que, para a segunda, somente será aborto se a idade gestacional for anterior a 20-22 semanas, peso fetal menor que 500g ou comprimento do concepto inferior a 25cm. Ressalve-se que aborto espontâneo não é crime, uma vez que a gestante não teve intenção de conduzi-lo, "caracterizando a inviabilidade natural ao concepto[...]" (Croce, 2012).

Nesta toada, a legislação criminal aplicável à Sexologia Criminal tem sofrido sensíveis alterações, a exemplo de:

– Lei nº 11.106/2005 e abolição do crime de sedução do ordenamento jurídico.
– Lei nº 12.015/2009, com modificações na redação dos artigos referentes aos crimes contra a dignidade sexual (anteriormente denominados "Crimes contra os costumes"), nascendo a possibilidade de a vítima do crime de estupro ser do sexo masculino ou feminino.
– Lei nº 12.845/2013, que disciplina, ainda que introdutoriamente, a necessária interação entre os serviços assistenciais hospitalares e os periciais médico-legais dos que padecem da violência sexual.

Percebe-se que a legislação tenciona punir com mais vigor os autores de tais crimes, alguns classificados como hediondos, notadamente quando do envolvimento de crianças e adolescentes.

Pelo exposto, a Sexologia Forense cuida de inúmeras situações inerentes à sexualidade humana e sua repercussão social, penal ou civil. Nesta última, destaca-se a investigação de paternidade ou maternidade. Campos (2016) menciona os meios periciais e documentais na tentativa de sua comprovação. As provas médico-legais de natureza genética estão entre as de maior precisão, sem olvidar que a norma cível poderá presumir a paternidade/maternidade quando há recusa para a realização dos testes laboratoriais específicos, evidenciando que o direito do(a) filho(a) ao seu reconhecimento é imprescritível, mantendo-se mesmo com óbito do possível genitor ou genitora.

PERÍCIA MÉDICO-LEGAL EM SEXOLOGIA FORENSE

A exemplo do rol de crimes elencados de interesse da Sexologia Legal, variada será a análise do médico legista, a depender da situação criminal que se pretende elucidar.

A perícia médico-legal, no campo da Sexologia Criminal, possui um significado particular e grave devido a fatos e circunstâncias por ela encerrados. Toda prudência deve ser observada no que concerne aos procedimentos periciais e quando da afirmação ou negação de, por exemplo, ter ocorrido conjunção carnal (França, 2008). O resultado de um laudo dessa natureza pode significar a diferença entre libertar um culpado e acusar um inocente ou distribuir, de maneira eficaz, a Justiça. A função do perito, na instrução criminal de fatos dessa ordem, é descrever, com minúcias, as lesões e particularidades, explorar as características encerradas e responder, com clareza solar, aos quesitos formulados. Dessa forma, estará o perito ajudando a interpretar os aspectos quantitativos e qualitativos do dano, assim como o modo ou a ação pelo qual foi produzido (França, 2008).

Entre as perícias de comum solicitação pela autoridade policial, Ministério Público (MP) ou Conselhos Tutelares da Infância e da Adolescência, vislumbramos que as de suspeita de estupro se encontram entre as mais frequentemente realizadas nos Institutos Médico-Legais. É de importância ímpar que o operador do Direito (delegado de polícia, advogado, membro do Ministério Público ou magistrado) possa bem compreender o que o trabalho do médico legista pode trazer para o bom desempenho de suas funções.

O legista há de seguir um método a fim de tornar a perícia, com seu consequente laudo, abrangente, fundamentada e que alcance seu objetivo final, qual seja, o de auxiliar com a distribuição da justiça junto aos operadores do Direito.

Diversas são as divisões do corpo do laudo sugeridas pelos doutrinadores do tema. De fato, inexiste um procedimento uniforme aplicável em todas as perícias do gênero. Não há, até então, homogeneidade na conduta pericial, haja vista a realidade divergente nos vários serviços de Medicina Legal ordenados na federação brasileira e as peculiaridades de cada periciado(a). A despeito do exposto, existe um esforço conjunto como escopo de uniformizar os quesitos da avaliação pericial, executada pelo médico legista, em todo o território brasileiro.

Nesse sentido, é necessário delimitar e diferenciar as condutas entre atos sexuais e libidinosos. Para França (2018), no primeiro caso há conjunção carnal, esta é caracterizada pela introdução completa ou incompleta do órgão reprodutor masculino na vagina feminina, independentemente de ter ocorrido ejaculação e/ou rompimento do hímen (membrana presente no óstio vaginal). Assim, o que não se fundamenta nessa linha é configurado como ato libidinoso.

Somam-se a isso os exames complementares que poderão ser indicados para comprovação dos crimes sexuais, a exemplo da pesquisa de espermatozoide, PSA (*prostate specific antigen*), infecções sexualmente transmissíveis, gravidez em curso, ultrassonografias, colposcopia, entre outros.

Em capítulo específico desta obra, serão abordados, com mais detalhe, os cuidados próprios da perícia médico-legal em Sexologia Forense.

CONSIDERAÇÕES FINAIS

Em face do exposto, depreende-se que o papel da Sexologia Forense não se limita à demonstração pericial propriamente dita. Inclui a garantia da aplicação adequada da lei, além da dignidade física e psicológica das vítimas de tais crimes.

A execução adequada da perícia, pelo médico legista, é capaz de diferenciar eventos casuais, desvios de sexualidade e situações de abuso, sendo necessário o conhecimento concomitante das atribuições jurídicas e médicas. Apenas com a devida atenção a cada etapa é possível exercer a Medicina Legal em harmonia com os anseios por justiça das inúmeras vítimas da violência sexual.

REFERÊNCIAS

Brasil. Governo do Estado do Ceará. Secretaria da Segurança Pública e Defesa Social. Academia Estadual de Segurança Pública do Ceará. Fundamentos de Sexologia Forense; 2018.

Brasil. Código Penal. 13ª ed. São Paulo: Revista dos Tribunais; 2008.

Campos EL, et al. Investigação de paternidade. JICEX. 2017; v.8, n.8.

Carvalho RMOM. Crimes contra a liberdade sexual, a relevância da perícia Médico-Legal e Forense; 2012.

Cohen C, Matsuda NE. Crimes sexuais e sexologia forense: estudo analítico. Revista Paulista de Medicina.1991;109(4):157-64.

Croce D, Croce D Jr. Manual de medicina legal. 8ª ed. São Paulo: Saraiva; 2012.

França GV. Medicina legal. 10ª ed. Rio de Janeiro: Guanabara Koogan; 2015.

França GV. Medicina legal. 8ª ed. Rio de Janeiro: Guanabara Koogan; 2008.

Paulino RD, Conceição TDD. Análise de laudos periciais correspondentes a vítimas de estupro em Mato Grosso do Sul. Revista Brasileira de Criminalística. 2017;6(2):38-42.

Ribeiro FJMB. O crime de infanticídio. Análise forense sobre a influência perturbadora do parto. Lisboa: Universidade Autónoma de Lisboa; 2015.

Saukko P, Knight B. Knight's forensic pathology. 4th ed. Boca Raton: CRC Press; 2016.

Vanrell JP. Sexologia forense. 2ª ed. São Paulo: JH Mizuno; 2008.

capítulo 68

CRIMES SEXUAIS

Rodrigo Paranhos de Melo
Tibério Cesar Araujo dos Santos
Victoria Barcelos Viegas

Os crimes sexuais, que atualmente são chamados de crimes contra a dignidade sexual, já dizem por si só que o legislador tem a intenção de proteger um bem jurídico. Esse bem jurídico se trata da dignidade humana e sexual, que abrange liberdade, segurança, incolumidade física e bem-estar acerca da sexualidade.

Para entendimento quanto aos crimes contra a dignidade sexual, é importante compreender que todo ser humano pode optar pela sua própria vida sexual e disposição do corpo. Assim, é inadmissível que qualquer pessoa passe por constrangimento, mesmo em situações de comercialização do corpo, ou até mesmo dentro do casamento.

A mudança que houve, tanto no nome, quanto no conceito dos crimes sexuais, foi bem significativa. O mundo mudou muito desde a promulgação da lei dos crimes sexuais; com o avanço da tecnologia, os crimes sexuais passaram a ser cometidos também na internet, como a divulgação de imagens e vídeos íntimos sem a autorização da vítima.

Ademais, houve também outras mudanças em relação a esses crimes, como, por exemplo, o crime de estupro, que antes era necessária a conjunção carnal, hoje não sendo mais necessária. É inegável a contribuição da Medicina Legal, pois por meio dela é possível colher vestígios materiais para a comprovação do abuso, como, por exemplo, esperma, ruptura do hímen, infecções sexualmente transmissíveis, gravidez, entre outros. Dessa forma, o corpo de delito se torna essencial e indispensável.

Nesse sentido, de acordo com Celso Luiz (2010), o corpo de delito se dá:

> Primeiro – se a paciente é virgem; segundo – se há vestígio de desvirginamento recente; terceiro – se há vestígios de conjunção carnal recente; quarto – se há vestígios de violência, e no caso afirmativo, qual o meio empregado; quinto – se da violência resultou para a vítima a incapacidade para as ocupações habituais, por mais de trinta dias, o perigo de vida, debilidade permanente de membro, sentido ou função, aceleração de parto, incapacidade permanente para o trabalho, enfermidade incurável ou a perda ou inutilização de membro, sentido ou função; sexto – se a vítima é débil ou alienada mental; sétimo – se houve outra causa diversa de idade não maior de quatorze anos, alienação ou debilidade mental que a impossibilite de oferecer resistência.

A Lei nº 12.015/09, que passou a prever os crimes não mais contra os costumes, mas sim contra a dignidade sexual, representou a primeira grande mudança na legislação. Com a Lei, um único tipo penal passou a englobar tanto o atentado violento ao pudor como o estupro, mantendo o nome deste no tipo; também foi criado o artigo 217-A, do delito de estupro de vulnerável, além de novas causas de aumento da pena. Somado a isso, o artigo 234-B determina que esses crimes contra a dignidade sexual tramitem em segredo de justiça, para evitar exposição indevida das pessoas envolvidas nos processos, principalmente as vítimas.

Nas palavras de Júlio Fabbrini Mirabete (2011):

> A nova redação dada ao crime de estupro resulta da fusão, com alteração, dos dois tipos previstos na redação original do *Código penal*, o de estupro, definido no mesmo artigo 213, que discriminava o constrangimento da mulher à conjunção carnal e o de atentado violento ao pudor, antes descrito no artigo 214, que punia constrangimento de alguém, homem ou mulher, à prática de ato libidinoso, sem violência física ou moral, contra vítima menor de 14 anos, alienada ou débil mental que por outra causa não podia oferecer resistência, também era punida nos termos dos artigos 213 e 214, em decorrência da presença de violência estabelecida no revogado artigo 224. Com o advento da Lei nº 12.015/2009, essas práticas passaram a configurar crime específico, o estupro de vulner*ável, definido no artigo 217-A* (Mirabete, 2011, p. 385-6).

Mais recentemente, a Lei nº 13.718/18, que trata da divulgação de registros audiovisuais de conteúdo sexual sem o consentimento da vítima, também representou um avanço para a autonomia das vítimas, que agora não mais precisam autorizar a persecução penal, a chamada ação penal pública incondicionada. Na prática, basta, portanto, a representação da vítima para que a ação, agora de titularidade do Ministério Público, seja movida.

Neste diapasão cumpre salientar que o médico do serviço público de saúde ou privado que prestou atendimento a vítimas desse tipo de crime é obrigado a notificar compulsoriamente por força da Lei nº 10.778 de 24 de novembro de 2003 combinada com a Portaria 104 de 25 de janeiro de 2011.

O ambiente da Sexologia Criminal, que, conceitua França (2017, p.950), "é a parte da Medicina Legal que trata das questões médico-biológicas e periciais ligadas aos delitos contra a dignidade e a liberdade sexual", foi diretamente impactado por essas recentes alterações na legislação dos crimes sexuais, o que, de certa forma, significou uma atualização da Medicina Legal e do Código Penal às preocupações e desafios dos novos tempos.

Encerrando o mais grave dos tipos abrangidos, o estupro realizado com a conjunção carnal pode apresentar: lesões na genital, como lacerações na parte superior da vagina; extragenital; doenças sexualmente transmissíveis; danos psicológicos ou eventual gestação.

Ao médico perito cabe adequar-se, na prática, às leis para maior eficiência e integração com a investigação policial. A perícia médica, nos casos de crimes sexuais, é de fundamental importância no esclarecimento de fatos de interesse da justiça que envolvam a pessoa humana. De forma independente e autônoma, o laudo pericial médico pondera fatores científicos e técnicos acerca do ocorrido, a partir de um roteiro preestabelecido de etapas que envolvem: exame subjetivo, com identificação, histórico policial e médico-legal e anamnese com história pregressa detalhada; exame objetivo, composto pelos exames físicos geral e específico, a fim de detectar quaisquer lesões decorrentes de violência sexual; além, claro, da coleta de amostras biológicas (sangue, saliva, secreções ou fluidos do vestíbulo) para exames complementares para consequente elaboração do laudo pericial, de preferência nas primeiras 72 horas posteriores ao ato.

Sendo identificado o autor, também deverão ser examinados suas vestimentas, dedos e unhas à procura de material biológico da vítima, manchas pelo corpo, exame clínico da genital, que pode apresentar edemas inflamatórios, rupturas do freio da glande ou ainda escoriações.

Seu laudo deve ser claro e com palavras simples, que não permitam a dubiedade, trazendo informações quanto à descrição minuciosa das lesões e o que é capaz de produzi-las, o tempo preciso em que ocorreram, zelando pela prudência sempre que for preciso negar ou afirmar algo, dada a sua importância para a sentença final.

Importante frisar que, após as coletas de evidências, é necessário orientar a essas mulheres a realização de exames para a detecção de ISTs, ou de gestação para a profilaxia ou tratamento, bem como o tratamento das lesões e disponibilidade de apoio psicológico, tudo previsto pelo protocolo de atendimento proposto pelo Ministério de Saúde.

Um grande problema a se enfrentar diz respeito às provas do crime. Isto porque o CPP, em seu art. 158, estabeleceu: "Quando a infração deixar vestígios, **será indispensável o exame de corpo de delito**, direto ou indireto, não podendo supri-lo a confissão do acusado" (grifo nosso). Isto porque é a forma mais segura de materializar a conduta tipificada. Portanto, em um crime contra a dignidade sexual com o uso de violência que não realizado o exame de corpo de delito, pode ser evocada a nulidade processual.

Difere, portanto, do fato de a vítima ter demorado a ser submetida ao exame, ou ter realizado a higienização retirando os vestígios do crime cometido, que poderá ser amparada pelo art. 167 do mesmo código substituindo o exame pela prova testemunhal. Sabe-se, no entanto, das dificuldades de testemunhas em crimes dessa natureza, visto serem caracterizados pela realização em lugares ermos e na clandestinidade. O mesmo se aplica aos crimes realizados mediante fraude ou ameaça, aqueles cometidos contra vulneráveis ou os atos libidinosos.

Corroborado por decisão proferida pelo Supremo Tribunal Federal e Supremo Tribunal de Justiça:

> O fato de os laudos de conjunção carnal e de espermatozoides resultarem negativos não invalida aprova do estupro, dado que é irrelevante se a cópula vagínica foi completa ou não, e se houve ejaculação. Existência de outras provas. Precedentes do STF (STF, HC 74.246-SP, 2ª Turma, Rel. Min. Carlos Velloso, DJU, 13-12-1996, p. 50165.) (Capez, 2012, p. 40).
>
> A configuração do crime de estupro prescinde da realização do exame de corpo de delito, sendo suficiente a manifestação inequívoca e segura da vítima, quando em consonância com os demais elementos probatórios delineados no bojo da ação penal (HC 8.720-RJ, 6ª T., rel. Vicente Leal, 16.11.1999, v.u., DJ 29.11.1999, p. 126).

Outra alternativa para configurar o estupro consiste na perícia psicológica, que permite avaliar o subconsciente da vítima, revelando no laudo sua percepção da verdade.

É possível constatar, com efeito, a importância da convergência da área médica com o mundo jurídico para o acompanhamento de casos de crimes contra a dignidade sexual. A devida aplicação das técnicas da Medicina Legal é imprescindível para o esclarecimento dos casos ligados à Sexologia Forense, que, em consonância com a justiça, torna o elucidar dos casos muito mais efetivo, para as vítimas e para a sociedade, visando ao bem-estar comum.

REFERÊNCIAS

Brasil. Lei nº 3.689, de 03 de outubro de 1941. Código de Processo Penal. Diário Oficial da República Federativa do Brasil, Brasília, DF, 03 out. 1941. Disponível em: http://www.planalto.gov.br/ccivil_03/Decreto-Lei/Del3689.htm. Acessado em 22 mar. 2019.

Brasil. Lei nº 12.015, de 07 de agosto de 2009. Código de Processo Penal. Brasília, DF. 07 ago. 2009. Disponível em: http://www.planalto.gov.br/ccivil_03/_Ato2007-2010/2009/Lei/L12015.htm. Acessado em 17 mar. 2019.

Brasil. Lei nº 13.718, de 24 de setembro de 2018. Código de Processo Penal. Brasília, DF. 24 set. 2018. Disponível em: http://www.planalto.gov.br/ccivil_03/_ato2015-2018/2018/Lei/L13718.htm. Acessado em 17 mar. 2019.

Dias TM, Joaquim ED. O problema da prova nos crimes contra a dignidade sexual. Revista Juris FIB. Volume IV. Ano IV. 2013; p. 291-310. Dezembro. Disponível em: http://www.revistajurisfib.com.br/artigos/1395809029.pdf. Acessado em 18 mar. 2019.

França GV. Medicina legal. 11ª ed. Rio de Janeiro: Guanabara Koogan; 2017.

Huçulak M, Ferreira MCF, Tchaikovski HLD. Protocolo para o atendimento às pessoas em situação de violência sexual. 2ª ed. Curitiba: SESA; 2017.

Luiz C. Medicina legal. 4ª ed. Rio de Janeiro: Elsevier; 2010.

Mirabete JF. Manual de direito penal. 28ª ed. Rev e Atual. São Paulo: Atlas; vol. 2. 2011.

capítulo 69

CASAMENTO: PROBLEMAS MÉDICO-LEGAIS

Lívia Teodosio Costa
Pablo Michel Ribeiro Xavier

CONCEITO

No Brasil, o casamento é monogâmico e persiste enquanto perdurar o vínculo conjugal. Sob o ponto de vista das leis civis, o matrimônio requer a união moral de duas pessoas de sexo diferentes, na regulamentação moral e social do instinto de reprodução e no intuito social e moral da criação da prole. Portanto, sob a óptica do Direito Civil Brasileiro, o matrimônio consiste na entidade familiar constituída com base no atendimento das solenidades legais.

> Pelo caráter disciplinador do Estado sobre o casamento, não deveria ele ser considerado simplesmente um contrato, mas um instituto de Direito Público, pois o Direito de Família está emigrando rapidamente para o interesse da sociedade (França, 2008, p. 928).

CAPACIDADE MATRIMONIAL

De acordo com as atuais leis brasileiras, apenas se exige idade mínima para se casar. Não existem limitações quanto à diferença entre a idade dos indivíduos. Tanto o homem como a mulher, depois de completados 16 anos podem casar, desde que tenham autorização por escrito de ambos os pais, ou de seus representantes legais, enquanto não atingida à maioridade civil de 18 anos. O casamento antes dos 16 anos é proibido, mesmo com autorização dos pais ou em outro qualquer caso. Durante o casamento e a união estável, compete o poder familiar aos pais e, na falta ou impedimento de um deles, o outro o exercerá com exclusividade. Caso haja divergência entre os pais quanto ao exercício do poder familiar, esse conflito deve ser solucionado pelo juiz. Até a celebração do matrimônio, os pais, tutores ou curadores podem revogar a autorização. Todavia, se a denegação do consentimento for considerada injusta, como, por exemplo, a acusação de o futuro cônjuge ser de torcedor de um time de futebol oposto ao do futuro sogro ou sogra, esta pode ser suprida pelo juiz.

IMPEDIMENTOS

Os impedimentos matrimoniais são circunstâncias ou ausência de requisitos essenciais exigidos pela lei que impossibilitam a realização de determinado casamento. É a incapacidade nupcial estabelecida pelo Direito (Beviláqua, 1903). Portanto, são proibições legais que impedem ou anulam o casamento. Em veracidade, não é de fato um impedimento, mas de um fato suspensivo do processo de celebração.

Sob véu do código civil não podem casar (art. 1521 do Código Civil):

    I – os ascendentes com os descendentes, seja o parentesco natural ou civil;
    II – os afins em linha reta;
    III – o adotante com quem foi cônjuge do adotado e o adotado com quem o foi do adotante;
    IV – os irmãos, unilaterais ou bilaterais, e demais colaterais, até o terceiro grau inclusive;
    V – o adotado com o filho do adotante;
    VI – as pessoas casadas;
    VII – o cônjuge sobrevivente com o condenado por homicídio ou tentativa de homicídio contra o seu consorte.

Não obstante, o parentesco se apresenta como impedimento ao casamento por razões éticas e relações de consanguinidade, excetuando-se alguns parentes em linha reta, como no casamento entre sogro e nora. Além disso, os colaterais do terceiro grau, que queiram se casar, ou seus representantes legais, no caso de menores de idade, deverão requerer ao juiz competente para que esse nomeie dois médicos, para examiná-los e atestar sanidade. Se esses dois médicos tiverem opiniões diferentes quanto à conveniência do matrimônio, os envolvidos poderão requerer ao juiz um terceiro, com o objetivo do desempate (Beviláqua, 1903).

Ademais, segundo a Lei nº 5.891/73, quando no processo preliminar não estiverem satisfeitos com o laudo médico, poderão os envolvidos requisitar novo exame, sob o uso do artigo 2, do Decreto-Lei nº 3.200/41, caso sejam reconhecidos convenientes as alegações ou os envolvidos, devem ser anexados ao pedido o atestado divergente realizado por outro médico. No caso da não possibilidade de convocar um médico, o juiz tem a opção de designar profissional de local próximo.

Ainda, segundo o artigo 1.520 do código civil, não será permitido, em qualquer caso, o casamento de quem não atingiu a idade núbil, sendo esta de 16 anos.

CAUSAS SUSPENSIVAS DO CASAMENTO

De acordo com o código civil brasileiro, são causas suspensivas do casamento caso se case nas seguintes condições:

  I – o viúvo ou a viúva que tiver filho do cônjuge falecido, enquanto não fizer inventário dos bens do casal e der partilha aos herdeiros;
  II – a viúva ou a mulher cujo casamento se desfez por ser nulo, ou ter sido anulado, até dez meses depois do começo da viuvez, ou da dissolução da sociedade conjugal;
  III – o divorciado, enquanto não houver sido homologada ou decidida a partilha dos bens do casal;
  IV – o tutor ou o curador e os seus descendentes, ascendentes, irmãos, cunhados ou sobrinhos, com a pessoa tutelada ou curatelada, enquanto não cessar a tutela ou curatela, e não estiverem saldadas as respectivas contas.

Sendo que é permitido aos nubentes solicitar ao juiz que não lhes sejam aplicadas as causas suspensivas acima descritas nos itens I, III e IV, provando-se a inexistência de prejuízo, respectivamente, para o herdeiro, para o ex-cônjuge e para a pessoa tutelada ou curatelada. No caso do item II, a nubente deverá provar nascimento de filho, ou inexistência de gravidez, na fluência do prazo.

NULIDADE DO CASAMENTO

É nulo o casamento contraído (art. 1.548 do Código Civil):

I – pelo enfermo mental sem o necessário discernimento para os atos da vida civil (ver Lei nº 13.146, de 2015) (vigência);
II – por infringência de um dos impedimentos anteriores.

É anulável o casamento (art. 1.550 do Código Civil):

I – de quem não completou a idade mínima para casar (não se anulará, por motivo de idade, o casamento de que resultou gravidez);
II – do menor em idade núbil, quando não autorizado por seu representante legal;
III – por vício da vontade nos termos dos artigos 1.556 a 1.558.
IV – do incapaz de consentir ou manifestar, de modo inequívoco, o consentimento;
V – realizado pelo mandatário, sem que ele ou o outro contraente soubesse da revogação do mandato, e não sobrevindo coabitação entre os cônjuges.

Se houver a anulação do casamento por culpa de um dos cônjuges, isto acarretará:

a) na perda de todas as vantagens existentes do cônjuge inocente;
b) na obrigação a este de cumprir as promessas que fez quando no contrato antenupcial.

DISSOLUÇÃO DA SOCIEDADE CONJUGAL

De acordo com o artigo 1.571 do Código Civil, a sociedade conjugal termina:

I – pela morte de um dos cônjuges;
II – pela nulidade ou anulação do casamento;
III – pela separação judicial;
IV – pelo divórcio.

Ainda de acordo com o mesmo artigo, o casamento válido só se dissolve pela morte de um dos cônjuges ou pelo divórcio, aplicando-se a presunção estabelecida no Código Civil quanto ao ausente. Dissolvido o casamento pelo divórcio direto ou por conversão, o cônjuge poderá manter o nome de casado; salvo, no segundo caso, dispondo em contrário à sentença de separação judicial (Croce, 2012).

Identidade

A identidade relatada pela lei é a física e a civil. Mesmo sendo uma condição extremamente rara, no caso de substituição de pessoa no momento do casamento, mesmo mostrada por procurador, é suficiente para causar a ilegitimidade.

Honra e boa fama

A lei não conceitua sobre honra e boa fama de um dos consortes; deixa essa vaga e difícil definição a critério do juiz, que o fará valendo-se do bom senso, da moderação e das peculiaridades de cada caso concreto. Honra é o conceito que cada pessoa tem de sua própria dignidade; é o conjunto de atributos morais que integram a personalidade de um ser humano ou de uma entidade social (França, 2008, p. 928).

Boa fama é a reputação adquirida por um indivíduo por pautar sua vida de acordo com os bons costumes, ou seja, conforme os ditames sociais. Dessa maneira, honra é conceituação de dignidade inerente ao próprio indivíduo, e boa fama, a reputação que lhe é empiricamente atribuída por seus semelhantes.

DEFEITO FÍSICO IRREMEDIÁVEL

De acordo com o artigo 1556 do Código Civil. O casamento pode ser anulado por vício da vontade, se houve por parte de um dos nubentes, ao consentir, erro essencial quanto à pessoa do outro. Para ser corretamente compreendida, deve-se considerar que erro essencial sobre à pessoa do outro cônjuge como a ignorância, anterior ao casamento, de defeito físico irremediável. Assim, no conceito médico-legal de defeito físico, tem-se o adendo caracterizando o impedimento ou dificuldade da relação sexual. Sendo um cônjuge portador de defeito físico que possibilite a anulação do casamento, mas com a ciência do outro antes do casamento, não estará autorizada a anulação, pela falta de um dos requisitos necessários. Os requisitos de o defeito físico ser irremediável, anterior ao casamento e a ignorância do outro cônjuge não subsistem isoladamente, mas na sua reunião. Não basta um e sim os três juntos para que seja autorizada a anulação do casamento. A medicina legal elegeu as seguintes espécies de defeitos físicos (Lapenda, 2002):

I – Impotência.
II – Sexo dúbio.
III – Deformidades genitais.
IV – Anomalias sexuais.

A impotência pode ser dividida em: orgânica, a qual se apresenta em certas doenças mentais. Fisiopática, em que corresponde a causas físicas definidas. Neuroglandulares (hipogenitalismo, hiperemotividade, astenia). Há a incapacidade normal para a realização do ato sexual e psíquica, que é resultante de inibição sexual inconsciente. Há perfeita saúde somática. O sexo dúbio (pseudo-hermafroditas), sendo a primeira condição a de que um pseudo-hermafrodita que vive em erro de sexo e se une matrimonialmente a uma pessoa de seu sexo e a segunda o pseudo-hermafrodita se une a uma pessoa de sexo oposto, mas chega a essa união em defeituosas condições anatômicas. As deformidades genitais podem ser naturais, acidentais ou patológicas. Conceitualmente, é a ausência ou anomalia na área genital. As anomalias sexuais são os desvios no curso normal da sexualidade, variando de intensidade para mais ou para menos, pervertendo-se qualitativamente (Lôbo, 2018).

REFERÊNCIAS

Beviláqua C. Direito da família. 2ª ed. Recife: Ramiro M. Costa & Filhos – Editores; 1903.

Croce D. Manual de medicina legal. 8ª ed. São Paulo: Saraiva; 2012.

França GV de. Medicina legal. 11ª ed. Rio de Janeiro: Guanabara Koogan; 2017.

Lapenda MRB. A dissolução da sociedade conjugal pelo erro essencial sobre a pessoa: aspectos médico-legais e penais do art. 219, III, Código Civil. Revista Jus Navigandi, ISSN. 2002:7(58)1518-4862, Teresina. Disponível em: <https://jus.com.br/artigos/3110>. Acessado em 31 mar. 2019.

Lôbo P. Direito civil: Volume 5: Famílias. 8ª ed. São Paulo: Saraiva Educação; 2019.

capítulo 70

PROBLEMAS MÉDICO-LEGAIS RELACIONADOS À IMPOTÊNCIA SEXUAL

Mateus Lima da Silva
Maria Cecília Tenório Paz
Maria Lopes Lepold

INTRODUÇÃO

Primariamente, vale ressaltar que em um indivíduo que não apresente algum comprometimento no seu sistema nervoso central, caso a libido ultrapasse o limite para desencadear respostas, em casos de estímulo sexual positivo, o estímulo passará pelos centros de regulação sexual que incluem estruturas límbicas e o hipotálamo, até atingir os centros de ereção, localizados na medula sacral, dando início à fase da excitação, em que há o acúmulo de sangue (caracterizando vasocongestão) em regiões específicas do órgão genital masculino, sejam elas superficiais ou profundas, concomitantemente com a miotonia. Quando há a manutenção do estímulo sexual e integridade do sistema efetor, deve ocorrer, como consequência, *erectio penis* e lubrificação genital na mulher (Figura 70.1).

O termo impotência somente poderá ser aplicado à incapacidade copulativa masculina. A incapacidade de procriação, por azoospermia, por exemplo, é erroneamente chamada impotência *generandi*; melhor denominá-la esterilidade masculina. Destarte, a

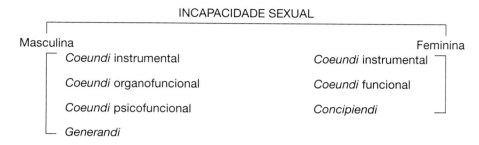

Figura 70.1 Incapacidade sexual.

impossibilidade de conceber não deverá ser apelidada de impotência *concipiendi*, mas chamada esterilidade feminina. Impotência feminina é a acopulia (impossibilidade de cópula), por causas várias, orgânica e psíquica (Croce, 2012, p. 597).

IMPOTÊNCIA MASCULINA

Tratando-se de impotência masculina, ela pode ser subdividida em *coeundi* instrumental, *coeundi* organofuncional, *coeundi* psicofuncional e *generandi*. A impotência *coeundi*, seja ela feminina ou masculina, é designada diante da presença de impossibilidade da conjugação carnal, podendo inclusive resultar em anulação do casamento ou da presunção de paternidade, conforme o Código Civil prevê, já a impotência *generandi* diz respeito à incapacidade de procriação.

Impotência *coeundi* instrumental

São as que se atribuem à má formação do pênis e da bolsa escrotal. As causas são diversas: agenesias, hiperplasia da adrenal, exérese criminosa, amputação acidental etc.

Impotência *coeundi* organofuncional

Se a falha da ereção vier de algum problema orgânico, sendo ele lesões no sistema nervoso, alterações endócrinas, lesões no corpo cavernoso e insuficiência de idade, entre outros.

Impotência *coeundi* psicofuncional

Quando a dificuldade de manter as relações sexuais decorrer de desvios psíquicos. Essa pode ser absoluta, quando o indivíduo é incapaz de manter relações com qualquer mulher, ou relativa, quando essa incapacidade é direcionada a relações com algumas mulheres apenas. Entre as causas, estão criação rígida, depressão, ansiedade e estresse. Certas alterações psíquicas podem levar, ainda, a práticas pervertidas que posteriormente dificultariam ou impediriam a prática sexual normal (Pereira, 2012).

Impotência *generandi*

Quando a relação sexual ocorre sem problemas, mas o indivíduo é incapaz de gerar filhos, ou seja, de reproduzir. Esse tipo de impotência comumente se relaciona com deficiência em órgãos produtores de sêmen, como os testículos, ou com suas vias de condução. Como causas, podem-se citar criptorquidia, hipospadia e epispadia, processos inflamatórios e a própria ausência de testículo, por acidentes, remoção cirúrgica ou por deficiências na sua formação. Como dito, essa dominação é dada de forma errônea, pois o termo impotência deve ser utilizado apenas em casos de incapacidade copulativa e não em incapacidade de procriação, que se chama esterilidade masculina.

À lei civil interessam apenas a impotência *coeundi* e a acopulia, irremediável, persistentemente tratadas, anteriores ao casamento e desconhecidas do outro cônjuge, sejam elas fisiológicas, fisiopáticas, orgânicas ou psíquicas, pois a esterilidade, de um ou de outro sexo, não encontra fundamento legal para anulação do casamento (Croce, 2012, p. 597).

IMPOTÊNCIA FEMININA

No que se refere à impotência feminina, ela é subdividida em *coeundi* instrumental, *coeundi* funcional e *concipiendi*.

Impotência *coeundi* instrumental

No período pré-puberal, ou seja, fase caracterizada pelo surgimento das primeiras modificações corporais – não relacionadas à capacidade reprodutiva –, o que impossibilita a prática da conjunção. Nesse sentido, existe a possibilidade de ações libidinosas diferentes da conjunção, com ou sem violência sexual. Assim, devido à insuficiência fisiológica do órgão conjugador, em todos os casos, não será considerado cópula e sim violação.

Impotência *coeundi* funcional

Diferente dos homens, no cenário em questão, não há concordância em distinguir causas físicas de psicológicas. Essa não separação se encontra atrelada ao próprio papel da mulher no ato sexual. Todavia, mulheres com idade adulta podem ser acometidas por anormalidades que alteram sua capacidade sexual, como infantilismo genital – aparelho sexual pouco desenvolvido –, e, em casos mais raros, agenesia vaginal. Logo, podem ser considerados os seguintes eventos:

Coitofobia – corresponde à aversão imutável e à conjunção sexual, que pode ser proveniente de diversas condições, como educacionais, transtornos psicológicos pré e pós-puberais. Tal rejeição é tão grave que existem registros na literatura da medicina legal de suicídios e homicídios na primeira noite de cópula após o casamento. Na problemática da coitofobia na confirmação da perícia, mesmo que a portadora assuma ou negue, o dever médico legal não tem aparato para forçar do indivíduo a declaração da existência, ou não, da rejeição ao ato sexual.

Vaginismo – ocorre devido à sensibilidade acentuada em determinadas regiões da genital feminina, como hímen e vulva, além da diminuição do diâmetro luminal do canal vaginal, impossibilitando a relação sexual.

Dispareunia – apesar de mais frequente no sexo feminino, também pode ser encontrada nos homens. Normalmente está atrelada à presença de dor antes, durante ou após a cópula, por diversas causas, como diminuição da lubrificação vaginal, inflamação da vagina, traumas físicos, problemas psíquicos e/ou hormonais.

Impotência *concipiendi*

Está relacionada com a impotência *generandi* do homem, pois trata-se da incapacidade procriadora feminina e não da incapacidade sexual. Pode acontecer em determinadas situações, como:

Condições fisiológicas – período pré-pubertário, após o climatério e nos períodos inférteis do ciclo menstrual normal da mulher.

Condições patológicas – alterações ovarianas, tubárias, uterinas e vaginais, as quais criam um meio hostil aos espermatozoides.

Independente do fator causal, todos esses podem se correlacionar com a infertilidade feminina.

Além do que já foi supracitado, outro termo importante para o entendimento desta temática é a frigidez, definida como a impossibilidade feminina de chegar ao orgasmo, independente do estímulo ou da relação sexual.

Pode ser classificada como absoluta – sem resposta emocional efetiva – e relativa – com resposta emocional de diferente grau de efetividade para atingir o orgasmo.

Pode ser não somente primária ou secundária, mas também ter causas orgânicas ou psicoemocionais. Estes, estatisticamente, são mais predominantes, sendo exemplificados por medo da gravidez ou do parto, ressentimento contra o parceiro, hostilidade do sexo oposto, homossexualismo etc.

Por conseguinte, o entendimento de aspectos gerais envolvendo a impotência copulativa é de extrema importância para sua utilização teórica e prática em medicina legal, uma vez que o médico legal, ao realizar a perícia, necessita de subsídios para embasar seu parecer.

REFERÊNCIAS

Croce D, Croce D Jr. Manual de medicina legal. 8ª ed. São Paulo: Saraiva; 2012.

Pereira GO, Gusmão LCB. Medicina legal orientada. 2ª ed. Maceió: Nossa Livraria; 2012.

capítulo 71

OBSTETRÍCIA FORENSE

Arthur de Lima Chagas
Danielle Karla Alves Feitosa
José Wilton da Silva

INTRODUÇÃO

O termo obstetrícia deriva da palavra latina *obstetrix*, originária do verbo *obstare* ("ficar ao lado" ou "em face de"), e significa "a mulher que está ao lado, assistindo a parturiente". São sinônimos de obstetrícia a tocologia, do grego *tokos* ("parto") e *logos* ("teoria" ou "tratado"), e a maiêutica, do grego *maieutikós* ("que se refere ao parto"), sendo a raiz maia referente a parteira, ama ou avó (Zugaib, 2016).

A gravidez tornou-se assunto jurídico para a solução de importantes questões ligadas ao direito, como resguardo do direito do nascituro, investigação da paternidade, prova de adultério, prova de violência carnal, casos de infanticídio, diagnóstico de abortamento, simulação e atribuição de parto alheio, entre outros (Croce e Croce Jr, 2012).

GRAVIDEZ

A gravidez é o período fisiológico da vida da mulher na qual estão envolvidos fatores fisiológicos e mecânicos. Para a Medicina Legal, é o período compreendido desde a fecundação do óvulo, ou dos óvulos, até a morte ou expulsão, propositada ou espontânea, do concepto (Croce e Croce Jr, 2012).

Diagnóstico

O diagnóstico da gravidez baseia-se principalmente nos exames objetivo e complementares. O exame objetivo é feito dos sinais de presunção, de probabilidade e de certeza (França, 2017).

Os sinais de presunção ocorrem de acordo com a idade gestacional, entre eles estão: amenorreia, considerada o sinal mais precoce, náuseas, polaciúria, congestão mamária, hiperpigmentação da aréola, tubérculos de Montgomery e rede de Haller, sendo esta última o aumento da circulação venosa (Montenegro e Rezende Filho, 2014).

Já entre os sinais de probabilidade estão: aumento do volume uterino, alteração da consistência uterina, caracterizando o sinal de Hegar, sinal de Piskacek, caracterizado pela assimetria que se estabelece na zona de implantação gerando uma sensação tátil de abaulamento e amolecimento no local, sendo possível notar, eventualmente, sulco separando as duas regiões e sinal de Nobile-Budin, ocorre quando o dedo que examina encontra o fundo de saco ocupado pelo corpo uterino, que assume aspecto piriforme.

Os sinais de certeza, por sua vez, indicam a existência do concepto, e são representados pelos batimentos cardiofetais e pela sua movimentação ativa; a ultrassonografia é capaz de rastreá-los com 7 a 8 semanas. Pode haver também o diagnóstico laboratorial (Montenegro e Rezende Filho, 2014).

Há ainda o diagnóstico hormonal, atualmente o melhor parâmetro para gravidez, trata-se da pesquisa do hCG que pode ser encontrado em quantidades crescentes no plasma e urina maternos, uma semana após a fertilização.

Suposição, simulação, dissimulação e metassimulação de gravidez

A suposição acontece quando a mulher, em sua boa-fé, supõe estar grávida. Ocorre a chamada pseudociese, uma forma de amenorreia secundária psicógena que se observa nas mulheres de temperamento genitalmente lábil, estéreis ou climatéricas, que têm obsessão de maternidade, ou receio de gravidez, por meio de um mecanismo hipotalâmico de persistência luteínica. Considerada uma pseudoneurose, em que a mulher acredita estar grávida, acrescida dos sinais e sintomas inerentes a ela, porém sem o concepto (Croce e Croce Jr, 2012).

A simulação ocorre quando a mulher finge estar grávida na intenção de fugir de alguma responsabilidade. É comprovada pela ausência dos sinais de certeza e pelos modernos e seguros processos de diagnóstico (França, 2017).

A dissimulação pode ser de boa-fé ou má-fé. No primeiro caso, a mulher acredita estar grávida, não tem conhecimento ou acredita ser uma perturbação patológica. O segundo caso ocorre na tentativa de adquirir determinados direitos de ordem civil ou para escapar ao ônus penal, em relação aos crimes de aborto, infanticídio, adultério, em que esta acaba negando a gestação (França, 2017).

Na metassimulação, a mulher, de acordo com seus interesses, altera de forma proposital a idade gestacional para mais ou menos tempo. Muito relacionada à questão de paternidade ou para obter vantagens de ordem social (França, 2017).

PARTO

Para a obstetrícia, o parto inicia com as contrações uterinas que se dão de forma rítmica e termina com o descolamento e expulsão da placenta (França, 2017).

Os sinais de parto na mulher viva dependem do período de ocorrência do parto. Caso a mulher tenha tido um parto recente, deve-se fazer a avaliação dos genitais externos, fluxos genitais, citologia cervicovaginal, lesões dos genitais internos e externos, modificações das mamas e da parede abdominal e o cloasma, biópsia do endométrio. No parto antigo, deve-se avaliar as estigmas como estrias e flacidez abdominais e de mamas, cicatrizes himenais, da fúrcula e períneo, mudança da forma e cicatrizes do óstio externo do colo uterino (França, 2017).

Já em relação à mulher morta, é necessário também, além do exame macroscópico, o estudo histopanorâmico. No parto recente observa-se: útero aumentado com coágulos em cavidade, superfície interna aveludada e recoberta com coágulos. À histologia, as fibras musculares mostram-se onduladas e hipertrofiadas e há células gigantes coriônicas.

O surgimento do corpo lúteo é um sinal de parto anterior. No parto antigo, as faces do útero estão abauladas, fundo convexo e bordas côncavas.

PUERPÉRIO

O termo puerpério define o intervalo que transcorre depois do nascimento, durante o qual as alterações anatômicas e fisiológicas maternas induzidas pela gravidez retornam ao seu estado original (Cunningham, Leveno e Bloom, 2010). Há de se observar os seguintes componentes para caracterizar um parto recente: útero que começa a contrair, loquiação, com corrimento vaginal constituído de sangue e decídua necrótica. Colo do útero mole e frouxo, com algumas lacerações e sangramentos. A partir daí, o orifício começa a se fechar pouco a pouco, vagina com cavidade ampla, espaçosa, flácida e de tonalidade pálida. Suas rugas só vão reaparecer por volta das 4 semanas.

REPRODUÇÃO ASSISTIDA

Entende-se por reprodução assistida (RA) o conjunto de procedimentos que contribui na resolução dos problemas da infertilidade humana, facilitando assim o processo de procriação quando outras terapêuticas ou condutas tenham sido ineficazes para a solução e obtenção da gravidez desejada (França, 2017).

O mesmo processo, que consiste no conjunto de técnicas, tecnologias, equipamentos, procedimentos médicos e biomédicos para a fertilização do embrião *in vitro*, é nomeado de diversas formas, tais como "reprodução assistida", "reprodução humana assistida" (RHA), ou ainda "técnicas de reprodução assistida" (TRA). Apesar de tamanha diversidade nos termos utilizados, esses, na prática, equivalem-se (Abadie, 2010).

Hoje, devido ao uso pelo Conselho Federal de Medicina (CFM) em suas resoluções, a expressão mais aceita é reprodução assistida (RA). O CFM publicou em 1992 a resolução CFM nº 1.358/1992 com o objetivo de adotar normas éticas para a utilização das técnicas de reprodução assistida (TRA). Esta resolução foi atualizada em 2010 (CFM nº 1.957/2010), em 2013 (CFM nº 2.013/13) e teve sua última atualização em 2015 (CFM nº 2.121/2015).

As TRA podem ser classificadas em:

Intracorpóreas – a inseminação artificial, que é a inoculação, ou seja, a introdução do sêmen na mulher, não havendo nenhum tipo de manipulação externa do óvulo ou do embrião.

Extracorpóreas – a fertilização *in vitro* (FIV), pela qual recolhem-se o óvulo e o espermatozoide, faz-se a fecundação fora do corpo humano em um tubo de ensaio ou mídia de cultivo (daí a denominação bebê de proveta), sendo, posteriormente, o óvulo fecundado (embrião) transferido para o útero materno.

Homólogas – utilizam-se os gametas do próprio casal.

Heterólogas – utilizam-se gametas masculino ou feminino ou ambos de doadores (Revista da EMERJ, v. 13, nº 50, 2010).

Consentimento dos envolvidos

O médico deve ter da paciente e de seu esposo ou companheiro, quando houver, o consentimento. Esse consentimento deve ser obtido depois das informações necessárias, em que fiquem bem claros as vantagens e desvantagens, assim como os riscos inerentes aos procedimentos utilizados em uma reprodução assistida (França, 2017).

O sigilo médico e a reprodução humana assistida

O exercício da profissão médica permite que o profissional tenha acesso a informações cuja revelação pode provocar constrangimento ou prejuízo a quem as concedeu (Monte, 2009).

É fundamental o sigilo médico na execução da reprodução assistida, ele serve como forma de proteção a todos aqueles que estão envolvidos. É convencionado que o doador e a doadora não devem se conhecer, a não ser em casos excepcionais nos quais a vida do filho esteja em risco e necessite do conhecimento ou que seja de livre vontade deles por meio de acordo prévio (França, 2017).

DIREITOS DO NASCITURO

O ser humano possui direitos e obrigações de acordo com sua concepção jurídica e a personalidade civil, desde o dia do seu nascimento sua existência inicia, embora existam possibilidades de direitos para o que se encontra no leito uterino (França, 2017).

Como mostrado no art. 4º, nascituro é aquele que ainda não nasceu, mas já foi concebido, é o ser humano que ainda está em vida uterina. O art. 4º "A personalidade civil do homem começa com o nascimento com vida, mas a lei põe a salvo, desde a concepção, os direitos do nascituro" (França, 2017).

Legalmente, o nascituro não tem direitos como pessoas, mas está resguardado de direitos no futuro, de modo que ele também merece proteção legal. Os aspectos dos direitos civis, o estado da proteção total ao nascituro, em casos de aborto, fora das situações de antijuridicidade, enquadram-se nos crimes contra a vida, desde a fecundação até minutos antes do parto (França, 2017).

Entretanto, para avaliar os direitos do nascituro, tem-se que levar em consideração grandes questões e pessoas que estão envolvidas no processo como o todo. Observando desde os mecanismos que podem ser utilizados para ajudar na concepção do feto, como será executada, até os mecanismos de descartes dos embriões em excesso, todos os profissionais são envolvidos no procedimento e no aperfeiçoamento de novas tecnologias para diagnóstico precoce de alterações genéticas ou anomalias (Maciel, 2018).

INTERVENÇÕES FETAIS

O feto deve ser considerado paciente, já que, por conta das disponibilidades médicas, não é intocável, seja por qualquer procedimento. Mas isso não significa que algumas dificuldades de ordem médica deixem de existir, junto com as implicações de caráter ético-jurídico nos procedimentos, diagnóstico e tratamento, lembrando que essas intervenções muitas vezes são experimentais. Destarte alguns problemas, hoje são diagnosticados precocemente e algumas vezes tratados com antecedência (França, 2017).

Deixar claro que essas intervenções não devem ser feitas descontroladamente, porque, mesmo existindo intervenções, o ideal é que o tratamento seja realizado pós-nascimento. Observa-se que vários profissionais da saúde aperfeiçoam técnicas para antecipar os diagnósticos pré-natais e meios de tratamentos que ajudem o feto humano (França, 2017).

Porém essas atividades multidisciplinares vêm trazendo alguns conflitos, mas, se cada profissional entender suas qualificações e responsabilidades individuais, serão alcançadas várias inovações para ajudar o feto. De modo que ficará evidente a área em especial que cada um vai poder atuar com a devida responsabilidade, principalmente para fetos com algumas deformações, sendo esse o primeiro princípio (França, 2017).

Mesmo com a equipe atuando, tem que ser nomeado um responsável para avaliar o andamento das ações realizadas com o feto, esse seria o segundo princípio. Os procedimentos realizados devem ser feitos pelo membro mais qualificado, visando ao melhor resultado das ações, sendo permitidos pela mãe para ajudar o feto que está para nascer, esse é o terceiro princípio (França, 2017).

Lembrar que sempre se devem avaliar os aspectos éticos e legais e a responsabilização de todos os profissionais envolvidos, sempre avaliando o risco-benefício que estão presentes e obtendo o termo de consentimento da gestante ou de algum responsável legal (França, 2017).

RESPONSABILIDADE PROFISSIONAL

É descrita como o entendimento do que é justo e necessário, nos sentidos ético e moral, lembrando que deve estar dentro das diretrizes de direito e deveres do poder público. Assim, ao empregar o termo de responsabilidade pode ser resguardar nos sentidos éticos e jurídicos, que são tratados conforme o exercício de uma profissão, seja qual for ela no caso, sempre implicado os valores morais e legais. Pois um depende do outro para favorecer uma moral que inspire o legalismo e os julgamentos impiedosos em questão (França, 2017).

Quando a responsabilidade profissional se faz por meio de dano físico ou moral, resultando de maneira atípica ou inadequada de conduta, é denominada de *ipso facto*. Isso pode-se caracterizar por uma inobservância de regras técnicas ou por infrações éticas médicas, podendo ter sido produzidas por meio de imperícia, imprudência ou negligência (França, 2017).

TERMO DE CONSENTIMENTO ESCLARECIDO: COMO OBTER

É necessária a obtenção do termo de esclarecimento, admitindo que esse seja assinado pelo próprio paciente ou por um responsável legal. Esse termo mostra que foi estabelecido um vínculo entre o médico e o paciente, sendo esclarecido como um tipo de contrato de serviço, que será esclarecido sobre como será o procedimento e seus principais detalhes, incluindo fatores de risco (França, 20117).

Lembrar que o termo não significa a isenção da responsabilidade profissional com os resultados, caso eles sejam danosos ou qualificados como imperícia, imprudência ou negligência, mas sim de esclarecer seu paciente dos riscos maiores e menores no procedimento adotado, e mostrando as vantagens e desvantagens com a propedêutica (França, 2017).

Assim, fica claro que a obtenção do termo de consentimento livre e esclarecido serve para deixar claro para o paciente a propedêutica do procedimento que será empregado, como os riscos que podem estar eminentes no procedimento, mostrando que o risco-benefício compensa e também assegurando o profissional de forma ética e jurídica, a fim de evitar futuros problemas voltados às informações referentes ao procedimento que foi utilizado (Sousa, 2018).

OBRIGAÇÕES DA SOCIEDADE

Essa é uma questão muito complexa e ainda está no início de uma provável e longa discussão, para analisar se a sociedade tem obrigações com as crianças que ainda vão nascer, por isso não existe uma definição consensual e final para essa decisão. Esse assunto ainda é confuso e de caráter íntimo das primeiras fases da gestação, por não haver implicações jurídicas que protejam o feto em vida intrauterina (França, 2017).

Para definir um consenso sobre as obrigações da sociedade para com a criança ainda não nascida, tem que haver um limite nas condutas da futura mãe, então entra em discussão outro assunto pertinente que seria a prática do aborto, de forma que o bem-estar corporal da mãe tem privilégios maiores do que as obrigações dela com o feto. Mas a sociedade impõe que a mãe que decide por ter seu filho tem a obrigação de não prejudicá-lo depois do seu nascimento (França, 2017).

Vale ressaltar que os deveres e os direitos com o feto não são diferentes dos direitos e deveres daquele que está para nascer. Proteger o embrião não interfere no avançar da gestação, o que se é debatido é tratar o feto com direitos de humano ou não, sem discriminação, sem limitação de qualquer que seja a natureza (França, 2017).

Então, observa-se que os debates da descriminalização sobre o aborto e da criminalização ainda estão sendo muito discutidos em várias esferas da sociedade como um todo. Com isso, nota-se que, até ser alcançado um consenso sobre o referido assunto, não existirá uma resposta clara para os deveres e direitos da população com o feto em vida intrauterina (dos Santos, 2019).

EXAMES INVASIVOS

Atualmente, a rotina de exames que possam diagnosticar alterações no pré-natal vem aumentando gradativamente, os quais podem diagnosticar alterações genéticas ou desordens metabólicas presentes no feto. Essas tecnologias ainda não são acessíveis para a população geral, de modo que a indicação desses exames ainda é muito restrita (França, 2017).

Por mais que novas técnicas para invasão da cavidade uterina sejam desenvolvidas, os procedimentos menos invasivos ainda são os de escolha, visto que o risco em potencial é bem menor. Mesmo assim, as novas tecnologias têm seu valor e deve-se sempre buscar a criação de nossos instrumentos para ajudar o desenvolvimento do feto, lembrando sempre de descrever o potencial risco do objeto utilizado, visando sempre manter a melhor qualidade de vida para o pós-nascimento (França, 2017).

Existe um consenso nos programas para exames pré-natais e para o pós-natal que são utilizados para diagnosticar alterações precocemente, buscando fazer intervenções rápidas para serem amenizadas as sequelas. No geral, os testes genéticos pré-natais não invasivos destacam-se por serem realizados mais precocemente na gestação, com elevada acurácia, baixa taxa de falso-positivo e abrangem um espectro amplo de aplicações clínicas, porém são limitados pelo seu elevado custo, já que as novas tecnologias têm alto custo (Siqueira, 2018).

ADOÇÃO PRÉ-NATAL DE EMBRIÕES CONGELADOS

A questão de descartar embriões congelados ainda vem sendo discutida por envolver questões éticas ainda não totalmente esclarecidas. Questões de não se entender em que ponto se inicia a vida humana. Nota-se que a questão não é de fácil solução, buscando um ponto de equilíbrio para atender as técnicas empregadas na fertilização junto com as formas de preservar a dignidade humana. Existe proposta de adoção de pré-embriões congelados que não se trata de uma simples doação (França, 2017).

Atualmente existem duas opções morais para essa relação: uma delas seria a fecundação dos óvulos que vão ser implantados, de modo que não teriam embriões em excesso, e a outra que seria a aceitação da adoção dos embriões criopreservados de casais adotantes. Discute-se que não seria exagerado um rigor e a criação de normas para adoção pré-natal dos embriões, muito parecidas com as de adoção de crianças (França, 2017).

A doação e a adoção alcançam os seres *in vivo* e também os seres *in vitro*. Os casais que poderão ser beneficiados, utilizando-se do instituto da doação e adoção, que malgrado as vicissitudes da vida, poderão ter a tão esperada gravidez desejada. Com preservação do princípio da dignidade da pessoa humana, a doação jamais terá caráter lucrativo ou comercial, os doadores desconhecerão a identidade dos receptores e vice-versa e, obrigatoriamente, o sigilo sobre a identidade dos doadores de gametas será mantido (Pereira e Pacificio, 2010).

DESCARTE DE EMBRIÕES

Na fertilização *in vitro* como será realizado o descarte dos embriões é um grande dilema. Em vários países existe políticas diferentes para a realização de tais atos. Os conceitos de uma concepção ético-jurídica devem ser tratados com delicadeza, de modo que são discutidos onde se inicia a vida para analisar a implicação jurídica sobre como agir nessa situação (França, 2017).

O que se aplica na lei em defesa e direito de proteção das pessoas é o que deve ser reconhecido e empregado para todo e qualquer ser em qualquer estágio da vida que ele se encontre. É importante lembrar que esses programas de fertilização têm como principal intenção os fins lucrativos, para a realização de experiências e manipulações genéticas centrada na terapia com embriões humanos (França, 2017).

Desse modo, a solução mais plausível para a conservação da vida fora do útero foi a criopreservação dos embriões excedentários. Essa técnica faz refletir sobre o direito à vida do embrião. A criopreservação de embrião é um meio utilizado no caso em que a inseminação artificial não dá o resultado esperado de gravidez, o casal poderá fazer futuramente outra tentativa de inseminação, conforme afirmação (Oliveira, 2000).

REFERÊNCIAS

Abadie R. The professional guinea pig: big pharma and the risky world of human subjects. EUA: Duke University Press; 2010.

Croce D, Croce D Jr. Manual de medicina legal. 8ª ed. São Paulo: Saraiva; 2012.

Cunningham FG, Leveno KJ, Bloom SLW. Williams Obstetrics. 23ª ed. [S.l.]. New York: McGraw-Hill; 2010.

de Sousa EDG, Francisco AH, Alfredo E, Manchola C. Termos de esclarecimento e responsabilidade à luz da bioética de intervenção. Revista Bioética. 2018; v. 26, n. 3.

dos Santos RG, Santos BS, da Silva JB, Teixeira NMAM, Bezerra RA, Silva LM, et al. Comentários jurídicos e psicológicos sobre o aborto no Brasil/Legal and psychological comments on abortion in Brazil. Brazilian Applied Science Review. 2019;3(2):1315-30.

França GVD. Medicina legal. 11ª ed. Rio de Janeiro: Guanabara Koogan; 2017.

Maciel KRFLA. Curso de Direito da Criança e do Adolescente. São Paulo: Editora Saraiva; 2018.

Monte FQ. A ética na prática médica. Revista Bioética. 2009; v. 10, n. 2.

Montenegro CAB, Rezende Filho J. Rezende obstetrícia. 13ª ed. [S.l.]. Rio de Janeiro: Guanabara Koogan; 2014.

Oliveira DCABE Jr. Reprodução assistida: até onde podemos chegar. São Paulo: Gaia; 2000.

Pereira GO, Pacífico AP. Doação e adoção de embriões congelados Rev Bras Saúde Matern Infant Recife. 2010;10 (Supl. 2):S391-7.

Siqueira JH dos. Determinação do sexo fetal através da análise de DNA fetal no plasma materno. 2018.

Zugaib M. Zugaib Obstetrícia. 3ª ed. São Paulo: Manole; 2016.

capítulo 72

PERÍCIAS EM SEXOLOGIA FORENSE

Andriele Araújo Pereira
Renato Evando Moreira Filho

> "Pois que o espasmo coroe o instante do meu termo, e assim possa eu partir, em plenitude o ser, de sêmen aljofrando o irreparável ermo".
>
> ("Para o sexo a expirar" – Carlos Drummond de Andrade)

Compreende-se a Sexologia Forense ou Sexologia Criminal como categoria da Medicina Legal que estuda os delitos contra os costumes, a dignidade e a liberdade sexual. Estes são tratados como agressão à autonomia do indivíduo e ataque à cidadania.

A Medicina Forense acompanha, *pari passu*, a normatização penal aplicável às condutas de natureza sexual dispersa em diversos diplomas legais, a exemplo do Código Penal (Decreto-Lei nº 2.848/40). Neste último, estão tipificados os crimes de estupro, violação sexual mediante fraude, importunação sexual, assédio sexual, corrupção de menores, aborto, entre outros.

Na maioria das vezes, tais condutas criminosas são do tipo material, é dizer, deixam vestígios. Assim, impõe-se a necessidade de realização da análise médico-legal a fim de produzir a prova pericial que instruirá inquéritos policiais e ações penais, demonstrando, cientificamente, que o fato ocorreu.

Na ausência da perícia sexológica, quase que certamente, a responsabilização do agressor restará prejudicada com elevada possibilidade de não ser punido pelo crime cometido.

GRUPOS SUSCETÍVEIS

Conhecer os grupos mais propensos a sofrerem violência sexual é necessário para a execução de uma perícia mais dirigida e eficiente, considerando que as técnicas utilizadas poderão variar conforme parâmetros como faixa etária, gênero, paridade, atividade sexual prévia, entre tantos.

Nesta seara, observa-se maior prevalência da violência em vítimas do sexo feminino e crianças, considerando a vulnerabilidade desses grupos (IPEA e FBSP, 2018).

Conforme dados de 2013 da Organização Mundial da Saúde (OMS), 35% das mulheres em todo o mundo são vítimas de violência física e/ou sexual perpetrada, na maioria das vezes, por seus parceiros. No que concerne ao Brasil, é registrado a cada 11 minutos um caso de estupro (IPEA e FBSP, 2015).

Em se tratando de crianças, além da comum ausência de entendimento do caráter da ofensa que sofrem, há um abuso de poder partindo do agressor, onde o infante é usado para a satisfação sexual, podendo existir, ainda, coerção psicológica, ou até mesmo agressões físicas para a realização de determinadas ações (França, 2017).

PERÍCIAS EM SEXOLOGIA FORENSE

Nesta forma de perícia criminal, é necessária uma ação rápida para constatação, descrição e coleta de vestígios/materiais biológicos que permitam a sustentação da acusação em uma Vara Judicial, considerando que muitas evidências vão desaparecendo com o passar das horas e dos dias.

No Brasil, tais perícias são encargo do Instituto Médico Legal (IML) da circunscrição do fato, na seção de perícia no vivo.

Protocolo geral para a perícia de agressões sexuais

O protocolo usado para a análise de crimes contra a liberdade sexual pode ser dividido em três momentos: perícia do local do fato, perícia da vítima e perícia do agressor.

No que concerne ao exame do local, alguns aspectos deverão ser observados: descrição do ambiente, observação de vestígios biológicos (*v.g.* manchas de sangue, esperma, urina), objetos de uso pessoal (*v.g.* vestes íntimas, preservativos) e alterações ambientais. Oportuno destacar que o local do possível fato criminoso deverá ser guarnecido e preservado a fim de manter os vestígios íntegros (França, 2017).

A perícia da vítima possui uma peculiaridade: a coleta de informações. Por se tratar de rememorar um evento traumático, essa perícia é, em regra, complexa e, simultaneamente, de elevada importância para o esclarecimento do caso. Assim, algumas técnicas podem ser utilizadas nesse momento, a exemplo de realização de entrevista prévia com a intervenção de um psicólogo forense, uso de uma linguagem acessível e adaptada para a faixa etária, esquivar-se de perguntas com respostas do tipo sim/não e evitar pressionar a vítima a fornecer informações que claramente geram desconforto. Em se tratando de crianças, é necessário um período de estabelecimento de confiança tanto com o profissional quanto com o local do exame (Magalhães, 2007). Em alguns serviços de Medicina Legal, há salas com ambiente lúdico para o público infantil, com acolhimento humanizado e oferta de brinquedos, objetivando mitigar o trauma da situação.

Após a coleta de informações, com dados de identificação (nome, idade, sexo, profissão e residência) e sobre o crime (horário, local, data, número de agressores, último episódio, entre outros), é realizado o exame pericial propriamente dito, em local privativo e, não raro, com a presença do acompanhante do(a) periciado(a).

Essa etapa deverá abarcar três componentes: exame subjetivo, exame objetivo genérico e exame objetivo específico. Entende-se como subjetivos os fatores relacionados às condições psicológicas da vítima. Os exames objetivos, genérico e específico diferenciam-se na forma como a verificação é feita. Enquanto o primeiro busca características mais gerais, a exemplo de lesões corporais difusas, o segundo realiza uma averiguação mais minuciosa, examinando áreas erógenas (*v.g.* pescoço, mamas, coxas) e genitais externos, além de coletar amostras biológicas (*v.g.* pelos pubianos, conteúdo vaginal, conteúdo anal).

Quanto à investigação do agressor, é necessário evitar que permaneça no mesmo ambiente da vítima, antes do atendimento. A perícia nesse caso é realizada a partir da avaliação geral do estado mental do agressor, havendo, também, coleta de materiais biológicos que possam servir como evidência do crime (*v.g.* DNA subungueal ou pelos pubianos da vítima). Além disso, são pesquisados sinais de defesa e resistência no embate com o agressor (*v.g.* marcas de mordida, escoriações, equimoses).

Perícias em caso de estupro

Considerando ser o crime mais comumente periciado, no que concerne à violência sexual, dar-se-á ênfase nesta modalidade da perícia em Sexologia Forense.

Nos termos do artigo 213 do Código Penal Brasileiro, conceitua-se estupro como:

> Art. 213. Constranger alguém, mediante violência ou grave ameaça, a ter <u>conjunção carnal</u> ou a praticar ou permitir que com ele se pratique <u>outro ato libidinoso</u>.
>
> ...
>
> § 1º Se da conduta resulta <u>lesão corporal de natureza grave</u> ou se a vítima é menor de 18 (dezoito) ou maior de 14 (catorze) anos.
>
> (grifamos)

Nos elementos desse tipo penal, é de especial interesse a demonstração que houve conjunção carnal (cópula vagínica) ou outro ato libidinoso. Além disso, outros fatores são investigados buscando demonstrar o disposto no § 1º do artigo, o que agrava a pena do acusado. São exemplos: aceleração do parto, hematomas e fraturas, promovidos durante a execução do crime, que poderão caracterizar lesão corporal grave.

Himenologia

Um dos exames objetivos específicos mais utilizados, na caracterização da conjunção carnal, é a análise do hímen ou himenologia. Nesta verificação, descrições sobre a borda, formato, inserção, consistência, existência e localização de entalhes e rupturas são de interesse pericial.

Para sua realização, a periciada deve adotar a posição clássica de exame ginecológico (litotomia). De início, investiga-se a genitália externa (monte pubiano e vulva). Em seguida, tracionam-se anterior e lateralmente os pequenos e grandes lábios, entre as extremidades dos polegares e indicadores. Dessa forma, expõe-se a membrana himenal e descrevem-se todos os achados de interesse, a exemplo de tipo de hímen e integridade himenal.

Em que pese ser a presença de ruptura himenal uma das principais demonstrações que houve conjunção carnal, notadamente nas periciadas sem atividade sexual prévia à violência, não se deve perder de vista que o estupro não se restringe à cópula vagínica. Assim, outros sinais devem ser pesquisados a fim de garantir uma perícia eficaz somada à himenologia. São exemplos: presença de hemorragias anais, detecção de infecções sexualmente transmissíveis (incluindo as presentes no agressor), sinais de gravidez em curso, sêmen na cavidade oral, entre tantos.

Destaque-se que a análise laboratorial (*v.g.* avaliação toxicológica, pesquisa de PSA, esperma ou de promotores de infecções sexualmente transmissíveis) e a utilização de exames de imagem (*v.g.* colposcopia e ultrassonografia) poderão auxiliar na demonstração do fato investigado.

Perícia em crianças

A perícia em crianças, não raro, revela-se como de maior complexidade que a de adultos, haja vista o baixo índice de evidências concretas corporais – como sinais de lesões – muitas vezes pela pouca reação dessa faixa etária, aos abusos que sofrem (Rovinski, 2013).

Para haver uma investigação eficaz, comumente, deve-se associar uma perícia psicológica. Esta costuma ser disposta em cinco etapas: 1. estudo de informações referentes ao caso; 2. entrevista com a vítima e com os responsáveis legais; 3. análise cognitiva da vítima; 4. avaliação da personalidade; 5. análise do conjunto dos dados de todo o processo, com a respectiva conclusão (Seraffim e Faffi, 2009). Em que pese não se buscar efeitos terapêuticos, o uso da psicologia nessas investigações poderá proporcionar um momento de proteção e acolhimento, além de favorecer à vítima um ambiente neutro e confiável (Silva Jr, 2006).

LAUDO PERICIAL

O relatório médico-legal ou laudo pericial é o documento que descreve os achados, conclusão e resposta aos quesitos após a avaliação do legisperito, eventualmente com aposição de croquis ou esquemas que auxiliem na compreensão dos achados evidenciados pelo *expert*. Em síntese, deve conter os elementos e alterações que fundamentaram e evidenciaram a ocorrência ou não do crime investigado.

CONSIDERAÇÕES FINAIS

Oportuno esclarecer que diversas são as situações periciais de análise da Sexologia Forense. Crimes como infanticídio, aborto e estupro de vulnerável estão entre as situações de persecução penal nas quais a Medicina Legal é de auxílio irrecusável e, não raro, determinante na produção da prova.

Em outros momentos desta obra serão abordadas considerações específicas para tais circunstâncias.

REFERÊNCIAS

Brasil. Instituto de Pesquisa Econômica Aplicada (IPEA). Fórum Brasileiro de Segurança Pública (FBSP). Atlas da Violência. Rio de Janeiro; 2018.

Brasil. Instituto de Pesquisa Econômica Aplicada (IPEA). Fórum Brasileiro de Segurança Pública (FBSP). Atlas da Violência. Rio de Janeiro; 2015.

Brasil. Ministério da Saúde. Secretaria de Atenção à Saúde. Departamento de Ações Programáticas e Estratégicas. Prevenção e tratamento dos agravos resultantes da violência sexual contra mulheres e adolescentes. Norma Técnica. 3ª ed. Atual. e Ampl. Série A: Normas e manuais técnicos. Série Direitos Sexuais e Direitos Reprodutivos – Caderno nº 6. Brasília, 2012. Disponível em: http://bvsms.saude.gov.br/bvs/publicacoes/prevencao_agravo_violencia_sexual_mulheres. Acessado em 20 mar. 2019.

Brasil. Presidência da República. Casa Civil. Subchefia para Assuntos Jurídicos. Lei nº 12.015, de 07 de agosto de 2009. Disponível em: http://www.planalto.gov.br/ccivil_03/_Ato2007-2010/2009/Lei/L12015.htm. Acessado em 30 mar. 2019.

Canadas EV, Callabug G. Medicina legal e toxicologia. 6ª ed. Espanha: Elsevier; 2004.

Carvalho RMOM. Crimes contra a Liberdade Sexual: A relevância da perícia Médico-Legal e Forense. Dissertação de Mestrado – Instituto de Ciências Biomédicas Abel Salazar da Universidade do Porto; Porto, Portugal. 2012.

Couto RC, et al. Procedimentos operacionais padrão. Belo Horizonte: Acadepol; 2011.

Dinamarco CR. A elaboração de perícias. [s. l. : s. n.], 1997.

Drezett J, Junqueira L, Tardelli R, Antônio IP, Macedo H Jr, Vertamatti MAF, et al. Influência do exame médico-legal na responsabilização do autor da violência sexual contra adolescentes. Revista Brasileira Crescimento e Desenvolvimento Humano. 2011; v. 21, n. 2.

França GV. Medicina legal. 11ª ed. Rio de Janeiro: Guanabara Koogan; 2017.

Rovinski SLR. Fundamentos da Perícia Psicológica Forense. 3ª ed. São Paulo: Vetor; 2013.

Serafim AP, Saffi F. Psicologia investigativa nos casos de suspeita de abuso sexual. In: Paulo BM (org). Psicologia na prática jurídica: a criança em foco. Niterói/RJ: Impetus; 2009. p. 260-72.

Silva Júnior AP. Dano psíquico em crianças vítimas de abuso sexual sem comprovação de ato libidinoso ou conjunção carnal. 2006. Dissertação de Mestrado – Universidade de Brasília, Brasília. 2006.

Silveira PR. Sexologia Forense. Revista de Criminologia e Ciências Penitenciárias. 2013; v. 4.

Vanrell JP. Sexologia Forense. 2ª ed. Leme: JH Mizuno; 2008.

Rocha TCL, Torres JCN, Sobreira ACM, Brasil SMV, Cavalcante IA, Alencar VHM. A importância da coleta de material peniano do suspeito em casos de crimes sexuais: Um relato de caso. Saúde, Ética & Justiça. 2013; v. 18.

World Health Organization (WHO). Global and regional estimates of violence against women prevalence and health effects of intimate partner violence and non-partner sexual violence, 2013. Disponível em: https://www.who.int/reproductivehealth/publications/violence/9789241564625/en/. Acessado em 30 mar. 2019.

capítulo 73

RESPONSABILIDADE PENAL DO PERITO

Thatiane Oliveira Pita dos Santos
Eliane Rodrigues Viana
Eslijanay Monteiro de Oliveira
Eduardo de Almeida Borba

O direito penal médico vem surgindo como uma nova área do direito que tem sido bastante discutida nos tribunais. Não existe legislação específica. Apesar da relação médico-paciente ser considerada consumerista, em virtude de sua relação contratual de prestação de serviço, sendo o direito do consumidor invocado para assistir ao paciente, o direito penal tem sido usado nas causas em que há dano causado pelo médico e estando presente, pelo menos, a culpa (Oliveira, 2019; Efing e Neves, 2014).

Normalmente, quando ocorre morte do paciente, o médico responde pelo crime de homicídio e quando há dano físico responde pelo crime de lesão corporal. Ambos previstos no Código Penal Brasileiro nos artigos 121 e 129, respectivamente. O mais corriqueiro é o enquadramento na modalidade culposa, aquela em que resta comprovado que não houve a intenção de provocar o resultado que não era o esperado. Dão causa a essa modalidade a negligência, a imprudência e/ou a imperícia (Taques, 2013).

Na negligência ocorre a indiferença, a falta de cuidado, é o não fazer o que deveria ser feito. Nesse caso, há culpa inconsciente, ou seja, a culpa por aquilo que não previu. Um exemplo é um paciente que vai à emergência com apendicite e o médico prefere, em vez de realizar a cirurgia de emergência, internar o paciente para que o médico do plantão seguinte o faça e o paciente morre por complicações. Já a imprudência tem um caráter comissivo, é fazer algo perigoso/arriscado precipitadamente, de forma insensata. Por exemplo, fazer uma cirurgia fatigado/com sono. O profissional sabe que não deveria realizar o procedimento naquele estado físico, mas confia que não acontecerá o resultado indesejado, porém, por essa avaliação ruim, o resultado acontece. Finalmente, a imperícia ocorre quando há falta de capacidade, de conhecimentos técnicos para o exercício da profissão, arte ou ofício, mas, mesmo assim, o agente realiza a atividade para a qual não está preparado. O profissional não sabe o que está fazendo, mas faz mesmo assim. É o caso de realizar uma cirurgia sem estar habilitado por não possuir os conhecimentos apurados exigidos para determinado procedimento (Beltrame, 2019).

Importante salientar que o erro difere da imperícia porque está no campo da imprevisibilidade. É um acidente que ocorre mesmo se fazendo uso da racionalidade e observância de preceitos fundamentais para a realização da ação. Nesse caso, não há responsabilização penal.

Adentrando nas condutas livres de erro, onde está presente o dolo, o código penal traz uma série de tipos penais inerentes ao âmbito da atuação do profissional da medicina ou que a esse profissional faz alusão, a saber:

FALSIDADE DE ATESTADO MÉDICO

O código penal em seu art. 302 prescreve o crime de Falsidade de Atestado Médico. Trata-se de um crime próprio, ou seja, somente o médico pode cometê-lo. Porém admite a participação de terceiros não qualificados. O sujeito ativo é o médico, sendo o sujeito passivo o Estado-Administração e sujeito passivo secundário aquele que sofre o dano. O bem jurídico protegido é a fé pública. O tipo objetivo é o fornecimento de atestado falso por médico no exercício da profissão. O tipo subjetivo é o dolo, onde a conduta é realizada por livre e consciente vontade. A consumação se dá com a entrega do atestado, não importando se foi utilizado para gerar algum resultado. Teoricamente, admite-se a tentativa. A pena prevista é a de detenção de um mês a um ano. Se tiver como finalidade o lucro, aplica-se também a multa. É crime comissivo, formal, de forma livre, instantâneo de efeitos permanentes, unissubjetivo e plurissubsistente (Araújo, 2016).

OMISSÃO DE NOTIFICAÇÃO DE DOENÇA

A Portaria nº 204/16 do Ministério da Saúde define a Lista Nacional de Notificação Compulsória de doenças, agravos e eventos de saúde pública nos serviços de saúde públicos e privados em todo o território nacional. Isso significa dizer que, na ocorrência de quaisquer dessas doenças, agravos e serviços, deve ser feita a comunicação obrigatória à autoridade de saúde, devendo ser realizada pelos médicos, profissionais de saúde ou responsáveis pelos estabelecimentos de saúde, públicos ou privados. A ausência da ocorrência das listadas doenças, agravos ou evento de saúde também deve ser informada, é a chamada notificação compulsória negativa. O crime de omissão de notificação de doença está tipificado pelo artigo 269 do código penal (CP), que prevê pena de detenção, de seis meses a dois anos, e multa (Brasil, 2016).

Essa notificação é compulsória devido à gravidade e ao alto risco de contaminação da doença. É crime próprio, pois só pode ser praticado por médico, sendo ele o sujeito ativo. O sujeito passivo é a sociedade, pois essa fica exposta ao risco de contaminação. O bem jurídico protegido é a incolumidade pública. O objeto material é a notificação compulsória. Tem como elemento objetivo a falta de comunicação à autoridade sobre a ocorrência da doença de notificação compulsória. O elemento subjetivo é o dolo de perigo. A tentativa não é admitida. Sua consumação se dá quando chega ao fim o prazo legal para que seja feita a comunicação à autoridade. Pode ser qualificado de acordo com o resultado que produzir e conforme artigo 258 do CP, podendo sua pena ser aplicada em dobro quando seu resultado for a morte. É um crime de ação penal pública incondicionada, ou seja, não depende da representação do ofendido ou de seu representante legal, o Ministério Público poderá promovê-la de forma independente. É um crime próprio puro, formal, de forma vinculada, omissivo, instantâneo, de perigo comum abstrato, unissubjetivo e unissubsistente (Brasil, 2016).

EXERCÍCIO ILEGAL DA MEDICINA, ARTE DENTÁRIA OU FARMACÊUTICA

O artigo 282 do CP prevê pena de detenção, de seis meses a dois anos, para quem exercer, sem autorização legal ou excedendo-lhe os limites, a profissão de médico, cirurgião-dentista ou farmacêutico. Aplicando também a pena de multa quando o crime for praticado com o fim de lucro. Ou seja, comete crime quem exerce tais profissões sem ter a respectiva formação e habilitação, como também quem mesmo sendo profissional a exerce de forma abusiva. Trata-se de crime comum quanto ao exercício ilegal da profissão, pois qualquer pessoa pode fazê-lo. Assim, o sujeito ativo pode ser qualquer pessoa que pratique a conduta tipificada demonstrando aptidões e conhecimentos médicos. Porém, é crime próprio quanto ao exercício profissional fora dos limites, configurando abuso. Nesse caso, somente médicos, cirurgiões-dentistas e farmacêuticos incorrem nesse crime, sendo, portanto, os sujeitos ativos. O sujeito passivo é a sociedade. Quanto ao crime pelo excesso, o sujeito passivo é a pessoa atingida pela conduta. O objeto jurídico é a incolumidade pública. O objeto material é a profissão de médico, cirurgião-dentista ou farmacêutico. Tem como elemento objetivo o exercício, ainda que gratuito, da profissão de forma ilegal ou irregular, ou o exercício legal e regular, porém extrapolando os limites de sua atuação de forma a caracterizar o abuso. Tem como excludente de ilicitude o estado de necessidade que permite o exercício ilegal da profissão em situações excepcionais devido a circunstâncias extremas. O elemento subjetivo do crime é o dolo de perigo. É crime comum, no que se refere ao exercício ilegal, e próprio no que se refere ao excesso. É crime formal, comissivo, habitual, de perigo comum abstrato, unissubjetivo, plurissubsistente e de concurso necessário. A tentativa não é admitida. A consumação se dá quando se identifica a habitualidade da conduta, ainda que não existam danos à saúde de alguém. A ação penal é pública e incondicionada. Sua qualificação se dá pelo resultado, conforme o artigo 258 do CP (Croce e Croce Jr, 2012).

CURANDEIRISMO

O curandeiro é o sujeito desprovido de conhecimentos médicos que se propõe a diagnosticar, tratar e curar doenças por meio de métodos não científicos, é ignorante na medicina. O artigo 284 do CP tipifica o crime de curandeirismo e prevê pena de detenção de seis meses a dois anos, podendo ser aplicada também a multa nos casos em que exista a finalidade de lucro. O crime é comum, sendo o sujeito ativo qualquer pessoa sem conhecimentos médicos. O sujeito passivo é a sociedade e de forma secundária o indivíduo que foi submetido ao curandeirismo. O objeto jurídico é a incolumidade pública. Tem como objeto material o procedimento adotado, sejam os gestos, sejam as palavras, as substâncias prescritas ou ministradas/aplicadas e o diagnóstico. O elemento objetivo do tipo é o exercício habitual da atividade do curandeirismo. Tem como elemento subjetivo o dolo de perigo. É crime comum, formal, de forma vinculada, comissivo, habitual, de perigo comum abstrato, unissubjetivo e plurissubsistente. A tentativa não é admitida. A consumação se dá quando se identifica a habitualidade da conduta, ainda que não existam danos à saúde de alguém. É qualificado quando existe a finalidade do lucro, nos termos do artigo 258 do CP. A ação penal é pública e incondicionada (Cammpanari, 2008).

CHARLATANISMO

Previsto no artigo 283 do CP, o crime de charlatanismo consiste no anúncio de cura por meio secreto e infalível. A pena prevista é de detenção, de três meses a um ano, e multa. Trata-se de crime comum, sendo o sujeito ativo qualquer pessoa. O sujeito passivo é a sociedade e a pessoa ludibriada pelo charlatão. O objeto jurídico é a incolumidade pública. O objeto material é o anúncio de cura secreta ou infalível. Os elementos objetivos do crime são o anúncio de cura infalível mediante promoção de métodos questionáveis, perigosos e inverídicos. O segredo e a infalibilidade são os fatores determinantes para a tipificação da conduta. Quando há finalidade de lucro, ocorre o concurso formal com o crime de estelionato. Seu elemento subjetivo é o dolo de perigo. O crime é comum, formal, comissivo, instantâneo, de período comum abstrato, unissubjetivo e plurissubsistente. Admite tentativa. Consuma-se quando houver identificação das condutas tipificadas, independente de danos à saúde de alguém. A ação penal é pública e incondicionada. Sua qualificação se dá pelo resultado, conforme o artigo 258 do CP (Cammpanari, 2008).

OMISSÃO DE SOCORRO

Previsto no artigo 135 do CP, o crime de omissão de socorro consiste em deixar de prestar assistência, quando possível fazê-lo sem risco pessoal, à criança abandonada ou extraviada, ou à pessoa inválida ou ferida, ao desamparo ou em grave e iminente perigo; ou não pedir, nesses casos, o socorro da autoridade pública. A pena prevista é de detenção, de um a seis meses, ou multa. O bem jurídico tutelado é a vida e a integridade física da pessoa. O sujeito ativo é qualquer pessoa. O sujeito passivo é a criança abandonada ou extraviada, a pessoa inválida ao desamparo, a pessoa ferida ao desamparo e qualquer pessoa em grave e iminente perigo. O elemento objetivo é a conduta de deixar de prestar assistência quando havia a possibilidade de agir ou não pedir ajuda à autoridade pública, quando for impossível socorre diretamente. Tem como elemento subjetivo o dolo de perigo. A consumação se dá com a simples abstenção. Não admite tentativa. É crime omissivo, comum, formal e instantâneo. Não admite tentativa. O crime é qualificado pelo resultado, segundo o parágrafo único do artigo 135 do CP, a pena é aumentada da metade se da omissão resulta lesão corporal de natureza grave, e triplicada se resulta em morte. Sua ação penal é pública e incondicionada (Bastos, 2008).

QUEBRA DE SIGILO MÉDICO

O crime de sigilo médico, previsto no artigo 154 do CP, consiste na revelação, sem justa causa, de segredo do qual se obteve conhecimento em virtude do exercício profissional, da função, do ministério ou do ofício, provocando, em consequência dessa revelação, dano a alguém. O objeto jurídico é a privacidade e a intimidade da pessoa. As circunstâncias conferem ao autor o dever de manter sigilo das informações da pessoa. O autor do crime é o titular de uma função, ministério, ofício ou profissão em exercício. Assim, um crime próprio. O sujeito passivo é a pessoa prejudicada com a revelação do segredo, não sendo necessário que o dano aconteça, a potencialidade lesiva é suficiente. Tem como elemento subjetivo o dolo. A consumação se dá com a revelação, sendo admitida a tentativa no caso de segredo documentado que não foi revelado por circunstâncias alheias à vontade do agente. A ação penal é pública incondicionada, assim depende de representação do ofendido. O crime é comissivo, formal, de perigo individual, instantâneo, unissubjetivo e unissubsistente (CFM, 2000).

CONCLUSÃO

Apesar de não haver uma legislação específica voltada à atuação do médico, há uma série de previsões legais que versam sobre o exercício da profissão. Estas devem ser de conhecimento desse profissional, para que este obtenha a ciência dos direitos, deveres e limites ao exercício da medicina, pois tal conhecimento é essencial para o bom exercício de sua atividade e para a prevenção de condutas tipificadas.

REFERÊNCIAS

Araújo MJF. Falsidade de atestado médico. In: Jusbrail. 2016. Disponível em: https://marcelodez.jusbrasil.com.br/artigos/339673763/falsidade-de-atestado-medico. Acessado em 19 mar. 2019.

Bastos JJC. Crime de omissão de socorro. Divergências interpretativas e observações críticas. Revista Jus Navigandi, ISSN 1518-4862. Teresina, ano 13, n. 1709, 6 mar. 2008. Disponível em: <https://jus.com.br/artigos/11018>. Acessado em 20 mar. 2019.

Brasil. Portaria nº 204, de 17 de fevereiro de 2016. Define a lista nacional de notificação compulsória de doenças, agravos e eventos de saúde pública nos serviços de saúde públicos e privados em todo o território nacional, nos termos do anexo, e dá outras providências. Brasília, 2016. Disponível em: http://portalarquivos2.saude.gov.br/images/pdf/2018/abril/25/Portaria-n---2014-de-17--Fevereiro-2016.pdf. Acessado em 20 mar. 2019.

Brasil. Decreto-Lei nº 2.848, de 7 de dezembro de 1940. Código Penal. Brasília, 1940. Disponível em: http://www.planalto.gov.br/ccivil_03/decreto-lei/Del2848compilado.htm. Acessado em 18 mar. 2019.

Cammpanari AB. Responsabilidade penal do médico. In: Conteúdo Jurídico. Brasília-DF: 04 set. 2008. Disponível em: http://www.conteudojuridico.com.br/?artigos&ver=1055.20857&seo=1. Acessado em 20 mar. 2019.

Conselho Federal De Medicina. Manual de orientação ética e disciplinar. Volume 1. 2ª ed revista e atualizada. Comissão de Divulgação de Assuntos Médicos. Florianópolis – março. 2000.

Croce D, Croce D Jr. Manual de medicina legal. 8ª ed. São Paulo: Saraiva; 2012.

Efing AC, Neves MM. Consentimento livre e esclarecido: responsabilidade civil do médico pelo descumprimento do dever de informar. Rev Fac Direito UFMG, Belo Horizonte. 2014; n. 65, p. 67-90. jul./dez. 2014. Disponível em: < https://www.direito.ufmg.br/revista/index.php/revista/article/viewFile/1631/1559>.

Oliveira SR. Direito Penal Médico. In: Âmbito Jurídico, Rio Grande, XII. 2009; n. 64. maio. Disponível em: <http://www.ambitojuridico.com.br/site/index.php?n_link=revista_artigos_leitura&artigo_id=6269>. Acessado em 19 mar. 2019.

Taques P. Parecer nº, de 2013, sobre o Projeto de Lei do Senado nº 236, de 2012 da Comissão Temporária de Estudo da Reforma do Código Penal, que reforma o Código Penal Brasileiro, e proposições anexadas. Disponível em: < https://legis.senado.leg.br/sdleg-getter/documento?dm=3516783&disposition=inline>.

capítulo 74

PERÍCIA EM ERRO MÉDICO

Kathyanne Marinho Rodrigues Nicácio
Rebecca de Castro e Castro
Renata Cristina Caetano Barbosa

ERRO MÉDICO: DEFINIÇÃO E CARACTERIZAÇÃO

"O erro faz parte da natureza humana e é certo que, num ou noutro aspecto, acompanha o homem desde os seus primeiros passos" (Moraes, 1996).

Erro médico é de difícil definição. Seus aspectos englobam e transpõem várias áreas, como a civil, penal, administrativa e ética. Dessa forma, é preferível unir os elementos comuns entre elas para que possamos conceituá-lo e caracterizá-lo (Correia-Lima, 2012).

De acordo com Correia-Lima, 2012, o erro médico é definido como dano causado ao paciente pelo profissional médico durante o exercício da medicina, o qual pode ser caracterizado em imprudência, imperícia e negligência. Essas três situações ocorrem devido à ação inadequada – comissão – ou devido à não ação – omissão. A negligência ocorre na maioria das vezes por omissão, enquanto a imprudência pode acontecer por comissão ou omissão. É importante ressaltar que são erros cometidos sem a intenção de fazê-los, ou seja, não existe dolo. Há quem fale em dolo eventual, que se caracteriza por o executor assumir o risco de produzir resultado danoso, como explica Parentoni, 2017:

O médico, apesar dos anos de estudos e preparação para a efetiva prática da medicina, assume o risco de errar ao tratar de vidas humanas, mormente quando não age com a devida precaução e enquanto não adquire a prática necessária, sendo que esta não obsta do cometimento de erro médico os mais experientes profissionais.

Gomes e França (1998) afirmaram que "a negligência, consiste em não fazer o que deveria ser feito. A imprudência consiste em fazer o que não deveria ser feito e a imperícia em fazer mal o que deveria ser bem feito". Agir sem precaução ou com descaso configura a negligência. Exemplos disso são abandonar o plantão ou esquecer objetos estranhos no corpo do paciente. Na imprudência, o médico assume riscos para o paciente realizando procedimentos sem respaldo cientifico; aguardar um parto normal com feto em sofrimento é um exemplo. A imperícia ocorre devido à falta de conhecimento teórico e/ou prático, por exemplo, um obstetra que lesa a bexiga de uma paciente durante a cesariana (Correia-Lima, 2012).

Por fim, analisando o que foi dito acima, segundo Correia-Lima, 2012, observa-se que irão existir em um erro médico três componentes fundamentais: dano, ausência de dolo e nexo de causalidade. Não há juridicamente erro médico sem danos (patrimonial ou moral) ou agravo à saúde de terceiro. Conforme Croce, para que o médico seja responsabilizado civil ou penalmente é importante observar:

> Ser obrigatoriamente necessário que o dano ou prejuízo tenha advindo, exclusivamente, por culpa, ou seja, por negligência, imperícia ou imprudência, e não por dolo, que é a direta intenção de produzir o resultado ou assumir o risco de produzi-lo, já que, neste caso, responderá ele fora de sua profissão, como qualquer cidadão, seja qual for a natureza de seu mister.

E o erro deve ser a gênese do dano e esta relação deve ser bem estabelecida.

PROCESSO DISCIPLINAR POR ERRO MÉDICO

O Conselho Federal de Medicina (CFM) em 2016 publicou no Diário Oficial da União a Resolução CFM Nº 2.145, que foi alterada, em 2017, pela Resolução CFM Nº 2.158, que autoriza o Código de Processo Ético-Profissional (CPEP), a qual irá responder todo o médico que for acusado de erro médico (CFM, 2017).

O CPEP é obrigatório em todos os estados brasileiros e no Distrito Federal e rege todos os processos de sindicância e/ou processo ético-profissional, sendo essas instauradas a querer do Conselho Regional de Medicina (CRM) ou através de denúncia, que poder ser escrita ou verbal, desde que o denunciante se identifique e relate o caso com a apresentação de provas, quando possível (CFM, 2017).

Após cumpridos todos os trâmites da sindicância, um relatório conclusivo deverá ser entregue pela comissão de ética médica, contendo propostas de solução para os casos, sendo essas, de acordo com o artigo 17 do CPEP: conciliação, ajustamento de conduta, arquivamento, instauração de processo ou instauração de procedimento administrativo (CFM, 2017).

Os casos que não cursarem com lesão de natureza grave, assédio sexual ou óbito, enquadrados pelo artigo 129 do Código Penal brasileiro, poderão obter como resultado a indicação da conciliação, que, se aceita pelas duas partes, levará à homologação do resultado e à inviabilidade de novos recursos. Quando a conciliação não é aceita, os trâmites prosseguem para as outras etapas (CFM, 2017).

O Termo de Ajustamento de Conduta ou TAC ocorre quando o médico reconhece que de alguma maneira suas ações causaram ofensa ao paciente ou a seus familiares e assume, perante o Órgão, que tomará as medidas possíveis para que haja uma adequação comportamental. Mais uma vez essa opção só é cabível quando não se trata de crimes contemplados pelo artigo 129 do Código Penal (CFM, 2017). O TAC possui caráter de sigilo, sendo assinado por um representante da câmara de sindicância e o médico acusado (CFM, 2017).

Quando os casos evoluem para a instauração de um processo, uma das medidas tomadas poderá ser a Interdição Cautelar do Exercício da Medicina, quando é comprovado que a ação ou omissão do profissional está colocando em perigo a vida de seus pacientes ou mesmo em iminência de acontecer (CFM, 2017).

Se o CPEP for aprovado, um novo conselheiro será responsável pelo processo que, a partir desse ponto, não poderá ser interrompido, mesmo se houver desistência dos denunciantes. Todos os passos serão seguidos como ordena o CPEP e o início da execução da pena deve ser começar em até 90 dias da publicação da decisão. Entre as penas encontram-se (Brasil, 1957):

a) Advertência confidencial em aviso reservado.
b) Censura confidencial em aviso reservado.
c) Censura pública em publicação oficial.

d) Suspensão do exercício profissional por até 30 dias.
e) Cassação do exercício profissional, *ad referendum* do CFM.

Aqueles que forem punidos com medidas que não a cassação, após oito anos do cumprimento da pena e se nenhuma nova sindicância for instaurada nesse período, poderão solicitar a reabilitação, sendo excluídas as condenações dos apontamentos existentes, visto que todas as penalidades são publicadas no prontuário do médico perante o CRM e CFM (Brasil, 2017).

RESPONSABILIDADE CIVIL DO MÉDICO PERANTE UM ERRO MÉDICO

Estabelecer uma relação médico-paciente é um ato de responsabilidade civil. Esta, por definição, cerca-se da proteção do interesse do indivíduo, bem como da proibição de lesar o direito de outrem. Tal conceito é trazido pelo Código Civil (CDC) brasileiro, em seu artigo 927, que ainda assegura a obrigação da reparação caso um ato ilícito seja cometido pelo médico e cause danos ao usuário da saúde. Ressaltando que a boa prática profissional deve ser exaltada como ato de prevenção e de extrema importância para contemplar a responsabilidade civil (Brasil, 2008, p. 246).

Na verdade, a própria etimologia da palavra revela o cunho da valorização do ato médico, segundo Gaburri (2014, p. 30, *apud* Caires, 2019). O termo responsabilidade refere-se a um benefício doado em forma de garantia de um serviço ou de compensar algo, bem como se traduz como o ressarcimento do prejuízo causado, seja por uma ação, seja por negligência.

Historicamente, o início dessa questão foi o Código de Hamurabi, cujo objetivo principal era reparar um dano causado, retornando o dano a quem o causou. O erro médico começou a ser discutido nesse momento, pois errar um procedimento cirúrgico implicaria ao cirurgião uma pena que poderia variar entre amputação de membro e morte. Mais tarde, os romanos, com a Lei de Aquilia, tratavam da mesma reparação de danos, porém com a subtração do cunho vingativo (Gonçalves, 2014).

Com a evolução temporal, a lei dos romanos foi aprimorada pelos franceses que estabeleceram de fato um objetivo central para a responsabilidade civil, influenciando a maneira brasileira de lidar com o assunto no âmbito médico, incluindo, além da responsabilidade civil perante a vítima, a responsabilidade penal perante o Estado (Gonçalves, 2014).

Em medicina, segundo o que rege no código de ética médica (resolução CFM nº 1.931, 2009), a responsabilização cerca-se de deveres médicos, os quais, embora sejam subjetivos, baseiam-se em evitar atos de negligência, imprudência e imperícia, causando dano ao paciente. Está incluído o dever de o profissional médico entregar resultados, sendo responsabilizados caso não sejam atingidos; prestar todo serviço de informação ao doente, englobando informações sobre tratamento, riscos, consequências, tempo, entre outros detalhes que devem ser verbalizados e documentados.

Dever de atualização, garantindo a aplicação sempre do melhor tratamento disponível aos pacientes. Dever de assistir, oferecer facilidade de contato médico-paciente, evidenciando que a não assistência adequada na vigência de um dano determinará a culpa do médico. Dever de abstenção de abuso, nesse caso o abuso é caracterizado por uma atitude de oportunismo, seja quando há delegação da atividade médica a um estudante, seja quando não se respeita a vontade do paciente em casos de iminência de morte (Oliveira, 2008).

Valendo-se de que a relação médico-paciente é uma atividade profissional, existe uma inegável natureza da obrigação de prestação de serviço, podendo ser, por regra, contratual ou, excepcionalmente, extracontratual. Aquele é representado por um vínculo estabelecido, seja presencialmente, seja por meio de ligação telefônica, chamado por Panasco (1984, *apud* Harger, 2006) de *intuitu personae*, corroborando a confiança e relação mútua estabelecida no momento em que o paciente escolhe um médico para contratá-lo.

Já na relação extracontratual a responsabilidade civil recebe um destaque, pois toda gama de possíveis erros médicos se estabelecem aqui. Atendimento emergencial ao paciente inconsciente, não sendo possível o consentimento em alguns procedimentos realizados, tratamento desnecessário, cirurgias que os riscos superem os benefícios ou que não tenham indicação e realização de aborto em situações desprotegidas pelo Código Penal, entre outros exemplos (Harger, 2006).

Independente da natureza contratual ou extracontratual, ambos se referem a uma obrigação de meio. Trata-se do emprego de habilidades médicas e de toda tecnologia disponível, a fim de curar o paciente, entretanto não confere em uma obrigação. Uma vez que o resultado favorável do tratamento depende de outros fatores, como o grau de acometimento da patologia, fatores de risco, a resposta terapêutica individualizada diverge, então, da obrigação de resultado cujo objetivo é o sucesso terapêutico secundário ao estabelecimento de um contrato e promessa de resultado favorável como, por exemplo, em cirurgias estéticas (Oliveira, 2008).

A afeição do médico para com o paciente é o clímax do cuidado, sempre com o intuito de curar ou minimizar o sofrimento do enfermo. Assim, o

Código de Defesa do Consumidor, no artigo 14, que trata de profissionais liberais, age determinando que a responsabilidade civil ocorra quando há confirmação da culpa do ato médico em seu sentido amplo, demonstrando fielmente o que descreve o CDC – Lei nº 8.078 de 11 de setembro de 1990:

> Art. 14. O fornecedor de serviços responde, independentemente da existência de culpa, pela reparação dos danos causados aos consumidores por defeitos relativos à prestação dos serviços, bem como por informações insuficientes ou inadequadas sobre sua fruição e riscos.
>
> § 1º O serviço é defeituoso quando não fornece a segurança que o consumidor dele pode esperar, levando-se em consideração as circunstâncias relevantes, entre as quais:
>
> I – O modo de seu fornecimento;
>
> II – O resultado e os riscos que razoavelmente dele se esperam;
>
> III – A época em que foi fornecido.
>
> § 2º O serviço não é considerado defeituoso pela adoção de novas técnicas.
>
> § 3º O fornecedor de serviços só não será responsabilizado quando provar:
>
> I – Que, tendo prestado o serviço, o defeito inexiste;
>
> II – A culpa exclusiva do consumidor ou de terceiro.
>
> § 4º A responsabilidade pessoal dos profissionais liberais será apurada mediante a verificação de culpa.

A partir desse entendimento, sabe-se que o erro médico pode advir do sentido estrito ou de forma dolosa. Simplificadamente, o ato estrito refere-se à não intenção de causar dano, já o ato consciente do dano causado, com intenção de causar lesão, é denominado de dolo médico. Os erros médicos se enquadram nos conceitos previamente estabelecidos de negligência, imprudência e imperícia, esta com controvérsias, pois o médico, sendo portador de um certificado de conclusão de curso, subentende-se que ele possui aptidão para assumir tais funções (Harger, 2006).

Prontuários, receitas médicas, perícia, entre outros, podem revelar o erro médico, devendo ser provado por quem sofreu o dano que o ato adveio, verdadeiramente, da intervenção médica. Na esfera da responsabilidade civil, o erro médico abrange os conceitos de ordem pessoal, quando é lesivo por ação ou omissão, e estrutural, secundária às condições e aos meios de trabalho, corroborando com as formas de erro, a saber: erro profissional, erro de diagnóstico e erro grosseiro. Este, no que diz respeito às condições indevidas de procedimentos e tratamento, caracteriza certamente um ato falho no exercício da profissão, uma vez que depende impreterivelmente da decisão do médico.

Os caráteres sob essa perspectiva são inúmeros, necessitando de cautela e conhecimento, a fim de evitar danos ao consumidor do serviço, bem como evitar o desgaste judicial com o dever de reparação em detrimento da responsabilidade civil do ato médico (França, 1994, *apud* Oliveira, 2008).

DANO CAUSADO POR ERRO MÉDICO

Dano é conceituado como sendo a lesão a um interesse jurídico tutelado, patrimonial ou não, causado por ação ou omissão do sujeito infrator (Gagliano, 2012). Ele é proveniente da conduta do profissional médico que resulta em lesão nova ou agravamento do mal já apresentado pelo paciente. Em uma classificação mais abrangente, é dividido em patrimonial, quando referente aos bens materiais, e extrapatrimonial, se afeta a vida, integridade física e psicológica. O dano causado por erro médico pode ser mais bem subdividido em moral e estético.

Dano moral é definido como lesão de interesses não patrimoniais de pessoa física ou jurídica, provocada pelo ato lesivo (Diniz, 2003). É uma lesão de bens não materiais que causa angústia e sofrimento ao indivíduo. Suas consequências podem ser internas, refletindo no âmbito íntimo do sujeito (mais subjetivo), ou externas, quando depreciam sua imagem perante a sociedade.

O dano estético é toda alteração morfológica do indivíduo que, além do aleijão, abrange as deformidades ou deformações, marca e defeitos, ainda que mínimos, e que impliquem sob qualquer aspecto o afeamento da vítima, consistindo em simples lesão desgostante ou em permanente motivo de exposição ao ridículo ou de complexo de inferioridade, exercendo ou não influência sobre sua capacidade laborativa (Diniz, 2008). Consiste na alteração da harmonia corporal do paciente, mudando sua aparência externa de maneira irreversível. É um tipo mais complexo, pois, além das consequências físicas como cicatrizes e dores crônicas, geralmente vem associado ao dano moral e por isso pede sempre uma avaliação mais minuciosa.

Em resumo, o dano estético vem do sofrimento pela deformação com sequelas permanentes, facilmente percebidas, enquanto o dano moral está ligado ao sofrimento e todas as demais consequências provocadas pelo procedimento. Apesar de conceitos distintos, no cotidiano do erro médico estão constantemente atreladas.

EXCLUDENTES DA RESPONSÁVEL CIVIL MÉDICA

Existem algumas situações que, apesar da ocorrência do erro médico, o profissional pode ser isento da responsabilidade sob cobertura do artigo 393 do código penal. Estas são: caso fortuito e de força maior, culpa exclusiva do paciente e a cláusula de não indenizar.

O que caracteriza um evento fortuito, de força maior, é a incapacidade do médico de interferir em seus resultados, não existindo ação ou omissão culposa por parte do profissional, pois o fato era incapaz de ser evitado. Na força maior, conhece-se a causa que dá origem ao evento, pois se trata de um fato da natureza, como, por exemplo, "uma inundação que danifica produtos; no caso fortuito o acidente que gera o dano advém de causa desconhecida, como o cabo elétrico aéreo que se rompe e cai sobre fios telefônicos" (Diniz, 2003). Lembrar que caso o médico contribua para o agravo do estado do paciente, mesmo que inicialmente tenha sido causado por algo fora do seu campo de ação, ele passa a receber uma parcela de culpa.

A culpa exclusiva da vítima ocorre quando o dano é originado de um ato do próprio indivíduo, sem interferência do médico. Um exemplo seria uma complicação de pós-operatório em um paciente que não seguiu as recomendações médicas. Contudo, há situações em que a responsabilidade é compartilhada e o médico precisa responder pela sua parcela da culpa. Casos em que existe culpa da vítima, paralelamente à culpa concorrente do agente causador do dano. Nessas hipóteses, o evento danoso decorreu tanto do comportamento culposo daquela, quanto do comportamento culposo deste. Por conseguinte, se houver algo a indenizar, a indenização será repartida entre os dois responsáveis, na proporção que for justa (Rodrigues, 2002). Esse conceito também é válido para as consequências de ações de outros membros da equipe médica, caso a ação deles seja a predominante em relação à do médico.

Por fim, a cláusula de indenização consiste na formação de um contrato entre médico e paciente com uma cláusula específica dispensando ambas as partes da responsabilidade civil caso alguma delas saia prejudicada, mesmo que tenha que haver reparação do dano. Para ter validade, será imprescindível a bilateralidade do consentimento, de modo que será ineficaz declaração unilateral de vontade sem anuência da outra parte. A cláusula de não indenizar, isto é, a limitação convencional da responsabilidade, não poderá eximir o dolo de estipulante e, além disso, ela só seria eficaz se correspondesse a uma vantagem paralela em benefício do outro contraente (Diniz, 2003). Ela deixa de ser válida caso faça referência à vida e à integridade física do indivíduo.

A RESPONSABILIDADE CIVIL MÉDICA E O CÓDIGO DE DEFESA DO CONSUMIDOR

O artigo 3 do código diz que fornecedor é toda pessoa física ou jurídica, pública ou privada, nacional ou estrangeira, bem como os entes despersonalizados, que desenvolvem atividades de produção, montagem, criação (...), distribuição ou comercialização de produtos ou prestação de serviços. Logo, qualquer médico ou hospital, desde que realize procedimentos, está sob jurisdição desse código.

É necessário fazer uma distinção entre as obrigações de meio e as obrigações de resultado, aduzindo que no caso em que o devedor apenas promete envidar esforços para alcançar um resultado, sem vincular a obtê-lo, trata-se de obrigações de meio, nas quais o devedor deverá honrar os serviços prometidos diligente e escrupulosamente. Já nas obrigações de resultado, se o devedor prometer o resultado e não o cumprir, tornar-se-á inadimplente (Rodrigues, 2002). A responsabilidade civil médica em geral abrange as obrigações de meio, pois o profissional precisa se utilizar de todos os recursos a disposição para que o paciente atinja determinada finalidade. Por isso, caso o usuário se sinta lesado, ele precisa obter provas de que o médico não fez tudo que estava em seu alcance.

No caso específico de cirurgiões plásticos há uma variação, pois como uma grande parcela de seus procedimentos tem finalidade meramente estética, sem risco prévio à saúde do indivíduo, o médico assume a obrigação de alcançar determinado resultado, então sua obrigação passa a ser de resultado. Contudo, não se pode generalizar todos as ações, pois algumas têm intuito de correção de patologias prévias, então a obrigação de meio retorna. As duas andam lado a lado e cada situação deve ser avaliada com cautela para evitar equívocos.

REPARAÇÃO DO DANO CAUSADO POR ERRO MÉDICO

Assim que ocorre a confirmação do dano por meio das provas, cabe ao médico realizar a reparação. Nos casos de dano físico, a indenização deve ser suficiente para cobrir as despesas médicas e baixas patrimoniais originadas do evento. Em casos de agressão moral, o dano costuma ser de difícil mensuração, a indenização entra como compensatório, mas que não exerce influência direta na reversão do dano do paciente e por isso seus valores são mais difíceis de estabelecer.

Lembrar que a função de uma indenização não é promover o enriquecimento do agredido, e sim repor o patrimônio da vítima como se não houvesse ocorrido o evento danoso.

REFERÊNCIAS

Branco GLC. Doutrina: Responsabilidade Civil por Erro Médico: Aspectos. RDC nº 4. Mar.-Ab./2000. Assunto especial 129. Disponível em: http://www.mpsp.mp.br/portal/page/portal/documentacao_e_divulgacao/doc_biblioteca/bibli_servicos_produtos/bibli_boletim/bibli_bol_2006/RDC_04_128.pdf. Acessado em março de 2019.

Brasil. Código Civil (2002). Código civil brasileiro e legislação correlata. 2ª ed. Brasília: Senado Federal, Subsecretaria de Edições Técnicas. 2008. p. 246.

Brasil. Código Civil (2002). Código civil brasileiro e legislação correlata. 2ª ed. Brasília: Senado Federal, Subsecretaria de Edições Técnicas, 2008. p. 246. Artigo 393, Lei nº 10.406, de 10 de janeiro de 2002. Disponível em: https://presrepublica.jusbrasil.com.br/legislacao/91577/codigo-civil-lei-10406-02#art-393. Acessado em março de 2019.

Brasil. Lei nº 3.268, de 30 de setembro de 1957. Brasília. 1957. Disponível em: < http://www.planalto.gov.br/ccivil_03/leis/L3268.htm>. Acessado em 26 de março de 2019.

Brasil. Lei nº 8.078, de 11 de setembro de 1990. Código de Defesa do Consumidor. Dispõe sobre a proteção do consumidor e dá outras providências. Disponível em: https://www.jusbrasil.com.br/topicos/10606184/artigo-14-da-lei-n-8078-de-11-de-setembro-de-1990. Acessado em 27 de março de 2019.

Caires F. A Responsabilidade Civil do Direito Brasileiro. Jusbrasil.com.br. Disponível em: http://fhcaires.jusbrasil.com.br/artigos/603044053/a-responsabilidade-civil-nodireito-brasileiro. Acessado em 30 de março de 2019.

CFM. Código de ética médica. Resolução CFM nº 1.931, de 17 de setembro de 2009. Conselho Federal de Medicina – Brasília: Conselho Federal de Medicina. 2010.

CFM. Código de ética médica. Resolução CFM nº 2.158. Conselho Federal de Medicina. Brasília. 2017.

Correia-Lima FG. Erro médico e responsabilidade civil. Brasília: Conselho Federal de Medicina, Conselho Regional de Medicina do Estado do Piauí. 2012. 92 p.

Croce D, Croce D Jr. Erro médico e o direito. 2ª ed. São Paulo: Saraiva; 2003.

Diniz MH. Curso de Direito Civil Brasileiro – Responsabilidade Civil. 19ª ed. São Paulo: Saraiva; 2005. VII.

Diniz MH. Curso de Direito civil Brasileiro: Responsabilidade Civil. 2003; vol. 7. 17ª ed.. São Paulo: Saraiva.

Diniz MH. Curso de direito civil brasileiro: Responsabilidade Civil. 5ª ed., São Paulo: Saraiva. 2008. Disponível em: http://www.ambito-juridico.com.br/site/index.php?n_link=revista_artigos_leitura&artigo_id=16626&revista_caderno=7. Acessado em março de 2019.

Espinoza, Michelle A. Dano estético e suas particularidades. Disponível em https://ambitojuridico.com.br/cadernos/direito-civil/dano-estetico-e-suas-particularidades/.

Gagliano OS, Pamplona R Filho. Novo curso de direito civil: responsabilidade civil. 10ª ed. Rev Atual e ampl. São Paulo: Saraiva; vol. 3, 2012.

Gomes JCM, França GV. Erro médico. In: Iniciação à bioética. Conselho Federal de Medicina. Brasília, 1998. p. 244.

Gonçalves CR. Direito civil brasileiro, volume 4: Responsabilidade Civil. 9ª ed. São Paulo: Saraiva; 2014.

Harger MR. A Natureza Jurídica da Relação Médico-Paciente. Disponível em: http://www.egov.ufsc.br/portal/sites/default/files/anexos/12787-12788-1-PB.pdf. Acessado em março de 2019.

Lamas Lívia PA. A responsabilidade civil por erro médico à luz da legislação brasileira. Disponível em: https://jus.com.br/artigos/61288/a-responsabilidade-civil-por-erro-medico-a-luz-da-legislacao-brasileira/1#. Acessado em março de 2019.

Moraes NC de. Erro médico: aspectos jurídicos. Rev Bras Cir Cardiovasc. 1996;11(2):55-9.

Oliveira DU. A responsabilidade civil por erro médico. In: Âmbito Jurídico, Rio Grande, XI. 2008; nº 59. Disponível em: <http://www.ambito-juridico.com.br/site/?n_link=revista_artigos_leitura&artigo_id=3580>. Acessado em mar 2019.

Rodrigues S. Direito Civil, Parte Geral das Obrigações. Vol. 2. 30ª ed. Rio de Janeiro: Saraiva; 2002. p. 17-8.

Rodrigues S. Direito civil. 19ª ed. Vol. IV. São Paulo: Saraiva; 2002.

capítulo 75

RESPONSABILIDADE ÉTICA DO PERITO

Leonardo Gomes Rocha
Rógenes Igor Vaz da Costa Capistrano
João Victor Alves Amaral

ÉTICA RELACIONADA AO TRABALHO DO PERITO

Segundo o dicionário da língua portuguesa, ética é o "estudo dos juízos de apreciação referentes à conduta humana, do ponto de vista do bem e do mal" (Ferreira, 2010). Dessa forma, a ética remete à fundamentação do agir pautada nas consequências pessoal e social.

Dada a natureza do cotidiano profissional do perito legal por meio de um trabalho em conjunto com a justiça, que é a aspiração última do exercício médico-legal, percebe-se sua importância de cunho social.

Segundo Sá (2009), o trabalho individual interfere no meio onde é praticado, podendo assim alcançar uma repercussão ampla.

> Não é, pois, somente em seu grupo que o profissional dá sua contribuição ou a sonega. Quando adquire a consciência do valor social de sua ação, da vontade volvida ao geral, pode realizar importantes feitos que alcançam repercussão ampla (Sá, 2009, p. 159).

O trabalho do perito é pautado em fatos médicos, cuja interpretação ocorre de forma imparcial e objetiva por meio de conhecimentos técnico-científicos (Nóbrega, 2012). Nesse ponto vislumbramos sua responsabilidade ética, cuja configuração decorre na violação das obrigações contidas no Código de Ética Médica. Além disso, Filho e Abdalla-Filho (2010) destacam que esse profissional trabalha o tempo todo com pessoas em situação de vulnerabilidade, por privação, minimamente emocional (em estado de sofrimento), configurando uma relação de desigualdade nesse âmbito.

COMPETÊNCIAS ÉTICAS DO PERITO NO LAUDO PERICIAL

O perito possui competências que devem ser cumpridas à risca no exercício de suas atividades profissionais. Os tipos de peritos que atuam nesse campo variam de lugar para lugar, no entanto, é de extrema importância que o indivíduo tenha experiência adquirida a partir de muito estudo e aperfeiçoamento, para ser o mais próximo da perfeição no ato de sua atividade.

> Manter-se permanentemente atualizado, aumentando cada dia o saber. Para isso, é preciso obstinação, devoção ao estudo continuado e dedicação (França, 2017).

Em Medicina Legal, assim como na medicina como um todo, para ser um profissional de grande conhecimento e aperfeiçoamento, é necessário um conhecimento vasto de partes clínicas e médico-legais para realizar eficazmente o exercício da medicina legal.

Tratando primeiro das competências do perito médico, é de suma importância que ele siga essas atribuições de forma fiel e rígida para obter êxito nas suas atividades.

O trabalho do perito vai servir como uma base de relato fidedigno da causa que motivou o óbito do indivíduo analisado pelo perito. Seu objetivo é "formar a convicção do juiz sobre os elementos necessários para a decisão da causa" (Filho, 2010). A avaliação desses dados pelo perito deve ser feita semelhante à ação do juiz, ou seja, de forma coerente, imparcial, racional, legítima e sem cunho emocional. Nesse trabalho, o mesmo não pode atuar com base em probabilidades. Bentham (1971) sintetizava isso dizendo: "a prova é um meio para se atingir um determinado fim".

Uma dessas competências, de suma importância, é a confidencialidade. O perito tem que ser uma pessoa sigilosa, a fim de que terceiros não saibam dos resultados obtidos por ele e, de alguma forma, possam influenciar na decisão final. Dessa forma, é de extrema importância a preservação dos dados referentes ao indivíduo no qual o perito está realizando seu trabalho, para resguardar sua integridade. Segundo França (2017): "É necessário abrir os olhos e fechar os ouvidos". Olhando dessa perspectiva, observa-se que o perito tem que ser fechado a opiniões de terceiros e deve, portanto, ser bastante desconfiado dos fatos e, dessa forma, achar a causa real do acontecimento a partir de conclusões lógicas e racionais baseadas nos métodos científicos que utilizou para a realização da sua atividade profissional.

> Exige-se também uma autoridade capaz de se impor ao que se afirma e conclui, fazendo calar com sua palavra as insinuações cavilosas e oportunistas (França, 2017).

Além disso, compete ao perito dar informações acerca do processo, pois "O dever de informar é imprescindível como requisito prévio para o consentimento e a legitimidade do ato pericial a ser utilizado" (França, 2017).

Outra competência do perito é analisar com cuidado cada caso, pois no caso da Medicina Legal, casos considerados em outras áreas como exceções podem vir a ocorrer. Ou seja, não se pode chegar a uma conclusão a partir de apenas uma evidência, por mais concreta que seja. Cabe ao perito coletar o maior número de informações possíveis para que o diagnóstico final seja dado com a maior clareza possível. Desse modo, o perito evita chegar a conclusões intuitivas e precipitadas. França (2017) alega: "Concluir com acerto, com convicção, comparando os fatos entre si, relacionando-os e chegando a conclusões sempre claras e objetivas".

O CÓDIGO DE ÉTICA MÉDICA E A RELAÇÃO PERITO *VS.* PERICIANDO

Hipócrates (466-377 a.C.) foi o responsável pela elaboração do Primeiro Código de Ética Médica. Todas as regras a serem seguidas pelos profissionais médicos que iniciavam a carreira profissional foram publicadas em sua obra "Juramento". Ainda, atualmente, tais princípios propostos por Hipócrates permanecem e são tidos como atribuições imprescindíveis na atuação médica (Miziara e Munõz, 2014). Entre os princípios básicos da Medicina, contido no juramento hipocrático, podemos citar: a habilitação legal do profissional médico e a conduta ética para o exercício da Medicina; os princípios da beneficência e da não maleficência; o compromisso do sigilo profissional para com seu paciente e os deveres de conduta do médico para evitar a culpa *stricto sensu*: a negligência, a imprudência e a imperícia (Almeida, 2011).

O preâmbulo, do Código de Ética Médica Brasileiro, revisado em 2009 de acordo com a Resolução CFM nº 1.931, de 17 de setembro de 2009, apresenta:

O presente Código de Ética Médica contém as normas que devem ser seguidas pelos médicos no exercício de sua profissão, inclusive no exercício de atividades relativas ao ensino, à pesquisa e à administração de serviços de saúde, bem como no exercício de quaisquer outras atividades em que se utilize o conhecimento advindo do estudo da Medicina.

Ao longo da história, a relação médico-paciente vem passando por inúmeras transformações, desde o modelo biomédico chegando ao modelo biopsicossocial, baseado na humanização do atendimento e enfatizando a cooperação e a confiança mútua entre médico e paciente (Almeida, 2011). Sabe-se hoje que um dos parâmetros fundamentais na adesão e no sucesso terapêutico está intimamente associado a este binômio.

Paradoxalmente, a necessidade de se gerar elementos probatórios que auxiliem a autoridade policial ou judiciária, na busca pela justiça, desencadeou o surgimento de perícia médica cujos primeiros relatos datam do antigo Império Romano. Nesse contexto, a relação perito-periciando, devido a sua natureza de cunho investigativo e judicial, passa a apresentar-se com um caráter conflituoso e distinto daquele observado na relação médico-paciente (Marçal, 2012). O conflito deve-se à inexistência de objetivos comuns. O perito busca a justiça social, enquanto o periciando visa um resultado favorável às suas pretensões (Barros, 2010).

A perícia médica não possui um objetivo terapêutico, o que, geralmente, a distingue das demais atividades médicas. De tal forma, nota-se elevado ato de assimetria de poder entre o médico e o periciando, uma vez que o fluxo de informações ocorre quase unilateralmente (Almeida, 2011).

Apesar de as relações médico-paciente e perito-periciando serem inconfundíveis, existem algumas similaridades entre elas. Alguns atributos médicos encontram-se presentes em ambas, tais como: cordialidade, respeito, abstenção de preconceitos ou julgamentos morais, autonomia e autoridade, a fim de desempenhar suas funções e ser assertivo. A autoridade médica faz-se essencial para a avaliação correta do periciando (Almeida, 2011). É importante destacar que o médico perito exerce atividade legal e de suma importância na produção de prova técnica envolvendo procedimentos judiciais ou técnicos. Por isso, a ética é condição *sine qua non* na execução de perícias imparciais e fidedignas.

REFERÊNCIAS

Almeida EHR. Aspectos bioéticos da perícia médica previdenciária. Revista Bioética, Brasília. 2011;19(1):277-98.

Barros JEA. Direito previdenciário médico: a relação médico periciado. São Paulo: Editora Atlas; 2010. p. 229.

Bentham J. Os pensadores. São Paulo: Abril Cultural; 1979.

Conselho Federal De Medicina (CFM). Revisão do Código de Ética Médica [Internet]. Resolução CFM nº 1.931, de 17 de setembro de 2009. Brasília, 2010. Disponível em: http://www.rcem.cfm.org.br/index.php/cem-atual. Acessado em 21 mar. 2019.

Ferreira ABH. Mini Aurélio: o dicionário da língua portuguesa. 8ª ed. Rev e Atual. Curitiba: Positivo; 2010.

Filho PEGC, Abdalla-Filho E. Diretrizes éticas na prática pericial criminal. Revista Bioética, Brasília. 2010;18(2):421-37.

França GV de. Medicina legal. 11ª ed. Rio de Janeiro: Guanabara Koogan; 2017.

Miziara ID, Munõz DR. Aspectos éticos e legais do atendimento médico. In: Condutas em clínica médica. 1ª ed. São Paulo: Editora Atheneu; 2014. p. 1157-72.

Nóbrega JBF. Ética no exercício médico-legal. 2012. 85 f. Dissertação (Mestrado em Medicina Legal e Ciências Forenses). Faculdade de Medicina, Universidade de Coimbra, Coimbra, 2012.

Sá AL. Ética profissional. 9ª ed. São Paulo: Atlas; 2009. p. 159.

Silva ÂTG, Maciel D, Framil VMS, Gianvecchio's DM. Relação médico-paciente e relação perito-municipiando: diferenças e semelhanças. Saúde, Ética & Justiça, São Paulo. 2017;22(1):50-5.

capítulo 76

CONTRIBUIÇÕES DA ANATOMIA TOPOGRÁFICA PARA A MEDICINA LEGAL

Amauri Clemente da Rocha
Artur Candido de Oliveira Neto
Vera Laura Andrade Bittencourt

INTRODUÇÃO

A anatomia surge quando Menes, no Egito, em 3400a.C. escreveu o primeiro manual de anatomia da Antiguidade para dar um significado à vida do homem e desvendar o que era antes desconhecido aos olhos da população de diferentes épocas do mundo conhecido. A palavra anatomia é de origem grega e significa "cortar em partes" *ana*, parte; *tomein-grego*, cortar. Com isso, surge o interesse em folhear o corpo humano catabolizando a técnica de dissecação, a qual ainda é utilizada como pilastra para entender a estrutura do corpo humano durante o decorrer dos séculos. Ademais, paralelo ao avanço da anatomia descritiva, também ascende o avanço do uso da anatomia topográfica para localizar e destrinchar as doenças de diferentes períodos, por exemplo, a peste negra que disseminou mais da metade da população do continente europeu. Dessa forma, é notável que a anatomia é um apêndice ímpar, a qual é utilizada de forma categórica no diagnóstico e identificação de patologias onde antes se encontravam o misticismo e o culto ao divino (Graaff, 2003).

Com o detalhamento da anatomia descritiva, foi possível dividi-la em dois períodos distintos: Período Pré-Científico e Período Científico. O primeiro está relacionado com a sobrevivência dos primeiros homens nos tempos pré-históricos e na manutenção das atividades cotidianas das primeiras civilizações. Com esse pouco conhecimento anatômico, esses humanos garantiram os pilares que fundamentam a medicina contemporânea. Já o segundo retrata um período de constante evolução em que se utiliza da pesquisa para inovar em suas ações e técnicas relacionadas com a área médica. Assim, a anatomia é de contribuição ímpar no âmbito da medicina legal, de modo a auxiliar o legista na traumatologia forense para o diagnóstico de *causa mortis* e os juristas na condução de processos penais (Graaf, 2003).

A anatomia topográfica ou regional contempla o corpo humano em segmentos, os quais facilitam a perspectiva das partes principais do corpo humano, sendo elas enumeradas em cabeça, pescoço, tórax, abdome, dorso, pelve e membros, ou seja, a anatomia regional é utilizada como método de estudo para focar em determinada região do corpo. Dentro da topografia anatômica existe a anatomia de superfície que divide a região corporal em áreas ou secções palpáveis que, também, ajudam o médico, de certa forma, na memorização de componentes sobre os tecidos. Ademais, a anatomia de superfície auxilia na visualização de estruturas sobre a pele, na qual assiste o legista a distinguir achados incomuns ou anormais, bem como averiguar os possíveis instrumentos utilizados na vítima. Além disso, existe a anatomia sistêmica, a qual, diferente da topográfica, estuda os órgãos e a integração entre eles dentro de seus sistemas, o que acaba por facilitar o entendimento dos processos fisiológicos que acontecem no organismo. Desse modo, a anatomia topográfica é imprescindível para o detalhamento anatômico, de modo a facilitar o legista e a justiça a localizar as regiões afetadas, assim chegar a um laudo da possível causa de morte, para ser tomada as devidas atitudes quanto ao caso, sejam elas médicas ou judiciais (Moore, 2014).

Segundo Tourdes, o conceito de Medicina Legal se refere à aplicabilidade de conhecimentos médicos a impasses que estão entre os deveres e os direitos da sociedade. Em síntese, Lacassagne acreditava que ações e literaturas médicas estão a serviço da administração da justiça, nesse contexto a Medicina Legal empresta sua colaboração ao estudo do Direito Penal nos assuntos voltados a lesões corporais e acontecimentos que ferem a integridade humana. Em decorrência disso, a anatomia topográfica é importante para a manutenção do conhecimento da medicina legal e do direito penal, pois com sua descrição das facetas do corpo se fez importante na localização dos tipos de lesão. Com isso, o estudo da anatomia se torna eficiente à prática, seja do médico legista, seja do advogado, cada um em seu ambiente de trabalho (França, 2017).

Período pré-científico

A anatomia em seu esplendor é resultado de um processo acumulativo de conhecimentos e experiências, os quais foram sendo transferidos e aprimorados com o passar das décadas. Nesse âmbito, é provável que os primeiros resquícios desse saber surgiram na era denominada pré-científica, a qual foi caracterizada pela formulação de uma anatomia de cunho comparativo, cujas atividades de caça e pesca da população ali residente possibilitaram a comparação entre as estruturas físicas de sua caça e a funcionalidade dessas com as humanas, de forma a construir um raciocínio inicial da anatomofisiologia do ser, o que garantiu a sobrevivência do indivíduo, pois esse passou a reconhecer as áreas corpóreas vitais, de forma a protegê-las com maior veracidade, pois tinham conhecimento de que se atingidos tais locais poderiam causar a morte. Ademais, além de evitar o óbito, o homem com noções da anatomia básica soube produzir melhores condições de caça, de maneira a retirar toda a demanda da população, o que possibilitou conseguir se fixar em um local propiciando boas condições ao seu povo (Graaff, 2003).

Período científico

É evidente a dinamicidade da anatomia, a qual está em constante processo de renovação. Desse modo, vários povos contribuíram para a consolidação da anatomia, a qual é conhecida no mundo contemporâneo. Assim, o período científico se inicia com os registros realizados na Mesopotâmia há 3000 anos. Com a tentativa dessa sociedade de desmistificar a forças básicas da vida, ela investigou os aspectos anatomotopográficos do homem, de modo a deixar uma herança na formulação da anatomia moderna (Graaff, 2003).

Outrossim, os egípcios, continuando a formulação do entendimento do organismo, foram de grande importância, de maneira a Menes, o médico do rei, escrever em 3400 a.C. o que se considera o primeiro manual de anatomia da história. Outras civilizações como Japão e China tiveram sua contribuição na formulação da ciência atual, explorando as artes milenares embasadas na anatomia e no funcionamento dos sistemas (Graaff, 2003).

Contudo, foi na Grécia antiga em que a anatomia foi consolidada como ciência devido ao fascínio pela perfeição do corpo e a necessidade de esculpir o homem de forma detalhada, expondo seus traços. Dessarte, surgiram grandes estudiosos que somaram na construção dos conhecimentos anatômicos, como Hipócrates, considerado o pai da Medicina por seus princípios éticos, e Aristóteles, o qual foi discípulo de Platão, quando elaborou o primeiro relato embriológico de que se tem notícias, a partir da observação do desenvolvimento do coração de galinha. Logo, a anatomia é uma ciência pertinente a vários períodos da história, a qual é utilizada pelo homem como um meio de sobrevivência, bem como um instrumento de auxílio no aproveitamento do ambiente (Graaff, 2003).

Conquanto, a anatomia, na Idade Média, conhecida como "idade das trevas", conheceu seu período de estagnação, em que a doença era dita como uma clara manifestação de pecado. O clero dirigia os corpos e os médicos eram marginalizados devido à proibição da dissecação, pois os corpos eram considerados sagrados e violá-los era um ato de afronta a Deus. Por consequência, Galeno, considerado o príncipe dos médicos, afirmava que "um médico sem anatomia era um arquiteto sem plano", sendo a Medicina sufocada por 15 séculos (Graaff, 2003).

Porém, foi no Renascimento que a anatomia floresceu, sendo introduzida nas grandes faculdades europeias como Bolonha e Salermo, em que a primeira dissecação nesses grandes centros foi realizada pelo cirurgião Willian Salicerto. Entretanto, com o aumento do interesse pelo aperfeiçoamento da anatomia, o número de cadáveres para a dissecação se tornou escasso, o que levou à emissão de um decreto que permitia a dissecação de corpos de criminosos executados como espécimes. Houve grandes nomes no período do renascimento, como Leonardo Da Vinci e Andréas Versalius, que muito contribuíram para o universo artístico e científico, os quais foram conhecidos por seus desenhos minimalistas que retratavam o homem em sua essência. Desse modo, faz-se perceber a influência da anatomia no auxílio das diversas áreas da Medicina, como na Medicina Legal, a qual assiste o legista quanto à localização das lesões e às possíveis causas do óbito (Gordon, 1996).

ANATOMIA TOPOGRÁFICA

A anatomia topográfica ou simplesmente de superfície é utilizada pela medicina legal de forma concisa e precisa na identificação das características anatomopatológicas do cadáver ali exposto para a apresentação do laudo de morte. Então, divide-se em 7 macrorregiões importantes: cabeça, pescoço, tórax, abdome, dorso, pelve e membros (Moore, 2014).

Cabeça

Uma das macrorregiões mais delicada do corpo humano é a cabeça, dividida em crânio e face. A cabeça se divide em regiões que permitem a comunicação exata acerta da localização das estruturas, lesões ou afecções. Com isso, a nomeação das regiões da cabeça é baseada, fora a região auricular que corresponde ao pavilhão externo da orelha, devidamente pela nomenclatura dos ossos e acidentes ósseos subjacentes: regiões frontal, parietal, occipital, temporal e mastóidea (Gray, 2015).

O crânio é revestido pelo couro cabeludo seguindo uma sequência de camadas: pele, tela subcutânea, músculo occipitofrontal, gálea aponeurótica, plano de clivagem subaponeurótico e periósteo. Essas camadas formam a conformidade do crânio, lesões nesse tecido podem apresentar traumatismos, afundamentos e entres outros tipos de lesão nessa região. Alguns pontos de reparo são facilmente visíveis, como as eminências parietais, frontais e meato acústico externo da orelha. As lesões do crânio, visto na medicina legal, são geralmente na região frontal, quando o acidente é por impacto violento (Moore, 2014).

A face contém regiões sensíveis como o arco superciliar, que é a parte do osso frontal acima do olho e é marcado por uma depressão chamada de incisura supraorbital. A face possui uma das áreas menos resistentes dos tecidos do corpo humano, podendo conter lesões de vários graus, como equimoses e escoriações, e é representada por mossas superficiais (Croce, 2012).

Pescoço

As regiões do pescoço se limitam entre a mandíbula anterior e occipital posterior e as clavículas (esses não são os limites do pescoço). O pescoço é dividido em quatro regiões: esternocleidomastóidea, cervical posterior, cervical lateral, cervical anterior. Essas regiões são de total interesse médico-legal para estabelecer parâmetros de avaliação do pescoço. A região do pescoço possui ossos importantes localizados na coluna vertebral, onde se podem achar alguns processos pela palpação. Abaixo do processo mastoide pode-se palpar o ápice do processo transverso do atlas. A região cervical é uma das regiões mais comuns de lesões que possibilitam a morte, é uma das regiões mais evidentes de intenção do agressor em ferir a vítima (Gray, 2015).

Tórax

A região torácica é uma das mais importantes do corpo humano, com ela o legista pode avaliar a casualidade do ocorrido, desde contusões traumáticas, perfurações por armas brancas, até lesões ocasionadas por projétil de arma de fogo. A superfície do tórax é recoberta por músculos relativamente grandes pertencentes à musculatura que age nos membros superiores. O tórax tem como conteúdo os principais órgãos do aparelho cardiorrespiratório, o coração, que fica levemente à esquerda na cavidade torácica, e os pulmões, que são aos pares e divididos em lóbulos (Moore, 2014).

As contusões torácicas têm graus conforme a intensidade de ação do instrumento contundente, podendo acontecer contusões nas partes moles sem fratura das costelas, devido a sua elasticidade por conta do tecido cartilaginoso, fratura simples de costela, afundamento do tórax, laceração ou ruptura dos pulmões, ruptura de grandes vasos, dos discos vertebrais e das câmaras do coração (Croce, 2012).

Abdome

A região abdominal é dividida em nove regiões distintas: hipocondríaca direita, epigástrica, hipocondríaca esquerda, lateral direita, umbilical, lateral esquerda, inguinal direita, hipogástrica e inguinal esquerda. O legista deve verificar o abdome de forma minuciosa, explorando cada região, o médico legal deve considerar lesões cutâneas, luxações e fraturas ósseas, como também sintomas digestivos e respiratórios pós-trauma (Moore, 2014).

Dorso

O dorso compreende a face posterior do tronco, inferior ao pescoço e superior às nádegas. Com isso, localiza-se a região na qual estão fixados a cabeça, o pescoço e os membros. O dorso compreende: pele e tecido subcutâneo, músculos, coluna vertebral, costelas, medula espinal, nervos e vasos sanguíneos. A medula espinal estende-se para o nível distal onde se localiza o processo espinhoso da segunda vértebra lombar. Tem-se o espaço subaracnoide que contém o liquor e estende-se até a terceira vértebra sacral (Gray, 2015).

Pelve

A região pélvica é dividida no homem e na mulher em urogenital feminina e masculina. A primeira compreende os músculos do períneo, canal anal e órgãos genitais externos femininos, a segunda região inclui órgãos genitais externos e os músculos do períneo, sendo que os órgãos genitais externos masculinos se introduzem na parte final da uretra, no escroto e no pênis (Gray, 2015).

Membros

Os membros superiores e inferiores estão interligados ao esqueleto axial pelas cinturas escapular e pélvica, respectivamente, crânio, coluna vertebral e caixa torácica. Tem em suas origens semelhanças e muitas características em comum, porém suas funções são diferentes, e seus graus, de mobilidade e precisão. O membro superior é reconhecido por sua mobilidade e capacidade de agarrar, golpear, executar atividades motoras finas. Boa parte dos ossos do membro superior tem superfícies palpáveis. Já o membro inferior é utilizado como sustentação, equilíbrio e locomoção. Esse membro possui as regiões que auxiliam o médico legista na localização de fraturas, lesões superficiais e depressões profundas (Moore, 2014).

CONTRIBUIÇÕES DA ANATOMIA TOPOGRÁFICA

Desse modo, a anatomia topográfica tem grande aplicação em Medicina Legal e esta, por sua vez, é uma área no vasto âmbito da Medicina, em que, por intermédio dos conhecimentos na área, o legista esclarece assuntos de cunho médico para advogados e praticantes do direito, com o intuito de que esses apliquem a lei de forma efetiva, adquirindo um aspecto de ciência social. Nesse contexto, a necropsia é classificada em três categorias mediante seu propósito: anatomoclínica, sanitária e forense, na qual a necropsia anatomoclínica é aquela realizada em casos de morte sem um diagnóstico confirmado. A necropsia sanitária relaciona-se com os casos suspeitos de doenças transmissíveis e epidêmicas, enquanto a necropsia forense tem por intuito desmistificar aspectos médico-legais, como a chamada *causa mortis*, relacionados a mortes violentas, suspeita de crimes ou mortes sem assistência médica. Desse modo, é notório que existem diversos tipos de necropsias para determinados tipos de morte, o que faz necessário o conhecimento preciso do legista quanto aos tipos de lesões, suas causas, bem como a localização precisa de cada lesão, de modo a distinguir não apenas a causa provável da morte, como também caracterizar os aspectos físicos do corpo (Cruz et al., 2012).

Dessarte, o bom conhecimento da anatomia topográfica é de influência ímpar, sendo de responsabilidade do legista dominar tal ciência, para não apenas descrever os aspectos patológicos e físicos da vítima, como também explanar para o profissional atuante na área do Direito, o qual é um leigo no campo anatômico, de forma concisa as regiões anatômicas afetadas, com a finalidade de legisladores e magistrados avaliarem a situação referida e a partir disso apresentar as devidas medidas jurídicas, de modo a tornar a anatomia não só uma área que propicia a ciência, mas um conjunto de conhecimentos de cunho social, os quais no transcorrer das décadas auxiliou povos a explorarem o ambiente de maneira a garantirem sua sobrevivência (França, 2017).

CONCLUSÃO

A anatomia nem sempre foi vasta e complexa, na qual cientistas são auxiliados para a resolução de problemáticas. Tal ciência é o resultado de várias décadas de conhecimento, em que o homem possuiu a curiosidade de saber seu limite corpóreo, para melhor protegê-lo, além de conseguir explorar o ambiente da melhor forma possível para garantir o sustento de sua família. Assim, concomitantemente ao avanço da anatomia, houve também o avanço de áreas da Medicina, como a Medicina Legal, a qual, a partir do domínio da anatomia topográfica, possibilita ao legista identificar os aspectos das lesões apresentadas na vítima, desmascarando a possível causa da morte, sendo assim apresentada para os atuantes do Direito, os quais tomarão as devidas decisões jurídicas proporcionais à situação. Em suma, a influência da anatomia topográfica é de evidente importância ao se tratar da área médica legal. Por meio dessa ciência será tomada as devidas conclusões de morte, as quais repercutirão em fatores sociais, de forma a não apenas envolver a área da Medicina, como também a do Direito, Filosofia e Sociologia.

REFERÊNCIAS

Croce D. Manual de medicina legal. 8ª ed. São Paulo: Saraiva; 2012.

Cruz SL, Costa PJ, Leandro DPB, Cruz NMJ. A contribuição do estudo da anatomia na medicina legal. Ceará: Universidade Federal do Ceará; 2012.

França GV. Medicina legal. 11ª ed. Rio de Janeiro: Guanabara Koogan; 2017.

Graaff V, Kent M. Human anatomy. 6ª ed. São Paulo: Manole; 2003.

Gray H. Anatomia. 29ª ed. Rio de Janeiro: Guanabara Koogan; 2015.

Gordon R. A assustadora história da medicina. 7ª ed. Rio de Janeiro: Edinum; 1996.

Moore KL, Dalley AF, Agur AMR. Anatomia orientada para a clínica. 7ª ed. Rio Janeiro: Guanabara Koogan; 2014.

capítulo 77

TOXICOLOGIA FORENSE

Maria Eduarda Camelo Calado
Jéssica Aparecida Rissi
Breno Camelo Calado

CONCEITOS GERAIS

A toxicologia é a ciência que estuda os efeitos tóxicos promovidos por uma substância química ao organismo. Na área forense, a ciência é aplicada a propósitos legais em que o principal objetivo é fornecer dados que quantifiquem e detectem substâncias ilícitas, como maconha, heroína, cocaína, ou lícitas, como medicamentos de uso controlado que estejam envolvidos em investigações criminais (Bordin et al., 2015; Aiello, 2011).

As seguintes situações são alvos de investigação criminal: acidente automobilístico, homicídios, suicídios, diferenciar intoxicações acidentais de intencionais e overdose. Para auxiliar na pesquisa da substância química consumida são empregadas as matrizes biológicas, sendo amostras de urina e sangue as mais utilizadas (Magalhães, 2012).

PRINCIPAIS TIPOS DE DROGAS

LSD-25 (alucinógenos, perturbadores sintéticos)

A dietilamina do ácido lisérgico, LSD-25, é a droga alucinógena mais potente, habitualmente consumida em tabletes de açúcar ou em pedaços de papel manchados com a droga diluída em água, podendo também ser introduzida sua forma diluída na mucosa ocular (Goodman, 2012; CEBRID, 2014).

É um perturbador do SNC de fabricação sintética caracterizada por provocar alucinações, isto é, uma percepção sem objeto. Diante de um quadro como esse, o indivíduo faz falso julgamento da realidade, o que pode expô-lo a riscos (Goodman, 2012; CEBRID, 2014).

A experiência do uso do LSD é subjetiva e varia com a personalidade do indivíduo, o local onde é ingerido e as expectativas criadas diante daquele momento. Portanto, a excitação e euforia ou episódios de depressão e sensação de pânico são sintomas que ocorrem, dependendo do contexto geral do uso da substância (França, 2017; Goodman, 2012; CEBRID, 2014).

Poucos sintomas acometem outras regiões do corpo, sendo os efeitos de midríase, sudorese, taquicardia, ruborização, lacrimejamento, hiper-reflexia e excitação percebidos após aproximadamente 40 minutos do uso. Os efeitos tóxicos são de menor magnitude, sendo os reais perigos relacionados ao uso da droga o comportamento violento gerado pelos delírios persecutórios e alguns relatos de longos períodos de ansiedade intensa (França, 2017; Goodman, 2012; CEBRID, 2014).

A tolerância à droga é rapidamente observada e desaparece com o interrompimento do seu uso, não sendo comum a observação de síndrome de abstinência no usuário crônico. Contudo, o transtorno de percepção persistente produzido por alucinógenos (TPPA) é um distúrbio transitório tardio de lembranças vivenciadas durante o uso do LSD com percepções falsas e pseudoalucinações (França, 2017; Goodman, 2012; CEBRID, 2014).

Cogumelo

É um alucinógeno natural, responsável por perturbar o SNC causando delírios e alucinações. De acordo com CEBRID, 2014, "No Brasil são encontradas pelo menos duas espécies de cogumelos com efeitos alucinógenos: o *Psilocybe cubensis* e o outro é espécie do gênero *Paneoulusli*". Os efeitos que surgem no consumidor de cogumelos do gênero *Psilocybedem* ocorrem por causa da presença dos princípios ativos semelhantes ao neurotransmissor serotoninérgico. Esses princípios ativos terão influência considerada sobre a percepção sensorial, emocional e cognitiva (Escobar e Roazzi, 2010).

Maconha (*Cannabis*, marijuana, haxixe)

Cannabis sativa, planta conhecida há pelo menos 9 mil anos na China, contém uma mistura de 61 canabidioides reconhecidos até o momento, sendo o tetra-hidrocanabinol (THC) o responsável pela maioria dos efeitos colaterais dessa planta. Consiste na droga mais consumida do mundo, típica de regiões equatoriais e temperadas, bastante difundida no Brasil (França, 2017; Goodman, 2012; CEBRID, 2014).

A estimulação do THC é variável de acordo com a dose, forma de uso, experiência do usuário, suscetibilidade aos efeitos psicoativos e condições em que foram ingeridas. Os efeitos causados por essa substância podem gerar repercussões agudas ou crônicas, de ordem psíquica ou física, resumidos no quadro 77.1.

Quadro 77.1 Manifestações clínicas do uso da maconha (Goodman, 2012).

Efeitos agudos	
Físicos	**Psíquicos**
Hiperemia de conjutivas	Relaxamento
Xerostomia	Hilariedade
Taquicardia	Angústia, tremor, ansiedade
Tontura	Alteração da memória de curto prazo
Aumento do apetite	Diminuição da percepção de tempo e espaço
	Alteração do humor
	Alucinação
	Delírio
Efeitos crônicos	
Físicos	**Psíquicos**
Bronquite	Diminuição da capacidade de aprendizagem
Diminuição da testosterona (reversível)	Síndrome amotivacional
Oligoespermia	Esquizofrenia em indivíduos predispostos

Os efeitos iniciam rapidamente e duram aproximadamente 2 horas, gerando diminuição das funções cognitivas, percepção, tempo de reação, aprendizagem e memória. Alguns usuários possuem sintomas predominantes de prostração, enquanto outros predominam um comportamento agitado e agressivo. Na maioria dos casos a memória de curto prazo é afetada, associada a olhar perdido e distante, comportamento excêntrico e incoerência na percepção de tempo e espaço. Ilusões e alucinações são manifestações raras no consumo desse tipo de droga (França, 2017; Goodman, 2012; CEBRID, 2014).

Opioide e opiáceos (morfina, heroína, ópio)

De modo geral, os fármacos opioides são usados no tratamento da dor, mas geram efeitos de euforia e bem-estar procurados pelos viciados nessa substância. São derivados da planta chamada *Papaver samniferum*, de onde se extrai o ópio. Muitas substâncias causam efeitos no organismo, sendo a mais conhecida delas a morfina. Outros opiáceos conhecidos são a codeína, de origem natural, e a heroína, a droga de natureza semissintética mais conhecida, derivada de uma alteração na cadeia química da morfina. Já a oxicodona, meperidina, metadona e propoxifeno são derivados sintéticos (fabricados em laboratório) chamados de opioides (França, 2017; Goodman, 2012; CEBRID, 2014).

Os opiáceos são conhecidos depressores do sistema nervoso central (SNC) que produzem analgesia e hipnose, sendo, portanto, drogas conhecidas como narcóticas. O abuso dessa droga pode promover um estado de torpor, calmaria, isolamento da realidade, afeto embotado e estado de fuga buscado por alguns usuários. Bradicardia, bradipneia, hipotensão, efeito antitussígeno e antidiarreico também são achados característicos do uso dessas substâncias (França, 2017; Goodman, 2012; CEBRID, 2014).

A heroína é o opioide mais relacionado ao uso abusivo e com elevado índice de dependência, gerando sintomas de abstinência física grave após interrupção abrupta do consumo. Seu uso mais difundido é através de injeções intravenosas, contudo, podem ser fumadas ou aplicadas por via nasal (França, 2017; Goodman, 2012; CEBRID, 2014).

Pela característica altamente lipossolúvel, a heroína atravessa com facilidade a barreira hematoencefálica e libera os metabólicos ativos capazes de gerar os efeitos agudos em questão de segundos como entusiasmo e prazer intenso comparado ao orgasmo. Após essa euforia inicial, instala-se um estado de sedação e calmaria que pode durar até 60 minutos, sendo os efeitos gerais reduzidos em aproximadamente 4 horas. Geralmente usuários contínuos utilizam 2-4 vezes ao dia com oscilação entre o estado de euforia e os primeiros sintomas de abstinência (França, 2017; Goodman, 2012; CEBRID, 2014).

A síndrome de abstinência ocorre em 6-12 horas após a última dose de um opioide de ação curta e até 72 horas em drogas de ação prolongada, tendo como principais sinais e sintomas náuseas, vômitos, câimbras musculares, cólicas intestinais, midríase, sudorese, piloereção, taquicardia, febre e desejo incontrolável de usar opioides (França, 2017; Goodman, 2012; CEBRID, 2014).

"No Brasil, o uso dessas substâncias não é tão comum quanto em outros países, pois, além de não ser de fácil acesso, ainda é controlada pelas autoridades de saúde quando usada para controle e tratamento da dor" (Pereira, Andrade e Takitane, 2016, p. 16).

Anfetaminas (MDMA, *ecstasy*)

A anfetamina é uma substância sintética produzida em laboratório cujos efeitos clínicos são consequência da estimulação adrenérgica central e periférica. Através dessa estimulação origina-se a manifestação clínica mais evidente: a síndrome simpaticomimética. Essa síndrome é caracterizada por taquicardia, taquipneia, hipertensão arterial, midríase, hipertermia, tremores. Também ocasiona manifestações no SNC: agitação, alucinação, excitação, convulsões e coma (Belo, 2015).

Segundo a Organização Mundial da Saúde, o consumo no Brasil é alarmante. A anfetamina é a substância mais utilizada e adquirida com maior facilidade. Pode ser utilizada pela via intravenosa ou ingerida. Geralmente é dissolvida com água ou em bebidas alcoólicas (CEBRID, 2014).

Cocaína, *crack*, oxi

A cocaína é derivada de uma planta nativa da América do Sul, *Erythroxylon coca*. Consiste em um sal de cloridrado de cocaína utilizado pela via nasal ou intravenosa cuja ação é através do bloqueio da receptação de dopamina, principalmente, e de noradrenalina e serotonina. Logo após a ingestão, o usuário tem uma sensação de euforia e poder que duram cerca de 50 minutos, associada também a atividade motora involuntária, comportamento estereotipado e paranoia.

O *crack* é originado por meio da cocaína e do bicarbonato de sódio. Essas substâncias são dissolvidas em água e aquecidas até que se formem cristais de cocaína, conhecidas como "pedra" com a coloração branca (Teixeira, Engstrom e Ribeiro, 2017).

A forma de uso é através da via inalatória por meio de recipientes como cachimbo ou latas de alumínio com furos. Além disso, pode ser adicionada ao cigarro com outras substâncias. A pedra de *crack* é aquecida liberando, desse modo, uma fumaça que alcança a via pulmonar, sendo absorvida de forma instantânea devido à rica vascularização e à grande superfície pulmonar. Após a absorção, a substância percorre a circulação sanguínea e chega por fim ao cérebro ocasionando a estimulação do SNC como a cocaína, promovendo sintomas de irritabilidade, agressividade, paranoia e ansiedade (CEBRID, 2014).

O oxi também é uma substância derivada da cocaína, sendo seu processo de fabricação semelhante ao do *crack*. No entanto, os componentes misturados nesse caso são: cal virgem e querosene ou gasolina, proporcionando efeitos mais rápidos e potentes. A coloração da "pedra" é amarelada, sendo consumida da mesma maneira que o *crack*, gerando a estimulação do SNC (Alves e Carneiro, 2010).

Inalantes (cola, cola de sapateiro)

A cola é uma substância inalada que pertence a um grupo químico chamado de hidrocarbonetos. Após sua inalação os efeitos surgem de forma rápida sobre o SNC (França, 2017).

Esses efeitos variam desde estimulação até depressão do SNC, sendo este último o principal e mais grave. As manifestações foram divididas em quatro fases: inicialmente ocorre euforia, excitação e alucinações. Na segunda fase começa a depressão do SNC, associada a confusão, desorientação e piora da alucinação. A penúltima fase é marcada por um aprofundamento da depressão, evidenciando incoordenação motora e ocular, hiporreflexia e afasia. A quarta fase reflete a depressão tardia, podendo levar o usuário a perda consciência, hipotensão, convulsões, coma e óbito (CEBRID, 2014).

PERÍCIA

A perícia tem a missão de pesquisar e distinguir a substância tóxica, a quantidade utilizada e, principalmente, o estudo dos aspectos comportamentais e psicológicos do examinado. Este é de suma importância para o reconhecimento do perfil do usuário ou portador da substância tóxica para melhor subsidiar a aplicação da Lei, que tem como princípio base a prevenção e a recuperação do indivíduo dependente químico (França, 2017).

A identificação dos tóxicos e seus metabólitos por meio de matrizes biológicas formenta as investigações criminais, devendo seus resultados serem inequívocos (Bordin et al., 2015).

A substância química utilizada pode ser detectada por meio das seguintes matrizes biológicas: urina, sangue, cabelo, fluido oral, suor, humor vítreo e mecônio. A escolha da matriz adequada depende de fatores relacionados com a natureza, integridade da amostra, tipo de investigação (*ante-mortem* e *post-mortem*), facilidade de coleta, e as considerações analíticas e de ensaio juntamente com a interpretação dos resultados (Bordin et al., 2015).

As matrizes mais utilizadas são a urina e o sangue (soro/plasma). A urina é usada para a identificação de substâncias químicas devido à facilidade na coleta, à disponibilidade de grandes volumes para análise, não é invasiva e apresenta o menor número de interferentes quando comparada a outras matrizes (Magalhães, 2012).

A análise da amostra de sangue fornece informações a respeito da concentração da substância encontrada, correlacionando com o estado clínico do indivíduo envolvido na investigação. A vantagem dessa matriz é a capacidade de detectar a substância logo após o uso, antes que seja metabolizada. Ou seja, é um método útil para predizer o período transcorrido desde a administração (Bordin et al., 2015).

VISÃO MÉDICO-LEGAL

O Sistema Nacional de Políticas Públicas sobre Drogas (SISNAD), regulamentado pela Lei nº 11.343/2006, estabelece medidas de prevenção do uso indevido de narcóticos buscando a reinserção social do usuário, além de estabelecer parâmetros para repressão à produção não autorizada e ao tráfico ilícito de drogas (Código Penal, 2017, p. 1065-9).

A lei traz em seu arcabouço o conceito de drogas como sendo substâncias ou produtos que possam causar dependência conforme explana a lei que o Ministério da Saúde estabelece na portaria nº 344/83 (Código Penal, 2017, p. 1065-9).

Cabe destacar que a referida lei estabelece critérios para distinguir o porte de drogas para o uso pessoal e o tráfico. O juiz analisa a natureza e a quantidade da substância, o local e as condições em que foram apreendidas, além de circunstâncias pessoais e sociais.

O indivíduo que for enquadrado como usuário de droga, de acordo com a referida lei, tem as seguintes penas propostas: advertência sobre os efeitos das drogas, prestação de serviço à comunidade e medida educativa de comparecimento a programa educativo. As durações das medidas serão aplicadas pelo prazo máximo de 5 meses. Em situações em que o agente volte a delinquir, as penas serão aplicadas no prazo máximo de 10 meses e, no descumprimento injustificado das medidas educativas elencadas, o juiz poderá submetê-lo a admoestação verbal e multa (Código Penal, 2017, p. 1065-9).

CONCLUSÃO

Mais do que a aplicação da toxicologia como sendo responsável por detectar e quantificar as substâncias químicas envolvidas em um processo de investigação criminal, o reconhecimento do perfil mental do indivíduo é de extrema necessidade para bases investigativas. Dessa forma, saber reconhecer os principais sinais e sintomas desencadeados por cada droga e diferenciar o perfil dos indivíduos que a consomem é primordial para o andamento correto das investigações criminais.

REFERÊNCIAS

Aiello TM. Análise toxicológica forense: da ficção científica à realidade. Sorocaba: 2011.

Alves BEP, Carneiro EO. Drogas psicoestimulantes: uma abordagem toxicológica sobre cocaína e metanfetamina. Goiás: 2010.

Belo MMT. Anfetaminas: da saúde à ilicitude. Março. 2015.

Bordin DCM, Monedeiro FFSS, Campos EG, Alves M, Bueno LHP, Martinis BS. Técnicas de preparo de amostras biológicas com interesse forense. Scientia Chromatographica. 2015;7(2):125-43.

CEBRID. Livreto Informativo sobre Drogas Psicotrópicas. São Paulo: 2014.

Código Penal. 6ª ed. Ver. Atual. e Ampl. São Paulo: Editora dos Tribunais. 2017; p. 1065-9.

Escobar JAC, Roazzi A. Substâncias psicodélicas e psilocibina. 2010.

França GVD. Medicina legal. 10ª ed. Rio de Janeiro: Guanabara Koogan; 2017.

Goodman L, Gilman A. As bases farmacológicas da terapêutica. 12ª ed. Porto Alegre: McGraw-Hill; 2012.

Magalhães EJ. Desenvolvimento de métodos para quantificação de drogas em matrizes de interesse forense. Belo Horizonte: 2012.

Pereira MM, Andrade LP, Takitane J. Evolução do uso abusivo de derivados de ópio. 2016.

Teixeira MB, Engstrom EM, Ribeiro JM. Revisão sistemática da literatura sobre crack: análise do seu uso prejudicial nas dimensões individual e contextual. Saúde em Debate. 2017; vol. 41, n. 112.

capítulo 78

EPÔNIMOS EM MEDICINA LEGAL

Myrella Jurema da Rocha Di Pace
Lorena dos Santos Sá
Yana Cinthia Azevedo Silva
Isabella de Melo Linhares

Epônimo, do grego [*epi*, "sobre"] + [ónoma, nome de pessoa ou objeto], é uma pessoa, real ou fictícia, que dá ou empresta seu nome a alguma coisa. Epônimos são usados diariamente na área médica e são parte da tradição, da cultura e da história da Medicina. Eles nos conectam com as mentes notáveis do passado, trazem vida à Medicina (Werneck e Batigália, 2011).

Apresenta-se o emprego dos epônimos em quase todas as áreas do conhecimento, em especial na área da ciência, seu uso é tão abundante que existem dicionários, artigos e *sites* inteiramente dedicados a eles, visto que sua prática remete desde os anos 1200 a.C.

O uso dos epônimos é bem aceito em algumas áreas, como nos campos da física e da matemática, sendo seu uso livre de regras de nomenclaturas, o que não ocorre no campo da química, onde *União Internacional de Química Pura e Aplicada* (IUPAC) vale-se de normas e regras rigorosas para o uso dos epônimos e de suas nomenclaturas em estruturas químicas.

De acordo com Hernández et al. (2017), o uso dos epônimos nas ciências em geral é imensamente comum, os pioneiros batizaram suas teorias com seus sobrenomes, teoremas, leis, hipótese, como, por exemplo, o "Teorema de Pitágoras" e as síndromes como a "Síndrome de Turner" e a "síndrome de Klinefelter".

Tendo em vista que o uso dos epônimos se constitui de uma prática real na área da saúde, em especial na medicina, existem argumentos que defendem a preservação de seu uso respaldando na tradição e herança deixadas por aqueles que os criaram. Outro argumento defensível é que, do ponto de vista linguístico, eles descomplexificam a comunicação entre especialistas, pois são simples e de fácil uso, carregando implicitamente características patognomônicas. Mas há aqueles com argumentos contrários a seu uso, pois consideram não ser efetivo, devendo, assim, ser evitados e até mesmo erradicados.

Com base no exposto, Durão e Machado (2015) concluíram que:

> Os epônimos são parte da história da Medicina e representam, sobretudo, uma homenagem aos pioneiros na descrição de um sinal, doença, técnica, manobra ou estrutura anatômica. Esses podem facilitar a comunicação entre os peritos, encurtando a descrição, mas não devem ser utilizados em relatórios que irão ser lido por leigos, uma vez que seu uso, neste caso, poderia conduzir à confusão de termos.

ESPECIALIDADES

a) Antropologia Forense.
b) Traumatologia Forense.
c) Sexologia Forense.
d) Tanatologia Forense.
e) Toxicologia Forense.
f) Psicologia Judiciária.
g) Psiquiatria Forense.
h) Criminologia.
i) Infortunística.
j) Jurisprudência Médica.

TRAUMATOLOGIA

- **Plano de Griesinger**: crânio serrado transversalmente após rebatido o couro cabeludo (necropsia).
- **Primeira lei de Filhos**: quando o objeto tem corpo mais alargado (médio calibre), a ferida assemelha-se à produzida por instrumento de dois gumes ou tem o aspecto de "casa de botão".

- **Segunda lei de Filhos**: quando ocorrem duas ou mais feridas em região com linhas de forças idênticas, o maior eixo tem sempre a mesma direção.
- **Regra de Chavigny**: lesões por PAF no crânio, ordem dos projéteis em caso de fratura estrelada, um segundo tiro tem sua fratura interrompida no local da primeira fratura.
- **Sinal de Carrara**: fratura com afundamento parcial do crânio, com grande número de fissuras arqueadas ("mapa múndi").
- **Sinal de Ambroise Paré**: pele enrugada e escoriada do fundo do sulco.
- **Luxação da segunda vértebra cervical, sinal de Amussat**: constituído da secção transversal da túnica íntima da artéria carótida comum nas proximidades de sua bifurcação.
- **Sinal de Azevedo Neves**: livores punctiformes por cima e por baixo das bordas do sulco.
- **Sinal de Berg**: determinação das fosfatases = 77,1mg. VN = 12,1mg.
- **Sinal de Bernt**: contração delicada dos músculos eretores dos pelos, tornando os folículos desses pelos salientes ("pele de galinha").
- **Sinal de Bonnet**: marcas da trama do laço.
- **Sinal de Bonnet**: ruptura das cordas vocais.
- **Sinal de Boudinier e Levasseur**: aplicação de uma ventosa sobre a região epigástrica, surgindo reação no vivo em face do esvaziamento capilar.
- **Sinal de Brouardel**: equimoses retrofaríngeas.
- **Sinal de Dotto**: ruptura da bainha mielínica do vago.
- **Sinal de Friedberg**: sufusão hemorrágica da túnica externa da carótida comum.
- **Sinal de Hoffmann-Haberda**: infiltração hemorrágica dos músculos cervicais.
- **Sinal de Lesser**: vesículas sanguinolentas no fundo do sulco; ruptura da túnica íntima da artéria carótida interna ou externa; ruptura transversal e hemorragia do músculo tino-hióideo.
- **Rosa de tiro** (cone de dispersão de CEVIDALLI): produzida por tiro de espingarda, onde vários projéteis se dispersaram. Serve para calcular a distância do disparo.
- **Sinal de Benassi**: anel de esfumaçamento, que, nos disparos encostados ao crânio, forma-se na superfície do osso (resiste à putrefação).
- **Sinal de Chavigny**: ordem de lesões – quando duas feridas se cruzam, coaptando-se as margens de uma das feridas, tendo esta sido a primeira a ser produzida, a outra não segue um trajeto em linha reta.

- **Sinal de Romanese**: halo contuso erosivo no orifício de saída de projétil de arma de fogo, quando a pele se acha em contato com objeto duro.
- **Sinal de Strassmann**: fratura com afundamento do crânio de forma arredondada ("saca-bocados") e, que reproduz a forma do instrumento.
- **Sinal de Wekgaertner**: lesão que, nos tiros encostados, produz na pele a extremidade aquecida da arma (boca do cano, massa de mira).
- **Sinal Nério Rojas**: secção em cruz do tecido em disparo efetuado sobre a roupa.
- **SINAL de Hoffmann "terraza"**: fratura triangular do crânio, com fragmento aderido por um dos lados ao crânio.
- **Síndrome de Caffey-Kemp**: lesões internas e externas em crianças quando submetidas a espancamento.
- **Síndrome explosiva (*blast injury*)**: hemorragias pulmonares (*blast* torácico), hemorragias intestinais, ruptura do tímpano, hemorragia subconjuntival.
- **Síndrome de Beck**: tamponamento cardíaco por derrame de 200 a 300ml de sangue.
- **Fases do afogamento**: a) convulsiva; b) paralítica; c) apneica.
- **Afogamento azul**: afogamento verdadeiro. Apresenta manchas de Paltauf.
- **Afogado branco (Parrot)**: não apresenta sinais de asfixia. A morte ocorre por inibição da respiração.
- **Anel de Fisch**: anel de contusão que circun Espectro Equimótico de Legrand Du Saulle (equimose): – vermelha no primeiro dia; – violácea (arroxeada) no segundo e terceiro dia; – azulada do quarto ao sexto dia; esverdeada do sétimo ao décimo dia; – amarelada por volta do décimo segundo dia.
- **Feridas em Acordeão de Lacassagne**: quando a profundidade da ferida abdominal é maior do que a própria arma.
- **Fratura em "saco de Noz"**: fraturas múltiplas dos ossos do crânio com integridade do couro cabeludo.
- **Funil de Bonnet**: ferida perfurocontusa sobre a calota craniana que produz aumento gradativo das lesões (2 entradas e 2 saídas).
- **Halo Visceral de Bonnet**: halo hemorrágico visceral em torno da entrada de projétil de arma de fogo no coração e pulmões.
- **Lei de Langer**: feridas localizadas em confluência de linhas de forças (linhas de Langer), têm aspecto de ponta de seta, triângulo.
- **Atitude de Carrara e Romanese**: posição de esgrimista em casos de carbonizados.

- **Posição de boxeador de DEVERGIE**: braços semifletidos em carbonizados.
- **Cauda de escoriação**: voltada para o lado onde terminou a ação do instrumento. Podem existir duas caudas de escoriação.
- **Manchas e Paltauf**: hemólise das manchas de Tardieu.
- **Manchas de Tardieu**: equimoses subpleurais (pleura visceral). Manchas punctiformes avermelhadas (pode aparecer no coração e cérebro).
- **Marca elétrica de Jellinek**: eletroplessão.
- **Máscara equimótica de Morestin**: múltiplas equimoses faciais em casos de sufocação indireta.
- **Método de Gohn**: extração dos órgãos em bloco em necropsia.
- **Orla de escoriação**: anel de FISCH, zona inflamatória de HOFFMANN, orla desepitelizada de FRANÇA.

ASFIXIOLOGIA

- **Sinal de Bonnet**: ruptura das cordas vocais, dos ligamentos cricoide e tireóideo no enforcamento.
- **Sinal de Azevedo Neves**: livores puntiformes acima e abaixo das bordas do sulco no enforcamento.
- **Sinal de França**: ruptura em meia-lua da túnica interna da artéria carótida comum em enforcamento.
- **Sinal de Amussat**: única ou múltipla, secção transversal da túnica interna da artéria carótida, junto a sua bifurcação (enforcamento).
- **Sinal de Fridberg**: infiltração hemorrágica da adventícia da carótida (enforcamento ou estrangulamento).
- **Sinal de Hofmann**: infiltração hemorrágica dos músculos cervicais no enforcamento.
- **Sinal de Hofmann-Lesser**: fratura dos cornos do osso hioide no enforcamento.
- **Sinal de Morgagni**: fratura do processo odontoide do áxis (segunda vértebra cervical) no enforcamento.
- **Sinal de Étienne-Martin**: desgarramento da túnica externa da artéria carótida comum no enforcamento.

TANATOLOGIA

- **Sinal de Kossu**: espasmo cadavérico localizado. O corpo mantém a posição ao morrer (o suicida aprisiona a arma utilizada).

- **Circulação póstuma de Brouardel**: observado durante o período enfisematoso da putrefação.
- **Câmara de mina de Hoffmann**: lesão decorrente de tiro encostado em área com tecido subjacente resistente, no qual o refluxo dos gases produz uma ferida de bordas evertidas e irregulares.
- **Plano de Griensinger**: crânio serrado transversalmente após rebatido o couro cabeludo (necropsia).
- **Lei de Nysten**: rigidez cadavérica (face, pescoço, tórax, membros superiores, abdome e membros inferiores).
- **Método de Gohn**: extração dos órgãos em bloco em necropsia.

SEXOLOGIA

- **Reação de Barberio e cristais de Florence**: presença de esperma.
- **Pesquisa de fosfatase ácida**: verificação de líquido seminal.

REFERÊNCIAS BIBLIOGRÁFICAS

Durão CH, Machado MPS. Lesões Típicas e Seus Epônimos em Balística Forense. Revista Brasileira de Odontologia-RBOL. 2015;2(2):82-8.

Pereira GO. Medicina Legal. Maceió-AL: Editora Copyright; 2004.

Epônimos Medicia Legal Disponível em: <https://pt.scribd.com/document/165493000/Principais-eponimos-da-Medicina-Legal>. Acessado em 13 de abril de 2019.

Gargantilla-Madera Pedro et al. ¿Debemos Enseñar Epónimos En Las Aulas De Medicina?. FEM (Ed. impresa), Barcelona. 2017;20(5):247. Disponível em: <http://scielo.isciii.es/scielo.php?script=sci_arttext&pid=S201498322017000500008&lng=es&nrm=iso>. Acessado em 14 de abril de 2019.

Placeres Hernández JF, Olver Moncayo DH, Abdala-Jalil Barbadillo S, Rosero Mora GM, Urgilés Calero RJ. Usos Diversos De Los Epónimos en Medicina. Rev Méd Electrón [Internet]. 2017 Sep-Oct. Disponível em: <http://www.revmedicaelectronica.sld.cu/index.php/rme/article/view/2182/3602>. Acessado em 13 de abril de 2015.

Werneck AL, Batigália F. Anatomical eponyms in cardiology from to the 60s to the XXI century. Rev Bras Cir Cardiovasc. 2011;26(1):98-106.

anexo I

QUESTÕES PARA CONCURSOS

Tácio Tenório da Silva

1. (CESPE – 2018 – PC-MA – Conhecimentos Específicos – Médico Legista). Assinale a opção que corresponde ao primeiro documento que passou a exigir a presença de peritos médicos nos exames de delitos:
a) *Lex regia*.
b) Legislação teológica.
c) Tratado dos relatórios.
d) *Fortunatus fidelis*.
e) Código Criminal Carolino.

2. (CESPE – 2018 – PC-MA – Conhecimentos Específicos – Médico Legista). Sob o ponto de vista didático, a medicina legal está dividida em medicina geral e medicina especial. A respeito da medicina legal especial, assinale a opção correta:
a) A antropologia forense é o estudo da identidade e da identificação, seus métodos, processos e técnicas.
b) A infortunística trata da análise racional da participação da vítima na eclosão e justificação das infrações penais.
c) A tanatologia versa sobre os fenômenos volitivos, afetivos mentais, a periculosidade do alienado, as socioneuropatias em face de problemas judiciários, a simulação e a dissimulação.
d) A vitimologia estuda os diferentes aspectos da gênese e da dinâmica dos crimes.
e) A asfixiologia forense é o estudo dos cáusticos e dos envenenamentos.

3. (CESPE – 2018 – PC-MA – Conhecimentos Específicos – Médico Legista). Na necropsia em morte por tortura, as lesões mais comumente encontradas são:
   a) Os sinais de abuso sexual, característicos de tortura e humilhação.
   b) As fraturas e avulsões dentárias, especialmente por traumatismos faciais.
   c) As queimaduras, decorrentes de cigarros acesos, no dorso, no tórax e no ventre.
   d) Os edemas e ferimentos das regiões palmares, podendo ser acompanhados de fraturas.
   e) As equimoses e os hematomas, principalmente na face, no tronco, nas extremidades e na bolsa escrotal.

4. (CESPE – 2018 – PC-MA – Conhecimentos Específicos – Médico Legista). A respeito de aborto, assinale a opção correta:
   a) Após julgar arguição de descumprimento de preceito fundamental, o Supremo Tribunal Federal firmou entendimento para permitir o aborto de feto sem calota craniana ou com malformação dessa estrutura óssea.
   b) No caso de gravidez que curse com risco de morte para a paciente, o médico poderá realizar aborto terapêutico somente mediante o conhecimento consentido e formalmente autorizado da interessada.
   c) Aborto criminoso é a cessação prematura, voluntária, da gestação, ou sua interrupção intencional, com ou sem expulsão do feto.
   d) Quando ocorre no período de estado puerperal, o infanticídio é sinônimo de aborto.
   e) A definição de Tardieu para aborto como sendo "a expulsão prematura e violentamente provocada do produto da concepção, independentemente de todas as circunstâncias de idade, viabilidade e mesmo de formação regular", apesar de antiga, é completa e enquadra as várias situações de ocorrência do aborto.

5. (CESPE – 2018 – PC-MA – Conhecimentos Específicos – Médico Legista). Um perito médico legista não incluiu propositalmente em seu laudo necroscópico o resultado da alcoolemia de um cadáver que ele examinou. Nessa situação hipotética, independentemente da importância de seu resultado para o andamento do processo, o médico legista cometeu:
   a) Crime de falsificação de documento público.
   b) Crime de falsa perícia.

c) Contravenção penal contra a fé pública.
d) Contravenção penal contra a administração pública.
e) Crime de falsidade ideológica por negligência.

6. (VUNESP – 2018 – PC-SP – Papiloscopista Policial). Como resultado do processo natural da putrefação do corpo após a morte, em determinada fase, ocorre dissolução dos tecidos, por ação conjunta de microrganismos e fauna cadavérica, a qual é composta de larvas e insetos. Esse fenômeno ocorre na fase:
a) Esqueletização.
b) Cromática.
c) Mumificação.
d) Coliquativa.
e) Enfisematosa.

7. (EXCELÊNCIA – 2018 – Prefeitura de Taubaté – SP – Médico Necropsista). Nestas áreas as células perdem totalmente seus contornos e os detalhes estruturais e se transformam em uma massa homogênea, acidófila. Este tipo de necrose ocupa a porção central dos granulomas tuberculoides. Trata-se de:
a) Necrose mucoide.
b) Necrose caseosa.
c) Necrose de coagulação.
d) Necrose de liquefação.

8. (NUCEPE – 2018 – PC-PI – Perito Médico Legista – Psiquiatria). O Estatuto da Pessoa com Deficiência (Lei nº 13.146 de 06.06.2015), modificou os artigos 3º e 4º do Código Civil. Sobre as mudanças ocorridas, é CORRETO afirmar:
a) Nenhuma mudança importante em relação aos quadros psiquiátricos.
b) Os indígenas deixaram de ser citados na nova redação.
c) Os "ébrios habituais e os viciados em tóxicos" deixaram de ser citados na nova redação.
d) Com a nova redação, não há mais a definição de "absolutamente incapaz" para o exercício dos atos da vida civil, por diagnósticos médicos.
e) Na nova redação, mantém-se a definição: "São absolutamente incapazes de exercer pessoalmente os atos da vida civil os menores de 18 anos".

9. (CESPE – 2018 – Polícia Federal – Perito Criminal Federal – Área 12). Uma mulher de vinte e oito anos de idade foi presa acusada do crime de infanticídio, após ter jogado em uma centrífuga o bebê que ela havia dado à luz. Segundo a ocorrência policial, um familiar da suspeita disse que ela havia escondido a gravidez e que negava que houvesse praticado aborto. A partir dessa situação hipotética, julgue o item a seguir.

Caso, em exame no IML após a prisão, seja encontrado tablete de misoprostol na cavidade vaginal da suspeita, o perito deverá responder "sim" ao quesito "há vestígios de provocação de aborto?"
- a) Errado.
- b) Certo.

10. (CESPE – 2018 – Polícia Federal – Perito Criminal Federal – Área 12). A respeito de tortura e de exames periciais para diagnóstico de vítimas submetidas a tortura, tratamentos cruéis, desumanos ou degradantes, julgue o item subsequente.

Caso fosse feito um segundo teste do bafômetro em Pedro, cinco minutos após a realização do primeiro teste, o resultado seria necessariamente inferior a 0,68 miligrama de álcool por litro de ar expelido, desde que ele não tivesse ingerido bebida alcoólica durante o intervalo entre os testes:
- a) Errado.
- b) Certo.

11. (CESPE – 2018 – Polícia Federal – Perito Criminal Federal – Área 12). Julgue o item subsequente relativo à psicopatologia forense.

No Código Penal brasileiro, a expressão desenvolvimento mental retardado refere-se à psicose, à epilepsia e à demência:
- a) Errado.
- b) Certo.

12. (CESPE – 2018 – Polícia Federal – Perito Criminal Federal – Área 12). No que se refere à medicina legal, julgue o item que se segue.

Situação hipotética: uma chacina foi perpetrada contra uma família, e as vítimas fatais, todas nuas, foram levadas para diferentes locais. O filho foi jogado em um canavial; o pai, submerso em uma cisterna; e a mãe, enterrada. Arrependido, após uma semana, o criminoso confessou e indicou os locais dos corpos, que foram resgatados no mesmo dia. Assertiva: nessa situação, o cadáver mais putrefato será o do pai.
- a) Errado.
- b) Certo.

13. (VUNESP – 2018 – PC-SP – Auxiliar de Papiloscopista Policial). Na análise de uma ossada humana pelo antropólogo forense, com a finalidade de identificação de um indivíduo, características do crânio poderão contribuir para predizer, principalmente, o(s) seguinte(s) parâmetro(s):
   a) Idade e altura.
   b) Somente sexo.
   c) Sexo e altura.
   d) Somente idade.
   e) Sexo e idade.

14. (CESPE – 2018 – PC-MA – Conhecimentos Específicos – Odontolegista). O método de Carrea para estimar a altura de um indivíduo fundamenta-se no fato de que existe proporcionalidade entre os diâmetros dos dentes e a altura de um indivíduo. Para tanto, mede-se o(a):
   a) Arco da circunferência do somatório do diâmetro mesiodistal dente a dente por vestibular dos incisivos central, lateral e caninos unilaterais inferiores, resultando isso na possível altura mínima do indivíduo.
   b) Corda do arco por palatino, medida da linha reta entre a mesial do incisivo central até a distal do canino superior do mesmo lado, estimando-se a altura máxima.
   c) Arco da circunferência do somatório do diâmetro mesiodistal dente a dente por vestibular dos incisivos central, lateral e caninos unilaterais inferiores, resultando isso na possível altura máxima do indivíduo.
   d) Corda do arco por lingual, medida da linha reta entre a mesial do incisivo central até a distal do canino inferior do mesmo lado, estimando-se a altura máxima.
   e) Arco da circunferência do somatório do diâmetro mesiodistal dente a dente por vestibular dos incisivos central, lateral e caninos unilaterais superiores, resultando isso na possível altura máxima do indivíduo.

15. (NUCEPE – 2018 – PC-PI – Perito Médico Legista). Denomina-se o processo especial de transformação que ocorre no cadáver do feto retido no útero materno, do sexto ao nono mês de gravidez:
   a) Corificação.
   b) Mumificação.
   c) Maceração.
   d) Saponificação.
   e) Nenhuma das respostas anteriores está correta.

16. (NUCEPE – 2018 – PC-PI – Perito Médico Legista). Para se realizar transplante de órgãos, além de seguir as normas legais e éticas vigentes, considera-se sinal de morte do doador:
   a) A não percepção de pulso, batimentos cardíacos e movimentos respiratórios espontâneos.
   b) A parada cardiorrespiratória de mais de 5 minutos.
   c) A suspensão irreversível da atividade encefálica.
   d) A parada cardíaca de mais de 5 minutos.
   e) A lesão cerebral irreversível.

17. (NUCEPE – 2018 – PC-PI – Perito Médico Legista). Assinale a alternativa INCORRETA quanto às lesões provocadas por projétil de arma de fogo:
   a) Nos ferimentos por projéteis de arma de fogo, costumam-se ter orlas de contusão ou enxugo no orifício de entrada.
   b) Nos ferimentos por arma de fogo com arma encostada, costuma-se ter câmara de mina de Hoffman e zona de esfumaçamento. Também pode haver, se tiver osso subjacente, sinal de Benassi.
   c) São características de ferimento de entrada causado por projétil de arma de fogo: bordas evertidas e ausência de orlas ou zonas.
   d) No tiro à queima-roupa costuma-se ter zona de tatuagem.
   e) Em tiros à distância, não se tem zona de tatuagem, de esfumaçamento.

18. (CESPE – 2018 – PC-MA – Conhecimentos Específicos – Médico Legista). Conforme a terminologia pericial, o indivíduo que tenta executar ações voluntárias e obtém, como resultado, ações diferentes das que intencionava realizar apresenta a condição denominada:
   a) Estereopraxia.
   b) Parapraxia.
   c) Disartria.
   d) Dislalia.
   e) Ecopraxia.

19. (CESPE – 2018 – PC-MA – Conhecimentos Específicos – Médico Legista). Um cadáver foi encontrado em um campo aberto. Na perícia do local, observou-se que a vítima havia sido executada sem vestes e com um único tiro na região frontal da cabeça, naquele mesmo local. O orifício de entrada do projétil tinha forma arredondada, orla de escoriação, bordas invertidas, halo de enxugo, halo de tatuagem, orla de esfumaçamento, zona de queimadura, aréola equimótica e zona de compressão de gases.

A propósito dessas informações, assinale a opção correta:
a) Conforme a descrição das características do orifício de entrada, o tiro em questão foi disparado de curta distância, à queima-roupa.
b) Considerados o anteparo ósseo da região atingida e a zona de compressão de gases, é correto concluir que ocorreu o que, popularmente, é chamado de "tiro encostado" – disparo com o cano da arma encostado ao corpo da vítima.
c) As características de entrada do projétil são suficientes para se concluir que o tiro foi disparado de longa distância, mas insuficientes para se calcular a exata distância entre atirador e vítima.
d) Devido às características do orifício de entrada, é correto afirmar que o tiro em apreço foi dado com projétil de alta energia.
e) O halo de tatuagem constitui um efeito primário, razão por que o tiro em questão pode ter sido disparado tanto de longa quanto de curta distância.

20. (FUNDATEC – 2018 – PC-RS – Delegado de Polícia – Bloco II). De acordo com a resolução do Conselho Federal de Medicina nº 1.779/2005, que trata da responsabilidade médica no fornecimento da Declaração de Óbito, é INCORRETO afirmar que:
a) É vedado ao médico deixar de atestar óbito de paciente ao qual vinha prestando assistência, exceto quando houver indícios de morte violenta.
b) Em caso de morte natural, sem assistência médica, em local que disponha de serviço de verificação de óbito, a declaração de óbito deverá ser fornecida pelos médicos do serviço de verificação de óbito.
c) Em caso de morte natural, sem assistência médica, em local sem serviço de verificação de óbito, a declaração de óbito deverá ser fornecida pelos médicos do Instituto Médico Legal.
d) Em caso de morte violenta, a declaração de óbito deverá ser fornecida, obrigatoriamente, pelos serviços médico-legais.
e) Em caso de morte natural, sem assistência médica, em local sem serviço de verificação de óbito, a declaração de óbito deverá ser fornecida pelos médicos do serviço público de saúde mais próximo do local onde ocorreu o evento; na sua ausência, por qualquer médico da localidade.

21. (NUCEPE – 2018 – PC-PI – Perito Médico Legista – Patologia). Satisfação sexual centrada na cópula anal com mulher recebe o nome de:

a) Pederastia.
b) Uranismo.
c) Sodomia.
d) Sadismo.
e) Masoquismo.

22. (CESPE – 2018 – Polícia Federal – Perito Criminal Federal – Área 12). Com referência à classificação dos agentes vulnerantes, julgue o item a seguir.

Em geral, fraturas ósseas ou dentárias pressupõem a participação de agente contundente, perfurocontundente ou cortocontundente:

a) Errado.
b) Certo.

23. (EXCELÊNCIA – 2018 – Prefeitura de Taubaté – SP – Médico Necropsista). Osso laminar é o osso onde o comprimento e a largura se equivalem, predominando sobre sua espessura. São exemplos de ossos laminares, EXCETO:

a) Quadril.
b) Escápula.
c) Occipital.
d) Esfenoide.

24. (NUCEPE – 2018 – PC-PI – Perito Médico Legista). No processo de putrefação do cadáver se sucedem as seguintes fases, pela ordem:

a) Gasosa, cromática, coliquativa e de esqueletização.
b) Cromática, coliquativa, gasosa e de esqueletização.
c) Gasosa, coliquativa, cromática e de esqueletização.
d) Cromática, gasosa, coliquativa e de esqueletização.
e) Coliquativa, cromática, gasosa e de esqueletização.

25. (CESPE – 2018 – PC-MA – Conhecimentos Específicos – Médico Legista). Assinale a opção que apresenta a denominação do documento médico-legal, fornecido por médico, que contém informações de matéria médica de interesse jurídico e é apresentado como resultado de perícia médica realizada:

a) Relatório médico.
b) Atestado médico.
c) Laudo médico.
d) Corpo de delito.
e) Parecer médico-legal.

26. (CESPE – 2018 – PC-MA – Conhecimentos Específicos – Médico Legista). Determinada ferida, produzida por um instrumento que tem, pelo menos, um gume e que age tanto por deslizamento e percussão quanto por pressão, é influenciada pela ação contundente do peso do instrumento e pela força ativa de quem o maneja, mas não apresenta cauda de escoriação nem pontes de tecidos íntegros entre suas vertentes.

Essa descrição se refere a uma ferida:
   a) Perfurocontusa.
   b) Cortante.
   c) Contusa.
   d) Punctória.
   e) Cortocontusa.

27. (CESPE – 2018 – PC-MA – Conhecimentos Específicos – Médico Legista). No que se refere aos achados externos e internos *post-mortem* relacionados a asfixias por afogamento, assinale a opção correta:
   a) Nos afogamentos e outros tipos de asfixia, as equimoses das mucosas são encontradas na conjuntiva palpebral e ocular, nos lábios e, comumente, na mucosa nasal.
   b) O cogumelo de espuma que se forma quando a água entra no interior das vias respiratórias é sinal patognomônico dos afogados e surge principalmente nas pessoas que reagiram ao afogamento na massa líquida.
   c) O fenômeno denominado "dentes róseos *post-mortem*", quando encontrado nos afogados e enforcados, deve-se à dissociação da hemoglobina da polpa dentária que penetra nos canalículos dentinários.
   d) A incapacidade de coagulação sanguínea, explicada pelo excesso de gás carbônico sanguíneo, é um dos fatores que contribuem para que a coloração do sangue dos afogados e de vítimas de outros tipos de asfixia tenha tonalidade vermelha clara e fluidez acentuada.
   e) A congestão da face é o sinal mais constante nos afogados, devido às manchas de hipóstase por posições especiais dos cadáveres, principalmente quando permanecem de cabeça para baixo, se submersos.

28. (CESPE – 2018 – PC-MA – Conhecimentos Específicos – Médico Legista). A riparofilia é o(a):
   a) Crime de infanticídio caracterizado pela morte de filho recém-nascido causada pelo pai.

b) A perversão sexual que uma pessoa tem de se relacionar com mulheres desasseadas, preferindo aquelas que estejam menstruadas.
c) Relação sexual com o uso de objetos durante o ato com a finalidade de obter maior satisfação durante a cópula.
d) Crime de abandono de recém-nascido cometido pelo pai.
e) Crime caracterizado pela penetração de pênis em vagina sem o consentimento ou sob grave ameaça.

29. (CESPE – 2018 – PC-MA – Conhecimentos Específicos – Médico Legista). Acerca de exames laboratoriais de líquidos orgânicos e manchas na complementação de perícias realizadas em pessoas, cadáveres e objetos e que podem ser fundamentais para o esclarecimento de muitos crimes, assinale a opção correta:
a) O teste de beta-hCG, quando positivo, é específico de gravidez e, portanto, não é utilizado em outras situações.
b) O FTA-ABS (*fluorescent treponemal antibody absorption test*) é um teste de quimioluminescência para confirmar o diagnóstico de sífilis mediante o uso de anticorpos específicos contra a bactéria *Treponema pallidum*.
c) Os métodos da fosfatase ácida prostática, em altos teores, e do antígeno prostático específico (PSA) não possuem aplicabilidade em sexologia forense, pois seus resultados não são informativos.
d) A reação entre o luminol e o peróxido de hidrogênio é de quimioluminescência.
e) Devido ao seu alto grau de especificidade, a reação de Florence é o exame comumente utilizado para a identificação de esperma.

30. (CESPE – 2018 – PC-MA – Conhecimentos Específicos – Médico Legista). Uma pessoa excessivamente emotiva, com pronunciados traços de vaidade, egocentrismo e dramaticidade, pode apresentar transtorno:
a) Explosivo da personalidade.
b) Esquizoide da personalidade.
c) Paranoide de personalidade.
d) Ansioso da personalidade.
e) Histriônico da personalidade.

31. (CESPE – 2018 – PC-MA – Conhecimentos Específicos – Odontolegista). A estimativa do sexo de uma pessoa a partir dos dados craniométricos pode ser obtida por meio do índice de Baudoin, que é expresso por

a) $\dfrac{\text{Largura do côndilo mandibular}}{\text{Comprimento do côndilo mandibular}} \times 100.$

b) $\dfrac{\text{Comprimento do côndilo occipital}}{\text{Largura do côndilo occipital}} \times 100.$

c) $\dfrac{\text{Comprimento do côndilo mandibular}}{\text{Largura do côndilo mandibular}} \times 100.$

d) $\dfrac{\text{Comprimento do côndilo occipital}}{\text{Largura do côndilo mandibular}} \times 100.$

e) $\dfrac{\text{Largura do côndilo occipital}}{\text{Comprimento do côndilo occipital}} \times 100.$

32. (VUNESP – 2018 – PC-SP – Papiloscopista Policial). Em exame necroscópico, o médico legista observou na região posterior da perna direita uma lesão arroxeada, com presença de infiltração hemática nas malhas do tecido decorrente de ruptura de vaso sanguíneo. Dessa análise, é correto afirmar que se trata de:

a) Equimose e a lesão é pós-mortal.
b) Equimose e a lesão é vital.
c) Livor (ou hipóstase) cadavérico móvel.
d) Hematoma e a lesão é vital.
e) Livor (ou hipóstase) cadavérico fixo.

33. (FUNCAB – 2012 – PC-RJ – Delegado de Polícia). Na perícia de conjunção carnal, a maioria das lesões encontradas nas vítimas de crimes sexuais é de caráter inespecífico, o que torna necessária a realização de métodos complementares para a elucidação dos vestígios, entre os quais NÃO se inclui:

a) Pesquisa direta de espermatozoides.
b) Dosagem de fosfatase ácida prostática.
c) Pesquisa de antígeno prostático específico.
d) Exame de confronto genético.
e) Dosagem de prostaglandina F2-alfa.

34. (CESPE – 2018 – Polícia Federal – Perito Criminal Federal – Área 12). Julgue o próximo item de acordo com os preceitos éticos e legais a serem seguidos pelo perito na área da medicina.

Segundo o Código de Processo Penal, o exame cadavérico, em casos de morte violenta, é obrigatório e deverá ser realizado preferencialmente por perito oficial, sendo obrigatória, nesses casos, a inspeção tanto externa quanto interna do corpo, o que será detalhado e, se possível, ilustrado no respectivo laudo pericial.
  a) Errado.
  b) Certo.

35. (CESPE – 2018 – PC-MA – Conhecimentos Específicos – Odontolegista). A diceologia pertinente aos peritos odontolegais abrange o(a):
  a) Atualização constante.
  b) Atuação com diligência.
  c) Autonomia profissional.
  d) Respeito ao examinado.
  e) Manutenção do segredo pericial.

36. (NUCEPE – 2018 – PC-PI – Perito Médico Legista). Na investigação da *causa mortis* de um corpo esmagado encontrado na linha férrea, encontram-se fratura de osso hioide com escoriações hiperêmicas cervicais, ruptura de artérias carótidas com pequenos coágulos em torno delas. O cadáver possui múltiplas lesões por esmagamento em tronco e membros sem crosta hemática, coágulos, hiperemias e equimoses, sendo todas esbranquiçadas.

Considerando o enunciado, analise as assertivas a seguir e marque a alternativa CORRETA.
  I – Essas lesões são todas *intravitam*.
  II – Essas lesões são todas *post-mortem*.
  III – Essas lesões foram todas causadas pela passagem do trem sobre o corpo, pelo que se conclui por morte acidental.
  IV – Os vestígios são compatíveis com lesões *intravitam* cervicais, havendo outras lesões *post-mortem*.
  a) Somente II está correta.
  b) Somente IV está correta.
  c) Somente III e IV estão corretas.
  d) Somente I está correta.
  e) Todas estão corretas.

37. (CESPE – 2018 – PC-SE – Delegado de Polícia – Conhecimentos Específicos). Um homem de 50 anos de idade assassinou a tiros a esposa de

38 anos de idade, na manhã de uma quarta-feira. De acordo com a polícia, o homem chegou à casa do casal em uma motocicleta, chamou a mulher ao portão e, quando ela saiu de casa, atirou nela com uma arma de fogo, matando-a imediatamente. Em seguida, ele se matou no mesmo local, com um disparo da arma encostada na própria têmpora.
Considerando a situação hipotética apresentada e os diversos aspectos a ela relacionados, julgue o item a seguir.
Ao realizar a necropsia no cadáver masculino, espera-se que sejam verificados sinal de Benassi, sinal do funil de Bonnet e câmara de mina de Hoffmann.
   a) Errado.
   b) Certo.

38. (CESPE – 2018 – PC-SE – Delegado de Polícia – Conhecimentos Específicos). Um homem de 50 anos de idade assassinou a tiros a esposa de 38 anos de idade, na manhã de uma quarta-feira. De acordo com a polícia, o homem chegou à casa do casal em uma motocicleta, chamou a mulher ao portão e, quando ela saiu de casa, atirou nela com uma arma de fogo, matando-a imediatamente. Em seguida, ele se matou no mesmo local, com um disparo da arma encostada na própria têmpora.
Considerando a situação hipotética apresentada e os diversos aspectos a ela relacionados, julgue o item a seguir.
O evento caracteriza um episódio de comoriência.
   a) Errado.
   b) Certo.

39. (NUCEPE – 2018 – PC-PI – Perito Médico Legista). Assinale a alternativa INCORRETA quanto à cronotanatognose:
   a) Após a morte, ocorre queda da temperatura corporal até equilibrar-se com a temperatura do ambiente, pois não há mais homeostase.
   b) A rigidez cadavérica se inicia pelos pés, encerrando na mandíbula, por onde se inicia seu desfazimento.
   c) Os livores cadavéricos ocorrem nas primeiras horas após a morte e são causados pela cessação da circulação sanguínea e por efeito da gravidade.
   d) A mancha verde abdominal surge em geral na fossa ilíaca direita e, posteriormente, estende-se por todo o corpo. Surge, ainda, na fase cromática.
   e) A circulação póstuma de Brouardel surge na fase gasosa ou enfisematosa.

40. (NUCEPE – 2018 – PC-PI – Delegado de Polícia Civil 3ª Classe). O estudo da morte em medicina legal é realizado pela Tanatologia forense. Dentro do estudo dos fenômenos cadavéricos, é CORRETO afirmar que:
   a) Ocorre autólise quando há destruição progressiva dos tecidos sob a ação dos germes.
   b) A saponificação ocorre naturalmente quando o corpo é submetido a uma forte dessecação.
   c) A maceração é o fenômeno destrutivo concomitante à putrefação, resultante da umidade ou excesso de água sobre o cadáver.
   d) Ocorre a mumificação na transformação do cadáver, após um estado avançado de putrefação, em uma substância especial denominada adipocera.
   e) Ocorre a putrefação quando há desintegração tissular acompanhada pela ação dos fermentos de acidificação, desorganizando as diversas estruturas.

41. (FUMARC – 2018 – PC-MG – Delegado de Polícia Civil Substituto). Em relação aos dispositivos legais sobre a remoção de órgãos, tecidos e partes do corpo humano para fins de transplante e tratamento, é CORRETO afirmar:
   a) A retirada *post-mortem* de tecidos, órgãos ou partes do corpo humano destinados a transplante ou tratamento deverá ser precedida de diagnóstico de morte encefálica, constatada e registrada por dois médicos não participantes das equipes de remoção e transplante.
   b) A retirada de tecidos, órgãos e partes do corpo de pessoas falecidas para transplantes ou outra finalidade terapêutica não dependerá apenas da autorização do cônjuge ou parente, estando também vinculada aos sistemas de saúde pública e ao delegado de polícia.
   c) No caso de morte sem assistência médica, de óbito em decorrência de causa mal definida ou de outras situações nas quais houver indicação de verificação da causa médica da morte, a remoção de tecidos, órgãos ou partes de cadáver para fins de transplante ou terapêutica somente poderá ser realizada após a autorização do delegado de polícia ou do Ministério Público.
   d) O cadáver de pessoa não identificada não pode se prestar a nenhuma doação para transplantes, exceto se autorizado pelo delegado de polícia, promotor ou juiz.

42. (NUCEPE – 2018 – PC-PI – Delegado de Polícia Civil 3ª Classe). Em relação aos mecanismos de ação, é INCORRETO afirmar que:

a) Os agentes perfurocontundentes onde a lesão acontece mais pelo peso e força com que eles são usados do que pelo deslizamento do gume.
b) Os agentes perfurantes atuam por pressão em um ponto de contato, rompendo as fibras e causando danos internos bem maiores do que o pequeno orifício de entrada.
c) Os agentes cortantes atuam em contato com o corpo, que se dá por uma linha do gume, e cortam por deslizamento e pressão, geralmente sem maior profundidade.
d) Os agentes contundentes atuam por choque, pressão ou deslizamento no contato com a superfície plana, como regra.
e) Os agentes perfurocortantes onde além da perfuração, por pressão, ocorre ação lateral, resultando corte.

43. (FUMARC – 2018 – PC-MG – Delegado de Polícia Civil Substituto). São causas médicas de óbito NÃO jurídicas:
a) Acidentais.
b) Homicidas.
c) Oncológicas.
d) Suicidas.

44. (CESPE – 2018 – PC-MA – Conhecimentos Específicos – Médico Legista). Acerca de documentos médico-legais, assinale a opção correta:
a) O parecer médico-legal não prioriza o valor científico e a técnica médico-legal, pois considera mais relevante a opinião do especialista.
b) O atestado oficioso é emitido para pessoa física ou jurídica de direito privado quando a formalidade não é plenamente exigida.
c) O parecer médico-legal contém todas as partes de um relatório médico-legal, exceto a discussão.
d) Na discussão do relatório médico-legal, não se devem analisar as hipóteses para evitar conflitos entre as opiniões dos peritos.
e) O relatório médico-legal é o resumo de uma perícia médica solicitada por um juiz a fim de esclarecer fatos de interesse da justiça.

45. (NUCEPE – 2018 – PC-PI – Perito Médico Legista). Assinale a afirmativa INCORRETA em relação às asfixias:
a) Por constrição do pescoço pelas mãos: estrangulamento.
b) Em ambientes por gases irrespiráveis: confinamento, asfixia por monóxido de carbono e asfixia por outros vícios de ambiente.

c) Por obstrução dos orifícios ou condutos respiratórios: sufocações diretas ou indiretas.

d) Por constrição passiva do pescoço, exercida pelo peso do corpo: estrangulamento.

e) Por transformação do meio gasoso em meio líquido: afogamento.

46. (CESPE – 2018 – FUB – Técnico em Anatomia e Necropsia). Julgue o item que se segue relativo a fenômenos cadavéricos.
A rigidez cadavérica atinge seu ápice 24 horas após o óbito:

a) Errado.
b) Certo.

47. (CESPE – 2018 – Polícia Federal – Perito Criminal Federal – Área 12). Julgue o item subsequente relativo à psicopatologia forense.
A esquizofrenia é uma das psicoses encontradas com mais frequência nos réus que se submetem a exame de imputabilidade penal, sendo esses periciandos, geralmente, considerados inimputáveis.

a) Errado.
b) Certo.

48. (FUMARC – 2018 – PC-MG – Delegado de Polícia Civil Substituto). Em relação à exumação, é CORRETO afirmar:

a) Em determinados casos, o exame histopatológico pode ser realizado.
b) O exame interno deve ser direcionado à região determinada e/ou suspeita do cadáver.
c) O médico legista se incumbirá de providenciar para que se realize a diligência, mediante autorização expressa da família.
d) Os fenômenos putrefativos prejudicam as características das vestes, não devendo ser consideradas, a fim de se evitarem erros periciais grosseiros.

49. (VUNESP – 2018 – PC-SP – Papiloscopista Policial). Eminente médico e professor de medicina legal de renomada universidade recebeu uma consulta sobre determinado assunto de sua especialidade. Portanto, ao responder por escrito, objetivando esclarecer dúvidas existentes em um relatório médico-legal, ele emitirá um documento denominado:

a) Parecer.
b) Declaração.

c) Atestado.
d) Comunicação.
e) Auto.

50. (VUNESP – 2018 – PC-BA – Delegado de Polícia). Com relação aos ferimentos de entrada em lesões produzidas por projéteis de arma de fogo, é correto afirmar:
   a) A aréola equimótica é representada por uma zona superficial e relativamente difusa, decorrente da sufusão hemorrágica oriunda da ruptura de pequenos vasos localizados nas vizinhanças do ferimento, geralmente de tonalidade violácea.
   b) O formato de ferimentos em tiros a distância varia de acordo com a inclinação do disparo, assim, quando o tiro é oblíquo, a ferida é arredondada ou ligeiramente oblíqua, além de evidenciar uma orla de escoriação concêntrica.
   c) Diz-se que uma lesão tem as características das produzidas por tiro a distância quando ela não apresenta os efeitos secundários do tiro, com diâmetro maior que o do projétil, aréola equimótica e bordas reviradas para dentro.
   d) Ferimentos em tiros encostados podem ter forma arredondada ou elíptica, com zona de compressão de gases evidenciada pela depressão da pele em virtude do efeito gerado pelo projétil com a ação mecânica de gases que descolam e dilaceram os tecidos.
   e) Tiros a curta distância causam ferimentos arredondados, com entalhes, zona de tatuagem e de esfumaçamento, devido à ação resultante dos gases que descolam e dilaceram os tecidos, com vertentes enegrecidas e desgarradas, tendo aspecto de cratera de mina.

51. (NUCEPE – 2018 – PC-PI – Perito Médico Legista). Um cadáver foi levado ao IML com lesão provocada por golpe de foice, em região cervical posterior, com ferida transversal, com bordas regulares, com extensas lesões de musculatura, atingindo a coluna cervical, com fratura em toda a extensão do corpo vertebral, chegando à região cervical anterior, no entanto, sem haver decapitação. Pode-se afirmar que essa lesão foi provocada por ação _____. Assinale a alternativa que complete CORRETAMENTE a frase:
   a) Perfurocortante.
   b) Perfurocontundente.
   c) Contundente.

d) Cortocontundente.
e) Perfurante.

52. (NUCEPE – 2018 – PC-PI – Perito Médico Legista – Patologia). Analisando uma ferida horizontal na região anterior esquerda do tórax de um indivíduo, o perito descreve que tal ferida é mais extensa do que profunda, sendo sua profundidade maior na porção correspondente ao terço lateral esquerdo e, a partir daí, torna-se gradativamente mais superficial e se continua com uma escoriação linear na epiderme. Apresenta também bordas regulares, ângulos muito agudos e vertentes planas. Marque a alternativa que melhor explica como essa lesão foi feita:

a) Com um instrumento perfurocontundente agindo da direita do indivíduo para a esquerda.
b) Com um instrumento contundente agindo da direita do indivíduo para a esquerda.
c) Com um instrumento perfurante agindo da esquerda do indivíduo para a direita.
d) Com um instrumento cortocontundente agindo da direita do indivíduo para a esquerda.
e) Com um instrumento cortante agindo da esquerda do indivíduo para a direita.

53. (CESPE – 2018 – PC-MA – Conhecimentos Específicos – Médico Legista). Na década de 1980 do século XX, a medicina legal brasileira foi ainda mais reconhecida e respeitada mundialmente após uma perícia que revelou a real identidade do indivíduo até então apelidado de "Anjo da Morte": o médico e oficial nazista Joseph Mengele. Tal perícia foi realizada por especialistas do IML:

a) De São Paulo e da UNICAMP.
b) De São Luís e da UFMA.
c) Do Rio de Janeiro e da UERJ.
d) De Pernambuco e da UFPE.
e) De Belo Horizonte e da UFMG.

54. (CESPE – 2018 – PC-MA – Conhecimentos Específicos – Médico Legista). Durante a instalação de uma cerca elétrica, um fazendeiro morreu ao tocar em um arame eletrizado por energia industrial. O exame de necropsia evidenciou lesão eletroespecífica com forma circular, tonalidade branco-amarelada, bordas elevadas e fundo retraído. Nessa situação hipotética, a lesão descrita e o mecanismo de morte são conhecidos, respectivamente, como:

a) Marca elétrica de Jellinek e fulminação.
b) Sinal de Lichtenberg e fulminação.
c) Marca elétrica de Jellinek e eletrocussão.
d) Sinal de Joule e eletrocussão.
e) Sinal de Lichtenberg e eletrocussão.

55. (CESPE – 2018 – PC-MA – Conhecimentos Específicos – Médico Legista). Existem casos em que a morte ocorre pela constrição do pescoço por um laço que exerce força ativa, ao passo que o corpo da vítima atua de forma passiva. Nesses casos, também é possível que haja obstrução da passagem do ar para os pulmões, compressão dos nervos cervicais e interrupção sanguínea para o encéfalo. Essas informações estão relacionadas à asfixia por:

a) Estrangulamento.
b) Enforcamento com suspensão típica ou completa.
c) Enforcamento com suspensão atípica ou incompleta.
d) Sufocação indireta.
e) Esganadura.

56. (CESPE – 2018 – PC-MA – Conhecimentos Específicos – Médico Legista). De acordo com a sexologia forense, o onanismo é:

a) Um impulso obsessivo à excitação dos próprios órgãos genitais, comum na puberdade.
b) Um transtorno da sexualidade caracterizado por uma predileção sexual primária por crianças ou menores pré-púberes.
c) Um transtorno da sexualidade sob o qual o indivíduo obtém prazer ao manipular os órgãos sexuais de outro indivíduo.
d) A obtenção do prazer pela observação da cópula de outros indivíduos.
e) A predileção por ato sexual com mulheres em gestação.

57. (CESPE – 2018 – PC-MA – Conhecimentos Específicos – Médico Legista). Com relação à identificação forense pela tecnologia do DNA recombinante e à rastreabilidade de material probatório, assinale a opção correta:

a) Uso de locos de microssatélites ou *short tandem repeats* (STRs), em genética forense deve-se à ausência de taxa de mutação, pois a presença de mutação acarretaria erros graves de interpretação nos resultados de análise de amostras criminais por meio da tecnologia do DNA recombinante.

b) Cadeia de custódia é a documentação do histórico cronológico e da localização de uma evidência e permite a rastreabilidade das evidências utilizadas em processos judiciais a partir do registro de quem teve acesso ou realizou o manuseio dessas evidências.

c) As regiões STR (*short tandem repeat*) geralmente apresentam bialelismo.

d) O Sistema CODIS ou *combined DNA index system* (sistema combinado de índices de DNA) é utilizado uniformemente no Brasil.

e) A análise do perfil genético de um homem pelo DNA demonstraria um pico no eletroferograma na região correspondente à amelogenina.

58. (CESPE – 2018 – PC-MA – Conhecimentos Específicos – Odontolegista). Ao analisar as circunstâncias de um crime e confrontar as provas testemunhais com o laudo do odontolegista, a autoridade judicial constatou que houve afirmação falsa no laudo pericial: o profissional omitiu informações relevantes para a elucidação correta do caso e para a atribuição de responsabilidade. Nessa situação hipotética, no âmbito judicial, o odontolegista estará sujeito a:

a) Transferência para serviços burocráticos.

b) Nota de censura pública e multa de seis salários mínimos.

c) Processo disciplinar que poderá culminar com a punição de aposentadoria compulsória.

d) Inabilitação para atuar em outras perícias por dois a cinco anos.

e) Processo disciplinar que poderá acarretar demissão por justa causa.

59. (CESPE – 2018 – PC-MA – Conhecimentos Específicos – Odontolegista). O perito odontolegista tem direito garantido de atuar nas áreas:

a) Familiar, regulatória, trabalhista e cível.

b) Criminal, cível, trabalhista e administrativa.

c) Penal, trabalhista, cível e regulatória.

d) Criminal, familiar, cível e administrativa.

e) Trabalhista, administrativa, cível e familiar.

60. (CESPE – 2018 – Polícia Federal – Perito Criminal Federal – Área 12). Julgue o seguinte item a respeito de lesões produzidas por projéteis de arma de fogo: "Todas as lesões produzidas por projéteis únicos de arma de fogo devem ser classificadas como perfurocontusas".

a) Errado.

b) Certo.

61. (CESPE – 2018 – PC-MA – Conhecimentos Específicos – Médico Legista). No que se refere à obrigatoriedade do sigilo profissional e aos documentos médicos, é correto afirmar que o(a):
   a) Declaração de óbito é padronizada de acordo com os parâmetros de cada estado da Federação.
   b) Relatório médico ditado ao escrivão, logo após o exame, é denominado relatório médico-legal.
   c) Perito médico-legal tem o dever de manter a obrigatoriedade do sigilo profissional mesmo se estiver a serviço da justiça.
   d) Médico que emite atestado, nos casos de doenças de notificação compulsória, está liberado do sigilo profissional.
   e) Revelação do diagnóstico explicitado ou codificado pelo médico assistente independe, do ponto de vista ético e jurídico, de autorização prévia do paciente.

62. (NUCEPE – 2018 – PC-PI – Delegado de Polícia Civil 3ª Classe). A balística "é a ciência que estuda o movimento dos projéteis, particularmente os disparos por armas leves e canhões". Em relação à balística forense, marque a alternativa INCORRETA:
   a) As armas portáteis, também conhecidas por individuais, são aquelas que podem ser transportadas e acionadas por uma só pessoa.
   b) Em relação às armas automáticas, tanto o funcionamento como o disparo são automáticos.
   c) A percussão é o choque de dois corpos; no cão o percurssor atinge a espoleta para transmitir fogo à pólvora.
   d) Projétil é a parte da munição destinada a atingir o alvo.
   e) Quanto ao municiamento, na arma de retrocarga a munição é colocada pela parte anterior do cano.

63. (CESPE – 2018 – PC-SE – Delegado de Polícia – Conhecimentos Específicos). Um homem de 50 anos de idade assassinou a tiros a esposa de 38 anos de idade, na manhã de uma quarta-feira. De acordo com a polícia, o homem chegou à casa do casal em uma motocicleta, chamou a mulher ao portão e, quando ela saiu de casa, atirou nela com uma arma de fogo, matando-a imediatamente. Em seguida, ele se matou no mesmo local, com um disparo da arma encostada na própria têmpora. Considerando a situação hipotética apresentada e os diversos aspectos a ela relacionados, julgue o item a seguir: "O laudo cadavérico do homem citado no texto deve ser assinado por, no mínimo, dois peritos oficiais que tenham participado da necropsia".

a) Errado.
b) Certo.

64. (FUMARC – 2018 – PC-MG – Delegado de Polícia Civil Substituto). Um indivíduo foi vítima da explosão de uma bomba ao implantá-la em caixa eletrônico, tendo evoluído para óbito imediatamente. Qual das feridas tem mais probabilidade de tê-lo acometido?
a) Contusodilacerantes.
b) Cortocontusas.
c) Cortodilacerantes.
d) Dilacerantes.

65. (CESPE – 2018 – PC-SE – Delegado de Polícia – Conhecimentos Específicos). A respeito de identificação médico-legal, de aspectos médico-legais das toxicomanias e lesões por ação elétrica, de modificadores da capacidade civil e de imputabilidade penal, julgue o item que se segue: "O termo eletroplessão é utilizado para se referir a lesões produzidas por eletricidade industrial, enquanto o termo fulguração é empregado para se referir a lesões produzidas por eletricidade natural".
a) Errado.
b) Certo.

66. (CESPE – 2018 – Polícia Federal – Perito Criminal Federal – Área 12). No que se refere à medicina legal, julgue o item que se segue: "O fato de uma vítima de agressão sobreviver à injúria corporal, mas, devido a isso, perder toda a função renal direita, sem acometimento do rim esquerdo, caracteriza o crime de lesão corporal de natureza leve".
a) Errado.
b) Certo.

67. (VUNESP – 2018 – PC-BA – Delegado de Polícia). Jovem do sexo masculino é encontrado morto no seu quarto, aparentemente um caso de suicídio por enforcamento. Logo ao chegar no local da morte, a equipe pericial encontra a vítima na cama, com o objeto usado como elemento constritor removido. Nessa situação, o perito criminal deve:
a) Avaliar detalhadamente o local, buscar pistas de envolvimento de terceiros, não realizar o exame pericial do cadáver e registrar a alteração notada no laudo final.

b) Fazer o boletim de ocorrência com a alteração notada, isolar e preservar o local de morte e solicitar o envio de equipe pericial do instituto médico-legal para a realização de perícia conjunta.

c) Informar a autoridade policial sobre a alteração do local de morte, emitir o laudo de impedimento e determinar a remoção imediata do cadáver para o Instituto Médico Legal.

d) Realizar o exame externo do cadáver, de tudo que é encontrado em torno dele ou que possa ter relação com o fato em questão, e registrar no laudo a alteração notada no local de morte.

e) Realizar o registro fotográfico do local, investigar as circunstâncias da morte, não realizar o exame pericial do cadáver, coletar o provável instrumento utilizado e descrever no laudo a alteração do local de morte.

68. (VUNESP – 2018 – PC-BA – Investigador de Polícia). O conceito de estupro foi ampliado com as alterações da Lei nº 12.015, de 7 de agosto de 2009, tendo a seguinte redação: "Constranger alguém, mediante violência ou grave ameaça a ter conjunção carnal ou a praticar ou permitir que com ele se pratique outro ato libidinoso". Com relação aos aspectos médico-legais de estupro, é correto afirmar:

a) A conjunção carnal é caracterizada quando existe a introdução completa ou incompleta do pênis na cavidade vaginal, ocorrendo ou não ejaculação, cópula vestibular ou vulvar e o coito oral ou anal.

b) A anestesia, os estados hipnóticos (induzidos ou provocados), a embriaguez completa e a ação das drogas alucinógenas são exemplos de violência efetiva psíquica.

c) O estupro mediante violência presumida é chamado de "estupro de vulnerável", em que as vítimas são menores de 12 anos de idade e os portadores de enfermidade ou deficiência mental, sem o devido discernimento para a prática do ato.

d) O atentado violento ao pudor é caracterizado quando há atos libidinosos, como a masturbação e os toques indevidos em órgãos sexuais, sem indícios de conjunção carnal.

e) A violência é presumida quando existe o concurso da força física ou o emprego de meios capazes de privar ou perturbar o entendimento da vítima, impossibilitando-a de reagir ou defender-se.

69. (CESPE – 2018 – PC-MA – Conhecimentos Específicos – Médico Legista). Raymundo Nina Rodrigues exerceu relevante papel na história da medicina legal brasileira por meio:

a) Da instituição da cátedra de medicina legal no curso de direito da Universidade de São Paulo, onde lecionou a disciplina.
b) De pesquisas em anatomia humana que realizou no Instituto Médico Legal de Minas Gerais.
c) Dos estudos na área de psicanálise forense que desenvolveu na Universidade de Ciências da Saúde, no Rio Grande do Sul.
d) Da criação, por ele, de uma escola brasileira de medicina legal, na Bahia, fato que nacionalizou a especialidade.
e) De estudos sobre os impactos da miscigenação na criminalidade que desenvolveu na Universidade Estadual do Rio de Janeiro.

70. (CESPE – 2018 – PC-MA – Conhecimentos Específicos – Médico Legista). Noções de antropologia forense são importantes na estratégia de identificação de pessoas vítimas de acidentes em massa, pois, eventualmente, dependendo da qualidade do material biológico, não é possível o emprego da técnica de identificação pelo DNA (ácido desoxirribonucleico). Para determinar o comprimento de um indivíduo por meio da análise de um osso como o fêmur, é recomendado utilizar:
a) Fórmula de Balthazard-Dervieux.
b) Tábua de Manouvrier.
c) Tábua de Quételet.
d) Tabela de Ernestino Lopes.
e) Tabela de Ema de Azevedo.

71. (VUNESP – 2018 – PC-SP – Auxiliar de Papiloscopista Policial). Entre os fenômenos transformativos conservadores, possíveis de ocorrer no cadáver, a mumificação, geralmente, requer que o corpo se encontre em:
a) Local seco, com alta temperatura e bem ventilado.
b) Solo arenoso, úmido e com alta temperatura.
c) Local úmido, com baixa temperatura e pouco ventilado.
d) Solo argiloso, úmido e pouco ventilado.
e) Local seco, com baixa temperatura e bem ventilado.

72. (FUMARC – 2018 – PC-MG – Delegado de Polícia Civil Substituto). NÃO está correto o que se afirma em:
a) A merla apresenta consistência pastosa, tonalidade que varia do amarelo ao marrom e seu uso é através de cigarros ou cachimbos.

b) Anfetaminas são usadas para evitar a sonolência, para desinibir e para euforizar.
c) Merla é obtida a partir da pasta de coca.
d) Oxi é droga sintética, consumida em cápsulas, de custo elevado e causa pouca agressão ao sistema nervoso central.

73. (CESPE – 2018 – Polícia Federal – Perito Criminal Federal – Área 12). No que se refere à medicina legal, julgue o item que se segue: "O sinal de Amussat, que corresponde à lesão na túnica íntima da artéria carótida, é mais comum no enforcamento do que na esganadura":
a) Errado.
b) Certo.

74. (FUMARC – 2018 – PC-MG – Delegado de Polícia Civil Substituto). Custodiado pela Polícia, um suposto infrator queixa que se sente mal na viatura policial ao ser transferido do local do fato para a delegacia responsável. Ele relata ser "cardíaco" e que usa medicação para evitar infarto do miocárdio. Em seguida, fica em silêncio e imóvel. Os responsáveis constatam a realidade do óbito. A conduta CORRETA é:
a) Entrar em contato com alguma autoridade do Ministério Público ou do judiciário para a tomada de decisão do caso.
b) Por não haver violência, procurar os meios para encaminhamento ao serviço de verificação de óbito.
c) Procurar os meios e as formalidades para o encaminhamento ao IML.
d) Trata-se de morte natural; dar seguimento aos procedimentos para encaminhamento à funerária.

75. (CESPE – 2018 – Polícia Federal – Perito Criminal Federal – Área 12). Julgue o próximo item de acordo com os preceitos éticos e legais a serem seguidos pelo perito na área da medicina. Situação hipotética: após rebelião em presídio na qual se suspeitou de excesso no uso de força policial, cerca de 300 detentos serão submetidos a exames de corpo de delito para a constatação de eventuais lesões corporais. Assertiva: nessa situação, será facultado ao perito médico se deslocar até o presídio para realizar a perícia, mesmo que exista um ambiente com condições adequadas para exames médicos periciais.
a) Errado.
b) Certo.

76. (FUNDATEC – 2018 – PC-RS – Delegado de Polícia – Bloco II). Sobre os conceitos médico-legais de "embriaguez alcoólica", de "alcoolemia" e de "tolerância ao álcool", é correto afirmar que:

a) A alcoolemia e a embriaguez alcoólica têm igual definição, sendo, portanto, sinônimos.

b) Sempre que existir álcool etílico no sangue, o exame de embriaguez será positivo.

c) A embriaguez alcoólica é uma situação transitória.

d) Sempre que a alcoolemia detectar álcool etílico no sangue, o exame para verificação de embriaguez alcoólica será positivo.

e) Uma mesma quantidade de álcool etílico administrada a indivíduos diferentes irá produzir os mesmos resultados, no mesmo período de tempo, em todas as ocasiões.

77. (CESPE – 2018 – PC-SE – Delegado de Polícia – Conhecimentos Específicos). Um homem de 45 anos de idade morreu após se engasgar com um pedaço do sanduíche que comia em uma lanchonete. Ele estava na companhia do seu cunhado, que não conseguiu ajudá-lo a retomar o fôlego. Os empregados da lanchonete acionaram o socorro médico, mas não houve êxito na tentativa de evitar a morte do homem. Considerando essa situação hipotética e os diversos aspectos a ela relacionados, julgue o item a seguir: "O evento morte descrito será classificado, quanto à causa jurídica, como morte natural".

a) Errado.
b) Certo.

78. (CESPE – 2018 – Polícia Federal – Perito Criminal Federal – Área 12). Uma mulher de 28 anos de idade foi presa acusada do crime de infanticídio, após ter jogado em uma centrífuga o bebê que ela havia dado à luz. Segundo a ocorrência policial, um familiar da suspeita disse que ela havia escondido a gravidez e que negava que houvesse praticado aborto. A partir dessa situação hipotética, julgue o item a seguir: "Caso a docimásia pulmonar hidrostática de Galeno evidencie franca flutuação desde a primeira fase, excluindo-se as causas de falso-positivos, dever-se-á concluir que o nascituro não respirou".

a) Errado.
b) Certo.

79. (EXCELÊNCIA – 2018 – Prefeitura de Taubaté – SP – Médico Necropsista). Com relação à tríade asfíxica, a congestão polivisceral devido à falência cardíaca que antecede a morte é denominada de:
   a) Mancha de Tardieu.
   b) Sinal de Etienne-Martin.
   c) Mancha de Roth.
   d) Sinal de Olow.

80. (NUCEPE – 2018 – PC-PI – Perito Médico Legista). Assinale a opção em que as correspondências estão INCORRETAS quanto a mecanismos, feridas e instrumentos predominantes na maioria dos casos:
   a) Instrumento cortocontundente/mecanismo de ação: perfura e corta ao mesmo tempo. Ferida: perfurocortante. Exemplo de instrumento: machado.
   b) Instrumento perfurante/mecanismo de ação: pressão em um ponto. Ferida punctória. Exemplos de instrumentos: estilete, agulha.
   c) Instrumento contundente/mecanismo de ação: pressão e deslizamento em superfície irregular. Ferida contusa. Exemplos de instrumentos: mão, pedra, madeira, solo.
   d) Instrumento cortante/mecanismo de ação: pressão e deslizamento sobre seu gume; ferida incisa. Exemplos de instrumentos: navalha, bisturi.
   e) Instrumento perfurocortante/mecanismo de ação: perfurando e cortando ao mesmo tempo. Ferida perfurocortante. Exemplo de instrumento: faca.

81. (NUCEPE – 2018 – PC-PI – Perito Médico Legista – Psiquiatria). Sobre o incidente de insanidade mental, assinale a alternativa CORRETA.
   a) Trata-se de avaliação pericial realizada exclusivamente no IML.
   b) O exame médico pericial para verificação de incidente de insanidade mental pode ser ordenado tanto na fase de inquérito, quanto na ação penal em si.
   c) O Ministério Público pode ordenar a instauração de incidente de insanidade mental.
   d) O juiz só pode solicitar a instauração de incidente de insanidade mental se o acusado concordar.
   e) Trata-se de avaliação pericial realizada exclusivamente em hospital de custódia.

82. (VUNESP – 2018 – PC-BA – Investigador de Polícia). Senhora de 73 anos de idade, viúva, com antecedentes de *diabetes mellitus* e doença arterial coronariana, mas sem acompanhamento médico há 5 anos, é encontrada morta na cama onde habitualmente dormia, quando a filha foi visitá-la. Após acionar a autoridade policial, logo a equipe pericial chega ao local de morte. Aparentemente, não houve alteração da cena. O cadáver estava em decúbito dorsal, sem sinais de lesões externas, com livores de hipóstase fixos, rigidez cadavérica em todo o corpo e ausência de mancha verde abdominal. Considerando a temperatura ambiente de aproximadamente 20°C e ausência de fatores internos e externos que possam influenciar a cronologia de fenômenos cadavéricos, constitui, com maior probabilidade, uma estimativa aproximada correta do tempo de morte (intervalo *post mortem*):

a) 4 horas.
b) 7 horas.
c) 15 horas.
d) 24 horas.
e) 36 horas

83. (CESPE – 2018 – PC-MA – Conhecimentos Específicos – Médico Legista). Com relação à perícia médico-legal e aos exames periciais, assinale a opção correta.

a) É permitido ao perito assinar laudos mesmo sem ele ter participado diretamente dos exames periciais.
b) O exame realizado por um único perito é considerado válido no processo penal.
c) O exame pericial pode ser realizado por duas pessoas idôneas, portadoras de diploma superior, escolhidas, de preferência, entre as que tiverem habilitação técnica relacionada à natureza do exame, onde não houver peritos oficiais.
d) O corpo de delito direto é composto por depoimento de testemunhas, fichas hospitalares, boletins médicos e confissão extrajudicial.
e) No corpo de delito indireto, há vestígios materiais de infrações legais.

84. (CESPE – 2018 – PC-MA – Conhecimentos Específicos – Médico Legista). Em uma emboscada, Jonas foi esfaqueado e, em consequência, sofreu um hemotórax do lado esquerdo. No hospital, ele foi tratado com colocação de dreno e subsequente drenagem torácica do lado atingido, tendo de ficar internado por seis dias, após os quais recebeu alta e um atestado com recomendação de licença médica por dez dias. No entanto, Jonas ficou com sequelas, como perda parcial e temporária da função do pulmão esquerdo e debilidade residual permanente da função respiratória devido à cicatriz pulmonar. Nessa situação hipotética, de acordo com o art. 129 do Código Penal, a lesão sofrida por Jonas é caracterizada como:

a) Grave, pois houve perda parcial e temporária da função de um dos pulmões.
b) Gravíssima, pois houve debilidade residual permanente da função respiratória devido à cicatriz pulmonar.
c) Gravíssima, pois a emboscada qualifica a tentativa de homicídio.
d) Leve, pois não o incapacitou por mais de 30 dias das ocupações habituais.
e) Grave, pois a lesão do hemotórax esquerdo ofereceu perigo à vida da vítima.

85. (CESPE – 2018 – Polícia Federal – Perito Criminal Federal – Área 12). Com referência à classificação dos agentes vulnerantes, julgue o item a seguir: "Um mesmo instrumento pode produzir lesões incisas, perfuroincisas, cortocontusas e contusas".

a) Errado.
b) Certo.

86. (CESPE – 2018 – PC-SE – Delegado de Polícia – Conhecimentos Específicos). A respeito de identificação médico-legal, aspectos médico-legais das toxicomanias e lesões por ação elétrica, modificadores da capacidade civil e imputabilidade penal, julgue o item que se segue: "O ácido lisérgico pode causar no usuário distúrbios de percepção e aguçamento dos sentidos: seus efeitos atingem o pico em 2 a 4 horas do uso e podem durar até 12 horas":

a) Errado.
b) Certo.

87. (FUMARC – 2018 – PC-MG – Delegado de Polícia Civil Substituto). NÃO está correto o que se afirma em:

a) Heroína é um produto sintético (éter diacético da morfina-diacetilmorfina). Tem a forma de pó branco e cristalino.
b) LSD 25 é droga eminentemente alucinógena, extraída da ergotina do centeio (dietilamina do ácido lisérgico).

c) Morfinomania ou morfinofilia é o uso vicioso de morfina, sendo a morfina um alcaloide derivado do ópio.

d) O corpo do indivíduo que morre de overdose de cocaína ou do *crack* apresenta-se tipicamente róseo-avermelhado ou carmim.

88. (CESPE – 2018 – PC-SE – Delegado de Polícia – Conhecimentos Específicos). Um homem de 45 anos de idade morreu após se engasgar com um pedaço do sanduíche que comia em uma lanchonete. Ele estava na companhia do seu cunhado, que não conseguiu ajudá-lo a retomar o fôlego. Os empregados da lanchonete acionaram o socorro médico, mas não houve êxito na tentativa de evitar a morte do homem. Considerando essa situação hipotética e os diversos aspectos a ela relacionados, julgue o item a seguir: "Se o socorro médico tivesse chegado uma hora após o óbito do homem, seria possível constatar a rigidez completa do cadáver e a presença de livores de hipóstases fixados".

a) Errado.
b) Certo.

89. (CESPE – 2018 – Polícia Federal – Perito Criminal Federal – Área 12). Uma mulher de 28 anos de idade foi presa acusada do crime de infanticídio, após ter jogado em uma centrífuga o bebê que ela havia dado à luz. Segundo a ocorrência policial, um familiar da suspeita disse que ela havia escondido a gravidez e que negava que houvesse praticado aborto. A partir dessa situação hipotética, julgue o item a seguir: "A configuração do crime de infanticídio independe da existência de estado puerperal, bastando para tal que o sujeito passivo seja uma criança".

a) Errado.
b) Certo.

90. (IESES – 2017 – IGP-SC – Papiloscopista). O croata-argentino naturalizado Juan Vucetich criou o sistema de classificação de impressões digitais conhecido como Sistema Datiloscópico, que foi adotado oficialmente no Brasil no início do século passado. De acordo com os estudos de Vucetich, é correto afirmar que:

I – O sistema de Vucetich tinha como trunfo a possibilidade de arquivamento de um grande número de individuais datiloscópicas (fichas com impressões digitais dos 10 dedos), organizado de acordo com as fórmulas oriundas da classificação e subclassificação das impressões digitais de um indivíduo.

II – Os tipos fundamentais da classificação do Sistema Datiloscópico de Vucetich são: 1. Arco, 2. Presilha, 3. Turbilhão e 4. Verticilo.

III – A partir da determinação dos sistemas de linhas limitados pelas linhas diretrizes, a classificação de uma impressão digital (datilograma) no sistema de Vucetich leva em consideração: a existência ou ausência da figura conhecida como "delta", sua localização e a trajetória das linhas no campo digital.

IV – Pontos característicos são caracteres individualizadores, também conhecidos como minúcias ou particularidades morfológicas, que encontramos em uma impressão digital. A "bifurcação" e a "ponta de linha" são alguns exemplos de pontos característicos. O conjunto desses pontos característicos NÃO é levado em consideração em uma comparação entre duas impressões digitais.

A sequência correta é:

a) Apenas a assertiva II está incorreta.
b) Apenas as assertivas I, III e IV estão corretas.
c) As assertivas I, II, III e IV estão corretas.
d) Apenas as assertivas I e III estão corretas.

91. (IESES – 2017 – IGP-SC – Papiloscopista). O arquivo digitalizado de impressões digitais em Sistemas Automatizados de Impressão Digital (AFIS) já é uma realidade no Brasil. No Instituto de Identificação de Santa Catarina o AFIS já vem sendo utilizado há alguns anos e tem se mostrado uma ferramenta muito importante e eficiente na identificação de criminosos que deixam vestígios papiloscópicos em locais de crime e em casos de pessoas que tentam retirar Carteiras de Identidade baseadas em documentos com falsidade documental e/ou ideológica. Em relação ao Sistema Automatizado de Impressão Digital, é correto afirmar:

I – Apesar de ser um sistema automatizado, é o Papiloscopista o profissional qualificado para, se necessário, tratar imagens e marcar novos pontos característicos nas impressões digitais inseridas no sistema.

II – Somente as impressões digitais de criminosos, ou seja, de indivíduos que em algum momento da vida foram indiciados ou presos, formam o banco do Sistema Automatizado de Impressão Digital (AFIS).

III – Na resposta de uma inserção de uma impressão digital no banco de dados do Sistema Automatizado de Impressão Digital, o AFIS apresenta candidatos com maiores pontuações para comparação, de acordo com seus parâmetros. Essas impressões são então analisadas pelo Papiloscopista, que, utilizando seus conhecimentos técnicos, determina se foram ou não produzidas pela mesma pessoa.

IV – O Sistema Automatizado de Impressão Digital (AFIS) efetua as comparações solicitadas pelo operador (1 x 1 ou 1 x n) e sempre apresenta/ identifica o autor da impressão digital inserida.

A sequência correta é:

a) Apenas as assertivas I e III estão corretas.
b) Apenas a assertiva II está incorreta.
c) Apenas as assertivas I, II e IV estão corretas.
d) Apenas as assertivas III e IV estão corretas.

92. (IESES – 2017 – IGP-SC – Perito Criminal – Médico Legista). Um trabalhador de 39 anos cai acidentalmente dentro de um cilo de açúcar sendo encoberto por grande quantidade do produto. É encontrado morto duas horas depois, apresentando externamente sinais gerais de asfixia. No exame interno, são reiterados os sinais gerais de asfixia, além da presença de grande quantidade de açúcar em vias aéreas superiores, traqueia, brônquios e esôfago. Qual o tipo específico de asfixia mecânica ocorreu nesse caso?

a) Sufocação direta.
b) Confinamento.
c) Sufocação indireta.
d) Soterramento.

93. (IESES – 2017 – IGP-SC – Perito Criminal – Médico Legista). Entre as alternativas abaixo, assinale a correta:

a) Autólise: inicia-se precocemente, e não há nenhuma interferência bacteriana.
b) Esfriamento do cadáver (*algor mortis*): é mais rápido quando o óbito se deu por intoxicação por venenos ou doenças infecciosas agudas.
c) Rigidez: como regra, tem início nos membros superiores, estendendo-se à nuca e mandíbula na sequência dos eventos cadavéricos.
d) Decréscimo de peso: é mais lento nos fetos e recém-nascidos, chegando a até 36 gramas por quilograma de peso em 1 hora.

94. (FUNDATEC – 2017 – IGP-RS – Perito Criminal – Biomedicina/Farmácia/Biologia). A respeito de lesões produzidas por instrumentos contundentes, analise as assertivas abaixo:

I – Equimoma é uma equimose localizada na face anterior das coxas.

II – O espectro equimótico de "Legrand du Saulle" tem valor absoluto em relação à determinação da cronologia de produção das equimoses no corpo da vítima.

III – Bordas irregulares, escoriadas ou equimosadas, fundo irregular, presença de pontes de tecidos íntegros entre uma borda e outra da ferida e vertentes irregulares são, entre outras, características das feridas contusas.

IV – Luxação é um tipo de lesão causado por ação contundente.

Quais estão corretas?

a) Apenas I e II.
b) Apenas II e III.
c) Apenas II e IV.
d) Apenas III e IV.
e) I, II, III e IV.

95. (FUNDATEC – 2017 – IGP-RS – Perito Criminal – Biomedicina/Farmácia/Biologia). Sobre a perícia médico-legal nos casos de envenenamento, é correto afirmar que:

a) Livores hipostáticos podem indicar envenenamento por monóxido de carbono se apresentarem tonalidade violácea.
b) O exame interno das cavidades tem pouca importância, limitando-se à coleta de tecidos para perícia laboratorial.
c) A estricnina e seus análogos causam uma antecipação da rigidez muscular.
d) A coleta de sangue extravasado para as cavidades abdominal ou torácica deve ser preferida para a realização de perícia toxicológica.
e) Substâncias como o fósforo e alguns compostos de arsênio causam lesão hepática centrolobular mais frequentemente.

96. (FAPEMS – 2017 – PC-MS – Delegado de Polícia). Leia o seguinte excerto.

> A traumatologia forense estuda aspectos médico-jurídicos das lesões, dentre as quais a lesão ou espectro equimótico. Segundo CROCE (2012), "a equimose é definida como a infiltração e coagulação do sangue extravasado nas malhas dos tecidos, sem efração deles. O sangue hemorrágico infiltra-se nos interstícios íntegros, sem alinhamento, originando a equimose".
> CROCE. Deltan, CROCE JR. Manual de Medicina Legal. Saraiva, 2012, p. 306.

A respeito dessas lesões, assinale a alternativa correta:

a) As formas de equimose são variadas, por isso as chamadas víbices são aquelas ocorrentes em ampla área de efusão sanguínea.

b) Sugilação é o termo que define um aglomerado de petéquias.

c) O estudo das equimoses não é considerado para análise das contusões.

d) Em medicina legal, pode-se afirmar que hematoma é sinônimo de equimose.

e) Com base no espectro equimótico de Legrand du Saulle, uma lesão ocorrida há 8 dias apresenta coloração vermelha.

97. (IBFC – 2017 – POLÍCIA CIENTÍFICA-PR – Perito Criminal – Área 1). Considere a Traumatologia para assinalar a alternativa correta sobre o tipo de lesão caracterizado por infiltração e coagulação do sangue extravasado nas malhas dos tecidos:

a) Equimose.

b) Escoriação.

c) Toda e qualquer contusão.

d) Escoriação puntiforme.

e) Crosta hemática.

98. (IBFC – 2017 – POLÍCIA CIENTÍFICA-PR – Médico Legista – Área A). Em relação à dependência de fármacos, analise as alternativas abaixo e assinale a incorreta:

a) A dependência é definida como o desejo compulsivo que se desenvolve em decorrência da administração repetida da substância.

b) Ocorre dependência com ampla variedade de psicotrópicos, que atuam por muitos mecanismos diferentes; a dependência pode ser dividida em psicológica e física.

c) Dependência física (desejo compulsivo) é o principal fator que leva à recidiva entre os dependentes tratados.

d) A característica comum das substâncias produtoras de dependência é que elas têm ação de reforço positivo (recompensa), associada à ativação da via dopaminérgica mesolímbica.

e) Na administração repetida, a tolerância pode ocorrer para os efeitos da droga.

99. (IBFC – 2017 – POLÍCIA CIENTÍFICA-PR – Médico Legista – Área A). A psiquiatria agrupa, sob o nome de "esquizofrenia", o "conjunto de doenças

mentais graves que provocam uma modificação profunda e duradoura da personalidade". Sobre esse tema, analise as afirmativas abaixo:

I – Atividade motora excessiva (aparentemente desprovida de propósito e não influenciada por estímulos externos).

II – Extremo negativismo (uma resistência, aparentemente sem motivo, a toda e qualquer instrução; manutenção de uma postura rígida e resiste às tentativas de mobilização ou mutismo).

III – Peculiaridades do movimento voluntário evidenciadas por posturas (adoção voluntária de posturas inadequadas ou bizarras, movimentos estereotipados, maneirismos proeminentes ou trejeitos faciais proeminentes).

IV – Ecolalia ou ecopraxia.

Assinale a alternativa que corresponde à quantidade de sintomas, característicos da esquizofrenia do tipo catatônico:

a) Nenhum.
b) 1.
c) 2.
d) 3.
e) 4.

100. (IBFC – 2017 – POLÍCIA CIENTÍFICA-PR – Médico Legista – Área B). O aborto é a interrupção da gravidez em qualquer época gestacional, antes da data prevista, com a morte do concepto, intra ou extrauterina. Em relação a esse assunto, analise as afirmativas abaixo.

I. O aborto realizado pelo médico para salvar a vida da gestante é chamado de aborto terapêutico.

II – O aborto indicado nas causas de estupro é chamado de aborto sentimental.

III – Somente o aborto sentimental é legalmente permitido no Código Penal.

Assinale a alternativa correta:

a) Todas as afirmativas estão corretas.
b) Estão corretas apenas as afirmativas I e II.
c) Estão corretas apenas as afirmativas II e III.
d) Está correta apenas a afirmativa II.
e) Está correta apenas a afirmativa III.

101. (IBFC – 2017 – POLÍCIA CIENTÍFICA-PR – Médico Legista – Área B). Em relação aos conceitos de imputabilidade, responsabilidade e psicopatologia, analise as alternativas e assinale a incorreta:

a) A epilepsia, por si só, não é causa de inimputabilidade.
b) O diagnóstico da oligofrenia baseia-se na dificuldade do indivíduo em conduzir-se por si, no rendimento social insuficiente e na falta de capacidade intelectiva.
c) A esquizofrenia é uma psicose endógena, de forma episódica ou progressiva, de manifestações polimorfas e variadas, comprometendo o psiquismo na esfera afetivo-instintiva e intelectual.
d) Paranoia é a perturbação mental marcada por permanentes concepções delirantes ou ilusórias, que permitem manifestações de autofilia e egocentrismo, não se conservando claros o pensamento, a vontade e as ações.
e) A embriaguez absoluta acidental é caso de inimputabilidade.

102. (FCC – 2017 – POLITEC-AP – Perito Médico Legista). Cadáver do sexo masculino, 47 anos de idade, encaminhado para exame necroscópico por suspeita de homicídio. Ao exame, constatou-se presença de orifício circular, de bordas regulares e invertidas, diâmetro de 1,5cm em região frontal à direita, orla de escoriação e de enxugo. Ao redor do orifício foi encontrada equimose arroxeada circular com 3cm de diâmetro e grãos de pólvora incombustas incrustadas na derme que não saíram à lavagem do corpo. O exame da face externa da calota craniana revelou orifício circular no osso frontal à direita, com impregnação de resíduos da combustão nas bordas da lesão óssea. Considere os seguintes sinais:

1. Sinal de Werkgartner.
2. Sinal de Benassi.
3. Sinal de Bonnet.
4. Zona de tatuagem.
5. Zona de esfumaçamento.
6. Orla equimótica.

Os sinais descritos pelo Perito Médico Legista, no caso descrito acima, são:

a) 1, 3 e 5.
b) 2, 3 e 4.
c) 2, 4 e 6.
d) 1, 5 e 6.
e) 3, 4 e 6.

103. (FCC – 2017 – POLITEC-AP – Perito Médico Legista). Notícias a respeito de acidentes de trânsito envolvendo ingestão de bebida alcoólica são comuns na mídia nacional. A respeito da Lei Federal nº 9.503/1997, é correto afirmar:

a) Dirigir sob a influência de álcool ou de qualquer outra substância psicoativa que determine dependência é considerada infração gravíssima.

b) Recusar-se a ser submetido à perícia médico-legal é considerado crime, estando o acusado sujeito à detenção.

c) A verificação de alteração da capacidade psicomotora em razão da influência de álcool etílico é de competência exclusiva do Perito Médico Legista.

d) Alcoolemia acima de 0,3 decigrama de álcool por litro de sangue é considerada crime sujeito à reclusão.

e) Concentrações inferiores a 0,6 grama de álcool por litro de ar alveolar estão dentro das margens de tolerância disciplinadas pelo Conselho Nacional de Trânsito – Contran.

104. (FCC – 2017 – POLITEC-AP – Perito Médico Legista). Cadáver do sexo masculino, 60 anos de idade, encaminhado ao Instituto Médico Legal por ter sido encontrado na sala de sua residência deitado sobre uma poça de sangue. Além disso, o perito oficial responsável descreveu presença de vômitos com restos alimentares e estrias de sangue em dois locais da sala e um no banheiro. O exame externo não constatou alterações. O exame interno constatou cirrose hepática, esplenomegalia, lacerações profundas em terço inferior do esôfago associadas à rotura de parede anterior do terço inferior do esôfago, grande quantidade de sangue em estômago e esôfago, além de gastrite enantemática. O exame toxicológico revelou alcoolemia de 0,1g/L de sangue e negativo para as demais substâncias. Conclui-se que a morte foi decorrente de:

a) Envenenamento por carbamato.
b) Intoxicação exógena por álcool etílico.
c) Esplenomegalia.
d) Hemorragia digestiva alta por síndrome de Mallory-Weiss.
e) Gastrite hemorrágica.

105. (FCC – 2017 – POLITEC-AP – Perito Médico Legista – Psiquiatria). O atestado médico é a afirmação simples e por escrito de um fato médico e suas consequências. O atestado médico:

a) É considerado parte do ato médico, sendo seu fornecimento um direito do paciente e que eleva o honorário do médico.

b) É feito por solicitação e o médico não precisa anotar no prontuário que forneceu o atestado.
c) Falso é crime previsto no Código Penal brasileiro, no artigo 302.
d) Para fins de perícia médica não deve conter o diagnóstico, pois ele será realizado pelo médico perito.
e) É fornecido sem necessidade de averiguação da identidade de quem o solicita.

106. (FCC – 2017 – POLITEC-AP – Perito Médico Legista – Psiquiatria). As pessoas que forem consideradas inimputáveis, segundo a legislação vigente, serão colocadas em medida de segurança, que consiste em:
a) Internação em hospital penitenciário por no mínimo três meses.
b) Internação ou tratamento ambulatorial com prazo mínimo de um a três anos.
c) Internação em comunidades terapêuticas em crimes com pena de reclusão.
d) Sujeição a tratamento ambulatorial em qualquer tipo de crime.
e) Sujeição a tratamento psiquiátrico em hospital privado.

107. (IBFC – 2017 – POLÍCIA CIENTÍFICA-PR – Médico Legista – Área A). As lesões corporais estão compreendidas nos dispositivos dos Crimes contra a Pessoa do Código Penal. Sobre esse assunto, analise as afirmativas:

I – As lesões corporais dividem-se em dolosas e culposas e ambas são subdivididas em leves, graves e gravíssimas.
II – O conceito legal de lesão leve é obtido por exclusão.
III – A incapacidade para as ocupações habituais por mais de 30 dias está relacionada à lesão corporal grave.

Assinale a alternativa correta:
a) Todas as afirmativas estão corretas.
b) Estão corretas apenas as afirmativas I e II.
c) Estão corretas apenas as afirmativas I e III.
d) Está correta apenas a afirmativa II.
e) Estão corretas apenas as afirmativas II e III.

108. (IBFC – 2017 – POLÍCIA CIENTÍFICA-PR – Médico Legista – Área A). Assinale a alternativa correta que apresenta as características de lesão de saída produzida por disparo de projétil de arma de fogo:
a) Forma regular, bordas invertidas, menor sangramento, apresenta orla de escoriação e halo de enxugo.

b) Forma irregular, bordas evertidas, maior sangramento, não apresenta orla de escoriação nem halo de enxugo.

c) Forma regular, bordas evertidas, maior sangramento, não apresenta orla de escoriação nem halo de enxugo.

d) Forma irregular, bordas invertidas, menor sangramento, não apresenta orla de escoriação nem halo de enxugo.

e) Forma regular, bordas evertidas, maior sangramento, apresenta orla de escoriação e halo de enxugo.

109. (IBFC – 2017 – POLÍCIA CIENTÍFICA-PR – Médico Legista – Área A). O percurso do veneno através do organismo segue fases determinadas. Assinale a alternativa que apresenta a sequência correta das fases desse percurso:

a) Penetração; absorção; distribuição; fixação; transformação; eliminação.

b) Absorção; penetração; fixação; transformação; distribuição; eliminação.

c) Penetração; absorção; transformação; fixação; distribuição; eliminação.

d) Absorção; penetração; fixação; distribuição; transformação; eliminação.

e) Absorção; penetração; distribuição; fixação; transformação; eliminação.

110. (IBFC – 2017 – POLÍCIA CIENTÍFICA-PR – Médico Legista – Área A). Quanto ao momento da confecção de um relatório médico-legal, ele pode receber designações específicas. Assinale a alternativa que indica o documento a que se refere a definição abaixo. É o exame ditado diretamente a um escrivão e diante de testemunhas:

a) Notificação.

b) Laudo.

c) Depoimento médico.

d) Auto.

e) Declaração.

111. (IBFC – 2017 – POLÍCIA CIENTÍFICA-PR – Médico Legista – Área A). Vários fatores infuenciam na marcha da morte. A respeito da cronologia da morte, analise as afirmações.

I – A rigidez cadavérica varia de acordo com a idade, a constituição individual e a causa da morte.

II – Observações comprovam que a perda de peso nos cadáveres de recém-nascidos e crianças é em média de 0,8g/kg (grama por quilograma) de peso por dia nas primeiras vinte e quatro horas após a morte.

III – A mancha verde abdominal surge no cadáver, em média, entre quatro e oito horas após a morte.

Assinale a alternativa correta.

a) Todas as afirmativas estão corretas.
b) Estão corretas apenas as afirmativas I e II.
c) Estão corretas apenas as afirmativas I e III.
d) Estão corretas apenas as afirmativas II e III.
e) Está correta apenas a afirmativa I.

112. (IBFC – 2017 – POLÍCIA CIENTÍFICA-PR – Médico Legista – Área A). Em relação a lesões produzidas por instrumento perfurocortante, analise as afirmativas abaixo e assinale a alternativa correta:

I – Ferimento com um ângulo agudo e outro arredondado, quando produzido por instrumento de um só gume.
II – Ferimento com dois ângulos agudos, quando produzido por instrumento de dois gumes.
III – Ferimento de largura notadamente menor que a espessura da lâmina, quando produzido por instrumento de um só gume.
IV – Ferimento produzido por instrumento perfurocortante no abdome é sempre menor ou igual ao comprimento do gume desse instrumento.

Estão corretas as afirmativas:

a) I, III e IV, apenas.
b) I e II, apenas.
c) II e III, apenas.
d) I e IV, apenas.
e) III e IV, apenas.

113. (IBFC – 2017 – POLÍCIA CIENTÍFICA-PR – Médico Legista – Área A). Segundo a classificação de raças de Ottolenghi, elas podem ser divididas em tipos étnicos. Assinale a alternativa que exibe corretamente a característica e o tipo étnico correspondente.

a) Pele trigueira; tipo mongólico.
b) Estatura baixa; tipo indiano.
c) Nariz pequeno, largo e achatado; tipo negroide.
d) Fronte larga e baixa; tipo negroide.
e) Crânio mesocefálico; tipo australoide.

114. (IBFC – 2017 – POLÍCIA CIENTÍFICA-PR – Perito Criminal – Área 1). Considere a traumatologia para assinalar a alternativa INCORRETA sobre as características na morte por enforcamento.
   a) A cabeça pende sempre para o lado oposto ao nó.
   b) Otorragia (eventual).
   c) Hipóstases na metade inferior do corpo.
   d) Turgescência peniana e ejaculação.
   e) Rigidez cadavérica precoce.

115. (IBFC – 2017 – POLÍCIA CIENTÍFICA-PR – Médico Legista – Área B). Em relação aos conceitos de imputabilidade e responsabilidade, analise as alternativas e assinale a incorreta.
   a) A responsabilidade é uma consequência de quem tinha pleno entendimento, devendo assumir o ônus do resultado.
   b) A imputabilidade é a condição de quem é capaz de realizar um ato com pleno discernimento.
   c) A imputabilidade é um fato objetivo.
   d) A imputabilidade não pode ser presumida, deve ser provada.
   e) Segundo o Código Civil, a imputabilidade pode ser absoluta ou relativa.

116. (FCC – 2017 – POLITEC-AP – Perito Médico Legista). Durante exame necroscópico de cadáver desconhecido, foi coletada planilha dactiloscópica somente da mão esquerda, visto que a mão direita havia sido amputada antes da morte. De acordo com o sistema dactiloscópico de Vucetich, o 1º e o 3º quirodáctilos foram classificados como verticilo, o 5º quirodáctilo como presilha externa, o 4º quirodáctilo como arco e o 2º quirodáctilo como presilha interna. O denominador da fórmula dactiloscópica equivale a:
   a) V-4312.
   b) V-3124.
   c) V-2143.
   d) V-3412.
   e) V-2413.

117. (FUNDATEC – 2017 – IGP-RS – Perito Criminal – Biomedicina/Farmácia/Biologia). Analise as assertivas a seguir a respeito de perícias e documentos médico-legais:
   I – O *Peritus Peritorum* deverá aceitar por inteiro o laudo produzido pelo perito médico legista.

II – A confissão do acusado elimina a necessidade da realização do exame pericial médico-legal para apuração do crime de lesão corporal culposa.

III – A "Descrição" é a parte mais importante do documento médico-legal denominado "Parecer médico-legal".

IV – Nas "Respostas aos Quesitos" de um laudo médico-legal, não há nenhum demérito, se, em certas ocasiões, o perito médico legista responder "Sem elementos de convicção", caso, por motivo justo, não puder ser categórico na resposta.

Quais estão corretas?

a) Apenas I.
b) Apenas IV.
c) Apenas I e II.
d) Apenas II e III.
e) I, II, III e IV.

118. (FUNDATEC – 2017 – IGP-RS – Perito Criminal – Biomedicina/Farmácia/Biologia). Analise as assertivas abaixo:

I – Infanticídio é o crime tipificado como "matar, sob a influência de depressão pós-parto, o próprio filho".

II – A docimásia de Balthazard e Lebrun tem grande importância como prova de vida extrauterina.

III – A docimásia de Galeno é prova de vida extrauterina sujeita a falso-positivos.

IV – A docimásia de Wreden-Wendt-Gelé é prova de vida extrapulmonar baseada no aspecto dos pulmões da vítima ao estudo radiográfico.

Quais estão corretas?

a) Apenas I e II.
b) Apenas II e III.
c) Apenas I, II e III.
d) Apenas I, III e IV.
e) I, II, III e IV.

119. (IBFC – 2017 – POLÍCIA CIENTÍFICA-PR – Médico Legista – Área A). As perícias médico-legais são realizadas pelo Perito Médico. Analise as afirmativas a seguir e assinale a alternativa correta.

I – Se a morte de um indivíduo é caracterizada como violenta, a equipe médica está impedida de fornecer atestado de óbito, e procedimentos iniciais para preservação de órgãos precisam ser autorizados por juiz, por meio de médico forense.

II – A atuação do perito far-se-á em qualquer fase do processo, desde que antes da sentença.

III – Peritos são pessoas qualificadas ou experientes em certos assuntos, a quem se incumbe a tarefa de esclarecer um fato de interesse da justiça, quando solicitada.

Estão corretas as afirmativas:
- a) Todas as afirmativas estão corretas.
- b) Estão corretas apenas as afirmativas I e II.
- c) Estão corretas apenas as afirmativas II e III.
- d) Estão corretas apenas as afirmativas I e III.
- e) Está correta apenas a afirmativa I.

120. (IBFC – 2017 – POLÍCIA CIENTÍFICA-PR – Médico Legista – Área A). Em relação a lesões produzidas por eletricidade, analise as afirmativas abaixo e assinale a alternativa correta.

I – Eletroplessão é a denominação da eletricidade natural, quando atinge o homem de maneira letal.

II – Fulminação é a síndrome da ação de eletricidade artificial.

III – A lesão típica causada pela eletricidade (artificial ou industrial) é a marca elétrica de Jellinek.

Estão corretas as afirmativas:
- a) III, apenas.
- b) I e II, apenas.
- c) II e III, apenas.
- d) I, apenas.
- e) I, II e III.

121. (IBFC – 2017 – POLÍCIA CIENTÍFICA-PR – Médico Legista – Área A). Em relação a lesões produzidas por precipitação, analise as afirmativas abaixo e assinale a alternativa correta:

I – Nas quedas acidentais, é incomum que o corpo deslize bem próximo ao local da precipitação.

II – Nas lesões produzidas por precipitação, há desproporção entre as lesões cutâneas e as lesões ósseas e viscerais.

III – Nas lesões produzidas por precipitação, a pele fica intacta ou pouco afetada.

Estão corretas as afirmativas:
a) Todas as afirmativas estão corretas.
b) Estão corretas apenas as afirmativas I e II.
c) Estão corretas apenas as afirmativas I e III.
d) Está correta apenas a afirmativa I.
e) Estão corretas apenas as afirmativas II e III.

122. (IBFC – 2017 – POLÍCIA CIENTÍFICA-PR – Médico Legista – Área A). A morte apresenta vários fenômenos a serem analisados pelo médico legista. Em relação aos fenômenos abióticos, analise as afirmações e assinale a alternativa correta:

I – A desidratação ocorre pela evaporação da água dos tecidos orgânicos, sendo mais acentuada nos fetos e recém-nascidos.

II – O dessecamento das mucosas dos lábios é mais comum na porção mais externa da mucosa labial e seu conhecimento é fundamental para não se atribuir a lesões traumáticas ou ação de substâncias cáusticas.

III – A desidratação manifestada nos olhos do cadáver pode ser comprovada pelo sinal de Sommer e Lancher.

IV – O esfriamento do corpo independe do panículo adiposo do cadáver.

Estão corretas as afirmações:
a) I, III e IV, apenas.
b) I, II e III, apenas.
c) II e IV, apenas.
d) I, II e IV, apenas.
e) III e IV, apenas.

123. (IBFC – 2017 – POLÍCIA CIENTÍFICA-PR – Médico Legista – Área A). Uma das modalidades de asfixia mecânica é o estrangulamento. Marque a alternativa em que todas as características do sulco se referem ao estrangulamento:

a) Oblíquo ascendente; por cima da cartilagem tireóidea; interrompido ao nível do nó, de profundidade desigual.
b) Horizontal; variável segundo a zona do pescoço; por cima da cartilagem tireóidea, de profundidade uniforme.
c) Horizontal; variável segundo a zona do pescoço; por cima da cartilagem tireóidea, de profundidade uniforme.

d) Horizontal; uniforme em toda a periferia do pescoço; contínuo, de profundidade uniforme.

e) Oblíquo ascendente; por baixo da cartilagem tireóidea; contínuo, de profundidade desigual.

124. (IESES – 2017 – IGP-SC – Perito Criminal – Ambiental). Um local de morte, como a própria designação esclarece, é definido como o sítio onde ocorreu a extinção de uma pessoa. Assim, para a elucidação dos fatos que culminaram no evento morte, o perito criminal deve realizar um minucioso levantamento dos vestígios, das posições dos objetos, do cadáver e do próprio ambiente. Em um local de morte por arma de fogo, por exemplo, o ambiente é vasculhado em toda a sua amplitude, fotografando-se os pontos de impactos de projéteis, se houver. Determinam-se, também, a distância, a origem e a direção do disparo, estabelecendo-se, desse modo, a provável trajetória. Em seguida, examina-se o cadáver à procura dos ferimentos, os orifícios de entrada e de saída do projétil, e suas localizações. Por fim, examinam-se os próprios projéteis e estojos encontrados no local, com o escopo de se fazer a identificação mediata da arma (microcomparação balística) que causou a lesão, caso nenhuma seja encontrada. Destarte, todos os procedimentos descritos anteriormente para o local de morte por arma de fogo, entendidos como uma diligência processual penal veiculada através do instrumento conhecido como laudo de local, visam determinar a causa jurídica da morte; ou seja, estabelecer a diagnose diferencial entre homicídio, suicídio e acidente. Baseando-se nos dados citados, podemos classificar os ferimentos produzidos pelo projétil disparado por uma arma de fogo como:

a) Perfurocortantes.

b) Perfurocontundentes.

c) Cortantes.

d) Cortocontundentes.

125. (IBFC – 2017 – POLÍCIA CIENTÍFICA-PR – Médico Legista – Área A) A ação tóxica do alcoolismo crônico determina uma série de manifestações psíquicas. A respeito desse assunto, analise as características listadas abaixo.

I – O *Delirium tremens* inicia-se por um estado de confusão, agitação e angústia, com tremores, alucinações de ordem visual e amnésia.

II – A Alucinose dos bebedores (alucinose alcoólica) é a psicose aguda manifestada por alucinações auditivas, desencadeada por excessos alcoólicos, e ocorre a perda de lucidez.

III – ipsomania é a crise impulsiva e irreprimível de ingerir grandes quantidades de bebidas alcoólicas.

Assinale a alternativa correta:

a) Todas as afirmativas estão corretas.
b) Estão corretas apenas as afirmativas I e II.
c) Estão corretas apenas as afirmativas II e III.
d) Estão corretas apenas as afirmativas I e III.
e) Está correta apenas a afirmativa II.

126. (IESES – 2017 – IGP-SC – Perito Criminal – Ambiental). Ao entrar em um local de crime de roubo a residência, o perito criminal Joel encontrou alguns objetos que, pelas suas características e disposição, poderiam estar relacionados diretamente ao fato (crime). Assim, Joel, ao colher tais objetos para posterior análise, classificou-os como:

a) Evidências.
b) Provas materiais.
c) Vestígios.
d) Indícios.

127. (FUNDATEC – 2017 – IGP-RS – Perito Criminal – Biomedicina/Farmácia/Biologia). Escoptofilia é uma perversão sexual caracterizada:

a) Pelo prazer erótico despertado em certos indivíduos em presenciar o coito de terceiros.
b) Pelo prazer erótico em manter relações sexuais ou praticar atos libidinosos diversos com cadáveres.
c) Pela admiração pelo próprio corpo ou o culto exagerado de sua própria personalidade e cuja excitação sexual tem como referência o próprio corpo.
d) Pelo prazer sexual que certos indivíduos têm ao aproveitar-se de certas aglomerações em transportes públicos ou outros locais de ajuntamento humano com o objetivo de encostar seus órgãos sexuais principalmente em mulheres, sem que a vítima perceba ou identifique suas intenções.
e) Pela fixação sexual por determinada parte do corpo ou pertences da pessoa-alvo.

128. (FUNDATEC – 2017 – IGP-RS – Perito Criminal – Biomedicina/Farmácia/Biologia). O perito médico legista escalado para o plantão inicia o exame

cadavérico de uma vítima do sexo masculino, 20 anos, com ferimentos por projéteis de arma de fogo. A vítima chegou à sala de necropsia sem vestes, que foram retiradas na sala de emergência do pronto- socorro pela equipe de atendimento médico e não foram encaminhadas ao serviço de medicina legal. O perito médico legista observou em região mamária esquerda, altura do 5º intercosto, linha hemiclavicular, ferimento arredondado, bordas escoriadas, concêntricas e invertidas, 1,0cm de diâmetro. Não foram observadas outras lesões compatíveis com ação violenta recente no corpo da vítima. Assinale a alternativa INCORRETA sobre esse caso.

a) O perito médico legista descreverá no laudo que se trata de uma lesão perfurocontusa.
b) É função do perito médico legista determinar o trajeto do projétil de arma de fogo no interior do corpo da vítima.
c) O perito médico legista afirmará que o tiro foi efetuado a distância do ponto de vista médico-legal.
d) As bordas do ferimento escoriados descritas no enunciado correspondem à orla de escoriação causada pelo projétil de arma de fogo ao romper a pele e penetrar no corpo da vítima.
e) O diâmetro da ferida, nos ferimentos de entrada de tiros, é quase sempre menor que o diâmetro do projétil.

129. (IBFC – 2017 – POLÍCIA CIENTÍFICA-PR – Perito Criminal – Área 1). Considere a traumatologia para assinalar a alternativa INCORRETA sobre as características da ferida contusa.

a) Forma, fundo e vertentes irregulares.
b) Ausência de escoriação das bordas.
c) Hemorragia menor que nas feridas incisas.
d) Retalhos em forma de ponte unindo as margens.
e) Nervos, vasos e tendões conservados no fundo da lesão.

130. (IBFC – 2017 – POLÍCIA CIENTÍFICA-PR – Perito Criminal – Área 1). Considere a traumatologia para assinalar a alternativa correta sobre a forma de asfixia da esganadura.

a) Asfixia por constrição do pescoço.
b) Asfixia por sufocação direta.
c) Asfixia por sufocação indireta.
d) Asfixia por oclusão dos orifícios externos das vias aéreas.
e) Asfixia por oclusão das vias aéreas.

131. (IBFC – 2017 – POLÍCIA CIENTÍFICA-PR – Médico Legista – Área B). A sexualidade anômala é uma modificação qualitativa ou quantitativa do instinto sexual. Em relação aos distúrbios da sexualidade, analise as afirmativas abaixo.

I – Autoerotismo é o impulso obsessivo à excitação dos órgãos genitais. É a prática orgásmica autoerótica.

É considerada anômala quando, pela duração e exclusividade, bloqueia a prática da conjunção carnal normal.

II – Edipismo é a tendência ao incesto, isto é, o impulso do ato sexual com parentes próximos.

III – Mixoscopia caracteriza-se pelo prazer sexual despertado em certos indivíduos em presenciar o coito de terceiros.

Assinale a alternativa correta.

a) Todas as afirmativas estão corretas.
b) Estão corretas apenas as afirmativas I e II.
c) Estão corretas apenas as afirmativas II e III.
d) Está correta apenas a afirmativa II.
e) Está correta apenas a afirmativa III.

132. (IBFC – 2017 – POLÍCIA CIENTÍFICA-PR – Médico Legista – Área B). Na avaliação da responsabilidade médica, é importante distinguir o erro médico do acidente imprevisível e do mal incontrolável. Em relação a esse assunto, analise as afirmativas abaixo.

I – O erro médico é uma forma atípica e inadequada de conduta profissional, que supõe uma inobservância técnica, capaz de produzir um dano à vida ou à saúde do paciente.

II – O acidente imprevisível é aquele decorrente de uma situação grave e de curso inexorável.

III – No mal incontrolável, há um resultado lesivo, supostamente oriundo de caso fortuito ou força maior.

Assinale a alternativa correta.

a) Todas as afirmativas estão corretas.
b) Estão corretas apenas as afirmativas I e II.
c) Estão corretas apenas as afirmativas II e III.
d) Estão corretas apenas as afirmativas I e III.
e) Está correta apenas a afirmativa I.

133. (IBFC – 2017 – POLÍCIA CIENTÍFICA-PR – Médico Legista – Área B). O médico legista deve pautar suas atividades de acordo com a ética, estando subordinado às normas do Conselho de Medicina. Em relação ao Código de Ética Médica, analise as afirmativas abaixo.

I – É vedado ao médico revelar sigilo profissional relacionado a paciente menor de idade, exceto a seus pais ou representantes legais, desde que o menor tenha capacidade de discernimento, salvo quando a não revelação possa acarretar dano ao paciente.

II – É vedado ao médico prestar informações a empresas seguradoras sobre as circunstâncias da morte do paciente sob seus cuidados, além das contidas na declaração de óbito, salvo por expresso consentimento do seu representante legal.

III – É vedado ao médico negar, ao paciente, acesso a seu prontuário, deixar de lhe fornecer cópia quando solicitada, bem como deixar de lhe dar explicações necessárias à sua compreensão, salvo quando ocasionarem riscos ao próprio paciente ou a terceiros.

Assinale a alternativa correta.

a) Todas as afirmativas estão corretas.
b) Estão corretas apenas as afirmativas I e II.
c) Estão corretas apenas as afirmativas II e III.
d) Estão corretas apenas as afirmativas I e III.
e) Está correta apenas a afirmativa I.

134. (IESES – 2017 – IGP-SC – Perito Criminal – Médico Legista). Com relação ao disposto no Código de Processo Penal, assinale a alternativa correta:

a) A necropsia será feita pelo menos quatro horas após o óbito; caso o perito julgue que possa ser feita antes desse prazo, deve declarar no auto.
b) Em situações de morte violenta, bastará o simples exame externo do cadáver, quando não houver infração penal a ser apurada, ou nos casos em que as lesões externas permitirem precisar a causa da morte e não houver necessidade de exame interno para a verificação de alguma circunstância relevante.
c) Caso tenham desaparecido os vestígios e não seja possível o exame de corpo de delito, devem ser buscadas novas evidências, vez que a prova testemunhal não poderá suprir-lhe a falta.
d) Nas ações penais, o assistente técnico atuará a partir de sua admissão pelo juiz, devendo encaminhar o seu laudo pericial conjuntamente com o perito oficial, sendo as partes intimadas desta decisão.

135. (IESES – 2017 – IGP-SC – Perito Criminal – Médico Legista). É considerado um fenômeno abiótico consecutivo:
a) Cessação da circulação.
b) Dessecamento da mucosa dos lábios.
c) Perda da sensibilidade.
d) Abolição do tônus muscular.

136. (IBFC – 2017 – POLÍCIA CIENTÍFICA-PR – Médico Legista – Área A). Assinale a alternativa que indica o documento médico-legal a que se refere a definição abaixo:

É um documento médico-legal emitido mediante consulta e utilizado para dirimir dúvidas, que eventualmente ocorram após a confecção do documento emitido pelo executante da perícia ou mesmo compor o corpo probatório em processo judicial ou administrativo:
a) Declaração médica.
b) Parecer médico-legal.
c) Boletim médico.
d) Auto médico.
e) Laudo médico.

137. (IBFC – 2017 – POLÍCIA CIENTÍFICA-PR – Médico Legista – Área A). Em relação à lesão produzida por um instrumento contundente de superfície, assinale a alternativa que apresenta corretamente quais dos itens abaixo são características dessa lesão.
 I – Bordas regulares.
 II – Fundo irregular.
III – Pouco sangramento.
IV – Vertentes irregulares.
Estão corretas as afirmativas:
a) I, II e III, apenas.
b) I, III e IV, apenas.
c) I, II e IV, apenas.
d) II, III e IV, apenas.
e) III e IV, apenas.

138. (IBFC – 2017 – POLÍCIA CIENTÍFICA-PR – Médico Legista – Área A). "Esta fase se manifesta pela dissolução pútrida do cadáver, cujas partes moles vão pouco a pouco reduzindo-se de volume pela desintegração progressiva dos tecidos". Assinale a alternativa que indica qual é a fase citada acima, referente à putrefação.

a) Período de autólise.
b) Período de coloração.
c) Período gasoso.
d) Período de saponificação.
e) Período coliquativo.

139. (IBFC – 2017 – POLÍCIA CIENTÍFICA-PR – Médico Legista – Área A). Na Antropologia Forense é importante o estudo para a determinação da idade do indivíduo. A respeito do assunto, analise as afirmativas abaixo.

I – A análise da aparência não é considerada para determinação da idade.
II – A análise da pele não é considerada para determinação da idade.
III – A análise do globo ocular, referente à idade, tem como elemento mais significativo o arco senil.

Assinale a alternativa correta.

a) Está correta apenas a afirmativa III.
b) Estão corretas apenas as afirmativas I e II.
c) Estão corretas apenas as afirmativas I e III.
d) Está correta apenas a afirmativa II.
e) Todas as afirmativas estão corretas.

140. (IBFC – 2017 – POLÍCIA CIENTÍFICA-PR – Médico Legista – Área A). Uma das modalidades de asfixia mecânica é o enforcamento. Marque a alternativa em que todas as características do sulco se referem ao enforcamento:

a) Horizontal; variável segundo a zona do pescoço; interrompido ao nível do nó, de profundidade desigual.
b) Oblíquo ascendente; variável segundo a zona do pescoço; interrompido ao nível do nó, de profundidade desigual.
c) Horizontal; uniforme em toda a periferia do pescoço; interrompido ao nível do nó, de profundidade uniforme.
d) Horizontal; variável segundo a zona do pescoço; contínuo, de profundidade uniforme.
e) Oblíquo ascendente; uniforme em toda a periferia do pescoço; contínuo, de profundidade desigual.

141. (IBFC – 2017 – POLÍCIA CIENTÍFICA-PR – Perito Criminal – Área 1). Considere a Traumatologia para assinalar a alternativa correta sobre o espectro equimótico de Legrand du Saulle entre o quarto e o sexto dias.
   a) Violáceo.
   b) Vermelho.
   c) Azul.
   d) Amarelado.
   e) Esverdeado.

142. (IBFC – 2017 – POLÍCIA CIENTÍFICA-PR – Médico Legista – Área B). Em genética forense, embora qualquer célula que contenha DNA (ácido desoxirribonucleico) possa ser fonte de material para exame, algumas são mais apropriadas. Assinale a alternativa que apresenta a correlação incorreta entre a fonte do DNA e a característica citada.
   a) Sangue; retirado diretamente da pessoa e resfriado para conservação ou removido de manchas em superfícies.
   b) Esperma; importante nos crimes sexuais, retirado de superfícies ou obtido da cavidade vaginal por esfregaços.
   c) Cabelos com raiz; bulbo capilar.
   d) Ossos; utilizados em cadáveres decompostos, preferencialmente as extremidades de ossos longos.
   e) Dentes; utilizados em cadáveres decompostos, preferencialmente os dentes caninos.

143. (IESES – 2017 – IGP-SC – Perito Criminal – Médico Legista). Considerando-se os documentos médico-legais e as perícias em geral, julgue os itens a seguir, assinalando a alternativa correta:
   I – Via de regra, nas ações penais o laudo médico-legal não é documento sigiloso.
   II – No caso de uma infração penal deixar vestígios, será absolutamente indispensável o exame de corpo de delito, não podendo supri-lo nem mesmo a confissão do acusado.
   III – Ao Ministério Público, ao ofendido, ao querelante, ao acusado e ao assistente de acusação serão facultadas a elaboração de quesitos e a indicação de assistente técnico.
   a) Todos os itens estão corretos.
   b) Somente o item I está correto.
   c) Somente os itens II e III estão corretos.
   d) Nenhum item está correto.

144. (IESES – 2017 – IGP-SC – Perito Criminal – Médico Legista). Sobre as perícias no âmbito do processo penal, julgue os itens a seguir:

I – É impedido de atuar como perito aquele que tiver prestado depoimento no processo ou ter emitido opinião anteriormente sobre o objeto da perícia.

II – Não poderão atuar como peritos os menores de 21 (vinte e um) anos de idade.

III – Cabe ao assistente técnico a produção da prova pericial.

IV – Não estará sujeito à disciplina judiciária o perito não oficial.

Assinale a alternativa correta

a) Os itens I e II estão corretos, somente.
b) Somente o item II está correto.
c) Os itens III e IV estão corretos, somente.
d) Está correto somente o item I.

145. (IBFC – 2017 – POLÍCIA CIENTÍFICA-PR – Médico Legista – Área A). A necropsia médico-legal compreende a inspeção externa e inspeção interna. Em relação a essas técnicas, assinale as afirmativas abaixo.

I – No exame dos grandes segmentos, descrevem-se os diversos segmentos na seguinte ordem: cabeça, pescoço, tórax, abdome, membros superiores, membros inferiores, dorso do cadáver e genitália externa.

II – Nos órgãos do pescoço, a análise do osso hioide tem grande importância, principalmente nas mortes suspeitas por traumatismo no pescoço.

III – Deve-se fazer, na cavidade abdominal, um exame em conjunto. Nesse exame, estuda-se primeiramente o estômago verificando se há amolecimento ácido.

Assinale a alternativa correta:

a) Todas as afirmativas estão corretas.
b) Estão corretas apenas as afirmativas II e III.
c) Estão corretas apenas as afirmativas I e II.
d) Estão corretas apenas as afirmativas I e III.
e) Está correta apenas a afirmativa I.

146. (IBFC – 2017 – POLÍCIA CIENTÍFICA-PR – Médico Legista – Área A). Em relação às lesões corporais, assinale a alternativa que apresenta o resultado da lesão e sua classificação jurídica de forma incorreta.

a) Aborto; gravíssima.
b) Escoriação nos braços; leve.

c) Perda de um dos olhos; gravíssima.
d) Cicatriz irreversível na face; gravíssima.
e) Perda do dedo mínimo de uma das mãos; grave.

147. (IBFC – 2017 – POLÍCIA CIENTÍFICA-PR – Médico Legista – Área A). Na medicina legal, segundo a classificação de asfixias de Afrânio Peixoto, temos os grupos das asfixias puras, asfixias complexas e asfixias mistas. A respeito do assunto, analise as afirmativas abaixo.

I – No enforcamento, sempre há a suspensão completa do indivíduo, sendo que o corpo fica totalmente sem tocar em qualquer ponto de apoio.

II – O período inicial da evolução do enforcamento caracteriza-se por convulsões e excitação do corpo proveniente dos fenômenos respiratórios.

III – O sulco do enforcamento é proporcional à consistência do laço, mas, mesmo sendo um laço mole, o sulco permanece, não desaparecendo posteriormente.

Está/estão incorreta(s) a(s) afirmativa(s).

a) I, II e III.
b) I e II, apenas.
c) I e III, apenas.
d) II e III, apenas.
e) I, apenas.

148. (IBFC – 2017 – POLÍCIA CIENTÍFICA-PR – Médico Legista – Área A). Em urgência psiquiátrica, um quadro clínico comum é o paciente agitado, compreendido como quadro de excitação mental associado à hiperatividade motora. Em relação a tal quadro, assinale a alternativa incorreta.

a) Há risco aumentado de agitação psicomotora e comportamento violento em quadros psicóticos anteriores e grupos minoritários.

b) A presença de delírios ou alucinações indica psicose e pode aumentar a probabilidade de comportamento violento.

c) Entre as principais causas orgânicas de agitação psicomotora, estão distúrbios metabólicos e epilepsia.

d) O tratamento medicamentoso é feito com antipsicóticos de alta potência e/ou benzodiazepínicos isolados ou em associação.

e) A escolha do haloperiol injetável ocorre graças a sua alta potência, associada à menor alteração do limiar convulsivo, porém apresenta maior risco cardiovascular.

149. (IESES – 2017 – IGP-SC – Perito Criminal – Médico Legista). A respeito das características gerais das manchas de hipóstases cutâneas (*livor mortis*), assinale a correta:

a) Situam-se inicialmente nas regiões de aclive, vindo a migrar para as áreas de declive cerca de 2 a 3 horas após a cessação das funções vitais.
b) Têm tonalidade vermelho-rósea, variando apenas se existirem substâncias estranhas na composição da hemoglobina, como nas asfixias por monóxido de carbono, quando se tornam violáceas.
c) Confluem-se com o passar das horas, e após 12 horas estarão fixas definitivamente, não ocorrendo movimentação caso o cadáver seja mudado de posição.
d) Se forem incisadas com uma lâmina de bisturi, serão visto na região da hipóstase sangue coagulado e infiltrado nas malhas de tecido, com presença de rede de fibrina.

150. (IESES – 2017 – IGP-SC – Perito Criminal – Médico Legista). A atual Lei nº 11.343/2006, e que denominaremos de "Lei de Drogas", institui o Sistema Nacional de Políticas Públicas sobre Drogas – SISNAD; prescreve medidas para prevenção do uso indevido, atenção e reinserção social de usuários e dependentes de drogas; estabelece normas para repressão à produção não autorizada e ao tráfico ilícito de drogas; define crimes e dá outras providências. Com relação a esta lei é INCORRETO afirmar que:

a) Consideram-se como drogas as substâncias ou os produtos capazes de causar dependência, assim especificados em lei ou relacionados em listas atualizadas periodicamente pelo Poder Executivo da União.
b) De acordo com artigo 28 da referida lei, existe distinção entre usuário e traficante apenas no que diz respeito à quantidade de droga apreendida e a lei prevê penalidades diferentes para cada tipo de droga ilícita.
c) Se for constatada a existência de alguma substância não relacionada na Portaria nº 334/98 da ANVISA/MS, por força do princípio da estrita legalidade, sua produção, comercialização, distribuição ou consumo não constituirá crime de tráfico ou de porte para consumo pessoal.
d) Para efeito de prisão em flagrante e do oferecimento da denúncia, bastará laudo de constatação da natureza da substância.

151. (IESES – 2017 – IGP-SC – Perito Criminal – Médico Legista). Sobre abortamento, pode-se afirmar que:

I – O aborto necessário ou terapêutico, permitido por lei, é aquele realizado quando não há outro meio de salvar a vida da gestante além da interrupção da gravidez.

II – O aborto sentimental ou moral, permitido por lei, é aquele realizado quando a gravidez resulta de estupro, devendo ser reivindicado pela vítima através da apresentação de registro de ocorrência policial sobre o crime.

III – O aborto sentimental ou moral pode ser realizado até a 20ª ou 22ª semana de gestação ou quando o feto pesar até 500 gramas.

a) São corretas as alternativas I e III.
b) São corretas as alternativas II e III.
c) São corretas as alternativas I e II.
d) Todas as alternativas são corretas.

152. (IBFC – 2017 – POLÍCIA CIENTÍFICA-PR – Médico Legista – Área A). A respeito da cronologia da morte, vários fenômenos são estudados para se tentar determinar o momento da morte. A respeito da cronologia da morte, analise as afirmações.

I – Os cristais de Westenhöfer-Rocha-Valverde surgem depois do terceiro dia da morte no sangue putrefeito.

II – O estudo da fauna cadavérica tem grande importância na determinação da cronologia da morte, tanto em relação a cadáveres expostos ao ar livre como em cadáveres inumados.

III – A análise do conteúdo estomacal é importante, pois é sabido que a digestão de uma alimentação pesada, em geral, faz-se no estômago em torno de cinco a sete horas.

Assinale a alternativa correta.

a) Todas as afirmativas estão corretas.
b) Estão corretas apenas as afirmativas I e II.
c) Estão corretas apenas as afirmativas II e III.
d) Está correta apenas a afirmativa III.
e) Estão corretas apenas as afirmativas I e III.

153. (IBFC – 2017 – POLÍCIA CIENTÍFICA-PR – Médico Legista – Área A). A asfixia é o fenômeno da modalidade de energia de ordem físico-química. A respeito do assunto, analise as afirmativas abaixo.

I – São sinais externos da asfixia mecânica: cianose de face, cogumelo de espuma e equimose das mucosas.

II – Sufocação direta é a modalidade de asfixia que ocorre por oclusão da boca e das fossas nasais ou por compressão do tórax e abdome, impedindo os movimentos respiratórios.

III – São sinais cadavéricos frequentes no afogamento:
   Manchas de Tardieu e diluição do sangue.

Assinale a alternativa correta:
   a) Todas as afirmativas estão corretas.
   b) Apenas as afirmativas I e III estão corretas.
   c) Apenas a afirmativa I está correta.
   d) Apenas as afirmativas II e III estão corretas.
   e) Apenas a afirmativa III está correta.

154. (IBFC – 2017 – POLÍCIA CIENTÍFICA-PR – Médico Legista – Área A). O parágrafo segundo do artigo 129 do Código Penal estabelece casos de lesões corporais gravíssimas. Assinale a alternativa que não resulta em lesão corporal gravíssima de acordo com o Código Penal.
   a) Incapacidade permanente para o trabalho.
   b) Enfermidade incurável.
   c) Deformidade permanente.
   d) Aceleração do parto.
   e) Inutilização de membro.

155. (IBFC – 2017 – POLÍCIA CIENTÍFICA-PR – Médico Legista – Área A). Para efeito de identificação de sexo, devemos considerar que pode haver vários tipos de sexo.

A respeito do assunto, analise as afirmativas abaixo.

I – Sexo jurídico é aquele cuja identificação o indivíduo faz de si próprio e que se reflete no comportamento.

II – Sexo de identificação é o designado no registro civil.

III – Sexo gonadal caracteriza o masculino como portador de testículos e o feminino como portador de ovários.

Assinale a alternativa correta:
   a) Está correta apenas a afirmativa III.
   b) Estão corretas apenas as afirmativas I e II.
   c) Estão corretas apenas as afirmativas I e III.
   d) Está correta apenas a afirmativa II.
   e) Todas as afirmativas estão corretas.

156. (IBFC – 2017 – POLÍCIA CIENTÍFICA-PR – Médico Legista – Área A). Apresenta corretamente quais dos itens abaixo são características dessa lesão.

I – Abertura estreita.
II – Raro sangramento.
III – Pouca nocividade na superfície.
IV – Maior diâmetro que o instrumento causador.

Estão corretas as afirmativas:
  a) I, III e IV, apenas.
  b) I, II e III, apenas.
  c) II, III e IV, apenas.
  d) I, II e IV, apenas.
  e) III e IV, apenas.

157. (IBFC – 2017 – POLÍCIA CIENTÍFICA-PR – Médico Legista – Área A). Em relação a lesões produzidas por instrumento perfurocontundente, analise as afirmativas abaixo e assinale a alternativa correta.

I – Os orifícios de entrada nos tiros encostados têm forma irregular, denteada ou com entalhe.
II – O diâmetro dos orifícios de entrada nos tiros encostados é sempre menor que o do projétil.
III – Os tiros encostados permitem deixar impresso o desenho da boca e da alça de mira na pele, através de um alo de tatuagem e esfumaçamento, conhecido como sinal de Benassi.
IV – Em geral, nos ferimentos de tiros encostados, não há zona de tatuagem nem esfumaçamento.

Estão corretas as afirmativas:
  a) I e II, apenas.
  b) I, III e IV, apenas.
  c) II e III, apenas.
  d) III e IV, apenas.
  e) I e IV, apenas.

158. (FUNCAB – 2016 – PC-PA – Escrivão de Polícia Civil). Sobre a traumatologia forense, pode-se afirmar que este ramo da Medicina Legal estuda principalmente:
  a) Os crimes contra a dignidade sexual.
  b) Questões voltadas ao vínculo entre familiares.

c) A gravidez, aborto em fanticídio.
d) As lesões corporais e as energias causadoras do dano.
e) A identidade e identificação da vítima.

159. (FUNCAB – 2016 – PC-PA – Escrivão de Polícia Civil). Com relação ao crime de estupro, é correto afirmar que o exame pericial:
a) O restrito às vítimas do sexo masculino.
b) Pode ser realizado em homens.
c) Não pode ser realizado em mulheres grávidas.
d) Não pode ser realizado em crianças.
e) Não pode ser realizado em pessoas virgens

160. (FUNCAB – 2016 – PC-PA – Escrivão de Polícia Civil). Dentre as alternativas a seguir, assinale a que representa, de acordo com a literatura sobre o tema, uma espécie de documento médico-legal:
a) Denúncia.
b) Atestado.
c) Petição.
d) Agravo.
e) Sentença.

161. (FUNCAB – 2016 – PC-PA – Escrivão de Polícia Civil). Acerca da necropsia, também entendida como necroscopia ou exame necroscópico, é correto afirmar que:
a) Um dos objetivos e destacar a causa morte.
b) Não pode ser realizada em indivíduos menores de um ano de idade.
c) É um exame que pode ser realizado no indivíduo vivo ou morto.
d) Não pode ser documentada por meio de um relatório médico-legal.
e) Não pode ser realizada nas vítimas de morte violenta.

162. (FUNCAB – 2016 – PC-PA – Escrivão de Polícia Civil). As equimoses representam o extravasamento e dispersão do sangue nas malhas dos tecidos e podem surgir em diversas partes do corpo, bem como assumir certos tipos de coloração. De acordo com o espectro equimótico de Legrand Du Saulle, uma equimose de coloração amarela indica ter sido causada há, aproximadamente:
a) Seis meses.
b) Duas horas.

c) Um dia.
d) Doze dias.
e) Um mês.

163. (FUNCAB – 2016 – PC-PA – Escrivão de Polícia Civil). De acordo com os conceitos médico-legais, enforcamento incompleto é aquele no qual:

a) Parte do corpo da vítima que toca em algum ponto de apoio ou encosta no solo.
b) Mãos e pés da vítima estão amarrados com a mesma corda.
c) O nó do laço está localizado na parte da frente do corpo da vítima.
d) O nó do laço está localizado na parte detrás do corpo da vítima.
e) O corpo da vítima não encosta no solo, nem toca em qualquer ponto de apoio.

164. (FUNIVERSA – 2015 – PC-DF – Perito Médico Legista). Conforme o Regimento Interno da PCDF, aprovado pelo Decreto nº 30.490/2009 do DF, assinale a alternativa que apresenta atribuição do perito médico legista.

a) Realizar exame pericial em locais de infração penal, suicídios e acidentes com vítimas.
b) Realizar perícias e análises laboratoriais, no ramo da biologia, física e química.
c) Realizar perícias na área da genética forense, mediante comparação de amostras colhidas, bem como exames genéticos de DNA.
d) Realizar perícia merceológica.
e) Realizar exames clínicos, necropsias e perícias na área de psiquiatria forense.

165. (FUNIVERSA – 2015 – PC-DF – Papiloscopista Policial). Em um processo de identificação de restos humanos, estabelecidos o diagnóstico do sexo do indivíduo e a confirmação da espécie humana, o próximo estudo far-se-á no sentido de determinar a faixa etária. A partir da puberdade, diagnostica-se a idade, com boa aproximação, por meio do exame e da observação do(da):

a) Progressão do fechamento metafisário.
b) Fechamento das suturas cranianas e do grau de desgaste dentário.
c) Forma e do grau de metamorfose dos centros de ossificação.
d) Formação e da erupção dentária.
e) Comprimento dos ossos longos.

166. (FUNIVERSA – 2015 – PC-DF – Papiloscopista Policial). Assinale a alternativa que apresenta os ossos que formam a base do crânio:

a) Esfenoide, zigomático, parietal, temporal e occipital.
b) Frontal, etmoide, zigomático e occipital.
c) Frontal, temporal, parietal e occipital.
d) Frontal, etmoide, esfenoide, temporal, parietal e occipital.
e) Esfenoide, etmoide, zigomático, parietal e occipital.

167. (FUNIVERSA – 2015 – PC-DF – Perito Médico Legista). O diagnóstico de gravidez pode ter um interesse médico-legal significativo e deve ser feito por meio da anamnese, do exame objetivo e dos exames complementares de imagem e laboratoriais. Quanto ao exame objetivo, considera-se um sinal de presunção de gravidez o(a):

a) Cianose na vulva.
b) Flexibilidade do istmo do útero.
c) Pulsação vaginal.
d) Sinal de Halban.
e) Sinal de Puzos.

168. (FUNIVERSA – 2015 – PC-DF – Perito Médico Legista). A clássica regra de Nysten está relacionada a um fenômeno cadavérico de ordem química denominado:

a) Autólise.
b) Livor hipostático.
c) Rigidez cadavérica.
d) Putrefação.
e) Desidratação.

169. (FUNIVERSA – 2015 – PC-DF – Perito Médico Legista). Uma ferida incisa profunda localizada na face posterior da região cervical é denominada:

a) Biconvexa alongada.
b) Ferida contusa.
c) Degola.
d) Perfuroincisa.
e) Esgorjamento.

170. (FUNIVERSA – 2015 – PC-DF – Perito Médico Legista). Nas explosões, o efeito causado por fragmentos do artefato, como estilhaços de granada e projéteis colocados em seu interior, e por pedaços de corpos fragmentados pela explosão é denominado:

a) Barotrauma.
b) *Bends* tipo 2.
c) *Blast* primário.
d) *Blast* secundário.
e) *Blast* terciário.

171. (FUNIVERSA – 2015 – PC-DF – Perito Médico Legista). A lesão desencadeada pela eletricidade artificial que se apresenta esbranquiçada e de consistência endurecida, mumificada, tendo a forma circular elíptica ou estrelada com o centro encovado e as bordas elevadas é denominada:

a) Metalização.
b) Marca elétrica de Jellinek.
c) Sinal de Werkgartner.
d) Sinal de Lichtenberg.
e) Sinal de Benassi.

172. (FUNIVERSA – 2015 – PC-DF – Perito Médico Legista).

A asfixia causada por uma constrição cervical que se valha de um laço com nó atípico e deslizante é chamada de:

a) Esganadura.
b) Estrangulamento.
c) Sufocação direta.
d) Sufocação indireta.
e) Enforcamento.

173. (VUNESP – 2015 – PC-CE – Delegado de Polícia Civil de 1ª Classe). Adolescente de 15 anos é avaliado em uma perícia. Ele apresentava: (a) dificuldade na fala, rouquidão e relatava dor na região cervical e na face; (b) edema e equimose de coloração vermelha violácea na região periorbitária direita e esquerda; (c) hemorragia conjuntival e petéquias na pálpebra inferior de ambos os olhos; (d) escoriação linear, horizontal, uniforme, de coloração avermelhada, medindo 0,4cm de largura, localizada abaixo da tireoide, estendendo-se pela circunferência do pescoço e interrompendo-se em sua região lateral esquerda. A perícia descrita mais provavelmente sugere:

a) Estrangulamento por tentativa de homicídio.
b) Edema e equimose observados na região periorbitária, como consequências da asfixia.

c) Enforcamento por tentativa de suicídio.
d) Que o evento ou dano ocorreu muito recentemente, provavelmente em menos de 2 horas.
e) Graves consequências clínicas secundárias à asfixia por inalante, por exemplo, monóxido de carbono ou cianeto.

174. (FUNIVERSA – 2015 – PC-DF – Perito Médico Legista). No que se refere à fórmula datiloscópica A-4312/E-3342, é correto afirmar que:
a) É única e representa somente um indivíduo no conjunto total da população.
b) A seção A-4312 representa a mão direita.
c) A série A-4312 representa a mão esquerda.
d) Caracteriza que o indivíduo tem um arco no polegar esquerdo, um verticilo no indicador esquerdo, uma presilha interna no dedo médio esquerdo, um arco no anular esquerdo e uma presilha externa no dedo mínimo esquerdo, e na mão direita, uma presilha externa no polegar, uma presilha interna no indicador, uma presilha interna no dedo médio, um verticilo no anular e uma presilha externa no dedo mínimo.
e) Caracteriza que o indivíduo tem um arco no polegar direito, um verticilo no indicador direito, uma presilha externa no dedo médio direito, um arco no anular direito e uma presilha interna no dedo mínimo direito, e na mão esquerda, uma presilha externa no polegar, uma presilha externa no indicador, uma presilha externa no dedo médio, um verticilo no anular e uma presilha interna no dedo mínimo.

175. (FUNIVERSA – 2015 – PC-DF – Papiloscopista Policial). Assinale a alternativa que apresenta um fenômeno cadavérico de ordem física.
a) Livor hipostático.
b) Espasmo cadavérico.
c) Autólise.
d) Putrefação.
e) Rigidez muscular.

176. (FUNIVERSA – 2015 – PC-DF – Perito Médico Legista). O estudo do hímen apresenta grande relevância na busca de vestígios nos casos de crimes sexuais. Com relação a esse assunto, é correto afirmar que:
a) O hímen complacente se dá por elasticidade excessiva ou exiguidade da membrana.

b) Irregularidades na borda livre himenal sempre estão relacionadas à ocorrência de um traumatismo local.

c) As roturas himenais caracterizam-se pela disposição irregular, não simétrica, ocorrendo ao acaso e apresentando borda irregular com ângulos abertos.

d) Hímen complacente é aquele que permite o coito vestibular sem se romper.

e) Entalhes são irregularidades congênitas localizadas na borda livre da orla himenal, de aspecto irregular, com ângulos agudos e bordas cobertas por tecido cicatricial.

177. (FUNIVERSA – 2015 – PC-DF – Perito Médico Legista). A lesão provocada pela ação de um instrumento perfurante de pequeno calibre é denominada:

a) Ferida punctória.

b) Ferida incisa.

c) Espostejamento.

d) Botoeira.

e) Petéquia.

178. (FUNIVERSA – 2015 – PC-DF – Perito Médico Legista). Os projéteis de arma de fogo de alta energia, quando em deslocamento e em contato com o corpo da vítima, produzem ondas de choque e de pressão. A ação das ondas de pressão é responsável pela ocorrência:

a) De um orifício de saída de forma biconvexa alongada.

b) De um coeficiente balístico elevado.

c) De uma lesão térmica no trajeto do projétil.

d) Do movimento de nutação do projétil.

e) Do fenômeno da cavitação.

179. (FUNIVERSA – 2015 – PC-DF – Perito Médico Legista). Quanto às asfixias de causa violenta, assinale a alternativa que apresenta uma síndrome de imersão ou hidrocussão que se relaciona a um tipo de asfixia causado por modificação do meio ambiente.

a) Afogamento incompleto.

b) Afogamento branco.

c) Afogamento úmido.

d) Afogamento secundário.

e) Confinamento.

180. (VUNESP – 2015 – PC-CE – Delegado de Polícia Civil de 1ª Classe). A traumatologia forense constitui um campo da medicina legal que se ocupa das implicações jurídicas dos traumatismos ou lesões em geral. Nesse aspecto, é correto afirmar:

a) Os instrumentos perfurocontundentes produzem lesões por pressão intensa nos tecidos, em geral, com perfuração e secção. As lesões apresentam fundo irregular, com integridade de vasos e nervos no fundo da lesão.

b) Os instrumentos contundentes podem produzir uma grande diversidade de lesões: escoriação, equimose, hematoma, ferida contusa, fratura, ruptura de vísceras ocas, entre outras.

c) As características do orifício de saída produzidas por arma de fogo são: forma irregular, halo de enxugo, aréola equimótica e menos sangrante que o orifício de entrada.

d) As lesões por agentes perfurantes comumente estão relacionadas com ação suicida ou acidental, raramente sendo consequência de ação homicida.

e) A equimose é a expressão final da infiltração hemorrágica nas malhas dos tecidos; apesar disso, ela tem pouca importância médico-legal, uma vez que não é possível correlacioná-la de forma temporal com o evento, lesão ou trauma.

181. (FUNIVERSA – 2015 – PC-DF – Papiloscopista Policial). Assinale a alternativa que apresenta a fórmula datiloscópica que representa um indivíduo que tem uma série com arco no polegar, verticilo no indicador, presilha interna no dedo médio, presilha externa no anular e arco no dedo mínimo.

a) I-4411/E-4321.
b) A-4231/V-2341.
c) V-3243/A-4231.
d) E-4321/V-3243.
e) A-1234/I-2342.

182. (FUNIVERSA – 2015 – PC-DF – Papiloscopista Policial). Assinale a alternativa que apresenta o ponto craniométrico identificável com a vista lateral do crânio no processo de identificação.

a) Gnatio.
b) Ectoconchion.
c) Gonion.
d) Zygion.
e) Bregma.

183. (FUNIVERSA – 2015 – PC-DF – Perito Médico Legista). Quanto ao laudo médico-legal, é correto afirmar que:

a) É um esclarecimento prestado em consequência de dúvidas, fatos controversos e omissões de ordem técnica em uma interpretação pericial dos vestígios deixados por uma infração penal.

b) São partes integrantes de um laudo: preâmbulo, histórico, descrição, relatório, discussão, conclusão e resposta aos quesitos.

c) Clareza, fidelidade, totalidade e ilustrações são características que configuram qualidade ao laudo e o tornam compreensível e útil para quem o acessar.

d) Auto é um tipo de laudo que se caracteriza por ser ditado a um escrivão, tendo por exemplos a ata de embalsamamento e a ata de exumação.

e) A discussão é a parte integrante de um laudo médico-legal que comporta, com todos os detalhes, os achados objetivos e subjetivos dos exames realizados.

184. (FUNIVERSA – 2015 – PC-DF – Perito Médico Legista). A parafilia caracterizada por uma preferência sexual por bonecas ou manequins com conformação humana é denominada:

a) Ecdiseísmo.
b) Anfissexualismo.
c) Coprofilia.
d) Bondagismo.
e) Dollismo.

185. (FUNIVERSA – 2015 – PC-DF – Perito Médico Legista). Assinale a alternativa que apresenta uma característica médico-legal importante na avaliação pericial de uma equimose, podendo determinar o tempo de ocorrência da lesão:

a) Coloração.
b) Dimensões.
c) Localização.
d) Forma.
e) Cicatrização.

186. (VUNESP – 2015 – PC-CE – Delegado de Polícia Civil de 1ª Classe). Com relação ao crime sexual, sexualidade anômala e criminosa, é correto afirmar:

a) A sexualidade anômala engloba diferentes distúrbios caracterizados por degeneração psicopatológica, sempre envolvendo uma alteração de personalidade, mas sem nenhum tipo de associação com distúrbios orgânicos ou glandulares.
b) A violência sexual sádica é a expressão de uma explosão de agressão totalmente instintiva e impulsiva, não sendo premeditada.
c) O comportamento sexual anômalo é muito mais frequente em mulheres, na faixa dos 15 aos 25 anos, associado à baixa escolaridade e a distúrbios psiqui átricos primários.
d) O onanismo é a forma de excitação sexual em objetos que ligam o indivíduo à pessoa desejada ou amada, muitas vezes de forma patológica, em geral peças de roupas ou determinadas partes do corpo.
e) O abuso sexual é a prática de ato sexual com pessoa incapaz de opor resistência ou pessoa inconsciente, sendo as crianças e os adolescentes as maiores vítimas.

187. (FUNIVERSA – 2015 – PC-DF – Perito Médico Legista).
A presença de cauda de escoriação em uma ferida indica a ação de instrumento:
a) Contundente.
b) Perfurocontundente.
c) Cortante.
d) Cortocontundente.
e) Perfurante.

188. (FUNIVERSA – 2015 – PC-DF – Perito Médico Legista). A presença de uma ferida perfurocontusa relacionada a um disparo de arma de fogo e associada a uma zona de tatuagem local caracteriza:
a) O sinal de Bonnet.
b) Um orifício de saída.
c) Um orifício de entrada de disparo à distância.
d) Um orifício de entrada de disparo encostado sem plano ósseo subjacente.
e) Um disparo a curta distância.

189. (FUNIVERSA – 2015 – PC-DF – Perito Médico Legista). Assinale a alternativa que apresenta a lesão produzida localmente pelo contato com corpos cujas temperaturas sejam capazes de congelar os tecidos ou por exposição prolongada à temperatura ambiente congelante.

a) Geladura.
b) Necrose coagulativa.
c) Queratinização.
d) Hipotermia.
e) Miliária.

190. (VUNESP – 2015 – PC-CE – Delegado de Polícia Civil de 1ª Classe). Durante uma avaliação pericial em um homem de 22 anos, são constatadas as seguintes características: lesões puntiformes em região antecubital direita; pupilas extremamente mióticas; rebaixamento do nível de consciência; redução da frequência respiratória e redução da temperatura corpórea. Em relação aos achados descritos, assinale a alternativa correta:

a) Os achados sugerem um evento agudo e inesperado, possivelmente uma doença aguda (acidente vascular cerebral).
b) Podem representar uma tentativa de suicídio possivelmente devido ao uso de antidepressivos tricíclicos.
c) Trata-se de um provável trauma craniano do tipo contuso.
d) Os achados corroboram o uso de droga ilícita com característica do tipo opioide (heroína).
e) A descrição aponta para uma tentativa de indução de coma de forma criminosa, possivelmente por droga alucinógena (ácido lisérgico).

191. (FUNIVERSA – 2015 – PC-DF – Perito Médico Legista). A fase da putrefação que aparece após 18 a 24 horas de morte e é caracterizada pela distensão abdominal resultante da produção de gás por bactérias, que comprime os grandes vasos e o coração, levando à ocorrência da circulação póstuma de Brouardel, denomina-se:

a) Fase de enfisema.
b) Fase de coliquação.
c) Fase de coloração.
d) Maceração.
e) Mancha verde abdominal.

192. (FUNIVERSA – 2015 – PC-DF – Perito Médico Legista). A tripla reação de Lewis é um processo fisiológico relacionado a uma lesão contusa. Considerando essa informação, assinale a alternativa que apresenta essa lesão:

a) Bossa linfática.
b) Escoriação.

c) Ferida contusa.
d) Entorse.
e) Edema traumático.

193. (FUNIVERSA – 2015 – PC-DF – Perito Médico Legista). Assinale a alternativa que apresenta a ação sistêmica letal produzida pela energia elétrica cósmica:

a) Fulguração.
b) Eletroplessão.
c) Eletrocussão.
d) Arco voltaico.
e) Fulminação.

194. (VUNESP – 2015 – PC-CE – Delegado de Polícia Civil de 1ª Classe). A tanatologia forense usa de diversas e poderosas ferramentas para tentar estabelecer a identificação de um cadáver, o mecanismo e a causa da morte, o diagnóstico diferencial médico-legal, entre outras. Com essas considerações, é correto afirmar:

a) Com relação ao diagnóstico jurídico da morte com suspeita de violência oculta, as características são: lesões externas discretas a moderadas, mas ainda indefinidas, suspeita inicial de lesões ocultas (traumatismos, envenenamentos etc.) ou nos casos de estados de decomposição avançada.
b) Apesar de todas as ferramentas modernas, há casos em que não é possível esclarecer a causa da morte, tendo que se concluir por morte de causa indeterminada. Alguns estudos revelam que a porcentagem de mortes de causa indeterminada, mesmo depois de realizada a autópsia médico-legal, varia de centro para centro, mas pode chegar a 50%.
c) A rigidez cadavérica resulta da supressão de oxigênio às células e acúmulo de ácido láctico. Embora variável, de maneira geral, começa entre 1 e 3 horas após a morte, em condições de temperatura ambiente usual. Inicia-se na mandíbula e na nuca e progride no sentido craniocaudal, desaparecendo após 24 horas, eventualmente após 36 a 48 horas.
d) As características da fase coliquativa são: pele íntegra, abertura dos orifícios naturais e perda do volume do corpo. Ela tem início em 48 horas e pode durar até 3 semanas.
e) Os livores de hipóstase são manchas que se formam nas partes em declive do cadáver, por consequência da ausência de fluxo sanguíneo.

Eles têm tonalidade violácea, surgem em torno da 10ª hora após a morte e fixam-se em torno da 20ª hora.

195. (PC-MG – 2011 – PC-MG – Delegado de Polícia). Retalhos de hímen roto pelo parto vaginal, os quais se retraem constituindo verdadeiros tubérculos em sua implantação, correspondem a:

a) Entalhes himenais.
b) Hímens cribriformes.
c) Carúnculas mirtiformes.
d) Chanfraduras vulvo-himenais.

196. (FUMARC – 2014 – PC-MG – Investigador de Polícia). É muito importante em Medicina Legal a estimativa do tempo aproximado de permanência de um corpo dentro da água e sua transformação após a morte. Mesmo tendo em conta as múltiplas variáveis que podem atuar, o tempo aproximado de morte e permanência em meio líquido de um corpo que mostrou as seguintes características: "pequenas crostas arredondadas de sais calcários sobre remanescentes da pele" é de:

a) Três meses de morte.
b) Seis meses de morte.
c) Um dia de morte.
d) Uma semana de morte.

197. (FUMARC – 2014 – PC-MG – Investigador de Polícia). O aparecimento dos núcleos de ossificação no esqueleto é fundamental para avaliar a idade fetal em um exame médico-legal. O início da ossificação da clavícula (ponto radiológico de ossificação) dá-se em meados do:

a) Oitavo mês de gestação.
b) Quarto mês de gestação.
c) Segundo mês de gestação.
d) Sexto mês de gestação.

198. (VUNESP – 2014 – PC-SP – Delegado de Polícia). Mulher de 23 anos de idade, sexualmente ativa, procura serviço médico devido a fortes e lancinantes dores abdominopélvicas há 1 hora. O exame clínico, associado a exames laboratoriais e de imagem, revela gestação ectópica com embrião fixado e viável em tuba uterina esquerda. A paciente evade-se do local e 3 meses após retorna, agora com franco quadro de hemorragia interna, evoluindo com choque hemodinâmico e parada cardiorrespiratória. Os médicos revertem a parada e, analisando o histórico, determinam que a causa do sangramento provém da ruptura da tuba uterina, que é imediatamente retirada cirurgicamente. Essa condição configura, do ponto de vista médico-legal, um aborto:

a) Social.
b) Eugênico.
c) Terapêutico.
d) Econômico.
e) Piedoso.

199. (VUNESP – 2014 – PC-SP – Médico Legista) Dentro das diversas áreas da Medicina Legal, pode-se dizer que a pesquisa da reação de natureza vital nas vítimas é abordada de modo mais específico na

a) Tanatologia.
b) Vitimologia.
c) Infortunística.
d) Traumatologia.
e) Criminalística.

200. (VUNESP – 2014 – PC-SP – Médico Legista). Nas mortes por calor (queimaduras), o sinal de Montalti corresponde à(às):

a) Coleção hemática no espaço extradural.
b) Posição de boxer ou boxeador da vítima de carbonização.
c) Flictenas simulando bolhas da putrefação.
d) Presença de fuligem nas vias aéreas.
e) Disjunção dos ossos do crânio simulando fratura.

201. (VUNESP – 2014 – PC-SP – Médico Legista). A figura a seguir mostra o bloco torácico (pulmões e coração) durante a necropsia de natimorto para caracterização da causa do óbito.

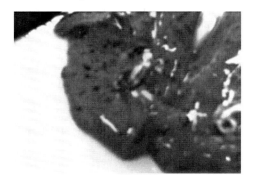

Os pulmões acham-se colapsados e nota-se a presença das manchas ou petéquias de Tardieu em pleura. É correto afirmar que:

a) A presença das manchas de Tardieu representa sinal vital, portanto, trata-se de nativivo.

b) Houve, com certeza, asfixia mecânica, devido à presença das manchas de Tardieu.

c) A causa do óbito ainda é indeterminada, não havendo elementos concludentes de anoxia.

d) Houve anoxia intrauterina caracterizada pelas manchas de Tardieu, podendo ser esta a causa do óbito.

e) As manchas de Tardieu indicam imaturidade pulmonar e, portanto, prematuridade.

202. (VUNESP – 2014 – PC-SP – Médico Legista). No exame do cadáver em putrefação, a chamada "mancha verde abdominal" ocorre no(a):

a) Hipocôndrio direito, pela presença da bile na vesícula biliar.

b) Fossa ilíaca esquerda, pela presença do sigmoide.

c) Hipocôndrio esquerdo, pela presença do cólon descendente.

d) Fossa ilíaca direita, pela presença do ceco.

e) Região pubiana, pela presença do reto.

203. (VUNESP – 2014 – PC-SP – Médico Legista). A figura seguinte mostra lesão decorrente de projétil de arma de fogo.

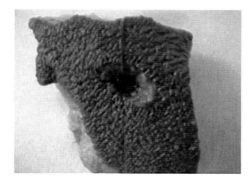

É correto afirmar que:

a) Apresenta características de ferimento de saída do projétil, tais como bordas regulares e invertidas.

b) Apresenta características de ferimento de entrada, tais como bordas regulares e evertidas.

c) Apresenta características de ferimento de saída do projétil, tais como bordas regulares e evertidas.

d) Não há elementos suficientes que possam caracterizar se tal ferimento é de entrada ou de saída do projétil.

e) Apresenta características de ferimento de entrada do projétil, tais como bordas regulares e invertidas.

204. (VUNESP – 2014 – PC-SP – Médico Legista). Consistem em fenômenos abióticos consecutivos:

a) Cessação da atividade cerebral e resfriamento do corpo.
b) Midríase e ressecamento de mucosas.
c) Midríase e resfriamento do corpo.
d) Parada cardiorrespiratória e desidratação do corpo.
e) Resfriamento do corpo e rigidez cadavérica.

205. (VUNESP – 2014 – PC-SP – Médico Legista). Nas necropsias de vítimas de homicídio do sexo feminino, em idade fértil, é importante o exame do útero para avaliação da possibilidade de gravidez, uma vez que, em caso positivo,

a) Não há interferência na pena, pois ainda não é um nativivo.
b) Configura-se duplo homicídio doloso.
c) O exame do útero não deve ser revelado, por sigilo da vítima.
d) Constitui-se em agravante da pena.
e) Configura-se em duplo homicídio, um doloso e outro culposo.

206. (VUNESP – 2014 – PC-SP – Médico Legista). Indivíduo envolveu-se em um acidente automobilístico, sem vítima fatal, por avançar o sinal vermelho em cruzamento. Recusou-se a fazer o teste do bafômetro no local, tendo sido levado à delegacia e ao IML para exame de corpo de delito. Lá, foi submetido a exame clínico e autorizou a coleta de sangue para a dosagem bioquímica de álcool, a qual revelou 0,7g/L. Diante desse dado, é correto afirmar que:

a) Irá responder apenas por infração de trânsito, por estar alcoolizado.
b) A dosagem de álcool é mínima, sendo insuficiente para definir entre alcoolizado e embriaguez.
c) Não será penalizado, pois o resultado foi limítrofe, devendo ser mais bem caracterizado pelo exame clínico.
d) Irá responder por crime, por dirigir sob efeito do álcool.
e) Não será penalizado, pois não houve vítima fatal.

207. (VUNESP – 2014 – PC-SP – Médico Legista). Um indivíduo cometeu suicídio com arma de fogo, com tiro encostado na região temporal direita e saída do projétil na região contralateral. Durante a necropsia, observou-se que tanto o orifício de entrada como o de saída tinham bordas irregulares e evertidas. Tal fenômeno corresponde à(ao):
   a) Sinal de Werkgaertner.
   b) Sinal de Fisch.
   c) Sinal de Bonnet.
   d) Câmara de mina de Hoffmann.
   e) Sinal de Benassi.

208. (VUNESP – 2014 – PC-SP – Médico Legista). Dentre as drogas citadas, a mais nociva pela rápida dependência que causa no seu usuário é o(a):
   a) Anfetamina.
   b) Heroína.
   c) Cocaína.
   d) LSD.
   e) Maconha.

209. (ACAFE – 2014 – PC-SC – Delegado de Polícia). Segundo a melhor doutrina, pode-se considerar que "Documento é toda anotação escrita que tem a finalidade de reproduzir e representar uma manifestação de pensamento". Dentre os documentos médicos legais temos as seguintes descrições:
   – É declaração simples, por escrito, de um fato médico e de suas possíveis consequências, feitas por qualquer médico que esteja no exercício regular de sua profissão e que tem o propósito de sugerir um estado de doença, para fim de licença, dispensa ou justificativa de falta de serviço.
   – Comunicações compulsórias feitas às autoridades competentes, pelo médico, de um fato profissional, por necessidade sanitária e social sobre moléstia infectocontagiosa, doença de trabalho e a morte encefálica.
   – Intercessão no decurso de um processo, por estudioso médico legal, nomeado para intervir na qualidade de perito, para emitir suas impressões e responder aos quesitos formulados pelas partes.
   – Descrição minuciosa de uma perícia médica, feita por peritos oficiais, requisitada por autoridade policial ou judiciária diante de um inquérito policial. É constituído de preâmbulo, quesitos, histórico ou comemorativo, descrição, discussão, conclusão e resposta dos quesitos.

As definições acima se referem, respectivamente, a:
a) Atestado, notificação, parecer médico-legal e relatório médico-legal.
b) Parecer médico-legal, notificação, atestado e relatoria médico-legal.
c) Atestado, parecer médico-legal, relatoria médico-legal e notificação.
d) Relatoria médico-legal, notificação, relatoria médico-legal e atestado.
e) Atestado, relatoria médico-legal, parecer médico-legal e notificação.

210. (FUMARC – 2013 – PC-MG – Perito Criminal). Corresponde a uma lesão que compromete, tipicamente, a epiderme e não deixa cicatriz no processo de regeneração, determinando o *restitutio ad integrum*:
a) Equimose.
b) Escoriação.
c) Petéquia.
d) Víbice

211. (FUMARC – 2013 – PC-MG – Perito Criminal). Em um evento de maceração asséptica, classificada como de segundo grau (segunda semana de morte fetal), esperamos encontrar, EXCETO:
a) Líquido amniótico sanguinolento.
b) Rotura de flictenas epidérmicas.
c) Deformação craniana.
d) Epiderme arroxeada.

212. (VUNESP – 2014 – PC-SP – Delegado de Polícia). É uma característica da morfologia de uma ferida por ação cortante, em relação à ferida contusa, a presença de:
a) Fundo irregular.
b) Hemorragia abundante.
c) Retração das bordas da ferida.
d) Vertentes irregulares.
e) Integridade de vasos, nervos e tendões no fundo da lesão.

213. (VUNESP – 2014 – PC-SP – Médico Legista). A identificação médico-legal da espécie animal com a análise do osso é feita, classicamente, com a análise:
a) Da densitometria.
b) Do canal medular.
c) Dos canais de Havers.
d) Das características da medula óssea.
e) Da proporção entre osteócitos e osteoclastos.

214. (VUNESP – 2014 – PC-SP – Médico Legista). A lesão caracteristicamente causada pelo projétil de arma de fogo é:
a) Perfurocontusa.
b) Perfuroincisa.
c) Contusa.
d) Incisa.
e) Perfurante.

215. (VUNESP – 2014 – PC-SP – Médico Legista). A figura seguinte refere-se à lesão encontrada na carótida comum de vítima de suicídio por enforcamento.

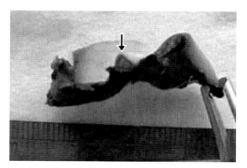

Observa-se, no terço médio, o destacamento da túnica externa das outras túnicas do vaso, que corresponde ao sinal de:
a) Friedberg.
b) Amussat.
c) Lesser.
d) Ziemke.
e) Étienne Martin.

216. (VUNESP – 2014 – PC-SP – Médico Legista). A figura a seguir corresponde à realização da docimásia hidrostática de Galeno durante necropsia de feto para a constatação se houve vida extrauterina.

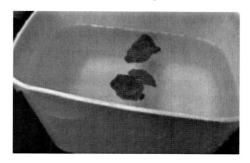

Observa-se que fragmentos dos pulmões flutuam no recipiente contendo água. Pode-se afirmar, portanto, que:

a) Certamente houve vida extrauterina, sendo um nativivo.
b) É possível que seja um nativivo ou falso-positivo decorrente de manobras de reanimação.
c) Não houve vida extrauterina, sendo um natimorto.
d) Trata-se, com certeza, de falso-positivo decorrente de manobra de reanimação.
e) Trata-se, com certeza, de falso-negativo decorrente de gases produzidos pela putrefação.

217. (VUNESP – 2014 – PC-SP – Médico Legista). Na constatação de morte, o fenômeno abiótico secundário conhecido como sinal de Sommer e Larcher corresponde a:

a) Decréscimo de peso.
b) Modificação do globo ocular.
c) Dessecamento das mucosas labiais.
d) Desidratação da pele.
e) Resfriamento do corpo.

218. (VUNESP – 2014 – PC-SP – Médico Legista). Em relação aos fenômenos transformativos destrutivos, é correto afirmar que a maceração ocorre:

a) Exclusivamente nas vítimas de afogamento.
b) Tanto em natimortos no útero materno como em afogados.
c) Em natimortos, independentemente das condições ambientais.
d) Exclusivamente em natimortos no útero materno.
e) Tanto em natimortos como em nativivos, sendo característico da criança.

219. (VUNESP – 2014 – PC-SP – Médico Legista). Nos casos de investigação de maus-tratos contra crianças, um dos sinais mais característicos que contribui bastante para o diagnóstico é:

a) Lesões em variados tempos de evolução.
b) Hemorragia retiniana.
c) Hemorragia subdural.
d) Luxação de ombro.
e) Luxação do fêmur.

220. (VUNESP – 2014 – PC-SP – Médico Legista). Indivíduo portador de esquizofrenia, forma paranoide, comete crime brutal contra sua própria mãe, em fase sintomática da doença. Nesse caso, normalmente, o réu:

a) Cumpre pena normalmente, pela brutalidade do crime.
b) É inimputável, devendo ficar em segurança pela periculosidade.
c) Tem sua pena atenuada pela doença.
d) Tem sua pena agravada pela brutalidade do crime.
e) ´R inimputável, porém sem necessidade de internação.

221. (VUNESP – 2014 – PC-SP – Médico Legista). A declaração de óbito pode ser preenchida como "morte de causa indeterminada" pelo médico:

a) Que acompanhava o paciente.
b) Da Unidade Básica de Saúde mais próxima.
c) Legista ou patologista, mediante necropsia.
d) Do SAMU que primeiro socorreu o paciente.
e) Do pronto atendimento onde o paciente deu entrada.

222. (FUMARC – 2014 – PC-MG – Investigador de Polícia). Experimentalmente, o enforcamento evolui em três períodos até o êxito letal. Constitui um sinal clínico característico da evolução do seu "segundo período":

a) Calor.
b) Convulsão.
c) Fosfeno.
d) Zumbido.

223. (FUMARC – 2014 – PC-MG – Investigador de Polícia. A presença de coágulos brancos (fibrinosos) nos vasos da base do coração, em um exame de autópsia, denota uma morte:

a) Agônica.
b) Reflexa.
c) Súbita.
d) V.

224. (FUMARC – 2011 – PC-MG – Escrivão de Polícia Civil). Constitui um fenômeno transformativo destrutivo observado nos cadáveres:

a) Calcificação.
b) Corifcação.
c) Adipocera.
d) Autólise.

225. (ACAFE – 2014 – PC-SC – Delegado de Polícia). O deslocamento de dois ossos, cuja superfície de articulação deixa de manter sua relação de contato, é denominado:

a) Escoriação.
b) Entorse.
c) Luxação.
d) Rubefação.
e) Fratura.

226. (FUMARC – 2013 – PC-MG – Perito Criminal). Nas lesões produzidas por projéteis de arma de fogo cicatrizadas (antigas), ocorre o desaparecimento dos elementos característicos das feridas perfurocontusas. Nesses casos, nos cadáveres, o exame histológico torna-se relevante. No diagnóstico histoquímico específico para o chumbo, é utilizado:

a) Rodizonato de sódio.
b) Estearato de magnésio.
c) Glicolato de amido sódico.
d) Permanganato de potássio.

227. (FUMARC – 2013 – PC-MG – Perito Criminal). Considerando as asfixias em espécie, a presença de um sulco horizontal, uniforme em toda a periferia da região cervical, contínuo, duplo, inferior à cartilagem tireoide do esqueleto da laringe e de igual profundidade em toda sua extensão é compatível com:

a) Esganadura.
b) Esgorjamento.
c) Enforcamento.
d) Estrangulamento.

228. (FUMARC – 2013 – PC-MG – Perito Criminal). Considerando a presença de uma equimose, de tonalidade vermelha, localizada na conjuntiva ocular, é CORRETO afirmar que:

a) Contempla o espectro equimótico de Legrand du Saulle.
b) Permanece de colorido vermelho até sua total reabsorção.
c) Possui três dias de evolução após o trauma.
d) Possui um dia de evolução após o trauma.

229. (PC-MG – 2011– Delegado de Polícia). Constitui um exemplo de asfixia mecânica pura de interesse médico-legal:

a) Sufocação direta.
b) Estrangulamento típico.
c) Enforcamento completo.
d) Esganadura antebraquial.

230. (PC-MG – 2011 – PC-MG – Delegado de Polícia). Constituem fatores que interferem na evolução da putrefação cadavérica, EXCETO:

a) Temperatura ambiente.
b) Espasmo cadavérico.
c) Idade do morto.
d) Umidade do ar.

231. (FUMARC – 2014 – PC-MG – Investigador de Polícia). O registro da anamnese do paciente, dos cuidados médicos e dos documentos relativos à assistência prestada é denominado:

a) Atestado.
b) Notificação.
c) Prontuário.
d) Relatório.

232. (FCC – 2014 – MPE-PE – Promotor de Justiça). Os ferimentos por projétil de arma de fogo apresentam:

a) Orlas e halos que determinam com exatidão a distância do tiro. Dessa forma, os tiros de prova com a arma suspeita e a munição idêntica à utilizada originalmente não precisam ser realizados.
b) Orla de escoriação e orla de enxugo no orifício de entrada de projétil de arma de fogo, mesmo em tiros dados com a boca da arma encostada à pele.
c) Zona de queimadura nos orifícios de entrada de projétil de arma de fogo disparado à queima-roupa.
d) Orla de tatuagem nos orifícios de entrada de projétil de arma de fogo quando ocorre pressão da boca da arma na pele.
e) Os elementos necessários à averiguação criminal, pois mesmo o uso de roupa de textura grossa não é capaz de modificar o aspecto da ferida de entrada de projétil de arma de fogo na pele.

233. (VUNESP – 2014 – PC-SP – Delegado de Polícia). Substância tóxica de dependência química e psíquica; é um produto sintético (diacetilmorfina), tem a forma de pó branco e cristalino que, após a diluição, é injetado no usuário, que apresenta de início euforia, disposição, alegria, mas que, ao longo do uso, passa a apresentar náuseas, vômitos, delírios, convulsões, bloqueio do sistema respiratório e morte de forma fugaz. Essa substância corresponde à(ao):

a) Maconha.
b) Morfina.
c) LSD.
d) Cocaína.
e) Heroína.

234. (VUNESP – 2014 – PC-SP – Delegado de Polícia). Leia atentamente as definições a seguir acerca de lesões por agentes perfurocontundentes e relacione-as por letras e números aos seus nomes.

a) Ferimento por projétil de arma de fogo que se deve ao arrancamento da epiderme devido ao movimento rotatório do projétil que entra na superfície corporal.
b) Sinal deixado pela passagem do projétil nos tecidos corporais, concêntrico, decorrente do atrito e contusão do projétil, que também deixa nos tecidos por onde passa suas impurezas de superfície.
c) Área de impregnação por grãos de pólvora incombustos que se fixam ao redor do ferimento de entrada do projétil, em tiros de curta distância.
d) Área de depósito de fuligem que circunscreve a ferida de entrada, removível com a lavagem do local, portanto, sem impregnação tecidual.
e) Área ao redor do orifício de entrada, caracterizada pela queimadura da pele ou pelos, decorrente da alta energia térmica dos projéteis de arma de fogo, característica de disparos a curta distância ou à queima--roupa.

1. Orla de esfumaçamento.
2. Halo de enxugo.
3. Zona de chamuscamento.
4. Orla de escoriação ou contusão.
5. Halo de tatuagem.

A associação correta entre a definição e o elemento de uma ferida de entrada de projétil de arma de fogo é vista, em ordem alfabética e corretamente, na alternativa:

a) A – 5; B – 1; C – 4; D – 2; E – 3
b) A – 3; B – 4; C – 1; D – 5; E – 2

c) A – 4; B – 2; C – 5; D – 1; E – 3
d) A – 2; B – 5; C – 3; D – 1; E – 4
e) A – 4; B – 3; C – 2; D – 5; E – 1

235. (VUNESP – 2014 – PC-SP – Médico Legista). A figura a seguir refere-se à lesão produzida no pescoço da vítima por um estilete.

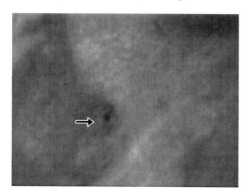

É correto afirmar que tal agente e lesão são denominados, respectivamente, de:

a) Perfurante e perfurante.
b) Pontual e perfurante.
c) Perfurante e punctória.
d) Punctório e pontual.
e) Pontual e punctória.

236. (VUNESP – 2014 – PC-SP – Médico Legista). Na balística forense, os elementos utilizados na identificação direta da arma de fogo são:

a) Tipo, calibre, deformidade impressa no estojo.
b) Brasões, número de série e deformidade do estojo.
c) Fabricante, deformidade da espoleta, calibre.
d) Escudos, tipo, deformidade na espoleta.
e) Tipo, calibre, número de série.

237. (VUNESP – 2014 – PC-SP – Médico Legista). Com relação ao uso crônico da cocaína, especialmente em jovens, pode-se afirmar que:

a) Eventos cardiovasculares são raramente observados pelo uso da droga.
b) A morte súbita geralmente decorre de fenômenos tromboembólicos durante a injeção da droga.

c) Hipertensão arterial, lesões vasculares e suas consequências são relativamente comuns nesses indivíduos.

d) Não costuma deixar nenhum substrato morfológico nas vísceras, sendo um achado exclusivo do exame toxicológico.

e) O órgão-alvo de ação da droga é unicamente o sistema nervoso central.

238. (VUNESP – 2014 – PC-SP – Médico Legista). A coleta de sangue para o exame toxicológico durante a necropsia pericial deverá ser feita, preferencialmente, da:

a) Cavidade pélvica.
b) Cavidade pleural.
c) Cavidade abdominal.
d) Artéria aorta.
e) Veia femoral.

239. (FCC – 2014 – MPE-PE – Promotor de Justiça). Homem, 47 anos de idade, portador de cirrose hepática e varizes de esôfago de grosso calibre, queixou-se para sua esposa de dores abdominais e apresentou vômitos com sangue em grande quantidade, falecendo após poucos minutos na sua própria residência, antes mesmo de receber atendimento médico. A esposa do de *cujus* acionou o médico da família, que atendia seu marido há cinco anos, sendo fornecida a declaração de óbito com *causa mortis*: "choque hipovolêmico; rotura de varizes esofágicas; hipertensão portal; cirrose hepática". Em relação ao presente caso, afirma-se:

a) A morte deve ser considerada acidental, já que ocorreu de forma inesperada e brusca em homem com idade inferior a 50 anos.

b) A morte deve ser considerada súbita e natural, visto que o falecimento ocorreu apenas alguns minutos após o início dos sintomas e pode ser explicado pelas doenças que o homem possuía.

c) A morte deve ser considerada suspeita, pois constatou-se sangue no local de encontro do cadáver. Assim, o médico agiu de forma incorreta, pois o corpo deveria ter sido encaminhado ao Instituto Médico Legal.

d) O mecanismo de morte foi agônico e traumático, visto que o de *cujus* apresentou vômitos com sangue e a cena foi presenciada somente pela esposa.

e) O corpo deveria ter sido encaminhado para o Serviço de Verificação de Óbitos, já que se trata de morte mediata e agônica, além de ter ocorrido em ambiente extra-hospitalar.

240. (VUNESP – 2014 – PC-SP – Delegado de Polícia). Considere a situação em que um cadáver é encontrado por seus familiares em domicílio, 4 dias após a morte. Assinale a alternativa que corresponde ao fenômeno cadavérico que já se desfez, nesse período (4 dias).

a) Gases inflamáveis derivados de ação de bactérias facultativas.
b) Rigidez cadavérica.
c) Cristais de Westenhöffer-Rocha-Valverde no sangue periférico.
d) Mancha verde disseminada por todo o corpo.
e) Livores de hipóstase.

241. (VUNESP – 2014 – PC-SP – Médico Legista). Entende-se por "cadeia de custódia":

a) O exame médico legal realizado no criminoso durante sua transferência.
b) O registro de todos os custos que o criminoso acarreta para o Estado.
c) A prisão domiciliar.
d) O local onde fica armazenada a prova pericial, antes de chegar ao seu destino final.
e) Os documentos de registro de todas as etapas pelas quais passa o material a ser periciado.

242. (VUNESP – 2014 – PC-SP – Médico Legista). O teste de rodizonato de sódio é usado para a pesquisa de:

a) Pólvora.
b) Gravidez.
c) Álcool.
d) Cocaína.
e) Barbitúricos.

243. (VUNESP – 2014 – PC-SP – Médico Legista). Durante a necropsia, caso haja necessidade da coleta de fragmentos das vísceras para exame anatomopatológico, deve-se acondicionar o material em frasco:

a) Vazio e preservar sob congelamento.
b) Vazio e manter à temperatura ambiente.
c) Contendo formol a 10%, à temperatura ambiente.
d) Vazio e preservar sob refrigeração.
e) Contendo formol puro à temperatura ambiente.

244. (VUNESP – 2014 – PC-SP – Médico Legista). Ainda em relação à sexologia, o esfregaço vaginal e/ou anal para pesquisa de espermatozoide pode ser corado pela técnica de:

a) Christmas Tree.
b) Ácido periódico de Schiff.
c) Grocott.
d) Tricrômio de Masson.
e) Fucsina.

245. (VUNESP – 2014 – PC-SP – Médico Legista). Indivíduo vítima de homicídio por arma de fogo teve seu corpo queimado com a finalidade de ocultação do corpo e, consequentemente, do crime. Durante a necropsia, foi colhido fragmento de via aérea (traqueia) cujo exame histopatológico mostrou presença de material enegrecido, compatível com fuligem, aderido ao epitélio de revestimento da mucosa, conforme mostra a figura.

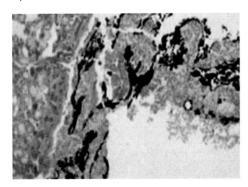

É correto afirmar que:

a) Não é reação vital, fazendo parte do contexto de queimadura.
b) Corresponde ao sinal de Hoffman.
c) Trata-se de reação vital, porém sem implicação alguma na pena.
d) Com ou sem sinais vitais, o uso do fogo sempre implica agravante da pena.
e) Trata-se de reação vital e implica agravante da pena por meio cruel.

246. (VUNESP – 2014 – PC-SP – Médico Legista). Recém-nascido de termo, filho de mãe primigesta jovem, teve anoxia perinatal durante o parto normal, por período expulsivo prolongado, nascendo com Apgar 1/3/6. Durante as manobras de reanimação, o médico pediatra, ao ventilar a criança, causou barotrauma, pneumotórax por ruptura de bolhas subpleurais, atelectasia pulmonar, piora da anoxia e óbito. A figura mostra o pulmão esquerdo atelectásico, com as tais vesículas subpleurais.

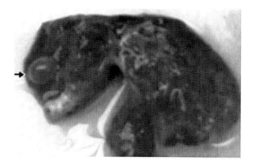

Por parte do médico pediatra, é mais provável que:

a) Tenha havido negligência.
b) Não tenha havido erro médico, pois trata-se de complicação previsível.
c) Tenha havido erro médico, não sendo possível caracterizar o tipo.
d) Tenha havido imprudência.
e) Tenha havido imperícia.

247. (FUMARC – 2014 – PC-MG – Investigador de Polícia). A ação potencializadora dos efeitos tóxicos determinados pela ingestão simultânea de várias substâncias venenosas é denominada:

a) Fixação.
b) Sinergismo.
c) Toxicidade.
d) Transformação.

248. (FUMARC – 2014 – PC-MG – Investigador de Polícia). Considerando as lesões produzidas por projéteis de arma de fogo, não é raro encontrar eventos em que um único projétil é capaz de transfixar várias partes do corpo, determinando vários orifícios de entrada e saída. Essa condição é denominada trajeto em

a) Chuleio.
b) Diagonal.
c) Giro.
d) Pêndulo.

249. (VUNESP – 2014 – PC-SP – Delegado de Polícia). Se um indivíduo em uso de medicamentos que são potencializadores do efeito alcoólico sobre o sistema nervoso, desconhecendo essa informação, ingere bebida alcoólica e passa a apresentar sinais inequívocos de embriaguez, tal fato pode ser considerado embriaguez:

a) Preordenada.
b) Habitual.
c) Culposa.
d) Acidental.
e) Fortuita.

250. (VUNESP – 2014 – PC-SP – Médico Legista). Segundo normatização do Ministério da Saúde, a necropsia de vítima de morte suspeita ou violenta deve ser realizada por médico legista no Instituto Médico Legal (IML). Na hipótese de não haver IML na localidade em questão, recomenda-se que a declaração de óbito seja emitida da seguinte forma:

a) O corpo deverá ser transportado para a cidade mais próxima que disponha de IML.
b) O médico legista da localidade mais próxima deverá ir até o local para emitir a declaração de óbito.
c) Excepcionalmente, por qualquer médico do SUS local.
d) Nesse caso, qualquer médico pode emitir a declaração de óbito como "morte sem assistência médica".
e) Poderá ser emitida por um médico não legista da localidade, desde que investido pela autoridade judicial ou policial como perito eventual (*ad hoc*).

251. (VUNESP – 2014 – PC-SP – Médico Legista). A figura refere-se à impressão digital de indivíduo cujas características, segundo o Sistema Datiloscópico de Vucetich, correspondem ao tipo:

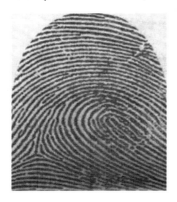

a) Presilha interna.
b) Presilha externa.
c) Verticilo.
d) Arco.
e) Núcleo.

252. (VUNESP – 2014 – PC-SP – Médico Legista). Uma das causas da síndrome de morte súbita infantil é a asfixia mecânica por sufocação direta com o travesseiro, acidentalmente, durante o sono do bebê, no berço. Para evitar esse acidente, uma das recomendações que ajudam a preveni-lo é o(a):

a) Posição do bebê em decúbito lateral direito.
b) Posição do bebê em decúbito dorsal.
c) Posição do bebê em decúbito ventral.
d) Posição do bebê em decúbito lateral esquerdo.
e) Exclusivamente o uso de travesseiro antissufocação.

253. (VUNESP – 2014 – PC-SP – Médico Legista). Nos casos de vítima de violência sexual, na perícia após o delito, o sêmen pode ser detectado em até:

a) 12 horas.
b) 48 horas.
c) 24 horas.
d) 72 horas.
e) 6 horas.

254. (VUNESP – 2014 – PC-SP – Médico Legista). Durante uma necropsia, obervou-se que o corpo apresentava manchas de hipóstase fixas. Com esse dado, é correto afirmar que o tempo de morte é, no mínimo, de:

a) 2 horas.
b) 24 horas.
c) 12 horas.
d) 6 horas.
e) 8 horas.

255. (VUNESP – 2014 – PC-SP – Médico Legista). A máscara equimótica de Morestin é característica da asfixia mecânica por:

a) Confinamento.
b) Sufocação indireta.

c) Monóxido de carbono.
d) Sufocação direta.
e) Afogamento.

256. (VUNESP – 2014 – PC-SP – Médico Legista). A hemorragia craniana que normalmente está associada a trauma é o(a):
a) Hematoma extradural.
b) Subaracnóidea.
c) Subpial.
d) Hematoma subdural.
e) Intraparenquimatosa.

257. (FUMARC – 2011 – PC-MG – Escrivão de Polícia Civil). Estudando a evolução temporal da putrefação cadavérica, denominamos seu primeiro sinal externo visível de:
a) Circulação cutânea póstuma.
b) Mancha verde abdominal.
c) Combustão espontânea.
d) Enfsema putrefativo.

258. (ACAFE – 2014 – PC-SC – Delegado de Polícia). Com relação ao processo de putrefação do corpo humano, analise as afirmações a seguir.
I – Durante a fase denominada cromática, ocorre o sinal mais precoce da putrefação que se caracteriza pela formação de uma mancha verde, comumente iniciada na fossa ilíaca direita e que se difunde por todo o abdome.
II – O período coliquativo, último da decomposição pela putrefação, manifesta-se com a dissolução pútrida das partes moles e dos ossos, devido à ação de bactérias e da fauna necrófaga.
III – É na fase da esqueletização que a fauna cadavérica e o meio ambiente destroem os resíduos tissulares, expondo os ossos que ficam presos apenas por alguns ligamentos. Esse período varia de 3 a 5 anos.
IV – A fase gasosa se dá com o surgimento dos gases de putrefação, formando flictenas na epiderme, contendo líquido hemoglobínico.
Assinale a alternativa correta:
a) Apenas I, II e III estão corretas.
b) Apenas I, III e IV estão corretas.
c) Apenas II e IV estão corretas.
d) Apenas III e IV estão corretas.
e) Todas as afirmações estão corretas.

259. (COPS-UEL – 2013 – PC-PR – Delegado de Polícia). Leia as descrições do exame externo do laudo necroscópico a seguir e responda.

Notamos:

1. Ferimento perfuroinciso, de 4,0cm de extensão, de bordas nítidas, penetrante na cavidade torácica esquerda, localizado na face dorsal do hemitórax esquerdo, ao nível do 6º espaço intercostal esquerdo e a aproximadamente 5,0cm à esquerda da linha mediana.
2. Ferimento perfuroinciso, de bordas nítidas, de 3,0cm de extensão, penetrante na cavidade torácica direita, localizado na face dorsal do hemitórax direito, ao nível do 7º espaço intercostal direito e a aproximadamente 4,0cm à direita da linha mediana.
3. Ferimento inciso superficial, transversal ao eixo do membro, de 4,0cm de extensão, de bordas nítidas, localizado na face dorsal do punho direito, com características de lesão de defesa.
4. Ferimento inciso, não penetrante, oblíquo da esquerda para a direita, de 6,0cm de extensão, de bordas nítidas, localizado na face anterior do abdome superior, na região epigástrica, a 1,0cm à direita da linha mediana, precedido por uma escoriação linear de 17,0cm de extensão, que tem sua mesma direção e que se localiza na face anterior no hemitórax esquerdo.

Sobre a interpretação do excerto do laudo necroscópico, considere as afirmativas a seguir.

I – A faca de cozinha (arma branca), como objeto suspeito de ter sido utilizada como a arma do crime, não é compatível com todas as lesões descritas.

II – A presença de escoriações lineares precedendo ou sucedendo as feridas incisas dão uma ideia da direção e do mecanismo dinâmico da ação pela qual a arma é utilizada.

III – A nitidez das bordas de feridas incisas está diretamente relacionada ao fio ou gume daquele instrumento.

IV – Margens nítidas e regulares, ausência de secção de tecidos no fundo da lesão e predomínio sobre a largura e a profundidade são características de instrumentos que se associam a caudas de escoriação.

Assinale a alternativa correta

a) Somente as afirmativas I e II são corretas.
b) Somente as afirmativas I e IV são corretas.
c) Somente as afirmativas III e IV são corretas.
d) Somente as afirmativas I, II e III são corretas.
e) Somente as afirmativas II, III e IV são corretas.

260. (COPS-UEL – 2013 – PC-PR – Delegado de Polícia). Leia o trecho, a seguir, extraído de um exame de lesões corporais realizado em um Instituto Médico Legal do Paraná. Lesões cutâneas, de bordas levantadas e centro deprimido, de consistência dura, com perda de substância, com as características de lesão eletroespecífica ou marca elétrica de Jellinek, localizadas na face dorsal da mão direita, entre o 1º e 2º metacarpianos, e na face dorsal da mão esquerda, na base do polegar. Sobre as energias vulnerantes do tipo física descritas, considere as afirmativas a seguir.

I – A metalização ou impregnação da pele por partículas elétricas resultantes da fusão e vaporização dos condutores são elementos encontrados em choques elétricos envolvendo fios de cobre.

II – Quando há resistência do plano cutâneo e muscular, podem ocorrer também lesões térmicas caracterizadas por queimadura.

III – A marca elétrica de Jellinek é característica de dano por corrente elétrica natural ou artificial e que não tem relação com a porta de entrada da corrente elétrica no organismo.

IV – Quando existe morte decorrente de energia física do tipo eletricidade, esta se relaciona exclusivamente à extensão da queimadura resultante.

Assinale a alternativa correta:
a) Somente as afirmativas I e II são corretas.
b) Somente as afirmativas I e IV são corretas.
c) Somente as afirmativas III e IV são corretas.
d) Somente as afirmativas I, II e III são corretas.
e) Somente as afirmativas II, III e IV são corretas.

261. (FUMARC – 2013 – PC-MG – Perito Criminal). O esboço vascular na derme, denominado de circulação póstuma de Brouardel, caracteriza o período:
a) Coliquativo da putrefação.
b) Cromático da putrefação.
c) Gasoso da putrefação.
d) Liquefativo da putrefação.

262. (IBFC – 2013 – MPE-SP – Médico Legista). Em um laudo médico-legal, considera-se que a parte básica que deverá embasar o restante de seu relatório é:
a) Histórico.
b) Descrição.

c) Discussão.
d) Conclusão.
e) Resposta aos quesitos.

263. (IBFC – 2013 – MPE-SP – Médico Legista). Assinale a alternativa incorreta. São formas de constatação pericial da conjunção carnal:

a) Presença de sêmen na cavidade vaginal.
b) Rotura recente do hímen.
c) Gravidez documentada.
d) Presença de equimose em parede posterior do introito vaginal.
e) Detecção do antígeno prostático-específico em líquido vaginal.

264. (IBFC – 2013 – MPE-SP – Médico Legista). De acordo com a doutrina médico-legal, a morte metatraumática é aquela em que:

a) A morte ocorreu imediatamente após o evento traumático.
b) Ocorre nos casos de falecimentos em razão direta ou indireta de ações violentas.
c) O óbito ocorreu logo após a vítima receber atendimento médico.
d) A causa final foi violenta, independente da causa básica.
e) Há histórico de violência, independente do nexo causal entre a causa final e a causa básica da morte.

265. (IBFC – 2013 – MPE-SP – Médico Legista). Para o perito, são elementos fundamentais da perinecroscopia, exceto:

a) Inspeção conjunta do cadáver e do local em que ele foi encontrado.
b) Posição do cadáver.
c) Análise das vestes do cadáver.
d) Presença da arma e de sua posição em relação ao corpo.
e) Divulgação das fotos do local à imprensa.

266. (CESPE – 2013 – PC-BA – Escrivão de Polícia). Acerca da perícia médico-legal, dos documentos legais relacionados a essa perícia e da imputabilidade penal, julgue os itens a seguir. No foro penal, solicitam-se ao médico perito relatórios a respeito de vítima, indiciado, testemunha e até mesmo de jurado. No caso do indiciado, o exame pode estar relacionado à verificação de imputabilidade.

a) Certo.
b) Errado.

267. (CESPE – 2013 – PC-BA – Investigador de Polícia. Considerando que, em determinada casa noturna, tenha ocorrido, durante a apresentação de espetáculo musical, incêndio acidental, em decorrência do qual morreram centenas de pessoas e que a superlotação do local e a falta de saídas de emergência, entre outras irregularidades, tenham contribuído para esse resultado, julgue os itens seguintes. No caso de fraturas decorrentes do pisoteio de pessoas caídas ao chão, a natureza do instrumento causador da lesão é contundente e a energia aplicada é mecânica. No caso de mortes por queimadura, a natureza do instrumento é o calor e a energia aplicada é física

a) Certo.
b) Errado.

268. (CESPE – 2013 – PC-BA – Escrivão de Polícia). Considerando que determinada adolescente de 17 anos de idade seja encontrada morta em uma praia, julgue os itens subsequentes. Caso o corpo da jovem esteja rígido, ou seja, com a musculatura tensa e as articulações inflexíveis, é correto concluir que ela lutou intensamente antes de morrer.

a) Certo.
b) Errado.

269. (CESPE – 2013 – SEGESP-AL – Perito Médico Legal). A respeito dos testes laboratoriais como meio de confirmação do uso de substâncias psicoativas, julgue os itens a seguir. Para a avaliação da dosagem de álcool no sangue de vítima de morte violenta, principalmente aquela ocasionada por acidente de trânsito, recomenda-se a punção da veia femoral; entretanto, decorridas 48 horas da morte, o sangue deverá ser colhido da câmara esquerda do coração.

a) Errado.
b) Certo.

270. (FUNCAB – 2013 – PC-ES – Médico Legista). São mecanismos de morte na fulguração, EXCETO:

a) Parada cardíaca em assistolia.
b) Parada respiratória central.
c) Parada respiratória periférica.
d) Ação térmica.
e) Ação contundente.

271. (FUNCAB – 2013 – PC-ES – Médico Legista). Nas queimaduras por fogo, sob chama direta:

a) As lesões são descendentes, de acordo com a força de gravidade.
b) As lesões têm contorno nítido e forma bem definida.
c) Os pelos estão habitualmente crestados.
d) As lesões classificadas como superficiais cursam com formação de bolhas.
e) As áreas protegidas pelas vestes geralmente são poupadas.

272. (FUNCAB – 2013 – PC-ES – Médico Legista). São instrumentos potencialmente capazes de produzir mutilações, COM EXCEÇÃO DE:
a) Cortantes.
b) Cortocontundentes.
c) Perfurocortantes.
d) Perfurocontundentes.
e) Perfurantes.

273. (FUNCAB – 2013 – PC-ES – Médico Legista). No estudo da himeneologia, NÃO é considerado impedimento matrimonial o casamento entre:
a) Irmãos unilaterais.
b) Pessoas casadas.
c) Primos cruzados bilaterais.
d) Sogro viúvo e nora divorciada.
e) Pessoas do mesmo sexo.

274. (FUNCAB – 2013 – PC-ES – Médico Legista). Com relação à marcha do processo de putrefação, assinale a alternativa correta.
a) O processo de putrefação inicia-se com a fase de gaseificação.
b) A mancha verde, no caso dos afogados, costuma aparecer ao nível do pescoço e do terço superior do tórax.
c) A mancha verde abdominal surge inicialmente, na maioria das vezes, na fossa ilíaca esquerda, lado esquerdo e inferior do abdome.
d) Nas bolhas de putrefação observa-se a reação de Chambert.
e) Em natimortos, a mancha verde inicia-se no pescoço e posteriormente vai descendo pelo corpo.

275. (FUNCAB – 2013 – PC-ES – Médico Legista). A presença no cadáver de um sulco horizontal e contínuo no pescoço, com bordas iguais, profundidade uniforme e não pergaminhado, situado sobre o laringe, infiltração abaixo do sulco e sinais gerais de asfixia, todos esses elementos em conjunto caracterizam a morte por:

a) Enforcamento.
b) Estrangulamento.
c) Esganadura.
d) Sufocação.
e) Afogamento.

276. (FUNCAB – 2013 – PC-ES – Médico Legista). Em relação ao crime de estupro, as seguintes elementares e circunstâncias do tipo penal são corretas, EXCETO:
a) Constranger mulher honesta.
b) Mediante violência ou grave ameaça.
c) Ter conjunção carnal.
d) Ou praticar ou permitir que se pratique.
e) Outro ato libidinoso.

277. (FUNCAB – 2013 – PC-ES – Médico Legista). Um médico do pronto-socorro atende uma mulher com quadro compatível com aborto infectado. Assinale a melhor e mais completa conduta médico-legal que o médico socorrista deverá adotar.
a) Atender a paciente e comunicar o fato ao detetive de plantão para evitar a cumplicidade.
b) Somente atender a paciente após a realização do exame de corpo de delito.
c) Realizar o atendimento, registrar as informações no prontuário e enviá-las, quando solicitado, à autoridade policial.
d) Atender a paciente, anotar as alegações da paciente no prontuário e enviar o prontuário, quando solicitado, somente à autoridade judicial.
e) Atender a paciente e registrar as informações prestadas no prontuário.

278. (FUNCAB – 2013 – PC-ES – Médico Legista). Em relação aos atos e documentos médico-legais, é correto afirmar:
a) Consulta médico-legal é o atendimento realizado pelo perito no setor de necropsias.
b) Os atestados judiciários são os únicos que têm importância administrativa.
c) A etapa do relatório conhecida como "Descrição" é a parte mais importante do relatório médico-legal.

d) Os legistas devem afirmar a causa jurídica da morte no atestado de óbito.

e) A consulta médica é a resposta a um parecer médico-legal.

279. (UEG – 2013 – PC-GO – Delegado de Polícia). A Genética Forense é uma ciência que cada vez mais tem auxiliado o direito na identificação de pessoas, investigação de paternidade e elucidação de crimes. De acordo com essa ciência, tem-se o seguinte:

a) O DNA mitocondrial, por ser muito sensível, não tem utilidade em grandes desastres.

b) O DNA dos gêmeos idênticos determina a formação da mesma impressão digital.

c) O DNA mitocondrial é encontrado no núcleo das células.

d) O DNA mitocondrial é proveniente do material genético da mãe.

280. (UEG – 2013 – PC-GO – Delegado de Polícia). Goiânia foi sede do maior acidente radiativo do Brasil. Várias pessoas sofreram ações diretas e indiretas do elemento radiativo. Sobre radiatividade, tem-se que:

a) São fontes comuns de radiatividade o ultrassom, o infravermelho e as lâmpadas fluorescentes.

b) Diariamente recebemos exposição radiativa mínima não lesiva ao corpo humano.

c) A ação local da radiatividade causa as radiodermites que possuem curta duração, em média três dias.

d) Nas radiodermites de primeiro grau, aparecem as úlceras de Roentgen.

281. (FUNCAB – 2013 – PC-ES – Médico Legista). Constituem elementos do crime de aborto, EXCETO:

a) Expulsão de feto inviável.

b) Uso de meios eficazes na provocação.

c) Gravidez pregressa.

d) Morte do concepto.

e) Dolo.

282. (CESPE – 2013 – SEGESP-AL – Perito Médico Legal). No que concerne à sexologia forense, julgue os itens que se seguem. A presença de carúncula mirtiforme é, necessariamente, patognomônica do estupro.

a) Errado.

b) Certo.

283. (COPS-UEL – 2013 – PC-PR – Delegado de Polícia).

Notamos:

> 1. Ferimento perfuroinciso, de 4,0cm de extensão, de bordas nítidas, penetrante na cavidade torácica esquerda, localizado na face dorsal do hemitórax esquerdo, no nível do 6º espaço intercostal esquerdo e a aproximadamente 5,0cm à esquerda da linha mediana.
> 2. Ferimento perfuroinciso, de bordas nítidas, de 3,0cm de extensão, penetrante na cavidade torácica direita, localizado na face dorsal do hemitórax direito, no nível do 7º espaço intercostal direito e a aproximadamente 4,0cm à direita da linha mediana.
> 3. Ferimento inciso superficial, transversal ao eixo do membro, de 4,0cm de extensão, de bordas nítidas, localizado na face dorsal do punho direito, com características de lesão de defesa.
> 4. Ferimento inciso, não penetrante, oblíquo da esquerda para a direita, 6,0cm de extensão, de bordas nítidas, localizado na face interior do abdome superior, na região epigástrica, a 1,0cm à direita da linha mediana, precedido por uma escoriação linear de 17,0cm de extensão, que tem a sua mesma direção e que se localiza na face anterior do hemitórax esquerdo.

Sobre as lesões descritas nos itens 1 e 2, assinale a alternativa correta.

a) O instrumento causador dessas lesões é compatível com instrumentos perfurocontundentes, pois apresentam trajeto interno torácico, característico do deslocamento de projéteis de arma de fogo.

b) O instrumento causador dessas lesões é compatível com instrumentos perfurocortantes, pois estão presentes na descrição médico-legal elementos como nitidez das bordas (elemento cortante) e trajeto interno em cavidade torácica.

c) Apesar das características semelhantes entre as lesões descritas nos itens 1 e 2, essas foram causadas com intervalos de tempo diferentes entre si, devido ao tamanho e à localização das lesões.

d) O instrumento causador dessas lesões é compatível com instrumentos cortantes, pois esses apresentam mecanismo de ação através de gume, agindo exclusivamente por pressão e deslocamento paralelo ao tecido cutâneo.

e) As lesões podem ter sido causadas por ação contundente, através de deslocamento passivo do corpo sobre a direção de veículo automotivo.

284. (COPS-UEL – 2013 – PC-PR – Delegado de Polícia). Leia o laudo de autópsia que demonstra as informações a seguir.

I – Temperatura retal com perda de 2,5ºC em relação à temperatura média do ambiente.
II – Presença de livores cadavéricos (hipóstases) em declives e em face posterior do pescoço, móveis.
III – Rigidez cadavérica em membros superiores.
IV – Ausência de gases de putrefação ou de mancha verde abdominal.

O tempo de morte médio ocorreu, aproximadamente,

a) Em menos de 1 hora.
b) Entre 1 e 2 horas.
c) Entre 3 e 4 horas.
d) Entre 6 e 7 horas.
e) Entre 8 e 9 horas.

285. (CESPE – 2013 – PC-BA – Escrivão de Polícia). Considerando que determinada adolescente de 17 anos de idade seja encontrada morta em uma praia, julgue os itens subsequentes. A constatação de ocorrência de dilatação do orifício anal do cadáver, especialmente se o tempo de morte for superior a 48 horas, não constitui, por si só, evidência de estupro com coito anal.

a) Certo.
b) Errado.

286. (UEG – 2013 – PC-GO – Delegado de Polícia). No local do crime, os peritos arrecadaram um desenho digital que apresentava um delta à esquerda. Pelo sistema de Vucetich, esse desenho é classificado como:

a) Presilha interna.
b) Verticilo.
c) Presilha externa.
d) Arco.

287. (FUNCAB – 2013 – PC-ES – Médico Legista). O estudo dos processos geológicos e biológicos que alteram os materiais orgânicos após a morte, como despojos humanos esqueletizados, denomina-se:

a) Taxonomia.
b) Paleontologia.
c) Taxidermia.
d) Tafonomia.
e) Estereotaxia.

288. (FUNCAB – 2013 – PC-ES – Médico Legista). O modo de ação tóxica sistêmica do ácido oxálico é através de:
   a) Tetanização.
   b) Bloqueio da respiração celular.
   c) Bloqueio do transporte de oxigênio.
   d) Paralisia da musculatura esquelética.
   e) Depressão do sistema nervoso central.

289. (FUNCAB – 2013 – PC-ES – Médico Legista). A presença isolada de hemorragia subdural à necropsia sugere:
   a) Ruptura de aneurisma sacular da artéria basilar.
   b) Ruptura dos microaneurismas de Charcot-Bouchard.
   c) Traumatismo encefálico por cisalhamento.
   d) Traumatismo craniano e concussão cerebral.
   e) Infarto cerebral com transformação hemorrágica.

290. (FUNCAB – 2013 – PC-ES – Médico Legista). Sobre o mecanismo de morte nos grandes queimados, as seguintes afirmações são verdadeiras, EXCETO:
   a) O fator mais importante com relação ao prognóstico, nesses casos, é a existência ou não da lesão de inalação.
   b) A lesão de inalação deve-se à inspiração de ar quente e de gases superaquecidos.
   c) A maioria dos pacientes com lesão de inalação geralmente apresenta chiados, respiração ofegante ou escarro carbonáceo após 24 a 48 horas.
   d) Quando se suspeita da lesão, o melhor método diagnóstico é a fibrobroncoscopia.
   e) O quadro clínico evolui para insuficiência respiratória, edema pulmonar e, após cerca de dez dias, broncopneumonia.

291. (FUNCAB – 2013 – PC-ES – Médico Legista). Entre os modificadores da imputabilidade penal assinalamos os seguintes, EXCETO:
   a) Idade.
   b) Emoção e paixão.
   c) Multidão.
   d) Silvícolas.
   e) Epilepsia generalizada.

292. (FUNCAB – 2013 – PC-ES – Médico Legista). Em relação aos envenenamentos, assinale a alternativa INCORRETA.

a) Na morte por injeção de cloreto de potássio na veia, o diagnóstico exclusivo por exame de autópsia é praticamente impossível.

b) A presença de livores róseos, sangue de cor vermelha viva, trombose dos vasos cerebrais e dos pulmões, pneumonia e amolecimento cerebral apontam para intoxicação por óxido de carbono.

c) O cianeto é um gás com odor de amêndoas amargas, que inibe as enzimas que atuam na cadeia respiratória mitocondrial e produz livores róseos.

d) No saturnismo, o indivíduo pode apresentar um transtorno psicótico capaz de ensejar a prática de crimes violentos.

e) A intoxicação crônica pelo gás arsênico produz o fenômeno conhecido como mitridatismo.

293. (UEG – 2013 – PC-GO – Delegado de Polícia). Verificando o local de encontro de cadáver, o delegado anota as lesões presentes no corpo descritas pelo perito como lesão cortante na região anterior do pescoço, retilínea, profundidade uniforme atingindo até a coluna vertebral. Com essas observações, o delegado infere o nome da lesão e sua natureza jurídica como:

a) Degolamento – homicídio.
b) Degolamento – suicídio.
c) Esgorjamento – suicídio.
d) Esgorjamento – homicídio.

294. (UEG – 2013 – PC-GO – Delegado de Polícia). Os agentes mecânicos são responsáveis pela maioria das lesões provocadas no corpo humano. São exemplos de lesões contusas:

a) Bossa, empalhamento.
b) Equimose, esgorjamento.
c) Esquartejamento, entorse.
d) Luxação, degolamento.

295. (FUNCAB – 2013 – PC-ES – Médico Legista). Africção, por parte do homem, de seu pênis contra as nádegas ou corpo de uma mulher completamente vestida, a fim de atingir o orgasmo caracteriza:

a) Estigmatofilia.
b) Algolagnia.

c) Riparofilia.
d) Frotteurismo.
e) Clismafilia.

296. (VUNESP – 2013 – PC-SP – Atendente de Necrotério Policial). De acordo com o disposto na Lei nº 9.434/97, a retirada *post mortem* de tecidos, órgãos ou partes do corpo humano destinados a transplante ou tratamento:
a) Não dependerá de autorização da família quando se tratar de pessoa maior de idade, desde que em vida tenha revelado a um médico a intenção de fazer a doação.
b) Não poderá ser feita quando se tratar de pessoa juridicamente incapaz, mesmo que haja autorização dos pais.
c) Depende de declaração de vontade feita em vida pelo doador, registrada em sua carteira de identidade.
d) É vedada quando se tratar de pessoas não identificadas.
e) Deverá ser precedida de diagnóstico de morte encefálica, constatada por, pelo menos, um médico participante da equipe de remoção e transplante.

297. (CESPE – 2013 – PC-BA – Escrivão de Polícia). Considerando que, em determinada casa noturna, tenha ocorrido, durante a apresentação de espetáculo musical, incêndio acidental em decorrência do qual morreram centenas de pessoas e que a superlotação do local e a falta de saídas de emergência, entre outras irregularidades, tenham contribuído para esse resultado, julgue os itens seguintes. No caso de fraturas decorrentes do pisoteio de pessoas caídas ao chão, a natureza do instrumento causador da lesão é contundente e a energia aplicada é mecânica. No caso de mortes por queimadura, a natureza do instrumento é o calor e a energia aplicada é física.
a) Certo.
b) Errado.

298. (COPS-UEL – 2013 – PC-PR – Delegado de Polícia). A avaliação da imputabilidade penal é realizada por intermédio de exame de sanidade mental e leva em consideração fatores limitadores ou modificadores. A interpretação do laudo médico-legal é fundamental para um correto entendimento do quadro psicopatológico. Sobre a óptica da medicina legal relacionada à imputabilidade penal, assinale a alternativa correta.

a) São considerados inimputáveis aqueles com doença mental e que são inteiramente incapazes de discernir o caráter ilícito do fato ou de determinar-se de acordo com o entendimento.

b) São considerados inimputáveis aqueles que são relativamente incapazes de discernir o caráter ilícito do fato ou de determinar-se de acordo com o entendimento, como os que apresentam desenvolvimento mental incompleto ou retardado.

c) A presença de paixão, emoção, agonia, cegueira ou surdomutismo não é modificadora de imputabilidade penal em nenhuma situação.

d) Estados demenciais, oligofrenias ou psicoses mentais geram estados de semi-imputabilidade, mas nunca geram inimputabilidade.

e) Os estados de personalidade antissocial em que existem baixa tolerância à frustração e baixo limiar de descarga de agressividade geram um estado de inimputabilidade penal.

299. (IBFC – 2013 – MPE-SP – Médico Legista). Entende-se como perito:

a) Pessoa entendida e experimentada em determinados assuntos.

b) Pessoa nomeada pelo juiz ou aprovada em concurso público, excluindo-se os assistentes técnicos.

c) Somente o designado pelo juiz para esclarecer à justiça assuntos de natureza técnica.

d) Somente o médico legista.

e) Responsável pelo local de crime, o que não engloba o médico legista.

300. (IBFC – 2013 – MPE-SP – Médico Legista). Segundo a doutrina médico-legal, considera-se o abortamento sendo:

a) Morte de fetos abaixo de 500g.

b) Óbito fetal ocorrido até a 20ª semana de gestação.

c) Morte de fetos com menos de 30cm de comprimento.

d) Morte de fetos malformados logo após o nascimento.

e) Expulsão do feto morto do ambiente intrauterino em qualquer idade gestacional.

GABARITO

1. LETRA E. A intervenção do médico como perito teve início com o Direito Romano nos séculos XIV e XV, onde foram registradas perícias médico-legais rudimentares, tendo sido o século XVI o marco inicial do exercício sistemático da Medicina Legal, mercê da Lei Básica do Império Germânico promulgada em 1532, e que constituí o Código Criminal Carolino (Carlos V). Nele são encontradas normas médico-legais, uma vez que era exigido parecer de médicos e parteiras, para esclarecimento dos juízes nos casos de lesões corporais, homicídios, infanticídios, partos clandestinos, abortamento.

2. LETRA A. Antropologia Forense é ramo da medicina legal que tem como principal objetivo a identidade e a identificação do ser humano por meio de um processo técnico-científico sistematizado. Utiliza conhecimentos da antropologia geral, com clara importância na esfera penal.

3. LETRA E. O hematoma surge após acumulação de sangue em um órgão ou tecido. Geralmente, ocorre por lesão, traumatismo ou alterações hematológicas na parede vascular, atingindo os tecidos de qualquer parte do corpo. Inclusive, é comum aparecer durante o pós-operatório do local que foi realizado o procedimento.
Já a equimose são manchas ocasionadas por batidas ou pancadas, cirurgias, distúrbios de coagulação ou efeitos colaterais de medicamentos utilizados. Por conta das alterações hormonais, as mulheres são mais vulneráveis do que os homens; também podem aparecer em idosos, devido ao efeito de envelhecimento e diminuição da espessura da parede dos vasos sanguíneos e da pele.

4. LETRA C. Os abortos eletivos costumam ser decididos se a gravidez for fruto de algum delito sexual (uma violação) ou se a mulher não puder ou não desejar guardar a criança por razões econômicas e/ou sociais. Na maioria dos países, essa prática é proibida por lei, com exceção de alguns casos mais raros (por exemplo, se uma menor de idade tiver sido violada).

5. LETRA B. Art. 342. Fazer afirmação falsa, ou negar ou calar a verdade como testemunha, perito, contador, tradutor ou intérprete em processo judicial, ou administrativo, inquérito policial, ou em juízo arbitral.

6. LETRA D. No final do período coliquativo, a putrilagem acaba por secar, desfazendo-se em pó. Dessa maneira, surge o esqueleto ósseo, que fica descoberto e poderá conservar-se por muito tempo. Pela ação da fauna e do meio ambiente com a destruição dos tecidos, restando apenas o esqueleto, cabelos e dentes (três anos). Quando o cadáver permanece insepulto e abandonado sobre o solo por razoável tempo, nele se instalam pequenos animais (principalmente insetos) denominados como fauna cadavérica, que seguem certa ordem de instalação: moscas comuns, moscas verdes, coleópteros e lepidópteros.

7. **LETRA B**. A chamada necrose caseosa é uma variedade de necrose coagulativa que ocorre na tuberculose, embora não seja exclusiva dessa. O termo caseoso é macroscópico e indica aspecto semelhante a queijo (mineiro ou ricota). A necrose caseosa ocorre na reação inflamatória causada pelo bacilo de Koch, especialmente nos granulomas, que são agrupamentos de macrófagos modificados, denominados células epitelioides e células gigantes.

8. **LETRA D**. Com o advento da referida lei, passa-se, em razão de alteração dos artigos 3º e 4º do Código Civil, a considerar absolutamente incapaz apenas quem é menor de 16 (dezesseis) anos, sendo que não há mais absolutamente capaz, em termos legais, em razão de algum problema médico ou deficiência.

9. **LETRA B**. O misoprostol é a versão sintética da prostaglandina E1 usado no tratamento e prevenção de úlcera do estômago, para induzir o parto, para parar sangrado uterino pós-parto e como abortivo. Também é usado em medicina veterinária para a proteção estomacal de animais.

10. **LETRA A**. O corpo elimina o álcool de três formas: evaporação, excreção e metabolismo do próprio organismo. Cerca de 10% do álcool ingerido é excretado pelos rins, enquanto apenas 1% é eliminado pela evaporação, ou seja, pela respiração, o suor e as lágrimas. Finalmente, o resto se elimina graças ao metabolismo do fígado. Um fígado que funciona adequadamente é capaz de metabolizar cerca de 10ml de álcool por hora. Dependendo da quantidade de álcool que está presente no organismo, estima-se que em torno de 10 horas o corpo é capaz de recuperar seu estado normal. O álcool é medido em unidades, uma unidade de álcool equivale a 10ml de 100% de álcool, que está em 30ml de uísque ou de 236ml de cerveja. Então o corpo leva uma hora para eliminar uma unidade de álcool de sangue. O peso, a idade, o gênero, a taxa metabólica, os níveis de tensão, o tipo de álcool ingerido, a quantidade de alimento ingerida antes de beber e o estado de saúde dos órgãos determinam consideravelmente o tempo para eliminar o álcool do sangue.

11. LETRA A. Desenvolvimento mental retardado é aquele que nunca se completará, representando um atraso da idade mental com relação à idade cronológica. É o caso dos oligofrênicos.

12. LETRA A. Assertiva errada, pois o filho estava exposto.

13. LETRA E. Em se tratando de ossadas, as perícias buscam identificar a espécie, o sexo, a idade, a estatura e o tipo racial.

14. LETRA C. Mede-se, em milímetros, o "arco" de circunferência, constituindo-se pelo somatório, no arco inferior, dos diâmetros mesiodistais do incisivo central, do incisivo lateral e dos caninos inferiores. A "corda" desse "arco", geometricamente falando, é medida traçando-se a linha reta entre os pontos inicial e final (borda medial do incisivo central até a borda do canino ipsilateral) do arco.

15. LETRA C. Maceração – processo especial de transformação do corpo humano quando submetido ao meio líquido. Exemplo: cadáver do feto no útero materno. Existem graus de maceração, porém as provas do concurso policial não costumam cobrar esse aprofundamento, ressalvando-se apenas as provas de perito.

16. LETRA C. Art. 3º A retirada *post mortem* de tecidos, órgãos ou partes do corpo humano destinados a transplante ou tratamento deverá ser precedida de diagnóstico de morte encefálica, constatada e registrada por dois médicos não participantes das equipes de remoção e transplante, mediante a utilização de critérios clínicos e tecnológicos definidos por resolução do Conselho Federal de Medicina.

17. LETRA C. No geral, no ferimento de entrada a borda é INVERTIDA, devido ao trajeto do projétil ser de fora para dentro.

18. LETRA B. Parapraxias: consistem em fenômenos como lapsos da língua (escrita ou falada), ações acidentais e esquecimento ou substituição de nomes ou palavras. Atualmente o conceito de lapso freudiano é parte integrante de nossa cultura e significa a revelação involuntária de desejos e sentimentos pessoais.

19. LETRA A. Tiro a curta distância: mostram forma arredondada ou ovalar, orla de escoriação, bordas invertidas, halo de enxugo (passagem do projétil pelos tecidos, atritando e contundindo e limpando neles suas impurezas), halo de tatuagem (impregnação de grânulos de pólvora incombustos), orla de esfumaçamento (depósito de fuligem), zona de queimadura (zona de chama), aréola equimótica (sufusão hemorrágica de rotura de pequenos vasos) e zona de compressão de gases (depressão da pele pela ação mecânica da coluna de gases que segue o projétil).

20. LETRA C. A Declaração de Óbito deverá ser fornecida pelos médicos do serviço público de saúde mais próximo do local onde ocorreu o evento; na sua ausência, por qualquer médico da localidade.

21. LETRA C. Sodomia – satisfação sexual centrada na cópula anal com mulher.

22. LETRA B. A questão pede conhecimento de ação combinada dos agentes vulnerantes. Assim, PERFUROCONTUNDENTE é o agente que, além de perfurar o corpo, causa lesão contundente: traumas causados por ARMAS DE FOGO são o principal exemplo de ferimentos perfurocontundentes, no entanto, pode haver tal trauma pela ponta do guarda chuva ou barra de ferro introduzida na vítima, por exemplo. CORTOCONTUNDENTE é o agente que além de gerar trauma contundente causa trauma inciso (corte).

23. LETRA D. Ossos pneumáticos – são ossos ocos, com cavidades cheias de ar e revestidas por mucosa (seios), apresentando pequeno peso em relação ao seu volume. Exemplo: esfenoide.

24. LETRA D.
1. Fase cromática ou coloração – afora os livores, aparecerão outros tipos de manchas, verdes. A mancha verde aparece porque as bactérias que estavam no corpo da pessoa, e que não lhe faziam mal, começam a se reproduzir no intestino, avançam para o sistema circulatório e lá com a sulfo-hemoglobina produzem mancha verde. Aparece com um ponto e depois forma linhas até ficar toda verde. Sempre aparece primeiro no abdome, exceto nos casos de afogamento, em que surgirá primeiro no tórax.
2. Fase gasosa – a ação bacteriana produzirá muitos gases e o cadáver flutuará. Como se estabelece o sexo do cadáver afogado? Pela existência de útero ou próstata.
3. Fase de liquefação – na pele se formam o material necrótico dentro e mal cheiroso. Esse irá se romper. Pode ocorrer a contaminação do lençol freático, pois a chuva lavará o cadáver e acabará em referido lençol.
4. Fase da esqueletização – todo esse processo dura em torno de 24 meses. A esqueletização encerra o processo de putrefação.

25. LETRA C. Laudo médico – relatório médico-legal será chamado de laudo, quando redigido pelo perito, e de auto, quando ditado ao escrivão.

26. **LETRA E**. Instrumentos cortocontudentes são instrumentos que possuem gume rombo, de corte embotado e que, agindo sobre o organismo, rompe a integridade da pele, produzindo feridas irregulares, retraídas e com bordas muito traumatizadas.

27. **LETRA C**. A coloração vermelha dos dentes após a morte é devida à hemólise e à exsudação da hemoglobina e seus derivados no interior dos canalículos dentinários, mostrando que a pigmentação dos dentes é indicação do tempo decorrido após a morte. O fenômeno dos dentes rosados pode ser considerado, de certo modo, análogo aos livores cadavéricos, que são produzidos após a morte pelo afluxo de sangue às regiões de declive do corpo, destacando que a posição do corpo após a morte também é importante para que ocorram os dentes rosados.

28. **LETRA B**. Riparofilia é a atração sexual por pessoas desasseadas, sujas, de baixa condição social e higiênica. Há homens que preferem manter relação sexual com mulheres em época de menstruação.

29. **LETRA D**. O reagente principal, nessa reação, é o luminol ($C_8H_7O_2N_3$), um composto em pó. Os criminalistas misturam o pó de luminol com um líquido contendo peróxido de hidrogênio (H_2O_2), um meio alcalino e outros produtos químicos, despejando o líquido preparado por meio de um borrifador. O peróxido de hidrogênio e o luminol são os principais agentes da reação química, mas, para que produzam um brilho forte, precisam de um catalisador para acelerar o processo. A mistura detecta a presença desse catalisador, no caso o ferro contido na hemoglobina.

30. **LETRA E**. Transtorno de personalidade histriônica faz parte de um grupo de condições chamado de transtornos de personalidade "dramáticos". As pessoas com esses transtornos têm emoções intensas, instáveis e autoimagens distorcidas. Para as pessoas com transtorno de personalidade histriônica, sua autoestima depende da aprovação dos outros e não surge de um verdadeiro sentimento de autoestima. Elas têm um enorme desejo de ser notadas, e muitas vezes se comportam de forma dramática ou inadequadamente para chamar a atenção. A palavra histriônico significa "dramático ou teatral".

31. **LETRA E**. Caracteres são representados pelos côndilos do occipital, que se apresentam com características diferentes conforme o sexo, ou seja, são mais largos no sexo feminino, e estreitados e exibindo um estrangulamento no terço médio no sexo masculino. Baudoin idealizou um índice condiliano,

relacionando-o à base 100. O autor considerava valores significativos para o sexo feminino, de 55 para cima; qualquer valor abaixo de 59 seria caracterizado como masculino. O intervalo entre 50 e 55 constituiria uma faixa duvidosa.

32. LETRA B. Equimose é quando há extravasamento subcutâneo, de pequenos vasos, normalmente arroxeado para o esverdeado, o HEMATOMA, que é o acúmulo ou "coleção" de sangue, normalmente causado por trauma, devido ao acúmulo local, causando uma nódoa negra, ou castanho-arroxeada, mais escuro e localizado. Ambos decorrentes de uma pressão sanguínea, o que ocorre em VIDA.

33. LETRA E. Prostaglandinas são sinais químicos celulares lipídicos similares a hormônios, porém que não entram na corrente sanguínea, atuando apenas na própria célula e nas células vizinhas (resposta parácrina). São produzidas por quase todas as células, geralmente em locais de dano tecidual ou infecção, pois estão envolvidas em lidar com lesões e doenças. Elas controlam os processos, tais como a inflamação, o fluxo de sangue, a formação de coágulos de sangue e a indução do trabalho de parto.

34. LETRA A. Parágrafo único. Nos casos de morte violenta, bastará o simples exame externo do cadáver, quando não houver infração penal que apurar, ou quando as lesões externas permitirem precisar a causa da morte e não houver necessidade de exame interno para a verificação de alguma circunstância relevante.

35. LETRA C. Os direitos profissionais, para fins de estudo, são abordados por uma teoria chamada diceologia. Assim, os direitos estabelecidos em normas constitucionais ou infraconstitucionais, quando examinados com olhar crítico, fazem parte da diceologia. O homem, pela sua natureza individualista, quase sempre procura se inteirar de seus direitos. Somente alguns se preocupam com os deveres. Mas a cada direito existe um dever correspondente.

36. LETRA B.

37. LETRA B. Sinal de Benassi é o depósito de fumaça (enfumaçamento) no plano ósseo, ao redor e no orifício de entrada, que ocorre quando há disparos com a extremidade do cano da arma (boca) encostada na pele. Sinal de funil de Bonnet é o orifício de entrada que tem o diâmetro mais estreito e mais largo na saída formando uma espécie de funil. Câmara de mina de Hoffmann é o nome dado à lesão provocada pelo disparo com o cano da arma encostado na pele da vítima.

38. LETRA A. O fenômeno jurídico da comoriência ocorre quando duas ou mais pessoas morrem ao mesmo tempo e quando não é possível concluir qual delas morreu primeiro, razão pela qual o direito trata como se elas tivessem morrido no mesmo instante.

39. LETRA B. Rigidez cadavérica se inicia pela mandíbula e pescoço.

40. LETRA C. Maceração – quando há destruição dos tecidos moles do cadáver pela ação prolongada de líquidos.

41. LETRA A. Art. 3º A retirada *post mortem* de tecidos, órgãos ou partes do corpo humano destinados a transplante ou tratamento deverá ser precedida de diagnóstico de morte encefálica, constatada e registrada por dois médicos não participantes das equipes de remoção e transplante, mediante a utilização de critérios clínicos e tecnológicos definidos por resolução do Conselho Federal de Medicina.

42. LETRA A. A alternativa A é a incorreta, uma vez que descreve os objetos CORTOCONTUNDENTES, as demais estão correta.

43. LETRA C. Causas jurídicas – SAC = Suicídio, Acidente, Crime.

44. LETRA B. Atestados – afirmação simples sobre fato médico e suas consequências. Podem ser oficiosos (pedidos pelo particular)/administrativos (pedidos pela administração pública)/judiciários (pedidos pela justiça). Somente os judiciários são considerados documentos médico-legais.

45. LETRA D. O estrangulamento caracteriza-se por haver uma constrição ativa do pescoço por força muscular, como ocorre quando se utiliza um cinto, aliado à força muscular do agente, para fazer a pressão, ou ainda no golpe conhecido popularmente como mata-leão. Por fim, a esganadura consiste na pressão exercida no pescoço da vítima pela ação direta das mãos do agente, sem a utilização de objetos para tal.

46. LETRA A. A rigidez cadavérica se inicia entre a 1ª e 3ª hora, GENERALIZA-se entre a 3ª e 5ª hora (seu ápice) e, em geral, DESFAZ-se em 24 HORAS.

47. LETRA A. É uma desordem psicótica de origem endógena, de forma episódica ou progressiva, de manifestações polimorfas e variadas, de etiologia desconhecida. Crise – inimputável. Fora da crise – imputável.

48. LETRA A. O exame interno deve ser completo – mesmo no que resta do cadáver –, tendo-se o cuidado de distinguir com clareza os achados patológicos e traumáticos das modificações *post mortem*. Em determinados casos, o exame histopatológico de alguns órgãos e tecidos pode ser realizado, assim como todos os recursos da pesquisa toxicológica e bacteriológica.

49. LETRA A. Parecer – é o documento solicitado pelas partes para dirimir alguma dúvida sobre o fato, sendo semelhante ao relatório.

50. LETRA A. A aréola equimótica é representada por uma zona superficial e relativamente difusa, decorrente da sufusão hemorrágica oriunda da ruptura de pequenos vasos localizados nas vizinhanças do ferimento.

51. LETRA D. Lembrando que a nomenclatura da lesão é cortocontusa, e o objeto/ação, cortocontundente.

52. LETRA E. Lesões por ação cortante – instrumento age por deslizamento em sentido linear. Características – forma linear, bordas e fundos regulares, hemorragia abundante, predomínio do comprimento sobre a profundidade, paredes lisas e regulares, ausência de vestígios traumáticos em torno da ferida e cauda de escoriação. Cauda de escoriação – começa o corte mais bruto e finaliza mais suave. Nem sempre está presente nas lesões por ação cortante. Portanto, no caso descrito não restam dúvidas que o instrumento foi cortante e começou da esquerda para a direita (onde começa a calda de escoriação é sempre mais fundo e onde finaliza é mais suave).

53. LETRA A. A unidade, que presta serviços nas áreas de fonética forense, medicina legal e genética humana, existe como departamento da Faculdade de Ciências Médicas desde 1986. Antes disso, limitava-se apenas a mais uma disciplina. Em 13 anos de atuação, ganhou projeção trabalhando em casos de repercussão nacional e internacional, entre eles a identificação dos restos mortais do carrasco nazista Joseph Mengele.

54. LETRA C. Eletrocussão é a morte provocada pela exposição do corpo a uma carga letal de energia elétrica, como em uma cadeira elétrica. É causada pela passagem de corrente elétrica pelo corpo, principalmente pelo coração ou pelo cérebro.

55. LETRA A. Esganadura – o agressor deve utilizar as mãos para fazer a interrupção da passagem do ar pela traqueia. Deixa lesões como marcas dos dedos ou das unhas. O agressor pode utilizar as mãos, o antebraço (mata-leão), enfim, qualquer parte do corpo para bloquear a passagem de ar. Estrangulamento – deve ser utilizado um objeto/instrumento (corda, fio ou pano, por exemplo). O agressor deve fazer força (ativa) para impedir a passagem do ar. Enforcamento – utiliza-se o peso da vítima, não havendo ação de outra força para atingir o resultado.

56. LETRA A. Onanismo é o impulso obsessivo à excitação dos órgãos genitais. É a prática orgásmica autoerótica. A masturbação é considerada anômala quando, pela duração e exclusividade, bloqueia a prática da conjunção carnal normal.

57. LETRA B. A cadeia de custódia é essencial para a rastreabilidade, guarda e manuseio de todo o material probatório.

58. LETRA D. O perito que causa, por dolo ou culpa, prejuízos à parte responderá pelos danos e ficará inabilitado para atuar em outras perícias pelo prazo de 2 a 5 anos (responsabilidade subjetiva).

59. LETRA B. Lei nº 5.081/66: Art. 6º Compete ao cirurgião-dentista: IV – proceder à perícia odontolegal em foros civil, criminal, trabalhista e em sede administrativa.

60. LETRA A. Via de regra, as lesões produzidas por projétil de arma de fogo são do tipo PERFUROCONTUSAS (perfurocontundentes). No entanto, se o projétil não perfurar o corpo (em um tiro de "raspão" por exemplo, ou quando o projétil de baixa energia atinge um colete balístico e não o perfura) teremos ferimento apenas CONTUNDENTE.

61. LETRA D. Erro da letra B. O relatório elaborado diretamente pelo perito é denominado Laudo. Porém se o relatório é ditado diretamente ao escrivão, na presença de testemunhas, denomina-se Auto.

62. LETRA E. Conforme o modo de municiamento, as armas de fogo podem ainda ser de retrocarga, com a munição colocada em pentes, tambores e em câmaras especiais diretamente pela parte posterior do cano, e de antecarga, hoje praticamente em desuso, em que a pólvora, a bucha e os projéteis propriamente ditos são introduzidos pela boca da arma.

63. LETRA A. Art.159 do CPP se refere a 1 perito oficial, na sua falta, pode ser realizada por 2 pessoas com curso superior, preferencialmente na área específica.

64. LETRA B. Lesões cortocontusas são provenientes de instrumentos cortocontundentes, onde os mecanismos são pressão + esmagamento. Logo, como relatado na questão, entre as opções o mais provável seria a lesão cortocontusa.

65. LETRA B. Eletroplessão é a morte provocada pela exposição do corpo a uma carga letal de energia elétrica, de forma acidental. Fulguração – ação ou efeitos patológicos da descarga elétrica em organismo vivo.

66. LETRA A. Lesão corporal de natureza grave. § 1º Se resulta: I – incapacidade para as ocupações habituais, por mais de trinta dias; II – perigo de vida; III – debilidade permanente de membro, sentido ou função; IV – aceleração de parto: Pena – reclusão, de um a cinco anos Art.129 – CP.

67. LETRA D.

68. LETRA B. A letra B está correta, já que a afirmativa assina que há restrição das faculdades mentais e diminui a resistência.

69. LETRA D. Nina Rodrigues é considerado o fundador da antropologia criminal brasileira e pioneiro nos estudos sobre a cultura negra no País. Foi o primeiro estudioso brasileiro a abordar o problema do negro como questão social relevante para a compreensão da formação racial da população brasileira, apesar de adotar uma perspectiva racista, nacionalista e cientificista, em seu livro Os Africanos no Brasil (1890-1905).

70. LETRA B. Fórmula de Balthazard-Dervieux – idade FETAL a partir do comprimento craniocaudal. Tábua de MANOUVRIER – idade a partir da relação entre comprimento dos ossos longos e a estatura do indivíduo. Tabela de Ernestino Lopes – idade a partir do ângulo da mandíbula. Tabela de Ema de Azevedo – determinação da idade entre 0 e 14 anos correlacionando peso, idade e sexo.

71. LETRA A. Local seco – deserto, quente: deserto muito quente durante o dia, bem ventilado: era feita em câmaras bem grandes.

72. LETRA D. Oxi é uma droga produzida a partir de restos do refino das folhas de coca adicionados ao querosene ou gasolina, cal e ácido sulfúrico. Tal denominação é derivada do termo "oxidado". O *crack*, por sua vez, é o resultado da pasta de cocaína com bicarbonato de sódio e solventes. Ambos assumem a forma de pedras, sendo que oxi tem a cor amarelada. Conhecido como a "droga da morte", o oxi é mais letal e mais barato que o *crack*, por isso, torna-se mais perigoso pela fácil aquisição e gravíssimos efeitos que produz. É consumido pela queima das pedras em cachimbos ou latinhas furadas, trituradas em cigarros puros ou com a mistura de fumo ou maconha, bem como aspirado em pó. Essa droga agride severamente o sistema nervoso central, emagrece rapidamente o consumidor, traz muitos problemas para o fígado e o estômago, torna a pele amarelada e leva a diarreias constantes. Além disso, pode causar convulsões, arritmias cardíacas, infarto agudo do miocárdio e morte.

73. LETRA B. Ruptura da camada interna da carótida Amussat.

74. LETRA C. Existem três indicações clássicas previstas em lei para a necropsia no IML: morte violenta (por acidente de trânsito ou de trabalho, homicídio, suicídio etc.); morte suspeita ou morte natural de pessoa não identificada. Nos casos de morte por falta de assistência médica ou por causas naturais desconhecidas os corpos são encaminhados para o Serviço de Verificação de Óbito (SVO). Na questão, chama a atenção o fato de que o infrator estava custodiado pela polícia, o que faz com que o corpo tenha que ser encaminhado ao IML para determinar a causa da morte.

75. LETRA A. Para a realização de perícia médica existem duas possibilidades: o perito médico vai ao presídio ou o Estado leva o recluso à instituição. Para ir ao presídio, o perito recebe um valor indenizatório; quando o preso é escoltado até à instituição, existe gasto, pois, no mínimo, são necessárias duas viaturas policiais, uma para o preso e outra para os policiais ou agentes de escolta.

76. LETRA C. O alcoolismo é uma doença caracterizada por consumo regular de bebidas alcoólicas e por tolerância (mitridatismo).

77. LETRA B. O caso será relatado como morte acidental, sendo a causa da morte a sufocação direta por engasgamento.

78. LETRA A. Se houve flutuação na primeira fase, a presunção é de que o infante respirou bastante. Se a segunda e a terceira fases são positivas, conclui-se por uma respiração precária. Se apenas a quarta fase é positiva, a prova é duvidosa ou há presunção de raras incursões respiratórias. E, finalmente, se as quatro fases são negativas, opina-se pela inexistência de vida autônoma, ou seja, não houve respiração.

79. LETRA B. Equimoses viscerais – também conhecidas como manchas de Tardieu, como equimoses puntiformes dos pulmões e do coração. São diminutas, localizando-se, não raro, sobre a pleura visceral, no pericárdio, no pericrânio, e nas crianças, no timo. Essas manchas são de tonalidade violácea, de número variável, às vezes, esparsas ou em aglomerações. São mais comuns na infância e na adolescência. Aspectos do sangue – a tonalidade do sangue é negra, com exceção da morte por monóxido de carbono, onde ele é acarminado. Não se encontram no coração coágulos cruóricos (negros) ou fibrinosos (brancos) e a fluidez, embora de alto valor do diagnóstico, não constitui sinal patognomônico. Congestão polivisceral – o fígado e o mesentério são os que se apresentam mais congestos, sendo que o baço, na maioria das vezes, mostra-se com pouco sangue devido as suas contrações durante a asfixia (sinal de Étienne Martin).

80. **LETRA A**. O erro na letra E está na nomenclatura, em que deveria ser perfuroincisa e não perfurocortante.

81. **LETRA B**. Art. 149 Quando houver dúvida sobre a integridade mental do acusado, o juiz ordenará, de ofício ou a requerimento do Ministério Público, do defensor, do curador, do ascendente, descendente, irmão ou cônjuge do acusado, seja este submetido a exame médico-legal. § 1º O exame poderá ser ordenado ainda na fase do inquérito, mediante representação da autoridade policial ao juiz competente. § 2º O juiz nomeará curador ao acusado, quando determinar o exame, ficando suspenso o processo, se já iniciada a ação penal, salvo quanto às diligências que possam ser prejudicadas pelo adiamento.

82. **LETRA C**. Segundo Nysten-Sommer, a rigidez cadavérica se inicia no sentido cefalocaudal e se completa após 8 horas, todavia, devemos nos atentar que a questão diz que não há mancha verde abdominal, e esta se inicia entre 18 e 24 horas *post mortem*. Logo, por exclusão, nos sobra tão somente a alternativa C.

83. **LETRA C**. Art. 159. O exame de corpo de delito e outras perícias serão realizados por perito oficial, portador de diploma de curso superior. § 1º Na falta de perito oficial, o exame será realizado por 2 (duas) pessoas idôneas, portadoras de diploma de curso superior preferencialmente na área específica, entre as que tiverem habilitação técnica relacionada com a natureza do exame.

84. **LETRA E**. Lesões que resultem em debilidade permanente de alguma função são todas como graves.

85. **LETRA B**.

86. **LETRA B**. O ácido lisérgico é popularmente conhecido como LSD.

87. **LETRA D**. A alternativa D refere-se ao corpo de indivíduo que sofreu asfixia por monóxido de carbono (CO).

88. **LETRA A**. Rigidez cadavérica é um processo que é percebido 1,5 a 2 horas após a morte. Não é um tempo fixo, mas variável. De 18 a 24 horas, a rigidez começa a desaparecer. Quanto aos livores, estes se fixam entre 8 e 12 horas.

89. **LETRA A**. Para a configuração do delito de infanticídio à luz da nossa legislação penal, faz-se necessário ser a mulher portadora de grave perturbação psicológica, motivada pelo chamado estado puerperal e capaz de levar ao gesto extremo.

90. LETRA D. Para a configuração do delito de infanticídio à luz da nossa legislação penal, faz-se necessário ser a mulher portadora de grave perturbação psicológica, motivada pelo chamado estado puerperal e capaz de levar ao gesto extremo.

91. LETRA A.

92. LETRA D. Ocorre soterramento quando há substituição do ar que se respira por elementos sólidos, como o açúcar, por exemplo.

93. LETRA A. Autólise caracteriza-se por uma série de fenômenos fermentativos anaeróbios que ocorrem no interior das células do indivíduo após sua morte, ocorrem independentemente de qualquer ação de outros microrganismos. É o primeiro dos fenômenos cadavéricos. Na fase latente as mudanças ocorrem apenas no citoplasma da célula, já na fase necrótica o núcleo celular desaparece. As células deixam de receber nutrientes passando por um processo de acidificação devido às fermentações que ocorrem. Assim que o aumento do pH das células de um corpo evidenciam sua morte, os diferentes tecidos do corpo sofrem a autólise em vários momentos, dependendo de suas capacidades enzimáticas. A córnea, por exemplo, por não ter vasos sanguíneos, pode ser transplantada sem problemas mesmo horas depois da morte clínica.

94. LETRA D. Instrumentos contundentes – características: apresentam forma irregular, por vezes estrelada, com bordas irregulares, anfractuosos e macerados, fundo irregular, com pontes de tecido unindo uma borda à outra. Os tecidos próximos apresentam-se também como traumatizados, como às vezes esmagados, conforme o caso.

95. LETRA C. Os sintomas de intoxicação por estricnina iniciam-se 15 a 30 minutos após a ingestão e compreendem: sintomas não específicos, inquietação, movimentos bruscos, apreensão, elevada sensibilidade a estímulos externos (audição, visão, sentimentos), hiper-reflexia, rigidez muscular (principalmente no rosto e nas pernas). A ocorrência de vômitos é rara. Convulsão violenta – essa fase tem duração de 30 segundos a 2 minutos. Caracteriza-se por movimentos intermitentes (fase clônica) seguidos de uma fase tetânica que pode ser desencadeada por estímulos físicos, visuais e sonoros. O indivíduo apresenta-se em hiperextensão corporal, tipicamente com o corpo em forma de arco (posição opistótona). Essa posição caracteriza-se pela extensão das pernas, pela flexão dos braços sobre o peito ou extensão rígida dos mesmos. Os punhos cerram e a mandíbula está apertada e rígida (trismo). Os músculos da face estão contraídos, o que confere uma expressão característica – *risus sardonicus* – e o olhar está fixo. Os músculos respiratórios ficam em espasmo sustentado e, consequentemente, a respiração pode ser interrompida e há risco da ocorrência de cianose profunda. Entre convulsões, ocorre relaxamento muscular completo. As pupilas dilatadas podem contrair e existir suores frios. Podem ocorrer entre 1 e 10 crises convulsivas antes da recuperação ou da morte por paragem respiratória.

96. LETRA B. É um conjunto de petéquias em uma área de maior pressão, seja decorrente de um chupão, seja de uma ventosa. Quando a pessoa está morta, o sangue desce para as partes mais baixas do corpo, daí a pressão de dentro para fora cria sugilações *post mortem*.

97. LETRA A. Equimose é uma infiltração de sangue na malha dos tecidos com 2 a 3 centímetros de diâmetro. Surge com a ruptura de capilares. Pode suceder uma rubefação ou hiperemia, podendo estar relacionada a trauma ou distúrbios de coagulação. As que surgem à distância resultam da migração do sangue extravasado ou por aumento da pressão venosa por compressão das veias de drenagem, por exemplo, petéquias em conjuntivas oculares.

98. LETRA C. Dependência física – consiste na necessidade sempre presente, em nível fisiológico, o que torna impossível a suspensão brusca das drogas. Essa suspensão acarretaria a chamada crise da "abstinência". A dependência física é o resultado da adaptação do organismo, independente da vontade do indivíduo. A dependência física e a tolerância podem manifestar-se isoladamente ou associadas, somando-se à dependência psicológica. A suspensão da droga provoca múltiplas alterações somáticas, causando a dramática situação do *delirium tremens*. Isso significa que o corpo não suporta a síndrome da abstinência entrando em estado de pânico. Sob os efeitos físicos da droga, o organismo não tem um bom desenvolvimento.

99. LETRA E.

100. LETRA B. O aborto terapêutico encontra previsão legal no Art. 128, I (aborto necessário), já o aborto sentimental está previsto no inciso II do referido artigo (aborto no caso de gravidez resultante de estupro). Portanto, afirmar que somente o aborto sentimental é legalmente permitido no Código Penal é um equívoco.

101. LETRA D.

102. LETRA C. Do texto enunciado: ao redor do orifício foi encontrada equimose arroxeada circular com 3cm de diâmetro e grãos de pólvora incombustos incrustados na derme que não saíram à lavagem do corpo. O exame da face externa da calota craniana revelou orifício circular no osso frontal à direita, com impregnação de resíduos da combustão nas bordas da lesão óssea. Seguindo a ordem, estamos falando da orla equimótica, da zona de tatuagem, e do sinal de Benassi (6, 4 e 2). A fim de conhecimento, estes não estavam presentes no cadáver: 1: Sinal de Werkgartner – também chamado de sinal de Puppe-Werkgartner, é a queimadura causada pelo cano da arma quando encostado na pele da vítima. 3: Sinal de Bonnet – também conhecido como cone de Bonnet, é a expansão de matéria causada pela velocidade cinética do projétil e seus gases. Este sinal garante que o orifício de saída será maior, mais danoso e mais irregular que o orifício de entrada. 5: Zona de esfumaçamento – é a projeção da pólvora combusta no corpo da vítima, diferente da zona de tatuagem, pois a de esfumaçamento é facilmente limpada.

103. LETRA A. Art. 165. Dirigir sob a influência de álcool, em nível superior a 6 decigramas por litro de sangue, ou de qualquer substância entorpecente ou que determine dependência física ou psíquica. Infração – gravíssima.

104. LETRA D. A síndrome de Mallory-Weiss ou síndrome da laceração gastroesofágica refere-se ao sangramento proveniente de lacerações das paredes na junção do estômago com o esôfago induzidos por ataques de tosse ou vômitos. É frequentemente associada com distúrbios que causem vômitos frequentes como o alcoolismo e distúrbios alimentares (anorexia e bulimia)[1] e há algumas evidências que a presença de uma hérnia de hiato é um fator de risco. Também pode ser induzido por gastrite, convulsões epilépticas ou por trauma físico torácico. Seu sintoma mais característico é o vômito de sangue (hematêmese), mas também pode ser identificado por sangue escuro nas fezes, melena, e inclusive aparecer sem vômitos recorrentes. Na maioria dos casos, a hemorragia cede espontaneamente depois de 24-48 horas, mas o tratamento cirúrgico ou endoscópico é às vezes necessário. Raramente há complicações.

105. LETRA C. Falsidade de atestado médico Art. 302. Dar o médico, no exercício da sua profissão, atestado falso: Pena – detenção de um mês a um ano. Parágrafo único – Se o crime é cometido com o fim de lucro, aplica-se também multa.

106. LETRA B. Art. 97, § 1º – Código Penal. Prazo para internação ou tratamento ambulatorial de inimputável: de 1 a 3 anos.

107. LETRA E.

108. LETRA B.

Ferimento transfixante por projétil de arma de fogo		
	Ferimento de entrada	Orifíco de saída
Forma	Arredondada (regular)	Irregular
Borda	Invaginadas invertidas	Evertidas
Elementos	Orlas e zonas	Sem orlas e zonas
Diâmetro	Proporcional ao projétil	Desproporcional

109. LETRA A. 3.4 – Fisiopatologia. Trata do percurso do veneno através do organismo, o qual apresenta as seguintes fases: penetração, absorção, distribuição, fixação, transformação e eliminação.

110. LETRA D. Auto e laudo – conceitualmente há diferenças entre auto e laudo, na prática, porém, essas diferenças tendem a desaparecer. Exemplo típico de auto é o chamado "auto de corpo de delito". A vítima dirige-se ao plantão do Pronto-Socorro Oficial e, ao ser atendida, já se abre o inquérito. Além do médico clínico, ali se encontra o legista, que dita ao escrivão suas observações médico-legais. Faz-se, assim, simples relatório imediato, ditado e sem responder a quesitos. Entretanto, os "autos de exame necroscópico" do Instituto Médico Legal são fornecidos, *a posteriori*, por escrito e respondendo a quesitos, o que seria próprio de laudo. Verifica-se que as diferenças estão desaparecendo e os dois termos chegam a se confundir no uso diário. O auto é ditado ao escrivão e o laudo redigido de próprio punho pelo perito.

111. LETRA E. Decréscimo de peso – tem valor relativo por sofrer importantes variações determinadas pelo próprio corpo ou pelo meio ambiente. Aceita-se, no entanto, nos recém-nascidos e nas crianças uma perda em geral de 8g/kg de peso nas primeiras 24 horas após o falecimento.

112. LETRA B. Em relação à alternativa IV, esta é incorreta por se referir às lesões puntiformes (punctórias) – onde pode ocorrer a lesão em acordeão, ou seja, a perfuração é mais profunda que o comprimento do instrumento.

113. LETRA C. Raças – são muitas as classificações das raças. Fiquemos, por sóbria e mais aceita, com Ottolenghi e seus cinco tipos étnicos fundamentais:

    a) Tipo caucásico – pele branca ou trigueira. Cabelos crespos ou lisos, louros ou castanhos. Íris azul ou castanha. Contorno craniofacial ovoide ou ovoide poligonal. Perfil facial ortognata e ligeiramente prognata.

b) Tipo mongólico – pele amarela. Cabelos lisos. Face achatada de diante para trás. Fronte larga e baixa. Arcadas superciliares pouco salientes. Espaço interorbital largo. Fenda palpebral pouco ampla, em amêndoa. Nariz curto, largo. Maxilares pequenos e mento saliente.

c) Tipo negroide – pele negra. Cabelos crespos, em tufos. Crânio geralmente dolicocéfalo. Perfil facial prognata; fronte alta, saliente, arqueada. Íris castanha. Nariz pequeno, de perfil côncavo e narinas curtas e afastadas. Zigomas salientes. Prognatismo acentuado. Mento pequeno.

d) Tipo indiano – pele amarela trigueira, tendendo para o avermelhado. Estatura alta. Cabelos lisos como crina de cavalo, pretos. Íris castanha. Crânio mesocéfalo. Supercílios espessos. Ausência de barba e bigode. Orelhas pequenas. Nariz saliente, longo e estreito. Fronte vertical. Zigomas salientes e largos. Mandíbula desenvolvida.

e) Tipo australoide – estatura alta. Pele trigueira. Cabelos pretos, ondulados e longos. Fronte estreita. Zigomas proeminentes. Nariz curto com narinas afastadas. Prognatismo, maxilar e alveolar. Dentes fortes. Maxilares desenvolvidos. Cintura escapular larga; bacia estreita.

114. LETRA E. Otorragia é um tipo de hemorragia interna exteriorizada que acomete o canal auditivo. Essa expectoração sanguinolenta pode ser ocasionada por uma variedade de fatores tais como lesão na orelha por fratura craniana, trauma no canal auditivo, infecções graves, aneurismas, por tumores e pela ruptura dos tímpanos.

115. LETRA C. Fato subjetivo.

116. LETRA E. V 4 VERTICILO E
3 PRESILHA EXTERNA
I 2 PRESILHA INTERNA
A 1 ARCO
1º e 3º quirodáctilos foram classificados como verticilo V, 4
5º quirodáctilo como presilha externa, 3
4º quirodáctilo como arco, 1
2º quirodáctilo como presilha interna, 2
COLOCANDO NA ORDEM V2413

117. LETRA B. I – Está errada por que o magistrado não está adstrito ao laudo pericial. Ele é "perito dos peritos".

118. LETRA B. I – Matar sob a influência do estado puerperal e não depressão pós-parto.

119. LETRA D. II – PODE OCORRER perícia após sentença.

120. LETRA A. Eletroplessão é a eletricidade artificial que causa a marca de Jellinek. Geralmente é acidental, mas pode ser homicida ou suicida. Exemplo: energia elétrica residencial ou industrial. Fulminação é a eletricidade natural letal. Exemplo: raio atingindo a pessoa e matando. Fulguração é a eletricidade natural NÃO letal, causando lesões corporais. Ambas, fulminação e fulguração, podem causar o sinal de Lichtenberg.

121. LETRA E.

122. LETRA B.

123. LETRA D. No estrangulamento, o sulco é horizontal, tem profundidade uniforme, não é interrompido e fica no meio do pescoço. A presença no cadáver de um sulco horizontal e contínuo no pescoço, com bordas iguais, profundidade uniforme e não pergaminhado, situado sobre o laringe, infiltração abaixo do sulco e sinais gerais de asfixia, todos esses elementos em conjunto caracterizam a morte por estrangulamento.

124. LETRA B.

125. LETRA D. A suspensão da droga provoca múltiplas alterações somáticas, causando a dramática situação do *delirium tremens*. Isso significa que o corpo não suporta a síndrome da abstinência, entrando em estado de pânico. Sob os efeitos físicos da droga, o organismo não tem um bom desenvolvimento. O *delirium tremens* inicia-se por um estado de confusão, agitação e angústia, com tremores, alucinações de ordem visual e amnésia. Dipsomania é a crise impulsiva e irreprimível de ingerir grandes quantidades de bebidas alcoólicas.

126. LETRA C. Vestígio – qualquer marca, objeto ou sinal sensível que possa ter relação com o fato investigado. Evidência – o vestígio que, após analisado pelos peritos, mostrar-se diretamente relacionado com o delito investigado. Indício – artigo 239 do Código de Processo Penal: "Considera-se indício a circunstância conhecida e provada que, tendo relação com o fato, autorize, por indução, concluir-se a existência de outra ou outras circunstâncias". O indício leva em consideração também fatores subjetivos (exemplo: testemunha). EXEMPLO PRÁTICO: em uma cena de crime, quando é encontrado um toco de cigarro que já estava ali antes do delito. Nesse caso, o toco de cigarro é um VESTÍGIO. Só quando os peritos analisarem e perceberem que quem fumou fora o suspeito ele passa a ser uma EVIDÊNCIA.

127. LETRA A. [Psicologia, Psiquiatria] Desejo patológico de se exibir ou ser observado pelos outros. [Psicologia, Psiquiatria] Prazer sexual que advém da observação de órgãos ou atos sexuais.

128. LETRA C.

129. LETRA B. INSTRUMENTO CONTUNDENTE causa contusão, deixando ferida contusa.

CONTUSÃO: a) Escoriação – lesões da epiderme ou da derme com formação de crosta hemática. No morto não há formação de crosta. b) Equimose – infiltração e coagulação do sangue extravasado nas malhas dos tecidos. c) Petéquias, sugilação, víbices e sufusão. d) Bossa sanguínea – hematoma sobre planos ósseos. e) Hematoma – coleção sanguínea em uma cavidade circunscrita, onde se aninha

Nos ossos: • fratura • entorse • luxação

FERIDA CONTUSA – características: • Forma, fundo e vertentes irregulares • Escoriação das bordas • Hemorragia menor que nas feridas incisas • Retalhos em forma de ponte unindo as margens • Nervos, vasos e tendões conservados no fundo da lesão.

130. LETRA A. A esganadura é um tipo de asfixia mecânica por constrição do pescoço pelas mãos, no sentido anterolateral, sendo a causa jurídica sempre homicida. Podem ser usados pelo autor o cotovelo, perna ou pé, sempre com superioridade de força ou qualquer outro meio que impeça a resistência da vítima. O mecanismo de morte deve-se, principalmente, à asfixia pela obstrução da glote, graças à projeção da base da língua sobre a porção posterior da laringe.

131. LETRA C.

132. LETRA E.

133. LETRA C.

134. LETRA B. Art. 162. A autópsia será feita pelo menos seis horas depois do óbito, salvo se os peritos, pela evidência dos sinais de morte, julgarem que possa ser feita antes daquele prazo, o que declararão no auto. Parágrafo único. Nos casos de morte violenta, bastará o simples exame externo do cadáver, quando não houver infração penal que apurar, ou quando as lesões externas permitirem precisar a causa da morte e não houver necessidade de exame interno para a verificação de alguma circunstância relevante.

135. LETRA B. Os fenômenos abióticos consecutivos são aqueles que vão se estabelecer ao longo do tempo, em função da parada da função metabólica, e se dividem em:

a) Resfriamento paulatino do corpo.

b) Rigidez cadavérica.

c) Espasmo cadavérico.

d) Manchas de hipóstase e livores cadavéricos.

e) Dessecamento.

136. LETRA B. O parecer técnico diferencia-se do laudo pericial em razão de ser um documento consequente de uma análise sobre determinado fato específico, contendo a respectiva emissão de uma opinião técnica sobre aquele caso estudado. Portanto, o parecer técnico sempre deverá ter um objetivo específico a se dedicar, excluindo-se da análise quaisquer outros elementos que não venham a corroborar e respaldar o objetivo de tal análise. Outro aspecto caracterizador do parecer técnico é sua requisição e respectivo destinatário. Ele só ocorrerá porque alguém (justiça, órgãos públicos, empresas privadas, pessoas) necessita de esclarecimento sobre determinado assunto que não detenha conhecimento ou competência legal para realizá-lo. E, obviamente, terá sempre um destinatário específico que, geralmente, é quem o requisitou.

137. LETRA D. Instrumentos contundentes – características: apresentam forma irregular, por vezes estrelada, com bordas irregulares, anfractuosos e macerado, fundo irregular, com pontes de tecido unindo uma borda à outra. Os tecidos próximos apresentam-se também como traumatizados, como às vezes esmagados, conforme o caso.

138. LETRA E. Período coliquativo – a coliquação é a dissolução pútrida das partes moles do cadáver pela ação conjunta das bactérias e da fauna necrófaga. O odor é fétido e o corpo perde gradativamente sua forma. Pode durar um ou vários meses, terminando pela esqueletização.

139. LETRA A. Antropologia forense é o ramo da medicina legal que tem como principal objetivo a identidade e a identificação do ser humano. Utiliza conhecimentos da antropologia geral, com clara importância na esfera penal. A antropologia física forense trata da identificação de restos humanos esqueletizados devido a sua grande relação com a biologia e a osteologia. Também examina, quando possível, as causas da morte, retratando e reconstituindo a cena da morte, através do exame dos ossos e das lesões, com o auxílio de criminalistas e médicos forenses.

140. LETRA B. O sulco no enforcamento tem a característica de ser, em regra, oblíquo ascendente, variável de acordo com a zona do pescoço atingida, descontínuo, sendo interrompido na altura do nó, e de profundidade desigual.

141. LETRA C. Espectro equimótico de Legrand du Saulle:
- Vermelho – 1º dia.
- Violáceo – 2º e 3º dia.
- Azul – 4º a 6º dia.
- Esverdeado – 7º a 10º dia.
- Amarelado – 11º a 17º dia.

142. LETRA E. Os molares, além de mais protegidos pela sua própria posição na cavidade oral, têm as maiores câmaras pulpares, donde que sejam preferencialmente as peças de escolha. Quanto maior o número de peças disponíveis, tanto maiores as chances de se obter DNA apto para exame.

143. LETRA A. Art. 158. Quando a infração deixar vestígios, será indispensável o exame de corpo de delito, direto ou indireto, não podendo supri-lo a confissão do acusado. Art. 159. O exame de corpo de delito e outras perícias serão realizados por perito oficial, portador de diploma de curso superior (Redação dada pela Lei nº 11.690, de 2008). § 3º Serão facultadas ao Ministério Público, ao assistente de acusação, ao ofendido, ao querelante e ao acusado a formulação de quesitos e indicação de assistente técnico (incluído pela Lei nº 11.690, de 2008).

144. LETRA A. Art. 279. Não poderão ser peritos:
I – Os que estiverem sujeitos à interdição de direito mencionada nos nos I e IV do art. 69 do Código Penal.
II – Os que tiverem prestado depoimento no processo ou opinado anteriormente sobre o objeto da perícia.
III – Os analfabetos e os menores de 21 anos.

145. LETRA C.

146. LETRA C.

147. LETRA A. No enforcamento, SEMPRE há a suspensão completa do indivíduo, sendo que o corpo fica totalmente sem tocar em qualquer ponto de apoio. ERRADO.
O enforcamento pode ser completo ou típico – corpo totalmente suspenso ou incompleto ou atípico quando parte do corpo se apoia no solo ou em outra superfície.

148. LETRA E.

149. LETRA C. Livores de hipóstase são manchas decorrentes do depósito de sangue pela ação da gravidade nas partes mais baixas do corpo de acordo com a posição do cadáver. O surgimento desse fenômeno sofre a influência de fatores como o tipo de morte (hemorragias, enforcamento) e as condições sistêmicas no momento do óbito (anemia aguda, desnutrição). Em geral, essas manchas surgem em média de 1 a 3 horas após a morte, fixando-se definitivamente em torno de 8 a 12 horas após o óbito. Nesse espaço de tempo, com a mudança de posição do cadáver essas manchas podem mudar de posição. Trata-se de um fenômeno cadavérico muito importante. Se o perito de local de crime ao se deparar com o corpo com livores (manchas) fixas na região anterior do corpo, ou seja, por exemplo, região abdominal e tórax e o cadáver estiver na posição em decúbito dorsal (deitado) na posição anatômica, pode-se afirmar que o local de execução da vítima NÃO foi o mesmo no qual o cadáver foi encontrado.

150. LETRA B.

LETRA A – CORRETA:

Art. 1, parágrafo único da Lei nº 11.343 de 2006: Esta Lei institui o Sistema Nacional de Políticas Públicas sobre Drogas – Sisnad; prescreve medidas para prevenção do uso indevido, atenção e reinserção social de usuários e dependentes de drogas; estabelece normas para repressão à produção não autorizada e ao tráfico ilícito de drogas e define crimes.

Parágrafo único. Para fins desta Lei, consideram-se drogas as substâncias ou os produtos capazes de causar dependência, assim especificados em lei ou relacionados em listas atualizadas periodicamente pelo Poder Executivo da União.

LETRA B – INCORRETA: A diferença entre o usuário e o traficante não é apenas a quantidade. Mas também o local e as condições em que se desenvolveu a ação, as circunstâncias sociais e pessoais, bem como a conduta e os antecedentes do agente. Vide art. 28, § 2º da Lei nº 11.1343/2006.

LETRA C – CORRETA: A Portaria nº 334/1998 da ANVISA/MS complementa a Lei de drogas. Portanto, se a droga não estiver no rol supramencionado não há legalidade em atribuir aquela substância à qualidade da droga ilícita.

LETRA D – CORRETA: Art. 50, § 1º da Lei nº 11.343/2006.

151. LETRA A. O Ministério da Saúde, em 2005, editou a Portaria nº 1.145, de 7 de julho, deixando claro não haver necessidade de lavratura do Boletim de Ocorrência, mas estabeleceu a obrigatoriedade de adoção do "procedimento de justificação e autorização de interrupção da gravidez". Referido procedimento compõe-se de quatro fases (art. 2º), sendo a primeira o "relato circunstanciado do evento criminoso, realizado pela própria mulher, perante dois profissionais de saúde" (art. 3º, *caput*). Em seguida, o médico emitirá um parecer técnico e a mulher receberá atenção de equipe multidisciplinar, cujas opiniões serão anotadas em documento escrito (art. 4º). Se todos estiverem de acordo, lavrar-se-á termo de aprovação do procedimento (art. 5º). Depois, a mulher ou seu representante legal firmará termo de responsabilidade. Por fim, realiza-se o termo de consentimento livre e esclarecido (art. 6º).

152. LETRA A.

153. LETRA C.

154. LETRA D. § 1º Se resulta: I – incapacidade para as ocupações habituais, por mais de trinta dias; II – perigo de morte; III – debilidade permanente de membro, sentido ou função; IV – aceleração de parto (Gabarito). Pena – reclusão de um a cinco anos. § 2º Se resulta (lesão corporal gravíssima): I – incapacidade permanente para o trabalho (Letra A); II – enfermidade incurável (Letra B); III – perda ou inutilização do membro, sentido ou função (Letra E); IV – deformidade permanente (Letra D); V – aborto: Pena – reclusão de dois a oito anos.

155. LETRA A. As alternativas I e II estão com os conceitos trocados.

156. LETRA B. Instrumento perfurante de baixo calibre nos remete à ideia de arma de fogo, que causa a lesão com diâmetro menor ou inferior que o instrumento causador (projétil), em sua entrada.

157. LETRA E. Sinal de Wekgartner – é o desenho da boca da arma e da alça de mira impresso na pele, nos tiros encostados. A existência de câmara de mina de Hoffmann – característica EXCLUSIVA de disparo de arma de fogo encostada. Sinal de BENASSI – está vinculado à fuligem que fica no OSSO; sinal de HOFMANN: lesão na pele. Ambas estão vinculadas ao TIRO ENCOSTADO.

158. LETRA D. Traumatologia Forense possui como principal objeto de estudo os efeitos de agressões físicas e morais, bem como a determinação de seus agentes causadores. Tem como principal meio de constatação o exame pericial.

159. LETRA B. Pode também ser realizado em homens.

160. LETRA B. Atestados: afirmação simples sobre fato médico e suas consequências. Podem ser oficiosos (pedidos pelo particular)/administrativos (pedidos pela administração pública)/judiciários (pedidos pela justiça). Somente os judiciários são considerados documentos médico-legais.

161. LETRA A. A necropsia forense é feita por um médico legista e tem como objetivo esclarecer os mecanismos, os efeitos e as causas que levaram o indivíduo ao óbito. As modificações que surgem no corpo do animal após sua morte são denominadas de alterações cadavéricas. São elas: *algor mortis*, *rigor mortis*, *livor mortis*, alterações oculares, coagulação do sangue, autólise e putrefação.

162. LETRA D.

163. LETRA A. Enforcamento incompleto é quando o corpo tem um ponto de apoio no solo.

164. LETRA E. Art. 97. São atribuições do Perito Médico Legista: I – Supervisionar, coordenar e executar os trabalhos de perícias laboratoriais, toxicológicas, exames radiológicos e outros de mesma natureza, visando à elucidação de infrações penais, suicídios e ocorrências de natureza acidental. II – Executar e complementar perícia médico-legal, no vivo e no morto. III – Proceder a exames e emitir laudos e pareceres em todos os assuntos de medicina legal e da sua especialidade. IV – Instruir e orientar pessoal sob sua chefia visando estabelecer novas técnicas e procedimentos de trabalho. V – Planejar, desenvolver e executar estudos e projetos de pesquisa, visando ao estabelecimento de novos métodos e técnicas no campo da medicina legal. VI – Estudar e propor medidas destinadas a simplificar o trabalho e a redução dos custos, das atividades periciais. VII – Instruir e orientar pessoal sob sua chefia visando estabelecer novas técnicas e procedimentos de trabalho. VIII – Executar necropsias, exames clínicos e outros de mesma natureza, visando a elucidação de infrações penais, suicídios e ocorrências de natureza acidental. IX – Executar perícias na área da psiquiatria forense. X – Efetuar trabalhos fotográficos para instruir laudos periciais. XI – Presidir sindicâncias e outros procedimentos administrativos. XII – Executar outras atividades decorrentes de sua lotação. XIII – Cumprir e fazer cumprir o presente regimento, regulamentos administrativos e leis em vigor. XIV – Desempenhar outras atividades que se enquadrem no âmbito de suas atribuições.

165. LETRA B. Uma das metodologias a ser utilizada para a estimativa da idade pelo crânio é o fechamento de suturas cranianas. Dorandeu et al.

(2008) recentemente publicou um artigo para a estimativa de idade pelas suturas cranianas, com desvio-padrão de 1 a 18,4 anos.

Estudos demonstram que os dentes são as estruturas orgânicas que fornecem os melhores subsídios para a estimativa da idade, sofrem menos interferências de fatores sistêmicos e de desnutrição, principalmente da vida fetal até os 21 anos aproximadamente, que termina o desenvolvimento dentário.

166. LETRA D. Divide-se, para estudo, em ossos da face e ossos do crânio propriamente dito. Os ossos que compõem o crânio são: frontal, occipital, esfenoide, etmoide (ímpares), parietal e temporal (pares). O crânio pode ser dividido em calota craniana ou calvária e base do crânio. A calvária é a parte superior do crânio e é formada pelos ossos frontal, occipital e parietais. A base do crânio forma o assoalho da cavidade craniana e pode ser dividida em três fossas ou andares: a fossa anterior, também chamada de andar superior da base do crânio, é formada pelas lâminas orbitais do frontal, pela lâmina crivosa do etmoide e pelas asas menores e parte anterior do esfenoide. A fossa média, também chamada de andar médio da base do crânio, é formada anteriormente pelas asas menores do esfenoide, posteriormente pela porção petrosa do osso temporal e lateralmente pelas escamas do temporal, osso parietal e asa maior do esfenoide. A fossa posterior, também chamada de andar inferior, é constituída pelo dorso da sela e clivo do esfenoide, pelo occipital e parte petrosa e mastóidea do temporal. Essa é a maior fossa do crânio e também abriga o maior forame do crânio, o forame magno.

167. LETRA D. Sinal da Halban – pilosidade que pode surgir na face e no corpo durante a gravidez. Ressaltando que se trata de sinal de probabilidade de gravidez.

168. LETRA C. Rigidez cadavérica – LEI DE NYSTEN. Aparecimento tardio ou precoce, início e desaparecimento – Lei Nysten; flacidez muscular – desaparecimento *rigor mortis* – 36-48h; flacidez após *rigor mortis* sempre existe; pode desaparecer antes 24-36h – manipulação de segmentos.

169. LETRA C. Degola – é uma lesão causada na cervical posterior.

170. LETRA D. *Blast* secundário – causado pelo lançamento de fragmentos, como estilhaços ou projéteis colocados no interior da granada, além de pedaços de objetos arremessados em razão da onda de choque.

171. LETRA B. Marca elétrica de Jellinek – lesão de pele, elíptica, bordas altas, endurecida, leito deprimido, branco-amarelada, indolor. Raspagem do local pode mostrar metais fundidos (composição do condutor). Representa exclusivamente porta de entrada da corrente elétrica no organismo.

172. LETRA E. Enforcamento – é uma modalidade de asfixia mecânica que se caracteriza pela interrupção do ar atmosférico até as vias respiratórias, em decorrência do processo da constrição do pescoço por um laço fixo, agindo o peso do próprio corpo da vítima como força ativa. É mais comum nos suicídios.

173. LETRA A. O principal da questão é a marca no pescoço, horizontal e baixa. (A) CORRETA, estrangulamento que tem como características horizontal, uniforme, contínuo e abaixo da cartilagem tireóidea. (C) ERRADA: o sulco do enforcamento é oblíquo ascendente anteroposterior e de situação alta (acima da tireoide).

174. LETRA E. Polegar é sempre letra. Os demais dedos são números. Verticilo: 4 ou V = dois deltas; presilha externa: 3 ou E = delta a esquerda; presilha interna: 2 ou I = delta a direita; arco: 1 ou A = nenhum delta. Primeiro a mão direita, polegar, indicador, médio, anular e mínimo. Depois a mão esquerda, polegar, indicador, médio, anular e mínimo.

175. LETRA A. Livor hipostático: é produzido pela parada da circulação sanguínea, surge nas primeiras horas após a morte, formando um rendilhado puntiforme. Fenômeno físico ocorre devido à gravidade onde o sangue fica concentrado nas partes mais baixas do corpo.

176. LETRA A. Antigamente era comum deixar o lençol manchado de sangue na noite de núpcias, pois a maioria das mulheres se casava virgem, caso contrário o casamento correria o risco até de ser anulado. Mas ter hímen preservado não é sinal de virgindade. Isso porque muitas mulheres têm o que é chamado de hímen complacente. Mulheres com hímen complacente têm muita elasticidade nessa parte do corpo, e a membrana volta ao normal depois do ato sexual. Apenas se rompe na ocasião do parto normal, pois a pressão é maior do que a da penetração. Óstio amplo e orla estreita. Não dá para afirmar se já teve ou não relação sexual.

177. LETRA A. Forma de PONTO; abertura estreita; raro sangramento; singela e de pouca nocividade na superfície; repercussões graves na profundidade – causada por objeto de pequeno calibre.

178. LETRA E. O trajeto dos projéteis de alta energia difere do deixado pelos projéteis comuns por causa da maior potência das ondas de pressão que produzem. Os projéteis em geral rompem os tecidos e formam um túnel cujas paredes são deslocadas pelas ondas de pressão em direção radial e em sentido centrífugo. Quanto maior a energia transmitida aos tecidos, maior a potência das ondas de pressão. No caso dos projéteis de alta velocidade, o fluxo de energia pode ser tão intenso que as paredes da cavidade em túnel são de tal modo deslocadas que o resultado simula o efeito de uma explosão do projétil dentro do corpo.

179. LETRA B. Conhecido também como afogamento branco de Parrot – morte no interior da água sem nenhum sinal de afogamento. Ausência de vestígios de qualquer outra causa de morte. Ou seja, não há aspiração de água.

180. LETRA B. São lesões geralmente causadas por objeto não cortante. Acontecem por compressão, apresentam bordas irregulares, alterações na borda, fundo irregular, vertentes irregulares, são mais compridas que profundas e de difícil coaptação. Geralmente deixam cicatrizes largas e irregulares, como no caso de esmagadura e agressões sexuais.

181. LETRA B. Letra (B) A ou 1 = Arco, 4 ou V = Verticilo, 2 OU I = Presilha interna, 3 ou E = Presilha externa, 1 ou A = Arco.

182. LETRA C. Gonion. Mais conhecida como ponto Gonion.

183. LETRA C. Os documentos médico-legais são de 3 espécies: 1. atestado; 2. relatórios; 3. pareceres atestados (podem ser oficiosos, administrativos e judiciários).

Item A) Laudo médico-legal é a narração escrita e minuciosa de todas as operações de um perícia médica, determinada por autoridade policial ou judiciária. É, segundo TOURDES, a descrição minuciosa de um fato médico e de suas consequências, requisitadas por autoridade judiciária.

Item B) O laudo médico-legal também é chamado de relatório médico-legal – são partes integrantes do laudo: 1. preâmbulo; 2. quesitos; 3. histórico; 4. descrição; 5. discussão; 6. conclusão; 7. resposta aos quesitos.

Item D) Ao que parece, conforme o colega, Davidson, o erro está em dizer que Ata de Embalsamento não é Auto. Ao relatório redigido pelo perito dá-se o nome de Laudo; enquanto o ditado diretamente ao escrivão dá-se o nome de Auto.

Item E) Discussão: o perito possui plena liberdade para externar sua opinião, seu ponto de vista, onde irá explicar o que achar de sua conveniência.

184. LETRA E. Dolismo – preferência sexual por bonecas ou manequins com conformação humana.

185. LETRA A. Equimose – extravasamento de sangue, visto através da pele. Gradação cromática: vermelho (recente), violáceo, azulado, esverdeado e amarelado (sumindo).

186. LETRA E. Abuso sexual é a atividade sexual não desejada, onde o agressor usa a força, faz ameaças ou exclui vantagens da vítima que se torna incapaz de negar consentimento. O abuso sexual se dá quando alguém em uma posição de poder ou de autoridade se aproveita da confiança e do respeito de uma pessoa para envolvê-la em atividades sexuais não consentidas, por exemplo: uma criança e um adulto, uma criança e uma criança mais velha, um paciente e um médico, um estudante e um professor.

187. LETRA C. Lesões pela ação cortante: ferida incisa – por deslizamento, gera a cauda de escoriação, ou caldo de rato, cauda de Romanese ou Lacassagne. Mais profunda na entra e mais superficial na saída. Ação cortante, forma de violino.

188. LETRA E. Zona de tatuagem – resulta da impregnação de grãos de pólvora incombusta que alcançam o corpo e se incrustam na pele. Orienta a perícia quanto à posição da vítima e do agressor. É sinal indiscutível de orifício de entrada. Não sai com a lavagem, somente com procedimento cirúrgico (somente presente nos tiros a curta distância ou com cano encostado).

189. LETRA A. O frio pode produzir lesões: 1. LOCAIS (denominadas geladuras); 2. SISTÊMICAS (denominadas hipotermias).

190. LETRA D. A fossa ou região antecubital é a parte mediana do antebraço onde estão localizadas as principais veias de punção para o acesso venoso percutâneo superficial.

191. LETRA A. A putrefação se desenvolve em quatro fases ou períodos distintos e consecutivos, a saber:

Primeira fase – Período cromático (período de coloração, período das manchas): início, em geral, de 18 a 24 horas após o óbito, com duração aproximada de 7 a 12 dias, dependendo das condições climáticas. Inicia-se pelo aparecimento de uma mancha esverdeada na pele da fossa ilíaca direita (mancha verde abdominal), cuja cor é devida à presença de sulfometemoglobina. Nos recém-nascidos e nos afogados, a mancha verde é torácica e não abdominal, com cheiro característico (transformação da hemoglobina).

192. LETRA E. Edema traumático – apresenta elevação e palidez da pele na área do impacto. Surge após 1 a 3 minutos. Apresenta a tríplice reação de

Lewis: I – hiperemia no ponto de impacto; II – extensão da hiperemia para a área ao redor; e III – palidez da zona central pelo edema.

193. LETRA E. Fulminação é justamente o que a questão está pedindo, ou seja, ação sistêmica letal produzida pela energia elétrica cósmica.

194. LETRA C. Rigidez cadavérica ou *rigor mortis* – fenômeno químico decorrente das reações entre as proteínas musculares e os líquidos cadavéricos. À medida que o tempo vai passando, após a morte, o corpo vai ficando cada vez mais ácido, devido à falta de oxigênio, e as proteínas musculares "actina" e "miosina" vão coagulando, endurecendo a musculatura. Sentido da rigidez: cefalocaudal, de cima (cabeça) para baixo, ou craniopodálico. Lei de Nysten Sommer Larcher – massas musculares menores endurecem primeiro que as massas musculares maiores. O primeiro a endurecer é o masseter (músculo da mandíbula). O cadáver todo mole ainda não tem 2 horas. Quando o masseter endureceu, pelo menos 2 horas. O corpo todo duro (da cabeça até os pés) têm de 6 a 8 horas. Duro em cima, mais de 2 horas; e mole em baixo, menos de 6 a 8 horas.

195. LETRA C. Carúnculas mirtiformes = pequenas saliências carnudas situadas ao redor do orifício da vulva; representam aquilo que resta do hímen após o primeiro parto.

196. LETRA A. Nos corpos que permanecem submersos, após um mês da morte, a pele fica de cor parda amarelada, apergaminhada e rugosa. Em torno do 3º mês, surgem na pele crostas arredondadas formadas por depósito de sais calcários.

197. LETRA C. Quanto aos pontos radiológicos de ossificação, os mais importantes são: clavícula – meados do 2º mês; rádio – começo do 2º mês; ulna – começo do 2º mês; úmero – final do 2º mês; fêmur – meados do 2º mês.

198. LETRA C. Denomina-se aborto terapêutico o aborto provocado (não espontâneo) pelas seguintes motivações: para salvar a vida da gestante; para preservar a saúde física ou mental da mulher; para dar fim a uma gestação que resultaria em uma criança com problemas congênitos que seriam fatais ou associados com enfermidades graves; para reduzir seletivamente o número de fetos para minorar a possibilidade de riscos associados a gravidezes múltiplas.

199. LETRA A. Tanatalogia – teoria ou estudo científico sobre a morte, suas causas e fenômenos a ela relacionados.

200. LETRA D. É a alta taxa de óxido de carbono, fuligem e fumaça nas vias respiratórias, adquirida através da respiração durante o incêndio.

201. LETRA D. Manchas de Tardieu – pequenas manchas arredondadas de sangue coagulado, localizadas sob a pleura, pericárdio e tubo digestório e que podem surgir em casos de morte por asfixia.

202. LETRA D. Próximo à fossa ilíaca direita ou crista ilíaca direita. Podendo ser encontrada até 16h~24h. Na "mancha verde abdominal" disponível na fase cromática da putrefação, as bactérias presentes no estômago produzem ácidos (H_2S) e enxofre que em contato com as hemoglobinas criam esse aspecto esverdeado.

203. LETRA E. Borda regular e invertida – entrada, borda irregular, e evertido, saída.

204. LETRA E. Sinais abióticos consecutivos (certeza de morte), sinais reais, sinais tardios de morte:
1. Evaporação tegumentar (físico).
2. Resfriamento cadavérico (físico).
3. Livores cadavéricos (físico).
4. Rigidez cadavérica (químico).

205. LETRA D. Circunstâncias agravantes

Art. 61 – São circunstâncias que sempre agravam a pena, quando não constituem ou qualificam o crime: h) contra criança, maior de 60 (sessenta) anos, enfermo ou mulher grávida.

206. LETRA D. RESOLUÇÃO Nº 432, DE 23 DE JANEIRO DE 2013
DA INFRAÇÃO ADMINISTRATIVA

Art. 6º A infração prevista no art. 165 do CTB será caracterizada por:

I – exame de sangue que apresente qualquer concentração de álcool por litro de sangue;

II – teste de etilômetro com medição realizada igual ou superior a 0,05 miligrama de álcool por litro de ar alveolar expirado (0,05mg/L), descontado o erro máximo admissível nos termos da "Tabela de Valores Referenciais para Etilômetro";

III – sinais de alteração da capacidade psicomotora obtidos na forma do art. 5º Parágrafo único. Serão aplicadas as penalidades e medidas administrativas previstas no art. 165 do CTB ao condutor que recusar a se submeter a qualquer um dos procedimentos previstos no art. 3º, sem prejuízo da incidência do crime previsto no art. 306 do CTB caso o condutor apresente os sinais de alteração da capacidade psicomotora.

DO CRIME

Art. 7º O crime previsto no art. 306 do CTB será caracterizado por qualquer um dos procedimentos abaixo:

I – exame de sangue que apresente resultado igual ou superior a 6 (seis) decigramas de álcool por litro de sangue (6dg/L);

II – teste de etilômetro com medição realizada igual ou superior a 0,34 miligrama de álcool por litro de ar alveolar expirado (0,34mg/L), descontado o erro máximo admissível nos termos da "Tabela de Valores Referenciais para etilômetro";

III – exames realizados por laboratórios especializados, indicados pelo órgão ou entidade de trânsito competente ou pela Polícia Judiciária, em caso de consumo de outras substâncias psicoativas que determinem dependência.

CTB

Art. 306. Conduzir veículo automotor com capacidade psicomotora alterada em razão da influência de álcool ou de outra substância psicoativa que determine dependência: (Redação dada pela Lei nº 12.760, de 2012).

Penas – detenção de seis meses a três anos, multa e suspensão ou proibição de se obter a permissão ou a habilitação para dirigir veículo automotor.

207. LETRA D. Câmara de mina de Hoffmann. É o nome dado à lesão provocada pelo disparo com o cano da arma encostado na pele da vítima. O orifício de entrada, diferente dos outros, terá as bordas evertidas (para fora), em razão da expansão dos gases do disparo.

208. LETRA B. Em que pese haver algumas divergências, de acordo com estudo realizado na Inglaterra, por um pesquisador chamado David Nutt, a ordem de nocividade das drogas apresentadas na questão, partindo da mais nociva, seria:

1. Heroína – é fabricada a partir da morfina, sendo injetada para induzir no usuário um estado de euforia equivalente a um orgasmo, e isso já nos primeiros segundos. Porém, produz dependência física rápida à sensação de sedação posterior. A maioria das mortes se dá por insuficiência respiratória, devido ao caráter depressor e calmante da droga. Já os efeitos psicológicos tornam os dependentes apáticos e desanimados, que podem evoluir para um quadro suicida.

2. Cocaína – a benzoilmetilecgonina é fabricada a partir de folhas de coca (*Erythroxylum coca*) e faz o cérebro liberar dopamina, a substância responsável pelo bem-estar. Em sua forma pura, induz estados de altos

e baixos, que vão da alegria extrema à depressão. Não bastasse isso, também é misturada a milhares de ingredientes que podem torná-la infinitas vezes mais viciante.

3. Anfetamina – vicia rapidamente, causa paranoia, e seus efeitos a longo prazo são sequelas duradouras. Um dos mais feios é justamente o estético: danifica nariz, boca e, lá dentro do corpo, o pulmão. Há riscos de ataque cardíaco, derrame, coma e morte.

4. Maconha – o THC já foi associado a comportamentos psicóticos, além de problemas de memória e de cognição. Muitos usuários lidam com paranoia, *bad trip* e leseira, que podem depender também da infinidade de tipos da erva, cada uma delas levando a níveis diferenciados de sensações. Por ser uma das drogas mais utilizadas no mundo, é controversa em razão da infinidade de estudos e opiniões com as mais diversas conclusões.

5. LSD – também conhecido por ácido ou doce, é feito a partir de um fungo e vendido em cartelas, é uma droga alucinógena e psicodélica. Causa viagens que duram horas e horas, mas também podem levar a *bad trips* incontroláveis durante todo o efeito, a depender do estado psicológico do usuário. A longo prazo, pode causar esquizofrenia, além de ataques de pânico e *flashbacks* (quando a viagem volta meses depois, do nada).

209. LETRA A. Dentre os documentos médicos legais temos as seguintes descrições:

ATESTADO – é declaração simples, por escrito, de um fato médico e de suas possíveis consequências, feitas por qualquer médico que esteja no exercício regular de sua profissão e que tem o propósito de sugerir um estado de doença, para fim de licença, dispensa ou justificativa de falta de serviço.

NOTIFICAÇÃO – comunicações compulsórias feitas às autoridades competentes, pelo médico, de um fato profissional, por necessidade sanitária e social sobre moléstia infectocontagiosa, doença de trabalho e morte encefálica.

PARECER MÉDICO LEGAL – intercessão no decurso de um processo, por estudioso médico legal, nomeado para intervir na qualidade de perito, para emitir suas impressões e responder aos quesitos formulados pelas partes.

RELATÓRIO MÉDICO LEGAL – descrição minuciosa de uma perícia médica, feita por peritos oficiais, requisitada por autoridade policial ou judiciária diante de um inquérito policial. É constituído de preâmbulo, quesitos, histórico ou comemorativo, descrição, discussão, conclusão e resposta dos quesitos.

210. LETRA B. Escoriação – é uma lesão discreta, resultante de um trauma por abrasão linear ou com pequenas manchas, pontos ou depressões, produzida por meios mecânicos (frequentemente coçar), geralmente envolvendo somente a epiderme, mas, não raro, atingindo a derme papilar, com perda de substância superficial da pele, de mucosas ou de estruturas membranosas em contato com o meio exterior, como a córnea. Com o processo cicatricial, o tecido recupera-se integralmente. É considerada o tipo de lesão mais habitual.

211. LETRA C. Líquido amniótico sanguinolento – fenômeno de segundo grau (assertiva correta); rotura de flictenas epidérmicas – fenômeno de segundo grau (assertiva correta); deformação craniana – fenômeno de terceiro grau e não de segundo grau (assertiva ERRADA); epiderme arroxeada – fenômeno de segundo grau (assertiva correta).

212. LETRA B. As feridas incisas (provocadas por agente vulnerante que possui gume afiado) possuem algumas características básicas, vejamos:
– são mais extensas do que profundas;
– bordas regulares;
– vertentes regulares;
– fundo regular;
– vasos seccionados.

Importante lembrar que a ação do instrumento cortante se dá por deslizamento (como se fosse um "arco de violino").

213. LETRA C. Canais de Havers:
Nos humanos – mais largos, menor número (8 a 10) e com forma elíptica.
Nos animais – mais estreitos, maior número (15 a 40) e com forma circular.

214. LETRA A. Perfurante + contusa (devido à grande energia).

215. LETRA E. Destacamento – E. Martin.

216. LETRA B. A manobra de animação inflaria o pulmão do recém-nascido.

217. LETRA B. DESIDARATAÇÃO CADAVÉRICA – mancha negra da esclerótica – *livor sclerotinae nigricencens* – sinal de Sommer e Larcher.

218. LETRA B. Maceração – processo especial de transformação do corpo humano quando submetido ao meio líquido. Exemplo, cadáver do feto no útero materno. Ocorre no cadáver do feto retido no útero materno, do sexto ao nono mês de gravidez.

219. **LETRA A.**

220. **LETRA B.**

221. **LETRA C**

222. **LETRA B.** Fenômenos ocorridos durante o enforcamento:

PERÍODO INICIAL – constrição do pescoço, compromete a vascularização cerebral, produzindo calor, zumbidos e perda da consciência.

SEGUNDO PERÍODO – respiratório, pois há impossibilidade de passagem do ar atmosférico em decorrência da obstrução das vias aéreas. Há convulsões.

TERCEIRO PERÍODO – apneia, parada cardíaca e morte.

223. **LETRA A.** Morte agônica – "Logo após, passa-se ao exame do coração, abrindo-se de início o pericárdio, analisando sua consistência e conteúdo. Normalmente, existe a presença de pouco líquido citrino-amarelado, seroso, que pode encontrar-se em quantidade maior no hidropericárdio ou na agonia demorada. Cortam-se os vasos da base do coração e examina-se o sangue de seu interior, observando-se a presença de líquido escuro, como nas mortes por asfixia, ou a presença de coágulos negros (cruóricos) ou brancos (fibrinosos). Esses coágulos fibrinosos são decorrentes da fibrina do serum e denunciam a morte por agonia prolongada, e os coágulos negros ou vermelho-escuros são resultantes do componente sólido do sangue, principalmente as hemácias".

224. **LETRA D.** Autólise é um processo de acidificação dos tecidos, acarretando a lise (rompimento) da parede celular que extravasa seu conteúdo. Acontece tanto no vivo, quanto no morto, mas, após a morte, entra na classificação dos fenômenos transformativos destrutivos.

225. **LETRA C.** Uma luxação é o deslocamento repentino e duradouro, parcial ou completo de um ou mais ossos de uma articulação. Sucede quando uma força atua direta ou indiretamente em uma articulação, empurrando o osso para uma posição anormal. Pode ser confundido com entorse.

226. **LETRA A.** A análise química de chumbo consiste na coleta prévia de amostra das mãos do suspeito, mediante aplicação de tiras de fita adesiva do tipo esparadrapo nelas e subsequente imobilização dessas tiras em superfície de papel-filtro. As referidas tiras, ao serem borrifadas com solução acidificada de rodizonato de sódio, se apresentarem um espalhamento de pontos de coloração avermelhada, indicam resultado positivo para o disparo. Tal exame é conhecido como residuográfico.

227. LETRA D. Estrangulamento acarreta asfixia mecânica, com sulco de características de ser horizontalizado, único ou múltiplo, contínuo e uniforme, e de situação baixa.

228. LETRA B. Espectro equimótico de Legrand du Saulle – é a variação cromática da equimose, produzida desde que o material foi extravasado até ser reabsorvido, e vai do início ao pleno reparo da lesão: vermelho: do 1º ao 2º dia; vermelho violáceo: do 3º ao 6º dia; azulado e esverdeado: do 7º ao 12º dia; amarelo: do 13º ao 20º dia. Ele nos permite dizer qual o ponto onde se produziu a violência, afirmar se o indivíduo estava vivo ou morto, natureza do atentado, data provável da violência. É diferente de quando houver tal ocorrido nos olhos, a mancha sempre fica vermelha, não muda de cor.

229. LETRA A.

Sufocação direta

- Oclusão direta das narinas e da boca
    - equimoses e escoriações em forma de dedos e unhas
    - achatamento do nariz em RN
    - petéquias na face e no rosto
    - face violácea e congestão ocular
    - espuma em traqueia e laringe
    - petéquias pleurais, em pericárdio e pericrânio
    - edema pulmonar
    - congestão visceral
- Oclusão dos orifícios da faringe e da laringe
    - escoriações – hemorragias – fraturas de dentes – violências para introduzir objeto
    - corpo estranho nas vias respiratórias
    - espuma rósea na traqueia
    - petéquias subpleurais
    - congestão pulmonar e visceral

230. LETRA B. Os espasmos cadavéricos são fenômenos raros. O cadáver se mantém na mesma posição em que estava instantes antes de morrer, como pessoas que atiram na própria cabeça e permanecem segurando a arma após a morte. Pode ocorrer localmente ou no corpo inteiro.

231. LETRA C. "O prontuário médico constitui-se não apenas no registro da anamnese do paciente, mas em todo o acervo documental padronizado, organizado e conciso, referente ao registro dos cuidados médicos prestados, assim como dos documentos pertinentes a essa assistência. Mesmo sendo um documento criado para interesses médicos, o prontuário pode produzir efeitos jurídicos de grande significação médico-legal".

232. LETRA C. O disparo à queima roupa gera o chamado "cone de dispersão", sendo a fumaça que sai do cano da arma. Essa fumaça, normalmente, provoca queimaduras ao redor do ferimento de entrada, quando o projétil é disparado a curta distância (à queima roupa), chamado de orla de queimadura ou chamuscamento.

233. LETRA E. Produto sintético (diacetilmorfina), a heroína (diacetilmorfina) é uma das drogas de abuso mais consumidas. Essa droga é semissintética, sendo produzida a partir da morfina contida no ópio, que é a seiva das cápsulas da papoila.

234. LETRA C. A) Ferimento por projétil de arma de fogo que se deve ao arrancamento da epiderme devido ao movimento rotatório do projétil que entra na superfície corporal. 4 – Orla de escoriação ou contusão. B) Sinal deixado pela passagem do projétil nos tecidos corporais, concêntrico, decorrente do atrito e contusão do projétil, que também deixa nos tecidos por onde passa suas impurezas de superfície = 2 – Halo de enxugo. C) Área de impregnação por grãos de pólvora incombustos que se fixam ao redor do ferimento de entrada de projétil, em tiros de curta distância. 5 – Halo de tatuagem. D) Área de depósito de fuligem que circunscreve a ferida de entrada, removível com a lavagem do local, portanto, sem impregnação tecidual. 1– Orla de esfumaçamento. E) Área ao redor do orifício de entrada, caracterizada pela queimadura da pele ou pelos, decorrente da alta energia térmica dos projéteis de arma de fogo, característica de disparos a curta distância ou à queima-roupa. = 3 – Zona de chamuscamento.

235. LETRA C.

236. LETRA E. A identificação pode processar-se de duas formas: direta ou imediata; indireta ou mediata. Qualquer identificação pode processar-se de forma direta ou imediata quando se está diante do próprio objeto, ser ou coisa em geral a ser identificada, ou seja, quando, pelo exame do conjunto de características que lhe são próprias e exclusivas, estabelece-se a sua identidade.

237. LETRA C. As reações agudas ao uso da cocaína mais frequentemente associadas ao sistema cardiovascular incluem hipertensão arterial sistêmica (HAS), infarto agudo do miocárdio (IAM), acidente vascular cerebral (AVC), dissecção de aorta, vasoespasmo e miocardiopatia (Kloner RA, 1992; Lange

RA, 2001), enquanto no sistema nervoso central os principais efeitos agudos são: enfarte cerebral, convulsões, hemorragias cerebrais, enxaqueca, vasculites e casos transitórios, em sua maioria, de cegueira aguda.

238. LETRA E. Do local do corpo em que as amostras são recolhidas – mesmo no vivo, a concentração dos tóxicos varia conforme o local de onde for colhido o sangue. A dosagem de cocaína proveniente do *crack* é maior no sangue arterial do que no venoso. A dosagem de drogas absorvidas por via oral é maior no sangue da veia aorta do que na veia femoral. O álcool contido no estômago pode difundir e contaminar o líquido presente no saco pericárdico. Assim, a coleta de sangue derramado para o saco pericárdico pode fazer com que resulte uma dosagem muito maior do que a real. Por isso, alguns autores preferem o das veias periféricas mais calibrosas, como a femoral e a subclávia.

239. LETRA B. Morte súbita – não pode ser violenta; tem que ser natural; tem que ser inesperada; pode ser fulminante (instantânea), pode ser agônica (levar dias, horas etc.), portanto, a resposta certa é letra B).

240. LETRA B. O cadáver vai ficar com rigidez generalizada até começar a putrefação, em torno de 24 a 36 horas, dependendo do ambiente. Começa a amolecer novamente, de cima para baixo. Começa a entrar em flacidez muscular generalizada.

241. LETRA E. Cadeia de custódia é o conjunto de todos os procedimentos utilizados para manter e documentar a história cronológica do vestígio, para rastrear sua posse e manuseio a partir de seu reconhecimento até o descarte. O início da cadeia de custódia se dá com a preservação do local de crime e/ou com procedimentos policiais ou periciais nos quais seja detectada a existência de vestígio.

242. LETRA A. Rodizonato de sódio A análise química de chumbo consiste na coleta prévia de amostra das mãos do suspeito, mediante aplicação de tiras de fita adesiva do tipo esparadrapo nelas, e subsequente imobilização dessas tiras em superfície de papel-filtro. Ao serem borrifadas com solução acidificada de rodizonato de sódio, são observados nessas tiras pontos de coloração avermelhada quando os resíduos são oriundos de um disparo.

243. LETRA C. Segundo França, nos casos de coleta para exame anatomopatológico: "...deve ser colocado em solução de formol a 10% em uma quantidade tal que as peças fiquem totalmente submersas no líquido fixador. O ideal seria que esses órgãos fossem cortados com uma espessura não superior a 2cm".

244. LETRA A.

245. LETRA E.

246. LETRA D. Imprudência é erro por conduta ativa (e não omissiva – caso da negligência), em falta de cuidado, atenção a alguma regra ao praticar o ato de ofício. Imperito ele não foi porque tem formação regulamentada e reconhecida oficialmente para fazer o que estava fazendo.

247. LETRA B. Sinergismo é a ação potencializadora dos efeitos tóxicos decorrentes da ingestão simultânea de várias substâncias venenosas.

248. LETRA A. Diz-se do caminho percorrido pelo PAF no interior do corpo. É bastante variável: reto, curvo, semicírculo ("fenômeno da bala giratória", quando o projétil entra na parte anterior do corpo e sai lateralmente, sem penetrar em cavidades). Pode ainda transfixar várias partes do corpo ("trajeto em chuleio").

249. LETRA D. Embriaguez preordenada – é aquela em que o sujeito tem a intenção de se colocar em estado ébrio para encorajar-se ou desinibir-se, ou coisa semelhante, visando uma conduta específica. Há consciência do resultado da embriaguez.

Embriaguez habitual – é aquela que é fruto de uma dependência química, de viés estritamente patológico. É decorrente do vício em álcool.

Embriaguez culposa (marquei esta... E explico ao final...) – Nesta, o sujeito sabe que ingere a substância alcoólica, mas não tem noção exata de qual será seu comportamento ao final. O sujeito quer simplesmente beber e não almeja mais nada.

Embriaguez acidental – é gênero do qual fazem parte as espécies referentes ao caso fortuito ou força maior. É o oposto da embriaguez voluntária, onde há a vontade de beber, e da qual fazem parte as espécies supracitadas.

Embriaguez fortuita – é aquela decorrente de uma conduta do próprio ébrio, onde há a ingestão de uma substância que ele próprio desconhece a possibilidade de levar a uma futura embriaguez ou a ingestão involuntária de álcool decorrente de um acidente (clássico exemplo da pessoa que cai em um tonel de cerveja e acaba engolindo litros e litros de cerveja).

Embriaguez por força maior – decorrente de uma ação externa ao ébrio. É o corriqueiro exemplo de um calouro que em cerimônia do trote na faculdade é coagido fisicamente, estando amarrado a uma cadeira, a engolir grande quantidade de vodka.

250. LETRA E. O Sistema de Informação sobre Mortalidade (SIM) foi criado pelo Ministério da Saúde em 1975 para a obtenção regular de dados sobre mortalidade. O documento-padrão do SIM é a Declaração de óbito (DO) que atesta se a morte foi natural (doença) ou não natural (causas externas, exemplo: homicídio, suicídio, acidente ou morte suspeita). No caso de morte não natural (causas externas) em localidade com IML (Instituto Médico Legal), o DO será feito pelo médico legista e nas localidades sem IML será feito por qualquer médico da localidade, investido pela autoridade judicial ou policial, na função de perito legista eventual (*ad hoc*).

251. LETRA B.

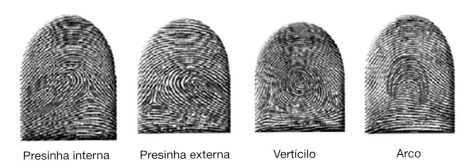

Presinha interna   Presinha externa   Vertícilo   Arco

252. LETRA B. Em bebês a ocorrência da "Síndrome de Morte Súbita na Infância" (*Sudden Infant Death Syndrome* – SIDS) ainda é pouco conhecida, porém, sabe-se que grande parte das ocorrências de SIDS pode ser evitada com uma simples mudança da posição do bebê no berço enquanto dorme. Campanhas realizadas em diversos países como EUA, Austrália, Holanda e Canadá, além de outros, incentivando os pais a colocarem seus bebês para dormir de costas no berço (decúbito dorsal), em vez de bruços (decúbito ventral) revelaram queda acentuada na incidência de SIDS, comparando-se os dados antes e depois das campanhas.

253. LETRA D.

254. LETRA C. Livor *mortis* (manchas de hipóstase – livores) decorre do acúmulo de sangue em porções do corpo que se encontra em declive, tingindo os tecidos. Surge entre 1 e 3 horas após a morte, tornando-se fixo entre 8 e 12 horas.

255. LETRA B. Sufocação indireta – inviabilidade da mecânica respiratória por impossibilidade da expansão da caixa torácica. Pode haver lesões associadas do esqueleto; causa a máscara equimótica da face (sinal de Morestin), congestão e distensão pulmonar, sufusões hemorrágicas subpleurais, congestão hepática, presença de sangue escuro e fluido no coração.

256. LETRA A. Diferença entre hematoma e equimose – a equimose ocorre quando o sangue extravasado se infiltra e coagula nas malhas do tecido, já o hematoma são coleções sanguíneas produzidas pelo sangue derramado que descola da pele. A diferença é que no hematoma o sangue forma verdadeiras bolsas, ao passo que nas equimoses o sangue se infiltra nas malhas do tecido celular subcutâneo, impregnando-se fixamente.

Hematoma é a ruptura de vasos sanguíneos (mais volumosos, médio ou grosso calibre), formando coleção de sangue represado, deixando a pele com uma coloração roxa. Difere do hematoma subdural (o sangue comprime o cérebro) e do intradural (dentro da cabeça). Dura-máter – membrana espessa que reveste o encéfalo. Uma coleção de sangue que fica dentro do osso do crânio, mas fora da dura-máter, é chamada de hematoma extradural. Na medida em que esse hematoma vai aumentando, ele comprime o cérebro, ocasionando lesões principalmente no bulbo e na ponte. Quando há esse hematoma, nas primeiras horas, a vítima não sente nada. Daí 6 horas depois, ela começa a ter dor de cabeça, visão dupla, tonteira, vômitos em jato, começa a ficar desorientada, fica agressiva. Daí, quando isso acontece com alguém que está bebendo álcool, as pessoas pensam que aquele comportamento é produto de embriaguez, mas não é, ele está sendo vítima de um hematoma que está comprimindo o cérebro dele. Não raro, essas pessoas entram no hospital e são tratadas de embriaguez. Só se descobre a causa da morte no exame cadavérico.

257. LETRA B. Fases da putrefação – coloração; gasosa; liquefação; esqueletização.

258. LETRA B. 1º) Período de coloração – tonalidade verde-enegrecida dos tegumentos, originada pela combinação do hidrogênio sulfurado nascente com a hemoglobina, formando a sulfometemoglobina, surge, em nosso meio, entre 18 e 24 horas após a morte, durando, em média, 7 dias. 2º) Período gasoso – os gases internos da putrefação migram para a periferia provocando o aparecimento na superfície corporal de flictenas contendo líquido leucocitário hemoglobínico com menor teor de albuminas em relação às do sinal de Chambert, e de enfisema putrefativo que crepita à palpação e confere ao cadáver a postura de boxeador e aspecto gigantesco, especialmente na face, no tronco, no pênis e nas bolsas escrotais. A compressão cardiovascular emigra sangue para a periferia originando na pele curioso desenho denominado circulação póstuma de Brouardel. A compressão do útero grávido produz o parto de putrefação (parto *post mortem*), com eversão do órgão, sendo o feto, em geral, encontrado entre as coxas maternas. As órbitas esvaziam-se, a língua exterioriza-se, o pericrânio fica nu. O ânus se entreabre evertendo a mucosa retal. A força viva dos gases de putrefação inflando intensamente o cadáver pode fender a parede abdominal com estalo. O odor característico da putrefação se deve ao aparecimento do gás sulfídrico. Esse período dura em média duas semanas. 3º) Período coliquativo – a coliquação é a dissolução pútrida das partes moles do cadáver pela ação conjunta das bactérias e da fauna necrófaga. Os gases se evolam, o odor é fétido e o corpo perde gradativamente sua forma. Dependendo das condições de resistência do corpo e do local onde está inumado, esse período pode durar um ou vários meses, terminando pela esqueletização. 4º) Período de esqueletização – a ação do meio ambiente e da fauna cadavérica destrói os resíduos tissulares, inclusive os ligamentos articulares, expondo os ossos e deixando-os completamente livres de seus próprios ligamentos. Os cabelos e os dentes resistem muito tempo à destruição. Os ossos também resistem anos a fio, porém terminam por perder progressivamente sua estrutura habitual, tornando-se mais leves, frágeis e, alguns, quebradiços.

259. LETRA E.

260. LETRA A. Fulguração – energia elétrica natural, cósmica, meteórica... se a banca não seguir o professor Hygino, fulguração é ação elétrica natural que não mata; fulminação é a ação elétrica natural que mata. Para o professor Hygino, matando ou não matando, é fulguração. Sinal de Lichtenberg, ação elétrica natural, cósmica, visível na pele, mas a lesão não é na pele, é nos vasos sanguíneos. Eletroplessão – corrente elétrica industrial. No ponto de contato. Lesão dura, de bordas elevadas, seca, havendo sobrevida é indolor, profundidade variável, pode reproduzir a forma do condutor elétrico. Sinal de Jellinek, marca de entrada da corrente elétrica industrial na pele.

261. LETRA C. Circulação póstuma de Brouardel – gases fazem pressão sobre o sangue para a periferia, esboçando na derme o desenho vascular. Inicia-se a partir do 2º dia após a morte.

262. LETRA B. Descrição contendo o *visum et repertum* – é a parte essencial e básica e mais importante do relatório. Visto e referido, sua função é reproduzir fiel, metódica e objetivamente, com exposição minuciosa dos exames e técnicas empregadas e de tudo o que for observado pelos peritos.

263. LETRA D. Equimose, escoriações, hematomas ou lacerações na vagina por si só não comprovam que houve conjunção carnal (ou estupro), vez que é possível haver equimose, escoriações ou hematomas na vagina em razão de acidentes, como, por exemplo, queda contra um objeto duro, chamada de "queda a cavaleiro", tal como a queda sobre o selim ou o quadro da bicicleta, sobre uma barra, sobre uma cerca ou borda de banheira.

264. LETRA D. Doenças metatraumáticas são aquelas que surgem depois, em função dos traumas sofridos. Exemplo: depois de 20 dias o "roxo" some. Depois de muito tempo, a pessoa começa a sentir um incômodo e percebe que há um nódulo. O médico pede biópsia do nódulo, sendo que o resultado trata de um câncer (doença que surgiu em decorrência do trauma).

265. LETRA E. Perinecroscopia – exame feito em volta do morto; Peri: Em volta; Necro: Morto; Scropia: Exame.

266. LETRA A. Questão correta, conforme o disposto: as autoridades podem requisitar perícias ao foro criminal para exames da vítima, do indiciado, das testemunhas ou de jurado e do local do crime; ao foro civil, para exames físicos e mentais, de "erro essencial" e avaliação da capacidade civil; ao foro de acidente do trabalho, para julgar a existência de nexos, de incapacidade, de insalubridade, indenizações etc.

267. LETRA A. As energias de ordem mecânica são aquelas capazes de modificar o estado de repouso e movimento de um corpo, produzindo lesões em parte ou no todo. Essas energias são representadas por elementos concretos, já agentes não mecânicos são aqueles que não podemos tocar: exemplo, eletricidade, calor, frio, pressão etc.

268. LETRA B. Conhecido como rigor *mortis* ou rigidez cadavérica é o estado de rigidez e retração muscular, não sendo possível imprimir nenhum movimento passivo às articulações. Inicia-se entre 2 e 3 horas após a morte pela cabeça (músculos das orelhas) e vai descendo progressivamente até os pés.

269. LETRA B. Nos casos de morte violenta, preconiza-se que seja feita a dosagem de álcool nas vísceras, ou no sangue do hemicórdio DIREITO (para evitar possível erro determinado pela difusão *post mortem* da bebida alcoólica do estômago para o coração), ou no sangue da veia femoral.

270. LETRA C.

271. LETRA C. Características das lesões ocasionadas pelo agente vulnerante FOGO: lesões de todos os graus; mais geral do que local; PELOS

CRESTADOS; áreas íntegras em meio a outras gravemente queimadas; aspecto em mapa geográfico.

272. LETRA E. Lesões causadas por instrumentos punctórios, finos, alongados e pontiagudos, de diâmetro reduzido. Agem sobre um ponto, penetrando os tecidos, afastando as fibras entre elas sem seccioná-las, lesando em profundidade o corpo da vítima. Resultam em feridas puntiformes ou punctórias. Apresentando-se em forma de ponto com abertura estreita de raro sangramento externo.

273. LETRA C.

274. LETRA B. A posição na qual o cadáver permanece submerso dentro da água após o afogamento favorece que a mancha verde ocorra nas regiões de tórax, cabeça e pescoço.

275. LETRA B. Esganadura – a pessoa envolve o pescoço da vitima com as próprias mãos. Enforcamento – é a utilização da força do corpo suspenso por uma corda amarrada no pescoço da vítima. Estrangulamento – a pessoa amarra uma corda no pescoço da vítima e a estrangula com sua própria força até a morte.

276. LETRA A.

277. LETRA E.

278. LETRA C. Descrição – parte onde é colocada a descrição das lesões encontradas, de forma clara, em linguagem adequada, localizando-as com dimensões e características, valendo-se algumas vezes do auxílio de fotografias e/ou desenhos gráficos. É a parte mais importante do laudo pericial e aquela que deve ser considerada com maior atenção pelos interessados no caso.

279. LETRA D. O DNA mitocondrial é um padrão de herança materna, ou seja, a sequência é idêntica para todos os familiares por parte de mãe (herança matrilinear). Este transmite todas as características à sua descendência, independentemente de ser do sexo masculino ou feminino, uma vez que o espermatozoide, devido à sua penetração, perde todas as mitocôndrias que possuía.

280. LETRA B. O homem está exposto continuamente à radiação de fontes naturais por causa de gases radiativos presentes na atmosfera, como o radônio. Por ano, a dose média de radiação natural é de 2,4mSv (milésimos de Sievert, unidade que mede os efeitos biológicos da radiação).

281. LETRA A. O aborto para ser considerado criminoso deve possuir feto VIÁVEL. O feto inviável é aquele que possui uma malformação de natureza tão grave, que a morte é um evento certo e irreversível. A ausência de órgãos vitais, tais como rins, cérebro ou bexiga é um exemplo. Em regra, a interrupção da gravidez inviável não é permitida pelo ordenamento jurídico brasileiro, mas o Poder Judiciário tem autorizado a prática dessa intervenção mediante prova irrefutável de que o feto não disponha de qualquer possibilidade de sobreviver.

282. LETRA A. Carúnculas mirtiformes ou mitriformes são retalhos de hímen roto pelo coito ou mais propriamente pelo parto, os quais se retraem, formando verdadeiros trabéculos. Hélio Gomes os chamava equivocadamente de "calos do ofício".

283. LETRA B. Nos itens 1 e 2, fala-se em bordas nítidas (instrumento que corta) e perfurações (instrumento que também perfura), características de objeto PERFUROCORTANTE. Para tirar a dúvida, basta analisar o item 3, onde se fala em ferida superficial de bordas nítidas (corte), com sinais de defesa (se houve luta corporal, dificilmente seria arma de fogo), provavelmente provocado por lâmina de faca, que foi utilizada nas perfurações dos itens 1 e 2.

284. LETRA C.

CRONOTANATOGNOSE PELOS LIVRORES	
Até 30 minutos	Sem livrores
A partir de 30 minutos	Pontilhados
A partir de 2 horas	**Manchas esparsas**
A partir de 6 horas	Generalização
A partir de 8 a 12 horas	Fixação (não se mexe mais)

CRONOTANATOGNOSE PELA RIGIDEZ CADAVÉRICA	
A partir de 2 horas	**Inicia a rigidez pela mandíbula**
Após 6 horas	Rigidez generalizada
Após 24 horas	Inicia PUTREFAÇÃO diminuindo a RIGIDEZ

285. LETRA A. Após 48 horas já está na fase gasosa da putrefação e os gases podem aumentar o volume do corpo, podendo dilatar orifícios.

286. LETRA C. a) Arco – não tem delta; b) presilha interna – o delta situa-se à direita do observador; c) presilha externa – o delta situa-se à esquerda do observador; d) verticilo – é a figura que tem dois deltas, as linhas papilares descrevendo círculos concêntricos no centro da falange.

287. LETRA D. Tafonomia (do grego: *tafos* = soterramento; nomos = leis) refere-se ao estudo dos processos de preservação e como eles afetam a informação no registro fossilífero, compreendendo duas amplas subdivisões.

288. LETRA A. O ácido oxálico, em sua forma solúvel, irrita as mucosas do estômago e do intestino quando ingerido. Essa irritação desencadeia vômitos, diarreia e dor abdominal. Uma vez no trato gastrintestinal, o ácido oxálico será rapidamente absorvido e reagirá com o cálcio sérico, formando oxalato de cálcio insolúvel. Essa reação levará a duas graves consequências: hipocalcemia e depósito de oxalato de cálcio nos rins. A hipocalcemia leva a uma violenta estimulação muscular tetânica, podendo causar distúrbios cardíacos e neurológicos. O depósito do oxalato de cálcio nos rins obstrui os canais, causando lesões renais por alteração da função tubular.

289. LETRA C. Hematoma extradural – resulta da ruptura de ramos da artéria cerebral média ou de seios durais e está geralmente associado com fraturas lineares que cruzam o trajeto desses vasos, que estão entre a tábua óssea e a dura-máter. Corresponde a 14% do total de casos operados. Hematoma subdural agudo – pode ter origem por sangramento resultante da lesão de vasos corticais, em uma área de contusão ou por ruptura de veias emissárias por estiramento. Quando há movimento do encéfalo em relação ao crânio, na desaceleração ou aceleração no momento do trauma, geralmente é associado com outros tipos de lesão, sendo 27% do total de casos operados. Hematoma subdural crônico – ocorre nos extremos da faixa etária, após um trauma não importante, com manifestações clínicas de semanas a meses, com mecanismos de formação ainda discutida, sendo a mais aceita a osmótica. Corresponde a 10% dos casos operados. Hematoma intracerebral – resulta da ruptura de vasos no interior do parênquima, pós-contusão ou cisalhanento, durante os movimentos de aceleração e desaceleração. São 2,6% dos casos operados.

290. LETRA B.

291. LETRA E. Art. 65 – São circunstâncias que sempre atenuam a pena: I – ser o agente menor de 21 (vinte e um), na data do fato, ou maior de 70 (setenta) anos, na data da sentença; II – o desconhecimento da lei; III – ter o agente: a) cometido o crime por motivo de relevante valor social ou moral; b) procurado, por sua espontânea vontade e com eficiência, logo após o crime, evitar-lhe ou minorar-lhe as consequências, ou ter, antes do julgamento, reparado o dano; c) cometido o crime sob coação a que podia resistir, ou em cumprimento de ordem de autoridade superior, ou sob a influência de violenta emoção, provocada por ato injusto da vítima; d) confessado espontaneamente, perante a autoridade, a autoria do crime; e) cometido o crime sob a influência de multidão em tumulto, se não o provocou.

292. LETRA E. A intoxicação aguda por ingestão de arsênico ou seus derivados provoca a inflamação e formação de úlceras na boca e no tubo digestório, provocando por vezes hemorragias significativas e uma série de problemas hepáticos, renais, cardíacos e encefálicos que evoluem rapidamente. Midridatismo, conforme mencionado pela colega acima, é apenas um efeito de tolerância do organismo contra o agente, após sucessivas ingestões.

293. LETRA D. 1. Esgorja – região anterior, lateral ou anterolateral do pescoço. 2. Degola – região posterior do pescoço (nuca).

294. LETRA A. Empalamento ou empalação é um método de tortura e execução utilizada no passado que consistia na inserção de uma estaca pelo ânus, vagina ou umbigo até a morte do torturado. Algumas vezes, deixava-se um carvão em brasa na ponta da estaca para que quando essa atingisse a boca do supliciado esse não morresse, até algumas horas depois, de hemorragia. Usava-se também cravar a estaca no abdome.

295. LETRA D. Frotteurismo é a excitação sexual resultante da fricção dos órgãos genitais no corpo de uma pessoa completamente vestida (popularmente conhecido como encoxar ou sarrar em algumas regiões do Brasil), no meio de outras pessoas, como nos trens, ônibus e elevadores.

296. LETRA D. Art. 6º – É vedada a remoção *post mortem* de tecidos, órgãos ou partes do corpo de pessoas não identificadas.

297. LETRA B. As energias de ordem mecânica são aquelas capazes de modificar o estado de repouso e movimento de um corpo, produzindo lesões em parte ou no todo. Essas energias são representadas por elementos concretos, já agentes não mecânicos são aqueles que não podemos tocar: exemplo, eletricidade, calor, frio, pressão etc.

298. LETRA A. Inimputáveis: Art. 26 – É isento de pena o agente que, por doença mental ou desenvolvimento mental incompleto ou retardado, era, ao tempo da ação ou da omissão, inteiramente incapaz de entender o caráter ilícito do fato ou de determinar-se de acordo com esse entendimento. Parágrafo único – A pena pode ser reduzida de um a dois terços se o agente, em virtude de perturbação de saúde mental ou por desenvolvimento mental incompleto ou retardado, não era inteiramente capaz de entender o caráter ilícito do fato ou de determinar-se de acordo com esse entendimento.

299. LETRA A.

300. LETRA E.

anexo II

FIGURAS ILUSTRATIVAS

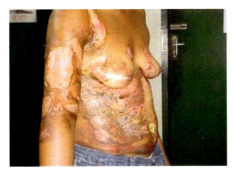

Figura 1 Queimaduras de I e II graus – agente físico – líquido quente.

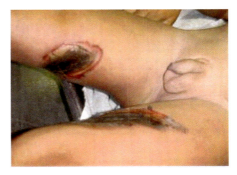

Figura 2 Queimadura por eletricidade de alta voltagem.

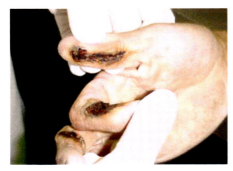

Figura 3 Sinal de Jellineck – eletroplessão.

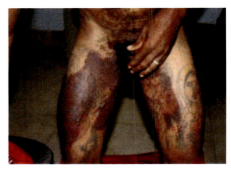

Figura 4 Queimadura de primeiro grau – substância química.

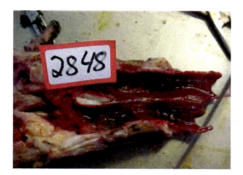
Figura 5 Reação vital em cadáver carbonizado (lesão da traqueia com fuligem – sinal de Montalti).

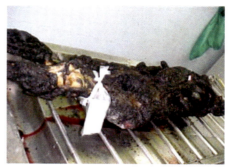
Figura 6 Corpo carbonizado (queimadura de 4º grau).

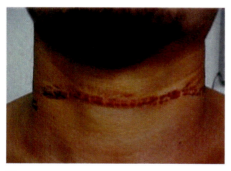
Figura 7 Lesões crostosas deixadas em tentativa de estrangulamento.

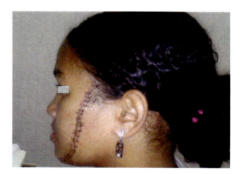
Figura 8 Ferida incisa produzida por navalha.

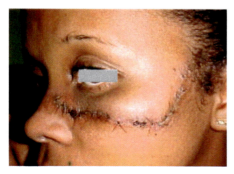
Figura 9 Cicatriz de ferida incisa – instrumento cortante.

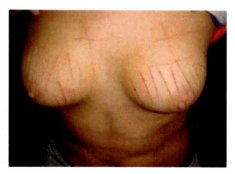
Figura 10 Lesões escoriativas – autolesões.

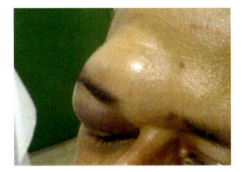

Figura 11 Bossa sanguínea – galo.

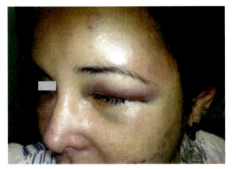

Figura 12 Edema e equimose – região orbitária esquerda.

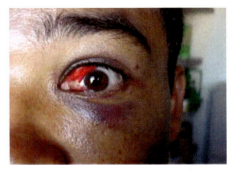

Figura 13 Hemorragia conjuntival e equimose.

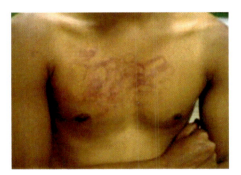

Figura 14 Equimoses produzidas por homens da lei.

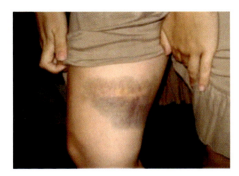

Figura 15 Equimose.

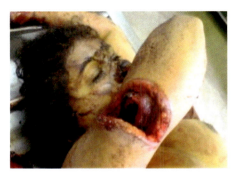

Figura 16 Ferida cortocontusa.

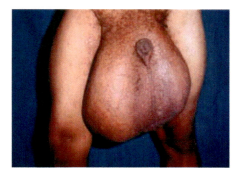

Figura 17 Edema pós-traumático – instrumento contundente.

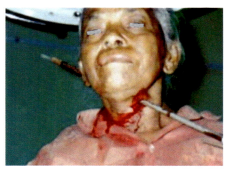

Figura 18 Instrumento perfurocontundente – cabo de sobrinha.

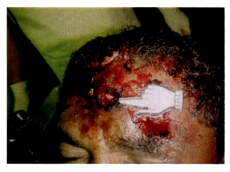

Figura 19 Orifício de entrada de cartucho de arma de fogo – tiro pela culatra.

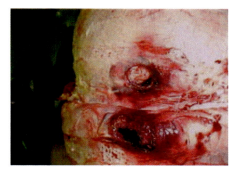

Figura 20 Orifício de entrada de cartucho de arma de fogo no osso frontal – tiro pela culatra.

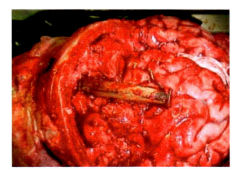

Figura 21 Cartucho de arma de fogo no tecido encefálico – tiro pela culatra.

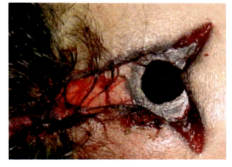

Figura 22 Sinal de Benassi – disparo com arma apoiada.

Figuras Ilustrativas **603**

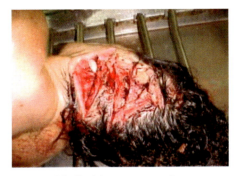

Figura 23 Feridas cortocontusas.

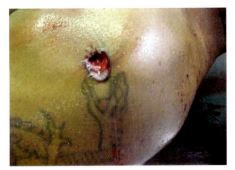

Figura 24 Orifício de entrada de projétil de arma de fogo.

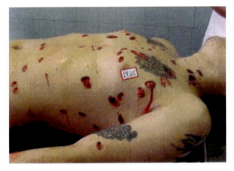

Figura 25 Feridas perfuroincisas – arma branca.

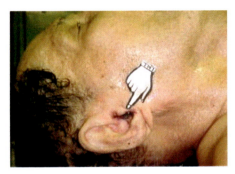

Figura 26 Ferimento de entrada de projétil de arma de fogo – suicídio.

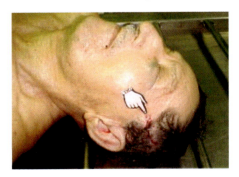

Figura 27 Orifício de saída – suicídio.

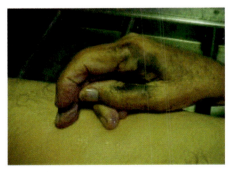

Figura 28 Mancha de pólvora na mão – suicídio.

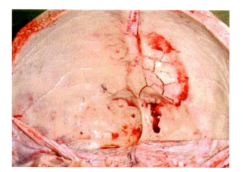

Figura 29 Sinal do "mapa múndi" de Carrara.

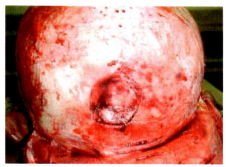

Figura 30 Sinal de Strassmann – ação de instrumento contundente.

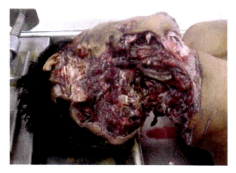

Figura 31 Degolamento – instrumento cortocontundente.

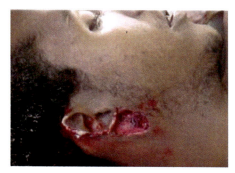

Figura 32 Lesões *post-mortem* – animais aquáticos.

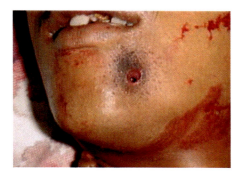

Figura 33 Zona de tatuagem – tiro a curta distância.

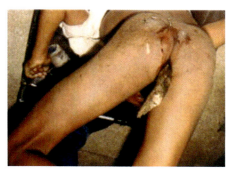

Figura 34 Empalamento.

Figuras Ilustrativas **605**

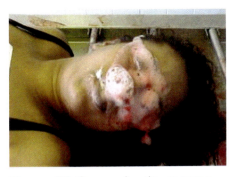

Figura 35 Cogumelo de espuma – afogamento.

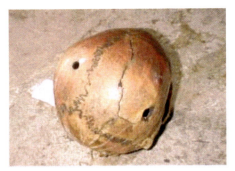

Figura 36 Orifícios de entrada e saída na calvária.

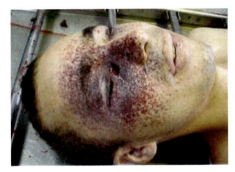

Figura 37 Ferimento à queima roupa – projétil de arma de fogo.

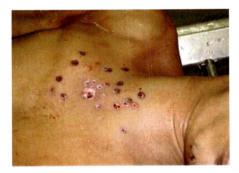

Figura 38 Rosa de tiro – produzido por espingarda.

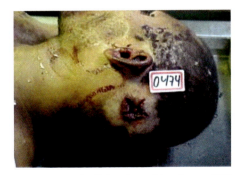

Figura 39 Orifício de saída de projétil de arma de fogo.

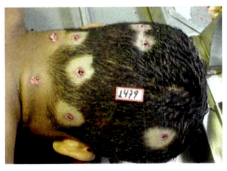

Figura 40 Orifícios de entrada de projéteis de arma de fogo.

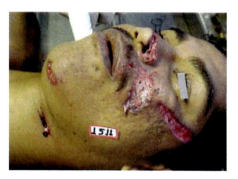

Figura 41 Tiro de raspão – instrumento perfurocontundente.

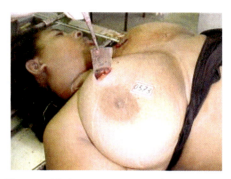

Figura 42 Instrumento perfurocortante e sua ferida.

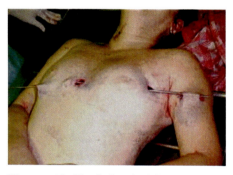

Figura 43 Sinal do chuleio – mesmo instrumento perfurocontundente.

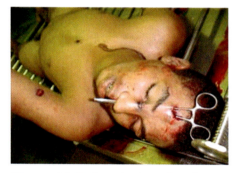

Figura 44 Ferimento transfixante por instrumento perfurocontundente com saída em orifício natural.

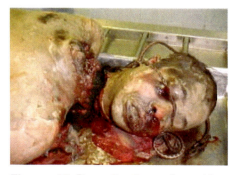

Figura 45 Decapitação após prática de tortura.

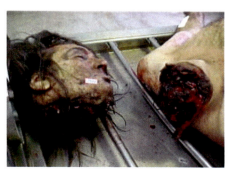

Figura 46 Decapitação.

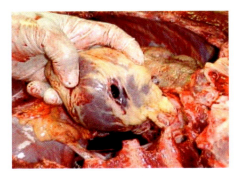

Figura 47 Ferida perfurocontusa no coração.

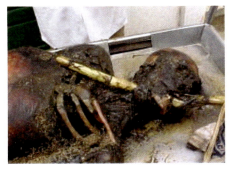

Figura 48 Encravamento.

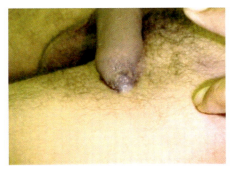

Figura 49 Ejaculação em asfixia por constrição no pescoço.

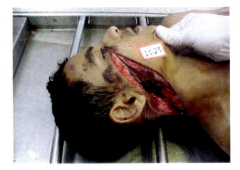

Figura 50 Ferida cortocontusa causada por facão.

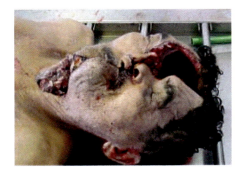

Figura 51 Esmagamento craniano – instrumento contundente.

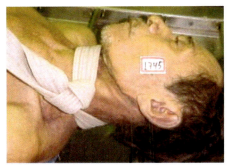

Figura 52 Laço – sulco de enforcamento.

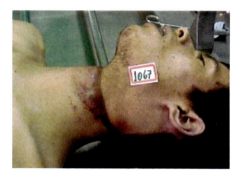

Figura 53 Sulco de estrangulamento.

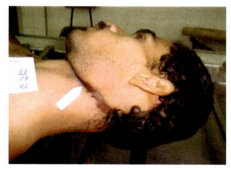

Figura 54 Sulco de enforcamento.

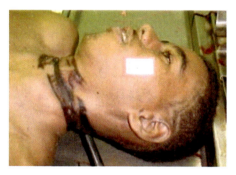

Figura 55 Sulco de estrangulamento.

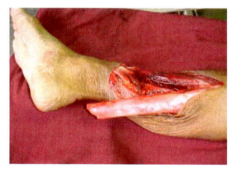

Figura 56 Fratura exposta.

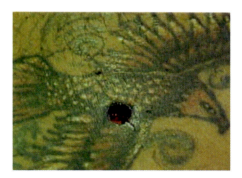

Figura 57 Orifício de entrada de projétil de arma de fogo.

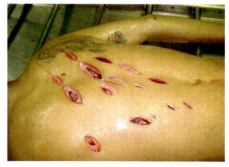

Figura 58 Múltiplas feridas perfuroincisas.

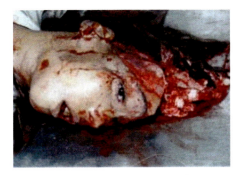

Figura 59 Esmagamento craniano.

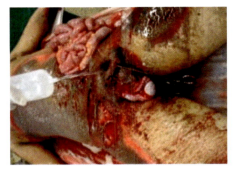

Figura 60 Evisceração do abdômen e quadril – esmagamento.

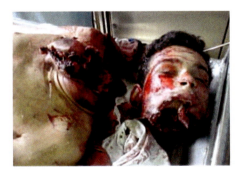

Figura 61 Decapitação.

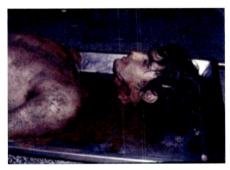

Figura 62 Decapitação.

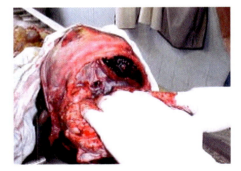

Figura 63 Hematoma subdural – fratura do osso parietal.

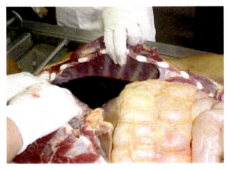

Figura 64 Achado necroscópico em cavidade torácica – hemitórax à esquerda.

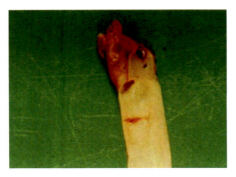

Figura 65 Sinal de Amussat – secção transversal da túnica interna carótida.

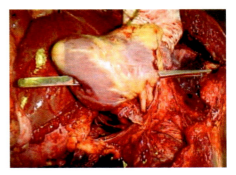

Figura 66 Estilete metálico demonstrando ferimento transfixante do coração.

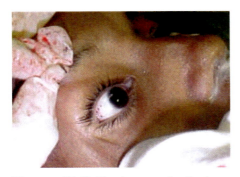

Figura 67 Petéquias conjuntivais – asfixia.

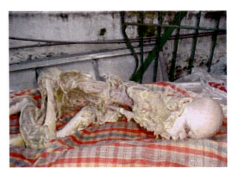

Figura 68 Restos humanos – afogamento.

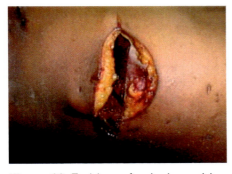

Figura 69 Ferida perfuroincisa – vidro.

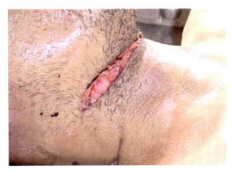

Figura 70 Esgorjamento – instrumento cortante.

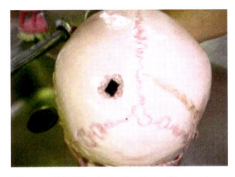

Figura 71 Sinal do funil de Bonnet.

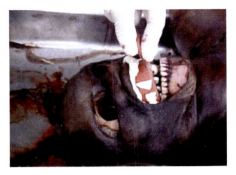

Figura 72 Moldagem da arcada dentária – odontologia legal.

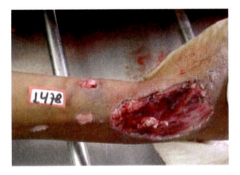

Figura 73 Lesões *post mortem* causadas por roedores.

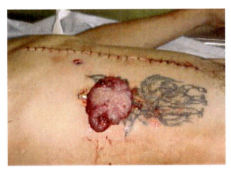

Figura 74 Colostomia.

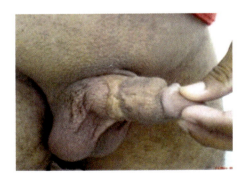

Figura 75 Cicatriz deformante do pênis – deformidade permanente.

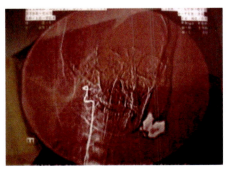

Figura 76 *Stop* do fluxo cerebral – morte encefálica

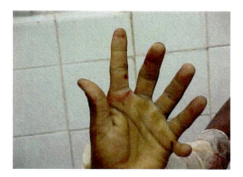

Figura 77 Polidactilia.

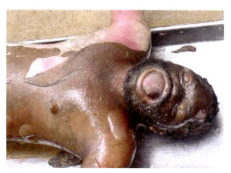

Figura 78 Protrusão da língua – fase gasosa da putrefação.

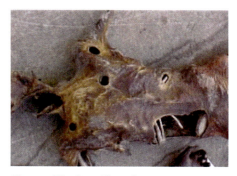

Figura 79 Courificação.

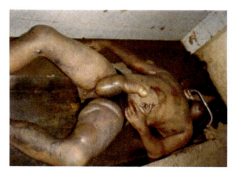

Figura 80 Período gasoso (enfisematoso) da putrefação.

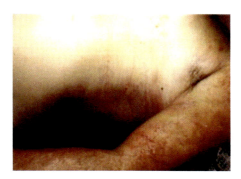

Figura 81 Livores cadavéricos.

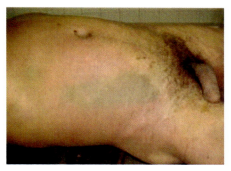

Figura 82 Mancha verde abdominal – fase I da putrefação.

Figuras Ilustrativas **613**

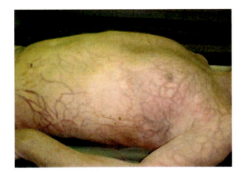

Figura 83 Circulação póstuma de Brouardel.

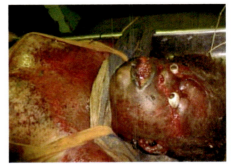

Figura 84 Período gasoso (enfisematoso) – putrefação.

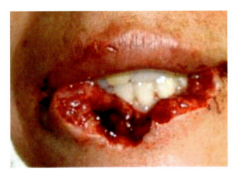

Figura 85 Ferida cortocontusa (mordida).

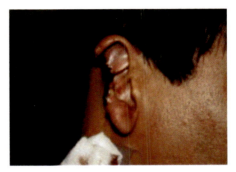

Figura 86 Ferida cortocontusa (mordida).

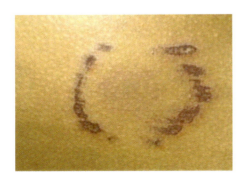

Figura 87 Marca de mordida.

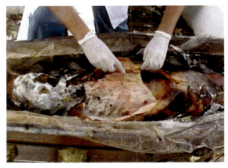

Figura 88 Saponificação.

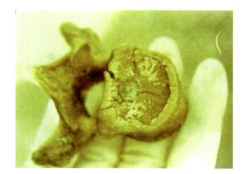

Figura 89 Projétil de arma de fogo inserido na vértebra – exumação.

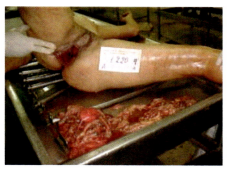

Figura 90 Retirada de vísceras e útero pela vagina – uxoricídio.

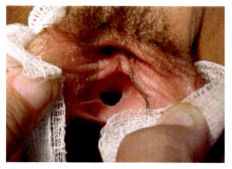

Figura 91 Hímen ovalar íntegro e de bordas largas.

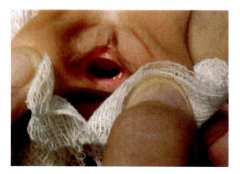

Figura 92 Hímen complacente.

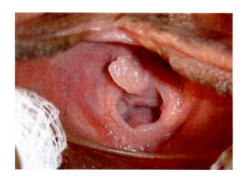

Figura 93 Hímen circular íntegro.

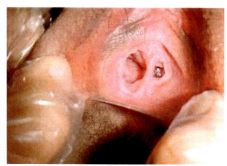

Figura 94 Hímen septado.

Figuras Ilustrativas **615**

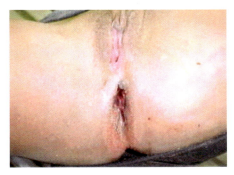

Figura 95 Lesão anal em estupro seguido de homicídio.

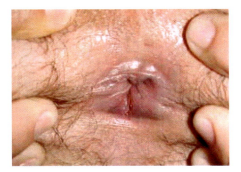

Figura 96 Lesão de mucosa anal – crime de tortura.

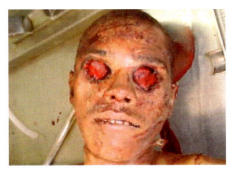

Figura 97 Enucleação dos olhos – crime de tortura.

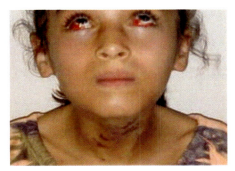

Figura 98 Hemorragia conjuntival e lesões escoriativas no pescoço – esganadura.

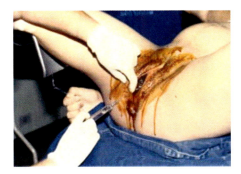

Figura 99 Infiltração anestésica para episiotomia – feto nascente.

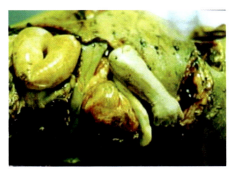

Figura 100 Homicídio da gestante com morte do feto.

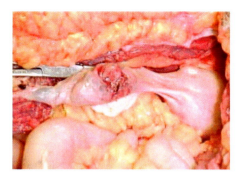

Figura 101 Ruptura da trompa em gravidez tubária.

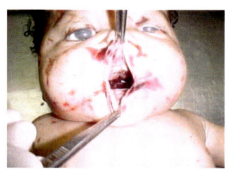

Figura 102 Lesões causadas por abutres – criança negligenciada.

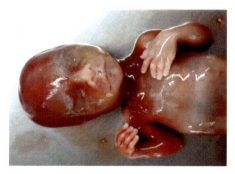

Figura 102 Cadáver de gestante na fase gasosa da putrefação, com expulsão do feto.